Hôpital psychiatrique

Raymond Castells

Hôpital psychiatrique

Collection dirigée par
François Guérif

Rivages/noir

Retrouvez l'ensemble des parutions
des Éditions Payot & Rivages sur

www.payot-rivages.fr

106, boulevard Saint-Germain – 75006 Paris

ISBN : 978-2-7436-2426-2

« À Paris, on construit des maisons de fous pour faire croire à ceux qui n'y sont pas enfermés qu'ils ont encore la raison. »

MONTAIGNE, *Essais*

PROLOGUE

Jeudi 6 mai 2010

Louise : La première fois

Vous avez raté quelque chose ! Une messe de minuit comme celle-là, il n'y en aura plus JAMAIS.

À l'instant où le chœur des soldats de la Wehrmacht Heer, sous la direction du *Stabsfeldwebel* Ralf Klebs, entonnait avec émotion *Douce Nuit* (« *Stiiiiiille Nacht ! Heiiiiiilige Nacht !* »), Jésus a voulu monter sur la croix. Le prêtre, horrifié, s'est précipité vers lui :

– Jésus, retournez à votre place. Tout de suite.

– Mais JE SUIS à ma place, disait Jésus en se cramponnant au poteau et à la traverse de la croix.

– Jésus, nous célébrons Noël. Pas la Crucifixion.

Les autres malades se sont mis à brailler *Douce Nuit*, *Le Curé de Camaret* ou *Maréchal nous voilà*, les infirmières et les gardiens criaient pour leur ordonner de se taire, les Allemands protestaient avec colère, les légionnaires se joignaient aux Allemands, du coup les malades ont trouvé ce chahut formidable, ils ont chanté encore plus fort, certains sont montés sur les bancs pour sauter ou danser dessus, c'était vraiment une messe très réussie. Et c'est presque avec regret que j'ai suivi Louis qui, profitant du vacarme et de la pagaille générale, m'a prise par la main et m'a entraînée sans un mot vers la sortie. Personne ne nous a remarqués tant les fidèles étaient occupés à se colleter et à hurler les uns sur les autres. Une fois dehors, Louis a fermé à clé la porte de la chapelle. À double tour.

Et nous avons détalé. Nous avons emprunté des corridors, traversé des pièces, bondi jusqu'en haut d'un grand escalier, Louis a vidé les tonneaux et les bouteilles, le feu d'artifice a éclaté, des fusées immenses qui explosaient dans un tonnerre de mille éclairs, nous sommes redescendus, nous avons couru dans d'autres salles, d'autres couloirs, Louis a ouvert un portillon en fer et, là, je n'en croyais pas mes yeux, on s'est retrouvés À L'EXTÉRIEUR de l'hôpital, on a encore galopé sur des centaines de mètres, on a escaladé la colline du Paradis, on s'est écroulés au sommet sous les deux cyprès, on a regardé les gerbes de flammes qui s'échappaient de tous les bâtiments avec leurs occupants bloqués dedans, des flammes de plus en plus hautes dans le ciel, de grandes flammes noires, plus noires je vous le jure que la nuit qui nous entourait, et Louis a fait une chose incroyable de sa part, il a mis un bras autour de mes épaules, il m'a embrassée sur la tempe, et puis sur la bouche, à moins que ce soit moi qui l'ai fait, il a pris mon visage entre ses mains, il a dit : « Louise, Louise… », je lui ai dit : « Louis… », ou peut-être « oui… », ou les deux, et doucement, si doucement, il a commencé à me caresser, moi je l'ai aidé à déboutonner mes vêtements tellement il était maladroit, et il m'a aimée comme jamais personne ne l'avait fait, et j'avais beau être enceinte, j'avais beau en avoir connu des hommes et de tout genre, eh bien je jure que c'est là, avec Louis qui ne m'avait jamais touchée auparavant, sous les deux cyprès du Paradis face à l'incendie qui ravageait l'hôpital et dévorait ses deux mille quatre cent cinquante occupants, que j'ai vraiment fait l'amour pour la première fois de ma vie.

Bien sûr, je savais que ce moment de bonheur parfait ne durerait pas. Les Allemands allaient nous rechercher. Ainsi que la Légion – on ne disait pas encore la milice. Et les résistants. Ils allaient tous nous poursuivre pour nous condamner et nous fusiller. Tous. Et si par miracle nous parvenions à leur échapper, nous devrions fuir et nous cacher toute notre vie.

La preuve : c'était le 24 décembre 1942, nous sommes aujourd'hui en mai 2010 et vous nous interrogez, soixante-huit ans plus tard. Mais je suis maintenant une vieille dame, je ne crains plus rien. Je vous dirai tout.

Cette histoire – NOTRE histoire, à Louis et à moi – a commencé bien avant Noël 1942.

Explique-leur, toi, Louis : tu sais mieux raconter que moi.

PREMIÈRE PARTIE

Le quartier des agités et des criminels dangereux

1

Louis : Mon voyage vers l'asile

Je vais vous faire un aveu : vu mon âge, je pensais parvenir à ma mort sans devoir m'expliquer sur cette affaire. Mais vous êtes là.

On en a beaucoup parlé, à l'époque, de cette affaire. L'hôpital psychiatrique de Murmont en flammes, un régiment de la Wehrmacht anéanti, des centaines et des centaines de morts civils et militaires, vous imaginez l'émotion. La Résistance a vanté le sacrifice de ses héros, les collabos de la LVF ont dénoncé la traîtrise des communistes, seuls les Allemands sont restés discrets sur cet événement peu glorieux pour leur armée. Personne n'a dit la vérité que Louise vient de vous révéler : Allemands, résistants ou légionnaires, tous savaient que nous étions elle et moi les seuls responsables de ce carnage et se sont lancés à notre poursuite pour nous massacrer. Vous comprenez pourquoi, avec la Wehrmacht, la LVF et la Résistance à nos trousses, nous avons tenu à disparaître dans la nature et nous faire oublier.

Quoique d'une importance exceptionnelle, toute l'affaire, même si on remonte à sa véritable origine, mon internement à l'asile d'aliénés, n'a mobilisé qu'une douzaine de premiers ou de seconds rôles. Côté femmes, la vorace et jalouse infirmière chef Sabine Dumont et ma douce Louise qui avait été admise à l'hôpital en avril 1941 sur requête, comme elle vous le racontera, de sa mère. Côté hommes, le gros petit moustachu affolé de la braguette et toujours très satisfait de lui-même « Monsieur le Directeur » de l'hôpital, son adjoint la limace répugnante et bavassante Ignace Crochu, l'aristocratique mais si méprisable colonel du régiment allemand *Herr* Oberst Heinrich Von Katz, le Dr Élie Bronstein qui a joué un rôle clé dans la destruction de l'hôpital, le monstrueux et venimeux gardien chef Jules Cloporte qui faisait de la Terre un enfer et le brave Justin le jardinier qui tentait d'en faire un paradis, Tony le patron – ou la patronne, comme on voudra – du quartier des agités et des criminels dangereux, Jésus et moi. Les autres n'étaient que des figurants – à part bien sûr l'adjudant de gendarmerie Alfred Matarex, l'un des rares individus de taille plus haute que la mienne que j'ai croisés dans ma vie, sans qui je me serais évadé plus tôt de l'hôpital psychiatrique.

L'adjudant Matarex, une montagne de muscles sous un crâne rempli de principes militaires et de certitudes définitives, était venu me chercher à la prison de Toulouse un matin de février 1937, voici déjà soixante-treize ans. J'en avais dix-sept.

– On t'emmène chez les fous.

Il avait ajouté d'un air mauvais :

– Tu t'en sors bien mais pas pour longtemps.

Nous nous sommes assis à l'arrière du fourgon, lui à ma droite, l'un de ses trois hommes à ma gauche, les deux autres sur la banquette en face. Tous m'observaient avec des yeux de tueurs. Dans un virage, l'adjudant m'a donné un coup de tête.

– Navré, je t'ai ouvert le front. C'est fou ce que ça secoue, ces bétaillères. Tu n'as pas mal, j'espère ?

Mon sang coulait de mes arcades sourcilières. J'ai voulu l'enlever avec mes mains entravées. L'adjudant me les a plaquées d'un coup sec sur la tête et j'ai senti l'acier des menottes me déchirer les lèvres.

– Tu ne t'en tireras pas comme ça, Louis. J'ignore pourquoi le juge t'a sorti de prison, mais…

– Bien sûr que si, vous le savez.

J'ai reçu son poing en pleine figure – un boulet de canon qui a fait exploser mon nez. L'adjudant s'est adressé à ses trois hommes :

– Vous avez entendu comment il me parle ? « *Bien sûr que si, vous le savez...* » Tu t'oublies, Louis. Je vais t'enseigner la politesse.

Il s'est levé, jambes écartées pour assurer son équilibre dans le camion qui tanguait sur la route mal entretenue, et s'est remis à me cogner.

– Je t'ai reçu chez moi, Louis. CHEZ MOI. Depuis des années. Je te traitais comme mon propre fils.

Il accompagnait chaque mot d'un coup de ses énormes poings.

– Arrêtez, Alfred !

– COMMENT tu m'as appelé ?

Il s'est adressé à nouveau à ses hommes :

– Vous l'avez entendu, je n'ai pas rêvé, il a bien dit Alfred ?

Les autres ont approuvé d'un hochement de tête : leur chef ne s'était pas trompé, je venais de l'appeler par son prénom – comme toujours depuis mon enfance.

Ils se sont tous jetés sur moi et se sont mis à me frapper. À l'évidence, ils souhaitaient que je leur rende leurs coups, ce que ma stature m'aurait permis : ils m'auraient descendu aussitôt d'une balle de revolver – légitime défense.

– Calmez-vous, derrière. On l'amène à l'asile, pas à la morgue.

J'ai reconnu la voix du capitaine de gendarmerie, assis à l'avant dans la cabine du conducteur, qui hurlait à travers la cloison de séparation.

L'adjudant et les trois autres se sont ressaisis et se sont assis.

Enfin une accalmie après tous ces jours où d'autres gendarmes, des policiers et les matons de la prison avaient courageusement profité de ce que j'étais menotté pour me cogner eux aussi. Seul le juge d'instruction avait paru me prendre en pitié – sauf qu'après m'avoir déclaré non responsable, il avait ajouté que je serais transféré à l'asile d'aliénés de Murmont.

– Debout. Nous sommes arrivés.

2

Louis (suite) : « Évade-toi. Tu n'es pas fou »

La porte arrière du fourgon s'est ouverte. L'adjudant est descendu le premier. Les trois autres se sont placés derrière moi, m'ont saisi par les bras et le col de ma chemise et m'ont poussé vers la sortie.

Comme dans les meilleurs clubs de vacances d'aujourd'hui, un comité d'accueil m'attendait au pied du fourgon : le capitaine, l'adjudant et trois costauds accoutrés de la tenue habituelle des animateurs locaux – une sorte de pyjama bleu, une casquette bleu foncé, un tablier en caoutchouc noir et un énorme trousseau de clés accroché à un passant de leur pantalon.

Les trois costauds ont regardé mon nez cassé et mes arcades sourcilières ensanglantées en rigolant. Le plus âgé, apparemment l'animateur chef d'après le galon argenté autour de sa casquette, avait des épaules de bovin et des cheveux longs et sales qui encadraient sa trogne rougeâtre. Il s'est adressé au capitaine sans la moindre trace de respect, mains sur les hanches, presque arrogant, avec un accent rocailleux de paysan pyrénéen.

– Il s'est pas raté, le couillong. Il a glissé dans un virage ?

– Je ne sais pas, a dit le capitaine. J'ai voyagé dans la cabine.

Le capitaine était livide. L'animateur chef m'a demandé :

– Tu vas rester calme, hé ? Si tu fais pas le couillong, tout se passera bien pour toi. C'est d'accord, tu seras doux comme un agneau ?

Avec la bouche en sang, je n'avais pas envie de répondre.

– Il est muet, le couillong ?

– C'est une bête féroce, a prévenu l'adjudant. Méfiez-vous.

– Ici, m'a dit l'animateur chef, tu n'es plus en prisong. Tu es à l'asile. Nous ne te voulongs aucung mal.

Il a fait un signe à ses équipiers. En moins d'une seconde, ils m'ont enchaîné les chevilles et les bras. Alfred a sorti une clef de sa veste et m'a ôté les menottes d'un air goguenard :

– Comme le gardien chef vient de te l'expliquer, tu ne dépends plus de nous. Tu n'auras plus de gendarme sur le dos. Plus de juge. Plus de maton. Merveilleux, non ? Essaie d'avancer, pour nous montrer comme tu cours bien.

Je ne lui ai pas donné ce plaisir : la chaîne lourde et courte qui enserrait mes chevilles ne m'aurait permis de progresser que de quelques centimètres à chaque pas.

Alfred était déçu que je reste immobile mais, pour faire bonne figure, il m'a contemplé en ricanant du haut de ses deux mètres, mains sur son baudrier.

– Je vais te donner un conseil : évade-toi. Tu n'es pas fou et le juge n'aurait pas dû t'enfermer dans cet asile. Fiche le camp. Ensuite je te rechercherai. Et je te trouverai. Et je te crèverai. Tu paieras pour tout ce que tu as fait.

– Cela suffit, a dit le capitaine.

Il s'est approché de moi, a posé une main sur mon épaule :

– Bonne chance, Louis.

– Merci, monsieur Berthomieux – excusez-moi : merci, capitaine.

Il a souri d'un air triste, m'a serré l'épaule doucement comme pour me dire « courage, tiens bon, ne craque pas », puis il m'a répété « bonne chance » d'une voix plus grave, il a fait signe aux gendarmes de remonter dans le fourgon, l'un d'eux a craché dans ma direction, ils sont partis et je suis resté seul avec les trois gardiens.

C'est à ce moment précis que j'ai décidé de trouver un plan pour m'évader au plus vite de cet asile sans retomber dans les filets d'Alfred et de ses gendarmes qui m'attendraient à l'extérieur pour m'exécuter.

3

Louis (suite) : Toujours – rester – calme

Les trois gardiens m'ont conduit jusqu'à un long bâtiment en pierre et en brique. Nous sommes entrés dans une salle haute, sombre, dépourvue de toute fenêtre, à peine éclairée par un rayon de lumière qui tombait d'un œil-de-bœuf à trois mètres du sol au-dessus de la porte.

Le gardien chef m'a montré dans la pénombre un tabouret en fer fixé au sol devant un lourd bureau en métal vert.

– Assieds-toi.

Je suis resté debout.

Il n'a pas insisté et s'est placé devant moi, encadré de ses deux sous-fifres.

– Alors comme ça, c'est toi le fameux Louis dont la radio et le journal ont tangt parlé depuis des mois ?

Je n'ai rien répondu. Pour se donner une contenance, il a tendu la main vers ses deux voisins.

– Je te présente MM. Black et White. C'est pas leurs vrais nomgs mais peu importe. Chaque fois que tu nous parleras, tu diras MONSIEUR le gardien chef, MONSIEUR Black ou MONSIEUR White. Tu as compris, couillong ?

Avec leurs joues mal rasées et leurs cheveux hirsutes, l'un le poil noir, l'autre albinos, les adjoints du gardien chef ressemblaient aux deux chiens que j'avais vus sur des bouteilles de whisky un soir de fête aux conserveries Picarel, l'usine où j'avais été engagé un an plus tôt.

– J'ai compris. Vous êtes le gardien chef, lui c'est Black et l'autre White.

– On dit : « J'ai compris, monsieur le gardien chef ».

– J'ai dit que j'ai compris.

– Tu le prends comme ça ? Déshabille-toi.

– Avec ces chaînes ?!

– Tu es un maling, toi. Tu espères que je vais te les enlever pour que tu nous fonces dessus et que tu t'évades ?

– Vous êtes trois, je suis seul.

– Mais tu es plus grangd que nous et très costaud. Tourne-toi vers le mur, maings sur la tête.

Black et White m'ont déshabillé et enchaîné les poignets à un crochet fixé dans le mur. Black a sorti une tondeuse et un rasoir d'une armoire. Il a saisi mon crâne d'une main ferme et m'a enlevé les quelques cheveux que les matons m'avaient laissés en prison. Puis il m'a rasé tout le corps, côté face et côté fesses.

– Tu es jeune et bieng bâti, a commenté le gardien chef. Si tu arrives à survivre à l'enfer qui t'attengd, tu deviendras l'ung des favoris de Tony, ta future cheftaine de chambrée. Black, White et moi, on n'a jamais eu de cliengt pire que Tony mais on l'adore : il assure le maintieng de l'ordre à notre place dans le quartier le plus dur de l'asile, celui des agités et des criminels dangereux, là où tu vas passer le reste de ta vie.

À l'aide d'un pinceau, Black m'a recouvert d'un liquide qui me brûlait la peau là où son rasoir m'avait tailladé. J'ai senti le pinceau sur mon bas-ventre, entre mes cuisses, dans la raie des fesses.

Le gardien chef m'a contemplé longuement, de l'air satisfait du berger après la tonte et le marquage du troupeau.

– Tout va bieng, Louis ?

J'étais debout, nu, les bras enchaînés au mur, j'avais froid, je recommençais à sentir des élancements douloureux de la base de mon nez jusqu'au centre de mon cerveau.

– Tout va très bien. À se demander comment je pourrais aller mieux.

– Excellengt. Tu sais, tu peux t'assurer ici une vie bien tranquille. Tu n'as qu'une chose à faire.

Il m'a regardé dans les yeux avec insistance.

– TOUJOURS-RESTER-CALME. Quoi qu'il arrive. Avec n'importe qui. Tu comprengds, Louis ?

– En faisant un gros effort intellectuel, je pense que j'arriverai à comprendre.

– Bieng. Je sengs pourtangt qu'il vaut mieux que je t'explique ce qui t'arriverait si tu oubliais de rester CAAAAAALME.

4

Louis (suite) : Les trois façons de quitter un asile

Le gardien chef a inspiré longuement.

– Il n'y a que trois façongs pour un interné de sortir d'ici. La première, c'est d'être libéré. N'y pense pas. Même le Dr Bronstein ne lèvera pas le petit doigt pour toi. C'est lui qui dirige la divisiong des hommes – les femmes songt en face, de l'autre côté de la cour. Le docteur est un médecing très humaing, prétendent certaings malades. Mais le juge lui interdirait de te relâcher – tu n'y comptais pas, j'espère ?

– Même si le docteur comprend que je suis innocent ?

Le gardien chef, Black et White ont éclaté de rire.

– Mais TOUS les patiengts du quartier des criminels dangereux sont innocengts ! La preuve : ils n'arrêtent pas de nous le jurer du mating au soir !

– La différence entre eux et moi, c'est que je le suis VRAIMENT.

– Finalemengt, le juge a bien fait de t'enfermer ici : tu viengs à peine d'arriver, et déjà tu parles comme les autres. Et je suis sûr que tu penses comme eux à t'évader – ça c'est la deuxième façong de quitter l'asile. Mais nous récupérongs toujours nos pensionnaires : où pourraient-ils se cacher, en pyjama gris de l'hôpital et sans argengt ? Toi, pourtangt, tu ne reviendrais pas. Les gendarmes te feraient la peau. Je ne les ai jamais vus haïr autangt un criminel. Si tu t'évades, l'adjudangt tiendra sa promesse : il te retrouvera et te tuera de ses propres maings.

Je connaissais Alfred depuis des années. Je savais que le gardien chef avait raison.

– Reste une troisième façong de partir d'ici, la plus courante : en mourangt. Peu de familles récupèrent les cadavres et la plupart terminent dans notre cimetière au fongd de la propriété, dans cette fosse commune où tu pourriras un jour toi aussi.

Je me sentais de plus en plus nu et j'avais de plus en plus froid. La lumière qui plongeait de l'œil-de-bœuf dans la vaste pièce sombre semblait elle-même glacée, dénuée de la moindre chaleur d'un quelconque soleil.

– Plus je te regarde et plus je ne vois en toi qu'un squelette enrobé de chair fraîche dont Tony va bientôt se repaître avangt que cette chair aille nourrir les asticots du cimetière. Franchemengt, Louis, cite-moi quelqu'ung qui s'intéresse à toi autremengt que pour ta viande ? Ce qui veut dire…

Il a laissé un instant sa phrase en suspens pour ménager son effet.

– … que si demaing tu meurs, personne ne voudra savoir commengt c'est arrivé. Le fonctionnaire de la Préfecture qui recevra ton avis de décès le tamponnera sans le lire – et s'il le lit, ce sera pour s'assurer qu'il ne rêve pas et que la Terre est enfing débarrassée de toi. Du coup, M. Black, M. White et moi, nous avongs sur toi droit de vie et de mort. DROIT DE VIE ET DE MORT. Et toi, tu n'as aucung droit. Mais tu as un devoir : TOUJOURS-RESTER-CALME. La seule chance pour toi de rester en vie, mon petit Louis, c'est de rester calme. Toujours. Quoi qu'il arrive. Si tu restes toujours calme, tu resteras peut-être en vie. Si tu perds ton calme, tu perdras la vie. Est-ce clair, mon petit Louis ?

Je dépassais le gardien chef d'une demi-tête mais il tenait beaucoup à m'appeler son « petit Louis ».

– Je ne suis pas sûr d'avoir tout compris. Vous pouvez recommencer depuis le début ? Vous disiez donc qu'il y a trois façons – trois, c'est bien cela ? – de sortir de cet asile ?

– Forte tête, heing ? Aucune importance : dans quelques jours tu feras moings le maling. Emmenez-le.

5

Louis (suite) : La cellule d'isolement

Black et White m'ont traîné jusqu'au sous-sol de l'asile et m'ont jeté, chevilles et poignets enchaînés, dans une pièce de deux mètres sur deux, aveugle, éclairée par une lampe dépolie encastrée dans le plafond et protégée par une grille. Pour tout mobilier, un lit en fer aux quatre pieds fixés dans le sol, sur lequel gisait une paillasse constellée de taches. Le sol en ciment formait une sorte de cuvette pentue au centre de laquelle se trouvait, juste à côté du lit, un large trou d'où montaient des odeurs écœurantes de merde mêlée d'eau de Javel.

– Tu feras tes besoins là, m'a ordonné Black en me montrant le trou.

Il a tendu une main vers deux vasques creusées dans le mur, remplies d'une eau stagnante.

– À gauche c'est pour te laver, à droite c'est pour boire – ou le contraire, comme tu voudras. On changera l'eau les jours où on te portera à manger. On ne te donnera ni savon ni serviette ni drap ni couverture ni vêtement. Si tu as froid, tu te glisses sous la paillasse. Si tu as un problème, tu frappes la porte aussi fort que tu peux : personne ne viendra mais ça te défoulera.

Il a ajouté avec un sourire mauvais :

– Tu as des questions ?

– Aucune.

– Tant mieux. On ne t'aurait pas répondu.

Ils m'ont laissé croupir pendant deux semaines dans cette pièce froide, entièrement nu. Ils n'éteignaient jamais l'ampoule électrique et espaçaient les repas de périodes très diverses, de un à deux jours. Ils me donnaient pour seule nourriture une grosse miche de pain remplie de haricots blancs redoutables pour les intestins. Ils imaginaient qu'en restant ainsi isolé, frigorifié, affamé, je finirais par craquer, crier, pleurer, les menacer, me révolter, et leur faire connaître le véritable niveau de risque que je représentais pour eux.

Je les ai trompés pendant la totalité de mon enfermement dans cette cellule aveugle, humide et puante.

Chaque fois qu'ils entraient avec leurs seaux et leur miche de pain remplie de haricots blancs, je restais CALME. Au bout de quelques jours, ils m'ont détaché les poignets. Puis les chevilles. Certes, aucun ne me tournait le dos et quand l'un s'occupait des seaux, l'autre se tenait près de moi pour me maîtriser au cas où j'agresserais son collègue. Mais ils commençaient à me faire confiance.

Quand ils m'ont enfin extrait de la cellule, j'étais sale, épuisé, amaigri, mais je ne m'étais pas trahi. Rien dans mon comportement ne leur avait permis de savoir QUI j'étais VRAIMENT.

Ils m'ont amené dans une salle aux murs et au sol couverts de carreaux de faïence, ils m'ont passé au jet d'eau, j'ai eu le droit de me frotter avec du savon de Marseille, ils m'ont rincé, donné une serviette pour me sécher, puis ils ont posé des vêtements gris sur une table : un pantalon et une veste de pyjama taillés dans une toile rugueuse, et une surveste épaisse.

Je me suis habillé. J'ai senti le bonheur, pour la première fois depuis deux semaines, de ne plus être nu et de ne plus avoir froid.

Ils ont posé devant moi une paire de galoches avec une semelle en bois noir et une lanière en cuir blanc. J'ai glissé mes pieds dedans. Elles étaient trop larges et trop courtes pour moi, et mes talons dépassaient à l'arrière.

– Je ne t'attache pas, a dit Black. Si tu essayes de nous échapper, tu retournes en cellule d'isolement pour plusieurs mois.

Ils m'ont encadré, nous sommes sortis, nous avons franchi des portes, traversé de longs couloirs et nous sommes entrés dans une grande pièce.

Deux hommes nous y attendaient.

6

Louis (suite) : Le Dr Bronstein

Le gardien chef se tenait au milieu de la pièce, mains derrière le dos, fermement campé sur ses jambes écartées. Un autre homme était assis derrière un bureau en métal ; il lisait un dossier à la lumière d'une ampoule dénudée accrochée au-dessus de lui au plafond par un long fil électrique blanc.

Le gardien chef est resté silencieux. L'homme assis a levé la tête et m'a regardé. Je lui donnais près de soixante ans. Il avait des cheveux blancs et un visage émacié dont la couleur de la peau, gris pâle, était accentuée par une barbe poivre et sel de trois jours.

– Bonjour. Je suis le docteur Bronstein. Asseyez-vous.

Nous étions quatre devant lui : le gardien chef, Black, White et moi. Il n'y avait qu'un siège : un tabouret en fer fixé au sol. Je suis resté debout.

Le docteur a relevé la tête vers moi. Il m'a regardé pardessus ses lunettes rondes sans monture, fixées bizarrement sur le bout de son nez et reliées à ses oreilles par deux fines branches métalliques, et m'a montré le tabouret d'un geste discret de la main.

– Asseyez-vous, monsieur Dantezzi.

Il a ajouté vivement :

– Je vous en prie.

« *Asseyez-VOUS...* » Il était la première personne sur terre à me dire vous. VOUS. Et la première à m'appeler « *Monsieur Dantezzi* ».

Je me suis assis.

Le docteur était vêtu d'une blouse blanche ouverte sur un costume anthracite et sur une chemise bleue au col serré par un nœud papillon rouge. Son visage irradiait un mélange de savoir et d'humanité, de compétence professionnelle et de qualité d'écoute.

Il a joint ses mains sur le dossier placé devant lui sur son bureau. Ses gestes étaient doux, mesurés, apaisants.

– Que s'est-il passé pour que vous soyez amené ici ?

Sa question me prenait de court.

– Je suppose, docteur, que vous connaissez la réponse.

– Vous savez, les paperasses administratives... Que vous est-il arrivé ?

– Le juge d'instruction a décidé de m'interner.

– Le juge d'instruction ?

– Celui qui était chargé d'instruire mon affaire.

– Votre affaire ?

– Docteur, à quoi joue-t-on ? Vous me parlez comme à un débile parce que je suis enfermé dans cet asile d'aliénés ?

Le gardien chef a mis son poing devant mes yeux :

– Louis, ton nez est presque réparé. Ce serait dommage de le casser à nouveau. Alors parle polimengt au docteur.

– Arrêtez, monsieur Cloporte ! a ordonné le Dr Bronstein.

En élevant la voix contre le gardien chef (*« Monsieur Cloporte »*) le docteur venait de s'exprimer avec un accent très marqué, guttural. Il s'est adressé à nouveau à moi avec douceur.

– Ceci n'est pas un interrogatoire, monsieur Dantezzi. Mes questions n'ont pour but que d'essayer de vous aider. Je dois vérifier les informations que l'on m'a fournies et tenir compte de vos explications pour les modifier peut-être. Après tout, qui mieux que vous sait ce qui s'est vraiment passé dans cette cabane où les gendarmes vous ont trouvé ?

– Vous voulez que je vous raconte tout ?

– Quand vous en aurez envie.

– Maintenant ?

– C'est vous qui décidez.

J'ai penché la tête vers « Monsieur Cloporte » et ses acolytes.

– Pas devant eux. Ils sortent d'abord.

– Désolé, monsieur Dantezzi. Le règlement de l'établissement exige la présence de gardiens lors de chaque entretien d'un médecin avec un patient.

– Vous avez peur que je vous agresse ?

Il a souri et m'a demandé :

– Je devrais avoir peur ?

– Avec ce que j'ai fait, vous le pourriez.

– Qu'avez-vous donc fait ?

– Un point pour vous, docteur. Mais je ne répondrai pas devant eux.

« Monsieur Cloporte » est intervenu à nouveau. Il aboyait presque.

– Répongds au docteur. Deux semaines en cellule d'isolemengt, ça ne t'a pas suffi ? Tu veux y retourner ?

Il m'a flanqué une taloche bien appuyée sur l'arrière du crâne. Comme pour m'empêcher de la lui rendre, le Dr Bronstein s'est dressé en un éclair et lui a montré la porte derrière moi. Debout, il mesurait dix centimètres de moins que le gardien chef.

– Sortez, M. Cloporte ! Sortez tout de suite, vous et vos hommes ! Tous les trois ! C'est intolérable !

De nouveau cet accent si particulier avec une insistance marquée sur certaines syllabes.

– Docteur, a dit le gardien chef, les conversationgs de salong avec les cliengts, c'est vous ; le maintieng de l'ordre, c'est moi. Je vous interdis de me parler sur ce tong.

– VOUS « *M'INTERDISEZ* » ?! Dehors !

– Restez calme, docteur. CALME. D'accord : je vous laisse avec Louis, un criminel, un sacré salopard de criminel. S'il vous arrive malheur, Black et White témoignerongt que c'est vous qui nous avez ordonné de partir.

– Je ne doute pas que MM. Black et White témoigneraient en votre faveur quoi qu'il advienne. Sortez.

– CAAAALME, docteur.

J'ai entendu derrière moi les trois gardiens se diriger vers le fond de la salle et claquer la porte.

J'étais seul, à présent, avec le Dr Bronstein.

7

Louis (suite) : Louis Dantezzi/Edmond Dantes

Le Dr Bronstein s'est assis. Il a ôté ses lunettes dont la marque est restée enfoncée sur le bout de son nez, et posé à nouveau ses mains sur le dossier devant lui.

– À présent, monsieur Dantezzi, voulez-vous me raconter ce qui s'est passé dans la cabane ?

J'étais épuisé par mes deux semaines en chambre d'isolement et par les mois d'épreuves qui les avaient précédées : mon arrestation, les interrogatoires, mon incarcération à la prison de Toulouse. Je ne me sentais pas le courage de répéter ce que j'avais déjà expliqué tant de fois aux gendarmes, aux policiers, au juge d'instruction.

– Je suis si fatigué, docteur. Cela changera quoi pour moi ?

Ses lèvres esquissaient un sourire bienveillant. Il a remis ses lunettes rondes, ouvert le dossier, tourné quelques pages.

– Je vais vous aider. Par où commencerons-nous ? Par votre naissance ? Voyons… Vous êtes né il y a dix-sept ans.

Il a relevé la tête et j'ai cru discerner au fond de son regard volontairement neutre la tristesse d'un père noyé de chagrin devant les méfaits de son fils coupable.

– Vous avez bien dix-sept ans, n'est-ce pas ?

– Oui, docteur. Je sais ce que vous pensez : si jeune et déjà criminel. Rimbaud avait raison, « *on n'est pas sérieux quand on a dix-sept ans* ».

Il n'a pu éviter un bref sursaut de surprise.

– Vous aimez Rimbaud ?

– J'aime la poésie mais je préfère les romans. Peut-être suis-je marqué par mon second prénom, Fabrizzio. Comme Fabrice del Dongo.

– Vous avez lu *Le Rouge et le Noir* ?

– Oui. Mais Fabrice del Dongo, c'est dans *La Chartreuse de Parme*. *Le Rouge et le Noir*, c'est Julien Sorel.

Il s'est frappé le front du plat de la main en éclatant de rire. Un rire d'enfant qui ne choquait pas dans son visage pourtant couvert de rides et encadré de cheveux blancs, tant il sonnait juste, avec un bonheur et une sincérité qui faisaient briller ses grands yeux clairs derrière le verre de ses lunettes.

– Crétin ! Triple crétin ! Je parle de moi, monsieur Dantezzi. Fabrice del Dongo dans *Le Rouge et le Noir* ! N'importe quoi !

Il a sorti un mouchoir de sa poche pour nettoyer ses lunettes et tout en les frottant, le rire encore aux lèvres, il m'a demandé :

– Lequel vous touche le plus ? Fabrice del Dongo ou Julien Sorel ?

– Je me sens plus proche de Julien.

– Vous vous en sentez plus proche ?

– Ce fils d'artisan renié par sa famille parce qu'il est toujours plongé dans ses livres…

– Votre père vous reprochait de lire ?

– « *Un coup violent fit voler dans le ruisseau le livre que tenait Julien ; un second coup aussi violent, donné sur la tête, en forme de calotte, lui fit perdre l'équilibre. Eh bien, paresseux, lui dit son père, tu liras donc toujours tes maudits livres ?* »

– Ce doit être difficile à vivre, l'hostilité d'un père à l'encontre de l'amour de son fils pour les livres.

– « *Chien de LISARD.* » C'est ainsi que son père s'adressait à Julien.

– Et le vôtre, comment vous appelait-il ?

J'ai longuement hésité avant de répondre. Mon père… MON PÈRE…

– Mon père ? Vous voulez savoir comment m'appelait mon père ? Et ce qu'il pensait de mes lectures ? Mon père m'appelait rarement Louis. La plupart du temps, c'était « mon fils », ou « mon grand fils », ou « mon grand fils chéri », ou « mon grand garçon », ou « mon grand garçon adoré ». Mon père m'aimait d'un amour infini, incroyable. Mon père… Mon père était fier et surtout heureux de mon goût immodéré pour la lecture. « Dans les livres, mon grand fils, il y a tout le savoir du monde. Et le savoir, c'est le pouvoir. Si tu apprends ce qu'il y a dans les livres, tu régneras sur le monde. » Mon père répétait sans cesse qu'il ne connaissait personne qui aime autant les livres que moi. Il le disait sans vanité, juste avec l'amour fou d'un père pour son fils, qui veut pour lui la réussite, l'argent, le bonheur, et qui sait que son enfant a une telle passion pour la lecture qu'il sera forcément bon élève, il fera des études brillantes, il aura un bon métier, peut-être une carrière, il deviendra un monsieur riche et respecté. Mon père, docteur, est sans doute la personne qui m'a le plus encouragé à lire. Il était l'exact opposé du père de Julien Sorel.

Depuis un moment, le Dr Bronstein avait posé les coudes sur le bureau et joint les mains sous son menton.

– Que pensez-vous de la fin de Julien ?

– Quand il est condamné à mort et décapité ? J'ai failli finir comme lui, je sais. Lui, pourtant, n'avait même pas tué Mme de Rénal. Alors que moi…

– … Alors que vous ?

J'ai changé de sujet.

– De toute façon, mon héros littéraire préféré n'est pas Julien mais Edmond Dantes.

– Le comte de Monte-Cristo ? À cause de sa quasi-homonymie avec vous ? Dantes-Dantezzi ?

– Pas seulement. C'est surtout un expert en assassinat et non un amateur comme Sorel. Un criminel sans état d'âme, un tueur de sang-froid comme je les aime.

Le Dr Bronstein a vieilli de dix ans en un instant. Ses doigts sont devenus plus blancs, son visage plus gris, ses épaules plus basses et ses yeux, surtout, ont perdu tout leur éclat.

Je m'en suis voulu.

– Pardon, docteur, c'était une blague stupide. Accordez-moi cependant qu'Edmond Dantes est responsable de la mort de plusieurs personnes et qu'il a prémédité ses crimes depuis des années. Il est donc un assassin. Pourtant les lecteurs le trouvent sympathique. Parce qu'il a tué par vengeance. Par soif de justice. Il ne leur semble pas plus coupable que le bourreau qui a décapité Julien Sorel ou celui qui m'aurait guillotiné si j'avais été condamné à mort.

Le docteur a hoché la tête.

– Imaginez-vous le comte de Monte-Cristo assassinant sa famille ? J'ai lu dans ce rapport ce que vous êtes accusé d'avoir fait à votre sœur, à votre mère, à votre père. Que pouvez-vous m'en dire ?

Ah non, cela n'allait pas recommencer ! Je l'avais déjà expliqué tant de fois. Aux gendarmes. Aux policiers. Au juge d'instruction. Aux matons. Aux autres prisonniers. À tous, j'avais dû tout raconter à plusieurs reprises. D'abord aux gendarmes : il en était arrivé de partout, avec de plus en plus de galons sur les manches. Ensuite aux policiers, les premiers en uniforme, les suivants en civil, de mieux en mieux habillés – certains étaient même venus de Paris. Pour chaque nouveau galonné, chaque nouveau costumé, je devais recommencer mon récit depuis le début, n'omettre aucun détail, répondre à des interrogatoires sans fin. Je n'en pouvais plus de répéter, de rabâcher ce qui avait déjà été transcrit par tant de fonctionnaires.

– Je n'ai pas envie d'en parler maintenant. Ce serait trop long. Et puis à quoi bon ? Pour vous jurer que je suis aussi innocent que Dantes lorsqu'il a été enfermé au château d'If ? J'ai cru comprendre d'après les explications du gardien chef que ce genre de propos est monnaie courante dans cet asile et ne fait qu'aggraver le sort de leur auteur.

Le docteur a regardé sa montre :

– Soit. Mais vous n'avez pas tenu parole : vous ne m'avez pas dit ce qui est arrivé – ce qui VOUS est arrivé – dans la cabane.

– Je vous ai déjà livré beaucoup de moi-même, docteur. Julien Sorel et Edmond Dantes, n'est-ce pas considérable pour un premier entretien ?

– Si. Je vous en remercie.

J'ai apprécié sa franchise.

Il a souri à nouveau, de son sourire clair et lumineux.

– Nous nous reverrons bientôt. Puis-je espérer que vous m'expliquerez cette fois ce qui s'est passé dans cette fichue cabane ?

J'ai promis d'un signe de tête ; il a paru se satisfaire de ma réponse.

Il a glissé une main sous son bureau. Une sonnerie a retenti à l'extérieur de la pièce. Tiens donc ! Les gardiens étaient sortis mais attendaient derrière la porte, prêts à intervenir au premier appel. Ils sont entrés aussitôt.

– Conduisez M. Dantezzi à son quartier, je vous prie, a ordonné le Cr Bronstein.

Le gardien chef a commenté d'un air gourmand :

– Voici venu le grangd momengt de la rencontre entre Tony et Louis. Nul doute qu'elle marquera une date dans l'histoire de cet asile.

8

Louis (suite) : Vers le quartier des agités et des criminels dangereux

Black le brun, White l'albinos et « Monsieur Cloporte » dit « Monsieur le gardien chef », m'ont entraîné dans un dédale de couloirs interminables. White me poussait avec l'impatience heureuse et fébrile d'un enfant qui ouvre ses cadeaux de Noël. Black me tirait avec un sourire mauvais.

– Tony est un criminel à principes, m'expliquait-il. Et même si ta jeunesse et ton physique seront des atouts importants pour toi, il te faudra beaucoup de temps pour lui faire accepter ce que tu as fait à ta sœur et à tes parents.

– Du temps, a commenté le gardien chef, Louis n'en aura guère. Parce que son espérance de vie va sacrémengt diminuer dès qu'il se trouvera face à Tony.

– C'est sûr, a consenti Black. Tony risque de ne pas l'écouter. Auquel cas, Louis, adieu.

Le gardien chef s'est tourné vers moi.

– Ce que tu as fait à ta famille est l'ung des actes les plus abominables que nous ayongs connus. Dieu sait pourtangt si Black, White et moi, nous avongs reçu pas mal de cinglés qui trucidaient leurs voisings, leurs parengts, leurs enfangts, et les découpaient ensuite en rondelles avant de les conserver au garde-manger ou de les mettre directemengt au four. Toi, c'est pire. Pourtangt Tony te surpasse. Tony, c'est un monstre de perversité, un artiste de l'horreur. Mais il a des principes. Le viol et le meurtre d'une gamine, il ne tolère pas. Et les pointeurs dans ton genre, en général, il leur fait la peau. Il ne s'abaisse même pas à les saigner de ses propres maings : il laisse la besogne à ses deux lieutenangts, Hippopo et Rhino. L'énorme aux dengts rares et le gros aux petits yeux et à la bosse sur le frongt. Tu vas les voir dans quelques instangts. Ce sera intéressangt de savoir ce que Tony va leur ordonner pour toi. M. Black, M. White et moi, nous ne raterongs pas le spectacle : nous serongs juste derrière la porte de la salle de jour et nous regarderongs à travers les hublots de surveillance. Je t'ai expliqué combieng nous appréciongs que Tony assure l'ordre à notre place. L'ORDRE. Et des salopes comme toi, nous sommes ravis quand il nous en débarrasse.

Le gardien chef avait craché ses derniers mots d'une voix plus sourde, son visage rapproché du mien.

– Alors, Louis, prêt à rencontrer tes nouveaux petits camarades ?

Que pouvais-je répondre ? Sur le ton le plus bravache de mes dix-sept ans, j'ai répliqué en arborant mon plus large sourire :

– Non seulement je suis prêt, mais je suis impatient de les connaître. De grâce, dépêchez-vous de me présenter ce fameux Tony et ses bêtes de cirque.

9

Louis (suite) : Les présentations

Nous sommes entrés dans la salle de jour des agités et des criminels dangereux où des centaines de malades tuaient le temps en dehors de leurs heures de sommeil et de repas.

– Mon Dieu mais qui voilà ! Dites-moi que je rêve !

Un nabot se précipitait vers nous en trottinant sur ses courtes jambes. Un mètre cinquante de hauteur, autant de tour de taille, une tête globuleuse avec deux touffes de cheveux blonds, des yeux exorbités et des lèvres démesurées, épaisses, qui semblaient encercler sa face de crapaud.

Le gardien chef s'est placé à côté de moi. Il m'a tapoté l'épaule de l'air satisfait du maquignon qui caresse l'encolure de son taureau médaillé au dernier salon agricole, avant de dire au nabot :

– Tony, je te présente Louis Dantezzi.

Tony ? Pas LE Tony dont il venait de me parler comme d'une terreur ? J'ai failli éclater de rire. Tony minaudait, s'extasiait, se pâmait, me regardait et détournait aussitôt les yeux comme de crainte de succomber à l'émotion qui le saisissait et donnait la chamade à son cœur trop sensible.

– Une statue grecque, s'exclamait-il. Louis est une statue grecque. Un Praxitèle. La perfection du trait, la fermeté du marbre, ah mon Dieu c'est trop de beauté. Louis, tu es béni des dieux – que dis-je, tu es leur incarnation. Regardez cette douceur du grain, cette finesse des couleurs. Un sucre d'orge. Une statue grecque ferme comme le marbre et douce comme un sucre d'orge, c'est cela. De grâce, laissez-moi seul avec cet éphèbe, je vous prie.

De sa main horriblement potelée, il lançait des petits gestes vers les trois gardiens, tel un monarque oriental congédiant ses esclaves. Les trois autres se gondolaient.

– D'accord, Tony. On te laisse avec Louis. Mais n'oublie pas qu'il a trucidé toute sa famille.

– Taisez-vous, vilains rapporteurs. Dehors, dehors.

Le gardien chef est sorti en continuant à rire, suivi de Black et White pliés en deux.

Tony m'a contemplé d'un long regard énamouré.

– Voici donc le célèbre Louis Dantezzi ! Avec ton si beau visage, tu es VRAIMENT ce criminel que les journalistes ont décrit comme un monstre ?

Deux paquets de viande se tenaient à ses côtés, l'un à sa droite, l'autre à sa gauche. Ils étaient tels que Cloporte me les avait décrits : Hippopo, énorme, quelques rares chicots dans sa gueule à moitié béante, et Rhino, presque aussi obèse, une protubérance hideuse au milieu du front.

Je tenais à marquer mon territoire dès mon arrivée. J'ai parcouru des yeux son ventre difforme, ses courtes pattes et son crâne monstrueux.

– Et toi, tu es VRAIMENT le fameux Tony, la terreur du quartier des criminels dangereux ? C'est un canular, n'est-ce pas ?

Il a reçu mon propos comme une gifle.

– Tu es très beau mais fort imprudent. Le persiflage est une discipline dangereuse.

– Tout dépend avec qui, Tony.

Cette fois, j'avais réussi à le mettre en colère. Sur un signe à peine perceptible de sa main, ses deux lieutenants se sont avancés vers moi. Ils étaient beaucoup plus grands que Tony, quoique d'une taille inférieure à la mienne, et aussi énormes que lui. Il me fallait agir avant qu'ils m'écrasent de leur poids. J'ai foncé sur eux et j'ai cogné leurs têtes l'une contre l'autre. Ils se sont effondrés sur le sol. Je les ai frappés du tranchant de la main droite sur le cou, juste au-dessus de la carotide pour ne pas les tuer. Ils étaient à présent allongés sur le carrelage, inoffensifs pour un long moment.

La double porte de la salle de jour a explosé sous la poussée du gardien chef et de ses acolytes. Ils ont fondu sur moi, Black et White m'ont saisi par les bras pendant que le gardien chef hurlait de rage :

– C'est quoi, ce foutoir, Tony ? Tes lieutenangts se laissent ridiculiser par un gaming de dix-sept angs ! Que vongt penser les autres ? Tu crois qu'ils continuerongt à te respecter ? Tu veux que Louis devienne le patrong à ta place ?

– Jules Cloporte, je ne vous ai rien demandé. Lâchez ce jeune athlète.

– Tu plaisantes, Tony ?

– Vous êtes sur mon territoire. Sortez.

Tony ne parlait plus comme une folle mais comme un souverain. Du bas de son mètre cinquante, le Napoléon du quartier des agités et des criminels dangereux à l'asile de Murmont ordonnait tout simplement à Jules Cloporte, gardien chef de la division des hommes, de fiche le camp. Le comble, c'est que celui-ci a obéi :

– D'accord, Tony. Mais remets de l'ordre chez toi.

Le gardien chef a jeté un œil méprisant sur Hippopo et Rhino, toujours allongés sur le carrelage.

– Ce n'est plus un asile, ici, c'est un bordel.

Tony a minaudé à nouveau :

– Si ce pouvait être vrai ! Mais ne rêvons pas.

Black et White m'ont relâché lentement, avec précaution – comme si j'étais assez stupide pour les cogner eux aussi. Puis, à reculons, sans me quitter des yeux, ils sont sortis de la salle avec le gardien chef.

10

Louis (suite) : Les couteaux de Tony

Tony m'a montré une chaise. Ses paupières s'affaissaient lourdement sur ses pupilles et je distinguais à peine son regard.

– Assieds-toi, s'il te plaît. Nous avons à parler, toi et moi.

J'ai saisi la chaise. Je suis allé la poser contre les portes d'un placard mural. Je me suis assis. De là où je me trouvais, je pouvais surveiller tous les occupants de l'immense salle de jour.

Tony a placé une autre chaise cinq mètres face à moi et s'est assis à son tour. Plusieurs dizaines de patients se sont regroupés à distance respectueuse en un vaste arc de cercle et nous ont observés en silence.

– Où as-tu appris à te battre ? m'a demandé Tony.

– J'ai appris.

– Je suis étonné : je pensais voir une lopette.

– Pourquoi ?

– Si j'en crois la rumeur, tu es un pointeur. Tu as violé ta sœur et tu l'as tuée – exact ?

Je n'ai pas répondu.

– Tu as aussi tué ta mère. Ta mère, Louis. Dis-moi comment tu t'y es pris pour l'assassiner, je sens que je vais adorer ton récit.

La foule des malades autour de nous ne cessait de grandir.

– Le règlement de ce quartier repose sur trois lois sacrées. Tous les patients les respectent scrupuleusement : chacun sait ce qu'il lui en coûterait d'y contrevenir. Toi, tu es chez nous depuis quelques minutes et tu les as déjà enfreintes toutes les trois.

La fente de ses yeux s'est encore étrécie.

– Loi numéro 1 : nul ne touche à un cheveu de Rhino, d'Hippopo ou de moi. À peine arrivé, tu assommes mes lieutenants. D'autres ont perdu la vie pour moins que ça.

J'ai vu la mort jaillir de ses mains. Comment ce poussah, ce nabot, cette boule de graisse, ce monstre qui devait étouffer sous son propre poids, a-t-il pu, avec une telle agilité, faire apparaître entre ses doigts deux longs couteaux effilés ?

Tout s'est passé trop vite. Les couteaux ont traversé comme deux éclairs l'espace qui me séparait de Tony. Le premier s'est fiché dans le bois du placard auquel j'étais adossé, à droite de mon cou ; le second à gauche, si près de ma gorge qu'il en a entaillé la peau.

– Ces deux-là, c'est pour Hippopo et Rhino. Si tu les avais frappés sur la carotide, tu serais mort.

Un troisième éclair a jailli de ses doigts et s'est encastré dans le bois juste au-dessus de mon front, me déchirant au passage le cuir chevelu.

– Celui-ci, c'est pour ne pas avoir respecté la loi numéro 2 : nul n'a le droit de se moquer de mon physique. Réitérer cette indélicatesse reviendrait à te suicider.

Il tenait un quatrième couteau dans sa main. Où se les était-il procurés ? Un criminel muni d'armes blanches dans un asile ! Cloporte, Black et White ne pouvaient l'ignorer. Les avaient-ils fournies eux-mêmes ?

– La loi numéro 3, c'est que tout le monde ici doit m'obéir. Quand je pose une question, on me répond. Je t'en ai posé deux, tu n'as répondu à aucune.

Ses yeux étaient à nouveau largement ouverts : j'avais la tête encadrée par trois lames d'acier, il en agitait une quatrième entre ses doigts, Tony était redevenu le caïd du quartier.

Je n'ai pas attendu qu'il m'interroge à nouveau : c'est moi qui l'ai questionné.

– Pourquoi ne m'as-tu pas trucidé ?

Il a tordu d'un air songeur les deux touffes de cheveux blonds sur son crâne.

– Tu as un point commun avec le père de Rhino. Il est mort guillotiné pour avoir accompli le même exploit que toi : il a tué un gendarme. Ce que tu as fait à ta sœur est monstrueux. Ce que tu as fait à ta mère est inacceptable. Ce que tu as fait à ton père, c'est différent : entre un père et son fils, il peut y avoir des querelles d'hommes et lorsque j'ai appris que ton père était gendarme…

Il s'est tu un instant puis s'est levé comme un procureur au moment de son réquisitoire.

– Bref, je n'ai pas fixé ton sort. Tu as commis des actes abominables mais tu as fait aussi la peau à un pandore – et cela, même s'il était ton père, force le respect.

Il a recommencé à minauder.

– Et puis tu es si beau que si je te tue, j'aurai l'impression de briser une œuvre d'art. Décidément, ta survie dépend de toi seul.

Il m'a regardé droit dans les yeux :

– La nuit approche, mon beau Louis. Il paraît qu'elle porte conseil.

11

Louise : Le pouvoir et le sexe

Ce que vous raconte Louis, messieurs, ce mélange de rapports de force et de harcèlement sexuel, je l'ai vécu dans la division des femmes. Les règles de la vie sexuelle dans un asile sont celles de tout groupe humain ou animal. Il paraît que chez certains singes, le mâle qui se soumet à un autre lui montre ses fesses. Si vous saviez combien de fois j'ai dû montrer les miennes.

Quand je suis arrivée à Murmont en 1941, on ne disait plus asile mais H.P. C'est en 1938 qu'un ministre a décrété qu'il ne fallait plus dire « asile d'aliénés » mais « hôpital psychiatrique ». Il devait être drôlement content de lui, le ministre, d'avoir trouvé ça. Il a même ajouté que les gardiens et les gardiennes s'appelleraient dorénavant « infirmiers d'hôpitaux psychiatriques ». Tout ça parce que depuis 1936 et l'adoption des 40 heures, les horaires de travail étaient répartis en équipes de 3 fois 8 et non plus 2 fois 12, que les asiles n'arrivaient pas à recruter le personnel supplémentaire nécessaire, et qu'en donnant le titre d'infirmier à des paysans qui ne savaient pas lire et encore moins faire une piqûre, le ministre croyait trouver plus de candidats. Pensez donc ! Il n'y a pas eu davantage de volontaires pour travailler chez les fous.

Les infirmiers et les infirmières des hôpitaux psychiatriques reçoivent aujourd'hui la même formation et passent les mêmes diplômes que leurs collègues des autres services hospitaliers. Ce sont des gens remarquables qui accomplissent avec un dévouement exemplaire un métier difficile.

À l'époque, c'était la lie du corps médical. Les infirmiers d'hôpitaux psychiatriques qui ont été mobilisés en 1939 se sont vu refuser toute affectation dans les infirmeries militaires : je répète que la plupart ne savaient même pas faire une piqûre ! Pour être gardien ou gardienne, il suffisait de ne pas avoir froid aux yeux et de posséder de bons muscles. Ouvriers agricoles ou filles de ferme, ils étaient pour la plupart incultes mais disposaient d'un pouvoir absolu sur les aliénés. Vingt-quatre heures sur vingt-quatre. Forcément, il en résultait des abus et pas seulement sexuels.

Le plus étonnant, c'est qu'au lieu de faire bloc contre leurs gardiens, les malades se créaient entre eux des rapports de force aussi abominables. On retrouvait au sein de chaque groupe d'internés des petits chefs violents, sadiques, souvent dangereux et criminels comme Tony, qui profitaient de la faiblesse des autres aliénés pour se construire un royaume avec des serfs (les malades), des taxes (le racket) et qui exerçaient leur droit de cuissage sur tous leurs subordonnés. Vous imaginez les débordements qui en résultaient chaque jour. Et chaque nuit.

Chaque nuit…

12

Louis : Première nuit au quartier des agités et des criminels dangereux

Le dortoir mesurait cent quatre-vingts mètres de long sur douze de large. Une rangée de lits de chaque côté, deux autres rangées au milieu. En tout plus de quatre cents lits. De hautes fenêtres munies de barreaux épais ouvraient sur les murs d'enceinte et les fossés de l'asile et, plus loin, sur la campagne toulousaine.

Au bout du dortoir, les toilettes. Et une « salle de bains » ceinturée de grandes auges en pierre au-dessus desquelles courait un tube en cuivre auquel avaient été greffés, tous les cinquante centimètres, des robinets d'eau froide.

À mon entrée dans le dortoir après le repas du soir, j'ai vu Tony assis sur l'un des lits proches des lavabos, contre le mur côté fenêtres. Hippopo et Rhino occupaient les deux couches voisines. Je me suis dirigé vers l'autre bout du dortoir. J'ai trouvé une place libre, sans drap, juste un matelas recouvert d'une toile grisâtre et rêche ornée de gigantesques auréoles jaunâtres d'urine séchée. À droite et à gauche du lit, deux vieillards : l'un se caressait, l'autre effectuait des mouvements de gymnastique en pyjama, veste grande ouverte sur son torse décharné. Aucun des deux ne semblait dangereux malgré leur présence à notre étage. Je me suis assis, jambes allongées sur le matelas, adossé aux barreaux de la tête de lit, et j'ai contemplé le spectacle des centaines de malades dont beaucoup erraient d'un lit à l'autre. Certains se battaient. De longs hurlements et des ricanements jaillissaient, s'arrêtaient, reprenaient.

J'étais fatigué. J'allais fermer les yeux quand Hippopo et Rhino sont venus vers moi. Ils ont ordonné à mes voisins de déguerpir.

– Tu ne nous souhaites pas bonne nuit ? m'a demandé Hippopo d'un air désolé.

Il puait la vinasse et tenait une bouteille d'une main, un cigare de l'autre.

– Tu n'as pas de drap. Tu vas avoir froid. Tu veux que Tony te réchauffe ?

Ils ont explosé de rire.

– Je suis heureux que vous ayez retrouvé vos esprits après la correction que je vous ai infligée. Maintenant vous déguerpissez ou je recommence.

– Chiche ! s'est exclamé Rhino.

Il brandissait un couteau similaire à ceux de Tony.

Hippopo a bu au goulot une longue lampée suivie d'un rot retentissant. Il a tiré avidement sur son cigare.

– Toi et nous, m'a-t-il expliqué, on n'a aucune raison de nous fâcher. Nous sommes venus te demander si tu avais réfléchi à ce que t'a proposé Tony.

– À quel sujet ?

– Tu as dix-sept ans, tu lui plais, tu as fait la peau à un gendarme, tu as tout pour qu'il t'accorde sa protection. Rhino et moi, on n'est pas jaloux : tu es costaud, tu sais te battre, il y a tant à faire avec ces centaines de cinglés que tu serais le bienvenu dans notre équipe. Si tu acceptes de nous aider, on oublie ce que tu nous as fait. Si tu refuses, on te crève. Tu choisis quoi ?

– J'y réfléchirai.

– Tony viendra te voir tout à l'heure. Si c'est non, tu ne verras pas le jour se lever.

Une très longue nuit a commencé. Les fenêtres ne possédaient ni volets ni rideaux. Elles laissaient passer à flots dans tout le dortoir cette lumière éclatante qui baigne la campagne toulousaine les nuits où la lune est si grande et l'air si pur que j'y distinguais, enfant, le rouge des tuiles et le bleu des volets de notre maison. « C'est beau, hein Louis ? », me disait mon père.

Mon père, ma mère, Angeline. Je les avais tant aimés. Ils me manquaient.

Soudain la porte d'entrée du dortoir s'est ouverte. Une silhouette s'est faufilée entre les lits. Celle d'une femme jeune, habillée d'une tenue d'infirmière. Elle est venue jusqu'à mon lit.

– Bonsoir, Louis.

Je n'en croyais pas mes yeux : Gilberte, la fille d'Alfred, l'adjudant qui m'avait amené à l'asile ! Nous habitions depuis des années deux maisons mitoyennes attribuées à nos familles par la gendarmerie. Au début, elle la fille et moi le garçon, nous nous ignorions. Avec l'adolescence, son corps avait changé et nous avions commencé à nous intéresser l'un à l'autre. Alfred avait suivi mes excellents résultats scolaires au collège et mes débuts très encourageants chez M. Picarel. Il m'invitait chez lui sous n'importe quel prétexte : « Louis, Gilberte n'arrive pas à résoudre un problème, elle n'ose pas te déranger, tu veux bien l'aider ? Tu la trouveras dans sa chambre. Merci, Louis. »

– Que fais-tu ici ? Tu es devenue infirmière ?

– Je travaille dans l'aile des femmes. J'ai appris par mon père ce qui t'est arrivé. J'ai attendu que tu sortes de la cellule d'isolement pour venir te voir.

Elle s'est assise au bord du lit.

– Mon père t'en veut pour ce que tu as fait à ta famille. Qu'est-ce qui t'a pris, Louis ?

– Trop long à expliquer.

Elle a posé sa main sur mon torse et m'a caressé doucement.

– Je te plains d'être enfermé dans cet asile. Si tu veux, je viendrai te retrouver la nuit en cachette. Cela te ferait plaisir ?

Je sentais la chaleur de sa cuisse contre mon bras. Je lui ai dit que oui bien sûr, cela me ferait plaisir qu'elle revienne.

Sa main glissait vers ma taille. Je n'ai pu éviter une érection qui a tendu le pantalon de mon pyjama. J'espérais que Gilberte ne la verrait pas mais elle a tourné les yeux vers mon ventre. Elle a souri.

– Mon pauvre Louis…

D'un geste rapide d'infirmière habituée à manier les corps des patients, elle a fait glisser mon pantalon jusqu'à mes genoux.

– Mon pauvre Louis, a-t-elle répété. Dire que nos parents voulaient nous marier… Je ne demandais que ça, tu sais… J'imaginais nos nuits… Je t'aurais caressé…

Elle a joint le geste à la parole.

– … tu aurais aimé, Louis ?

J'ai dit oui…

– Comme en ce moment ?

J'ai dit oui…

– Tu veux que j'accélère ?

J'ai dit oui, oui, et j'ai joui. Et je me suis réveillé. Et j'ai vu le visage de Tony penché sur moi, sa bouche à quelques centimètres de la mienne, qui me regardait d'un air satisfait.

– C'était bon, hein Louis ? Oui, c'était très bon…

Il était assis sur mon lit, sa cuisse contre mon bras. Hippopo et Rhino se tenaient debout près de nous, chacun d'un côté du lit, mi-rigolards, mi-envieux. Derrière eux, un groupe de malades applaudissaient Tony en riant.

– Nous verrons plus tard comment varier les plaisirs, Louis. Bonne nuit. Je réétudierai ton sort demain.

13

Louis (suite) : Un matin à l'asile

La matinée du lendemain a été calme.

Les malades cherchaient à m'éviter : la manière dont j'avais assommé la veille Hippopo et Rhino les incitait à se tenir à distance.

Tony et ses lieutenants ne s'occupaient pas de moi. Ils s'entretenaient avec des patients ou avec des gardiens, souvent à voix basse et d'un air complice.

J'ai profité de cette trêve pour observer la population des « agités et criminels dangereux » avec qui, par décision du juge d'instruction, je venais d'être condamné à vivre jusqu'à ma mort.

Un grand nombre d'entre eux n'étaient pas libres de leurs mouvements : parce qu'ils étaient sujets à des accès de violence imprévisibles, on leur infligeait différents systèmes de contention. Par exemple la bricole, un assemblage d'une lanière de cuir et de deux bracelets que l'on fixait aux chevilles des « fous donneurs de coups de pied », ce qui obligeait les patients à marcher à petits pas. Ou le harnais, pour les « fous donneurs de gifles et de coups de poing », qui enserrait la ceinture et les épaules et dont les lanières de cuir reliaient les poignets à la taille. Des dizaines de malades erraient ainsi dans la salle de jour, chevilles enchaînées ou poignets entravés par des lanières dont la longueur dépendait du bon vouloir des gardiens.

Tout semblait organisé pour infantiliser ces centaines de patients au cerveau pourtant déjà affaibli. J'ai ainsi découvert, quand j'ai voulu aller aux toilettes pour déféquer, qu'il me fallait auparavant demander du papier hygiénique à un gardien – lequel ne m'en a concédé que quelques feuilles.

Tony, Hippopo et Rhino, eux, déambulaient librement, couteau en poche, et s'adonnaient à leur guise au racket des malades enfermés avec nous, ce qui leur permettait de se procurer auprès des gardiens l'alcool et les vivres de qualité qu'ils souhaitaient.

Après le repas de midi, Black et White sont venus me chercher pour un nouvel entretien avec le Dr Bronstein. Je ne m'attendais pas à le revoir si vite. Black, White, Hippopo et Rhino semblaient aussi surpris que moi. Seul Tony ne paraissait pas étonné. Il s'est approché et m'a murmuré sans minauder, sur un ton mystérieux :

– Bonne chance, Louis.

14

Louis (suite) : Deuxième entretien avec le Dr Bronstein

Le Dr Bronstein était aussi mal rasé que la veille. Son visage semblait encore plus maigre et plus grisâtre. Il portait la même blouse blanche, le même costume anthracite froissé. Seuls sa chemise à fines rayures et son nœud papillon bleu témoignaient qu'il s'était changé et n'avait pas passé la nuit sur ses dossiers.

– Bonjour monsieur Dantezzi. Asseyez-vous. Savez-vous qu'à cause de vous j'ai fort peu dormi ?

– Je pourrais vous tenir le même propos, docteur. Les compagnons de chambrée que vous m'avez réservés sont charmants.

– Tony et ses lieutenants ? Je sais. Je sais aussi que vous vous êtes payé la tête de M. Cloporte et de ses adjoints pendant quinze jours.

Cette fois, contrairement à notre rencontre de la veille, le docteur n'avait pas demandé aux gardiens de sortir. Cloporte, Black et White se tenaient debout derrière moi.

– Je vous comprends mal, docteur.

– Pendant vos deux semaines en cellule d'isolement, vous n'avez jamais répondu aux provocations de vos gardiens. Vous êtes toujours resté CAAAAAALME, comme dit M. Cloporte. Or vous êtes en fait d'une rare violence. On m'a relaté vos exploits d'hier soir. Les deux lieutenants de Tony au tapis.

– Devais-je me laisser faire ?

– Si vous ne provoquez pas Tony, vous n'avez rien à craindre de lui. Votre père était gendarme et vous êtes accusé de l'avoir assassiné. Pour Tony, un tel titre de gloire vous vaut tous les égards.

Il a tendu le menton vers les gardiens postés dans mon dos.

– M. Cloporte et ses adjoints sont autrement plus dangereux pour vous. Ce ne sont pas eux qui me contrediront.

J'ai entendu derrière moi trois gloussements satisfaits. Le Dr Bronstein m'a regardé dans les yeux avec insistance, en appuyant ses mots d'un ton grave.

– Soyez plus prudent, monsieur Dantezzi. Vous êtes jeune, impulsif. Maîtrisez-vous comme vous y êtes parvenu en cellule d'isolement ou vous courrez à la catastrophe.

– Merci de vos conseils, docteur. Vous disiez que vous avez mal dormi à cause de moi ?

Il s'est détendu. Son visage a rayonné d'un immense sourire.

– Exact. Et j'en suis ravi. Figurez-vous que je n'avais pas ouvert *Le Comte de Monte-Cristo* depuis plus de cinquante ans. Hier soir, j'ai commencé à le feuilleter, par simple curiosité. À trois heures du matin je le lisais encore. C'est un bouquin épatant. Ceci étant, cet Edmond Dantes est un drôle de lascar. Quand il décide de se venger, les scrupules ne l'étouffent guère. Que de morts sur son parcours !

– Certes. Et que de bienfaits ! Dantes est un justicier. La seule différence entre un juge et un justicier, c'est que le juge fait exécuter ses jugements alors que le justicier les exécute lui-même. C'est à la fois la grandeur et la faiblesse de Dantes. Et c'est pourquoi ce héros est si populaire.

Le Dr Bronstein faisait tourner un crayon entre ses doigts. Un instant, le crayon s'est arrêté. Le docteur a failli noter quelque chose mais il s'est repris.

– Vous avez beaucoup d'admiration pour le comte de Monte-Cristo.

– Le personnage, oui. Le livre, c'est différent. Le style, n'est-ce pas… On sent le pisse-copie. Dumas et ses nègres devaient alimenter les gazettes et le temps leur manquait pour lécher toutes ces pages.

– Quel auteur préférez-vous ? Flaubert, peut-être ? Lui, au moins, travaillait son style.

– Flaubert ? C'est un bœuf de labour. Manquer de génie à ce point, ce n'est pas permis. Au lieu de gueuler ses phrases, il aurait mieux fait de gueuler des chansons paillardes et de jeter plume et encrier.

– Tout de même… *Madame Bovary*, par exemple : aucun intérêt ?

– *Madame Bovary !* Quelle farce ! L'un des plus grands romans comiques jamais écrits ! Dommage pour l'auteur qu'il n'en ait pas eu conscience !

– Un roman comique ? Des passages ont dû m'échapper. Ne s'agit-il pas plutôt d'un drame dont l'héroïne meurt ?

– La mort d'Emma ! Honnêtement, docteur, quelle rigolade ! J'ai lu ce morceau au moins dix fois, et toujours en me gondolant. J'en connais par cœur des phrases entières. Rappelez-vous la scène. Le prêtre qui essaye « *de lui mettre dans la main un cierge bénit, symbole des gloires célestes dont elle allait tout à l'heure être environnée* ». Charles « *tressaillant à chaque battement de son cœur, comme au contrecoup d'une ruine qui tombe* » – je ne blague pas, c'est vraiment de Flaubert. Et entre eux Emma, cette chère Emma à l'agonie. « *Sa poitrine se mit à haleter rapidement. La langue tout entière lui sortit hors de la bouche ; ses yeux, en roulant, pâlissaient comme deux globes de lampe qui s'éteignent, à la croire déjà morte sans l'effrayante accélération de ses côtes secouées par un souffle furieux comme si l'âme eût fait des bonds pour se détacher.* » Excusez-moi, docteur, j'en pleure de rire.

Cette fois, le docteur a pris des notes dans la lumière blafarde de l'ampoule qui tombait sur lui du haut plafond. Il a caressé le métal vert de son bureau et m'a regardé longuement à travers ses lunettes rondes.

– Qu'est-ce qui vous fascine autant dans la mort ?

On y arrivait enfin. Un silence de tombeau régnait dans la pièce. Même les gardiens restaient figés comme des cadavres.

– La décapitation de Julien Sorel. La vengeance criminelle de Dantes. L'agonie d'Emma Bovary. Vous avez une prédilection pour les scènes macabres.

– Docteur, c'est vous qui m'avez demandé hier ce que je pensais de l'exécution de Julien. C'est vous qui me citez aujourd'hui les crimes de Dantes et qui me parlez de la fin de Mme Bovary. Et c'est moi qui suis obsédé par la mort ?

Il a passé sa main dans les poils drus qui recouvraient ses joues. Il m'a regardé. Il a pris des notes. Il m'a regardé à nouveau.

– Hier, vous m'avez promis de me raconter ce qui s'est passé dans la cabane. Je vous écoute.

– Votre approche me surprend, docteur.

– Pourquoi ?

– Vous m'interrogez par moments comme un policier et non comme un psychiatre. Quand nous avons parlé hier de Julien Sorel et d'Edmond Dantes, vous étiez dans votre rôle de toubib qui essayait de me sonder. Puis vous m'avez questionné comme un simple flic à propos de la cabane. Et vous recommencez aujourd'hui : allez, avoue, qu'est-ce que tu as fait, tu t'y es pris comment ? Corrigez-moi si je me trompe, docteur : l'examen clinique en psychiatrie ne doit-il pas être semi-directif pour laisser le sujet s'exprimer le plus spontanément possible ? Si vous me harcelez de questions, aurai-je le loisir de développer un discours délirant ou des troubles du cours de la pensée tels que coq-à-l'âne ou diffluence ?

Il a éclaté de rire – ce rire si jeune, si sincère, si chaleureux et qui donnait tant de vie à son visage pourtant marqué par l'âge et sans doute beaucoup d'épreuves.

– Vous êtes un drôle de patient, monsieur Dantezzi. Vous avez vraiment dix-sept ans ? Vous paraissez tellement plus âgé.

– On me l'a souvent dit. Ma taille, peut-être.

– Je ne parle pas de votre apparence physique, même s'il est vrai qu'on vous donnerait aisément dix ans de plus, mais de vos connaissances encyclopédiques surprenantes.

– J'aime les livres. Je les dévore tous.

– Je sais. M. Thouzalin me l'a dit.

– Pardon ?

– M. Thouzalin, votre ancien instituteur, celui qui vous a poussé à suivre vos études de comptabilité. Il est venu ce matin avec votre employeur, M. Picarel. Ils souhaitaient vous voir. On leur a expliqué que ce n'est pas possible pour l'instant. Ils ont demandé à rencontrer le directeur de l'asile. Il a refusé. Alors je les ai reçus. Vous voulez un verre d'eau ?

Je devais avoir les yeux rouges. J'ai fait « non » de la tête.

– Si vous saviez tout ce qu'ils m'ont dit sur vous. Des louanges à vous faire rougir jusqu'à la fin de vos jours. Ils vous admirent. Ils vous aiment peut-être plus encore qu'un fils. Je ne pouvais les arrêter : c'était à celui qui vous tresserait le plus de lauriers. Pour eux, vous êtes incapable d'avoir tué votre sœur et votre mère. Quant à votre père, « il était ce qu'il était », pour reprendre la formule de M. Picarel, mais jamais vous n'auriez porté la main sur lui. Vous êtes à leurs yeux totalement innocent de ce dont on vous accuse.

– Le problème, docteur, c'est que le juge d'instruction n'a tenu aucun compte de leur témoignage.

– C’est bien pour cela que je vous interroge parfois très directement – « comme un flic ». Car la question que je me pose à votre propos, ce n’est pas de quelle pathologie mentale vous souffrez mais plutôt : M. Dantezzi est-il vraiment souffrant ? Et s’il ne l’est pas, pourquoi le juge l’a-t-il enfermé dans cet asile ?

– Quelle est votre réponse, Docteur ?

– Je ne pourrai pas me prononcer si vous ne m’aidez pas. Que s’est-il passé dans cette cabane ?

– Je l’ai déjà raconté cent fois aux policiers, aux gendarmes, au juge.

– Mais pas à moi.

– Tout est dans le dossier.

– Non. Tout est RETRANSCRIT dans le dossier. Ce n’est pas la même chose. Je vous écoute, monsieur Dantezzi.

– Pas maintenant, docteur.

– Vous ne voulez pas que je vous aide ?

– Pas maintenant, docteur.

15

Louis (suite) : La proposition de Tony

Black et White m'ont poussé dans la salle de jour.

– Mon beau Louis est enfin de retour !

Tony s'est précipité vers moi en sautillant sur les deux jambons gras qui lui servaient de jambes. Il m'a demandé d'une voix trop forte :

– Tu as pris le thé avec le Dr Bronstein ? Et des petits gâteaux ? Tu me trompes pour un nœud papillon ? Grand coquin !

Quelques courtisans ont ricané servilement. Tony s'est tourné vers sa cour. Il a déclaré d'un ton souverain :

– Louis et moi avons à conférer.

Il m'a emmené dans un angle de la vaste salle. Quatre patients y jouaient aux cartes. Ils se sont empressés de se lever, de plier bagage et de nous laisser leur territoire.

Nous nous sommes assis sur une banquette rivée au sol, face à une haute fenêtre munie de barreaux qui donnait sur la cour d'honneur. Deux allées séparées par une immense pelouse parsemée de massifs de fleurs traversaient la cour dans toute sa longueur, du pavillon de l'administration à notre droite jusqu'à l'entrée principale percée à notre gauche dans l'une des hautes murailles qui ceinturaient l'asile. Chacune des allées était bordée par deux rangées de cyprès immenses dont le feuillage épais et persistant interdisait la moindre vue sur le bâtiment situé de l'autre côté de la cour d'honneur, celui des femmes.

Tony m'a pris le poignet. Il m'a observé un long moment puis il a regardé la fenêtre, les arbres, le ciel.

– Pourquoi es-tu dans cet asile, Louis ?

– Tu le sais déjà.

– Je sais que le juge l'a décidé. Je sais de quoi tu es accusé. Je sais que ton ancien instituteur et ton patron ont dit ce matin à Bronstein que le juge s'est trompé – Cloporte me l'a répété. Tout cela s'annule et je ne sais plus rien. As-tu, oui ou non, fait la peau à tes parents et à ta sœur ? Et dans la négative, je te le redemande, pourquoi es-tu ici ?

– Erreur judiciaire.

– Avec autant d'enquêteurs ? Quelle horrible malchance ! Et pourquoi l'adjudant tient-il à te trucider si tu es innocent ? Faudrait savoir, mon joli : tu as tué un gendarme – je parle de ton père –, ta mère et ta jeune sœur après l'avoir violée, ou tout cela n'est-il qu'une affreuse méprise ?

– Si je te dis que j'ai trucidé ma famille, Cloporte le saura dès ce soir, Bronstein demain matin, et tous les autres – juge, pandores, flics – dans la foulée. Et si je nie tout en bloc, tu ne me croiras pas, tu seras vexé et tu le prendras mal. Que puis-je te répondre sans me compromettre ni te fâcher ?

– La vérité.

– Pourquoi ?

– Si tu es un tueur, je te prendrai dans ma bande. Tu seras ma plus belle recrue. Hippopo est un ivrogne. Il n'a pas trente ans mais dans moins de dix il sera mort d'une cirrhose. Quant à Rhino, c'est le seul d'entre nous qui soit ici à sa place : il est VRAIMENT cinglé. Tu sais combien de fois il a été incarcéré en huit ans ? Dix-sept. Dix-sept fois en prison. Totalement asocial. Il était encore gamin quand son père s'est fait raccourcir pour avoir flingué un gendarme. Sa mère s'est volatilisée du jour au lendemain. Une sœur de sa mère l'a recueilli et l'a fichu dehors quelques années plus tard, après ses premières frasques. Il a erré seul puis en bande. Première arrestation. Et toutes les autres.

Il a caressé les deux touffes blondes sur son crâne et m'a dit sur le ton de la confidence, les yeux pétillants de malice :

– Sais-tu qu'il n'avait pourtant jamais tué personne avant d'arriver dans cet asile ?

J'ai joué le jeu, admiratif :

– C'est toi qui l'as formé ?

– Absolument. Il a atterri à cet étage comme beaucoup de ceux qui s'y trouvent : parce que celui d'en dessous est souvent complet. Avant d'être enfermé dans cet asile, Rhino n'avait commis que des petits larcins ou des bêtises – essaye de pisser sur une voiture de gendarmerie deux heures après être sorti de taule, tu y retournes aussitôt. Je me trouvais ici depuis un mois quand il est arrivé. Il me fallait une garde rapprochée. Les chiens ne font pas des chats ; le fils du meurtrier d'un gendarme avait sans doute les aptitudes que je recherchais. Je me suis donc intéressé à lui.

Il s'est rengorgé en tortillant à nouveau les deux mèches blondes sur son crâne nu.

– Je ne m'étais pas trompé. Rhino a été un élève brillant. Je ne compte plus les affaires délicates qu'il m'a aidé à résoudre.

– Autrement dit, c'est un taré complet avec un QI de saucisse cuite, qu'aucun scrupule n'effleure et qui est parfait pour les plus basses besognes ?

Tony s'est esclaffé. Il m'a poussé doucement l'épaule d'une pichenette complice.

– Rhino est en effet un lieutenant indéfectible sur lequel je peux compter pour livrer n'importe quel combat. Hippopo est de bonne volonté aussi, mais l'alcool influe trop sur ses facultés.

Il s'est rapproché de moi et s'est fait soudain plus pressant, bras contre bras, cuisse contre cuisse, presque lèvres contre lèvres.

– J'ai tant à faire, mon beau Louis. Tant de projets. Rhino et Hippopo ne me suffiront pas pour les réaliser. J'ai besoin de toi.

– Quels projets ?

– Impossible de t'en parler si tu n'es pas dans notre équipe.

– Comment y rentre-t-on ? Il faut signer une demande ? Cracher en jurant trois fois une formule sacrée ?

– Qu'il est drôle ! C'est beaucoup plus simple. Je vais te montrer, mon chéri.

16

Louis (suite) : « Préfères-tu qu'on te crève les yeux ou qu'on te coupe la main ? »

Tony s'est levé et m'a fait signe de le suivre. Hippopo et Rhino, postés jusque-là à bonne distance, nous ont aussitôt rejoints. Tony s'est dirigé vers un patient assis avec deux autres devant un jeu de petits chevaux.

– Bonjour, Léon. Je peux te parler ?

Les mains de Léon ont soudain tremblé. Il a laissé tomber son cornet de dés sur le sol, il a glissé de sa chaise en essayant de le ramasser et s'est retrouvé par terre au pied de la table.

– Je t'en prie, Tony, ne me fais pas de mal.

– Que se passe-t-il, Léon ?

– Je n'ai rien fait, Tony.

– C'est bizarre, ça : je souhaite discuter avec toi et tu pisses dans ton pyjama.

– Tony, je te jure que ce n'est pas moi.

– Tu parles de quoi, Léon ?

– Je ne t'ai rien pris, Tony.

– Quelqu'un m'a pris quelque chose, Léon ?

– Ce n'est pas moi, Tony.

– Qui m'a pris quoi ?

– Je ne sais pas, Tony.

– Alors pourquoi dis-tu que ce n'est pas toi ? Debout. Avance par là.

Hippopo et Rhino ont saisi Léon par les bras et l'ont traîné jusqu'à la grande salle de bains au bout du dortoir.

Des dizaines de malades se sont agglutinés autour de nous pour jouir du spectacle.

– Léon, a demandé Tony sur un ton doucereux, veux-tu nous dire – s'il te plaît – où tu as mis l'argent que tu as pris dans mon armoire ?

– Je ne t'ai rien pris, Tony. Je ne suis pas fou.

– Tu es sûr ?

Tony a contemplé d'un air amusé les murs gris, les auges en pierre, les tubes en cuivre, les robinets en enfilade.

– Ne sommes-nous pas dans un asile, Léon ? Donc nous sommes tous fous. Même toi. Et tu l'es assez pour m'avoir volé de l'argent. À moi. À MOI !

– Tony, je te jure, ce n'est pas vrai.

– Tu prétends que je mens, Léon ?

– Non, Tony.

– Donc tu m'as volé ?

– Non, Tony, tu te trompes.

Léon a pris un violent revers de Tony qui lui a dévissé le visage. Il s'est mis à pleurer. Ses larmes se sont mêlées au sang qui coulait de ses lèvres fendues.

– Alors comme ça, Léon, il m'arrive de me tromper ?

– Non, Tony, jamais.

– Donc tu m'as volé ?

– Non, Tony.

– Réfléchis, Léon. Je soutiens que tu m'as volé mon argent, or tu reconnais toi-même que je ne mens pas et que je ne me trompe jamais. Donc j'ai raison, n'est-ce pas ?

– …

– Tu disais quoi, là ?

– …

– Tu l'as mis où, Léon ?

– Ce n'est pas moi, Tony.

– Alors qui ?

– Je ne sais pas.

Tony a fait un signe à ses lieutenants. Ils ont jeté Léon à plat ventre dans l'une des auges et ouvert les robinets. Léon tentait de soulever la tête mais Rhino la lui enfonçait aussitôt dans l'eau qui montait peu à peu.

– Où est l'argent, Léon ? a demandé Tony sur un ton calme, patient, mesuré.

Rhino a tiré Léon par les cheveux pour lui sortir la tête de l'eau.

– Je ne sais pas, Tony. Je te le jure.

Rhino a plaqué le crâne de Léon contre le fond de l'auge. L'eau montait toujours. Tony a inspecté ses ongles. Il a extrait délicatement une trace noire de sous celui du médius gauche. Puis, comme s'il se rappelait soudain un détail sans importance :

– Au fait, Léon – est-ce bête, je t'avais oublié ! – tu disais que l'argent est caché à quel endroit ?

Rhino a tiré à nouveau la tête de Léon hors de l'eau.

– Pitié, Tony…

– J'ai tout mon temps, Léon. Pas toi. Si tu ne parles pas, dans quelques minutes tu seras mort noyé. À quoi te servira l'argent que tu m'as pris ? Note bien que je le récupérerai de toute façon : il est forcément à cet étage, dans l'une de ces salles. Avoue tout de suite, c'est plus simple.

– Tony, je te jure…

Nouvelle séance d'apnée.

J'ai murmuré à l'oreille de Tony :

– Tu es sûr que c'est lui ?

Il m'a considéré avec amusement.

– En voilà une drôle de question ! Oui, j'en suis sûr. Rhino l'a vu cacher l'argent dans une chasse d'eau – quelle originalité. Je veux qu'il l'avoue devant tous ces abrutis. Ce qui lui arrivera ensuite les dissuadera d'essayer de me voler à leur tour.

Tony s'est tourné vers Léon et lui a parlé à nouveau d'une voix forte pour être entendu de tous les patients agglutinés dans la pièce.

– Es-tu encore en vie, cher Léon ?

Rhino a extrait le crâne de Léon de la mare dans laquelle il était plongé depuis plus d'une minute. Léon bavait, suffoquait, un râle s'échappait de ses poumons remplis d'eau.

– Mais oui, tu es toujours en pleine forme. Voilà une bonne nouvelle. Tant que j'y pense : tu l'as mis où, mon argent ? Tu ne veux pas parler ? Tu es trop bête. Achevez-le.

– Non, Tony… je…

– Parle, triple buse.

– Je… pas pour moi, Tony… mes enfants… malades…

– Bien sûr. Où est-il ?

– Je… dans… chasse d'eau…

– Laquelle ?

– À gauche… troisième…

Rhino et Hippopo ont sorti Léon de l'auge. Il s'est effondré à leurs pieds sur le carrelage, a régurgité un mélange verdâtre d'eau et de vomi et repris peu à peu sa respiration. Soudain il a réalisé ce qu'il venait d'avouer. Il a ouvert de grands yeux horrifiés sur Tony.

– Pitié, Tony ! Je ferai tout ce que tu voudras pour que tu me pardonnes.

– Je n'en doute pas, Léon. Tu es un brave garçon et je ne t'en veux pas. Normalement, ma sentence pour ce que tu as commis, c'est la mort. Mais la justice doit être humaine. C'est la première fois que tu me fais du tort et c'était pour envoyer l'argent à tes enfants – c'est bien cela ?

– Oui, Tony.

– Tu as des circonstances atténuantes et j'accepte de commuer ta peine.

– Merci, Tony.

– Tu vas choisir toi-même la sanction. Préfères-tu qu'on te crève les yeux, ces yeux qui t'ont fait commettre le péché d'envie, ou qu'on te coupe la main, cette main avec laquelle tu m'as volé ?

– Tony…

– Décide, Léon.

– Pitié, Tony. Je te jure que plus jamais…

– Ne recommence pas à pleurer, c'est agaçant. Dépêche-toi : les yeux ou la main ?

– Tony…

– Si tu n'as pas de préférence, quelqu'un va devoir décider pour toi. Voyons, au hasard… Louis !

Tony riait comme un garnement qui vient de faire une bonne farce à son meilleur copain.

– Tu veux faire partie de ma bande, Louis ? Voici venu le moment de l'examen d'entrée.

17

Louis (suite) : « Il faut que tu partes ou je serai obligé de t'éliminer »

Tony m'a tendu l'un de ses couteaux – long, effilé, pointu. Il le tenait par la lame et me présentait le manche en toute confiance.

– Crève-lui les yeux, coupe-lui la main, troue-lui la panse, agis à ta guise mais punis-le pour moi et fais-lui mal.

Léon me regardait avec terreur, tétanisé sur le sol froid aux pieds de son bourreau – moi.

Je n'ai pas pris le couteau.

– Je ne marche pas, Tony. Léon ne m'a rien fait.

– Tu refuses de m'obéir ?

– Je te le répète : Léon ne m'a rien fait.

– Tu ne fonctionnes qu'à la vengeance ?

– Je fonctionne à la justice.

– C'est bien cela, à la vengeance.

Tony a regardé Léon. Il tenait toujours le couteau d'une main et de l'autre se caressait doucement les lèvres d'un air songeur. Il s'est approché de Léon. Il a jeté le couteau devant lui. Léon a regardé l'arme sans comprendre.

– Léon, a ordonné Tony, puisque tu n'as pas choisi ta peine, c'est moi qui vais décider pour toi. Je ne te coupe pas la main et je ne t'arrache pas les yeux. Prends ce couteau, lève-toi et crève Louis. Il vient de me désobéir, c'est impardonnable, il doit payer. Si tu le troues, pour cette fois je te pardonne.

Léon ne se l'est pas fait répéter. Il venait soudain de retrouver toute son énergie. Il a saisi le couteau, s'est levé, m'a regardé et s'est posté en position d'attaque, bras allongés devant lui, buste vers l'avant, jambes fléchies.

Le groupe compact des malades serrés autour de nous s'est éloigné de plusieurs mètres. Même Hippopo et Rhino se sont reculés. Seul Tony restait sur place, immobile, tel un spectateur installé dans son fauteuil de théâtre.

Léon avait environ trente ans. Il n'était guère musclé mais semblait très souple. Surtout, il était déterminé à me faire la peau pour sauver la sienne. Et il tenait un couteau. Pas moi.

Il a balancé son corps de droite à gauche pour choisir son angle d'attaque. Je ne bougeais pas. J'ai senti le moment où il allait bondir, sûr de lui et de l'endroit de mon corps où il plongerait son arme. Il a foncé. Il a hurlé. De douleur.

Je lui avais cassé le bras.

Fracture ouverte.

Il s'est tu un instant, a jeté un regard stupide sur l'os qui sortait de sa chair et qui avait déchiré la manche de sa veste. Il a recommencé à hurler.

Tony s'est approché de moi pour me parler à voix basse.

– Cette fois, tu ne vas pas prétendre qu'il ne t'a rien fait. Venge-toi.

– C'est fait.

– Bon sang, Louis, comprends-moi. Tu m'as tenu tête devant tout le monde et je suis obligé de te punir, sauf si tu m'obéis. Je t'en prie, Louis, saigne-le.

– Non.

Il s'est emporté.

– Tu es vraiment insupportable. Tu n'as aucun sens commun. Tu es beau, tu es intelligent, tu es pétri de qualités mais tu n'es qu'un monstre d'égoïsme. Je te déteste.

Il s'est tourné vers Léon.

– Et toi, arrête de hurler. Qu'est-ce que tu attends ? Ramasse ce couteau et fais ton travail.

– Tony, regarde mon bras.

– Le gauche est valide. C'est Louis ou c'est toi, Léon. L'un de vous deux est de trop sur terre.

Léon a repris le couteau de la main gauche, sans conviction, en grimaçant. Il a respiré profondément et s'est jeté à nouveau sur moi. Deuxième fracture ouverte. Ses hurlements me vrillaient les tympans. Tony a ordonné à ses lieutenants :

– Faites-le taire. La stridence de ses couinements m'est insupportable.

Rhino a enfoncé une lame dans la gorge de Léon qui a émis encore quelques borborygmes avant de se taire à tout jamais, allongé dans la flaque de sang qui s'élargissait sous lui.

Tony m'a pris par le bras.

– Viens.

– Si tu veux me supprimer, pourquoi pas ici, devant tout le monde ?

– Ne sois pas bête.

Nous sommes sortis de la salle de bains et revenus dans celle de jour. Tony m'a entraîné vers l'angle où nous avions discuté avant d'aller voir Léon. Nous nous sommes assis à nouveau sur la banquette, face à la fenêtre, aux cyprès, au ciel bleu à peine taché de quelques petits nuages blancs.

– À présent, Louis, je te connais mieux. Tu es décidément un garçon de valeur, tu serais brillantissime dans ma bande, mais tu refuses. Tout compte fait c'est mieux ainsi car je ne suis plus sûr de te vouloir encore comme équipier.

– Allons bon !

– Tu es trop indépendant. Tu ne supportes pas l'autorité. Tu as une âme de chef. Si tu entrais dans mon équipe, tu voudrais prendre ma place.

– Conclusion ?

– Il faut que tu partes ou je serai obligé de t'éliminer : vis-à-vis des autres, je ne peux accepter que tu me résistes.

– Je ne demande que cela, de partir. Mais si je m'évade, Alfred me retrouvera.

– Je sais. Nous en reparlerons.

18

Louis (suite) : L'avertissement de Tony

Tony et ses lieutenants m'ont laissé tranquille pendant toute la nuit. Pourtant j'ai mal dormi. Je me repassais en boucle l'assassinat de Léon et je n'étais pas sûr que Tony n'allait pas ordonner à ses lieutenants de profiter de mon sommeil pour m'égorger à mon tour.

J'étais donc dans un état de fatigue et de nervosité avancé quand Black et White sont venus me chercher en fin de matinée. Tony s'est précipité sur eux.

– Bonjour beaux gosses. Vous m'enlevez Louis ? Bronstein ne reçoit pourtant pas ce matin.

– Le chef le demande, a expliqué Black.

– Voyez-vous cela ! M. le gardien chef veut s'entretenir avec mon Louis à moi !

Tony m'a pris dans ses bras, il s'est soulevé sur la pointe des pieds pour se hausser vers mon visage et m'a murmuré, très bas pour ne pas être entendu des gardiens :

– Sois très prudent. Fais très attention.

– Tu lui as dit quoi, là ? a demandé Black d'un air soupçonneux.

– Voyez la jalouse ! Je lui ai dit qu'il est beau, que je l'aime et je lui ai demandé de me revenir vite. C'est bien entendu, Louis ? Tu ne vas pas rester longtemps avec Cloporte ?

Il mc regardait avec insistance. J'ai hoché la tête.

19

Louis (suite) : L'abcès de fixation

Je suis descendu avec Black et White jusqu'à l'immense couloir du rez-de-chaussée. Des dizaines de patients erraient sans but, d'un pas lent de zombie. Tous dépendaient du premier étage, celui des débiles et séniles : aucun interné du second étage ne pouvait circuler librement en dehors de son quartier.

De nombreux malades protestaient. J'en ai compris la raison quand Black et White m'ont fait traverser, en jouant des coudes et des épaules, un groupe compact massé devant l'une des portes de sortie : des gardiens interdisaient l'accès à la cour d'honneur.

– C'est trop tard, expliquaient les gardiens. Ce sera bientôt l'heure de manger. Remontez dans votre quartier. Soyez sages. Du calme. On se tait. ON SE TAIT. Sinon, demain vous serez punis, vous ne pourrez pas sortir. Circulez. CIRCULEZ.

Il était à peine onze heures trente, le déjeuner ne serait servi que dans une heure. J'ai suivi Black et White dans la cour en me gardant de toute remarque.

De grands parterres de pelouse s'étendaient entre les cyprès et les allées. J'ai respiré à pleins poumons. Un bref instant, j'ai ressenti l'impression enivrante d'être libre.

Cloporte m'attendait sur un banc. Il tenait dans ses mains un petit cylindre métallique.

– Assieds-toi ici.

Il me montrait la partie du banc inoccupée à sa droite.

Je me suis assis. Black et White sont repartis vers le bâtiment. Nous n'étions que tous les deux, Cloporte et moi, seuls dans la gigantesque cour d'honneur de l'asile. Aucun autre malade. Aucun autre gardien. Rien que nous deux.

– Tu vas bieng, Louis ?

– Très bien, monsieur le gardien chef. Et vous ?

Il semblait fasciné par l'objet métallique entre ses mains.

– Tu es au courangt de ce qui est arrivé hier soir à Léong ?

– Vous savez, moi, les potins…

– Il s'est suicidé d'un coup de couteau dans la gorge.

– Quelle horreur.

– Après s'être égorgé, il est tombé. Et en tombangt, il s'est fracturé les deux bras.

– Pourvu qu'il soit mort avant de chuter et qu'il n'ait rien senti.

Il continuait à regarder le cylindre métallique.

– Tu n'as pas la moindre idée, Louis, de la raisong pour laquelle il s'est suicidé ?

– Je suis trop récent dans le quartier, monsieur le gardien chef. Et vous, puis-je me permettre de vous demander votre sentiment à ce sujet ?

– Tu ne l'aurais pas un peu aidé à se suicider, par hasard ? Par exemple en te battangt contre lui sur ordre de Tony ? Il aime bien ça, Tony, pour jauger les nouveaux. Ceci étangt, moi, la mort de Léong, je m'en contrefiche.

– N'y a-t-il donc personne dans cet asile qui se soucie des disparitions brutales des patients ? Dans ce bâtiment, là…

Je montrais le pavillon central au fond de la cour, majestueux avec sa colonnade et son large perron, encadré par les deux immenses ailes de la division des hommes et de celle des femmes.

– … c'est bien là que se trouve la direction de l'asile ? Cette question ne préoccupe pas le directeur ?

Cloporte a ricané.

– Le directeur ? Il ne s'intéresse qu'au bâtimengt en face, celui des femmes. Je ne me rappelle pas l'avoir jamais vu dangs celui des hommes. C'est un sacré coq, le directeur. Un étalong toujours en chaleur. Un patrong d'asile obsédé sexuel, tu te rends compte ? Les macchabées, il n'a pas le temps de s'en occuper.

– Et le Dr Bronstein ? Je serais surpris qu'il reste indifférent aux morts violentes de sa division.

– Pour sûr, lui c'est autre chose mais c'est pas grave, le directeur ne l'aime pas.

– Pourquoi ?

– Le directeur déteste les youpings. Alors Bronstein, il peut dire ce qu'il veut, ça m'est égal. Je suis couvert.

Il a levé les yeux de son tube métallique et m'a regardé avec un petit sourire en coin.

– Il t'aime bieng, le youping, heing ?

Les cheveux blondasses de Cloporte étaient toujours aussi gras. Lui arrivait-il de les laver ?

– Ton instituteur et ton patrong l'ongt vraimengt troublé. Pour eux, c'est pas toi l'assassing. C'est pas toi qui as violé ta sœur et tué ta famille. Pourtangt tu étais dans la cabane, nong ?

– Oui.

– Bien sûr, puisque c'est là que les gendarmes t'ongt retrouvé. Au milieu des cadavres, des mouches, du sang. Alors si c'est pas toi qui as fait tout ça, c'est qui ?

– Pardonnez ma curiosité, monsieur le gardien chef : quel est donc cet étrange objet ?

Il a mis le cylindre métallique devant mes yeux.

– Cette petite chose, ça me sert à dompter les patiengts les plus récalcitrangts. Tu as dû en voir se frotter tout le temps le dos aux murs ou aux encoignures ? On dirait des ours dans la forêt, quand ils se grattent les puces sur un arbre.

– J'en ai remarqué plusieurs, en effet. À force de se frotter, ils se font saigner, le sang traverse leur veste, ils souffrent le martyre.

Il a semblé très satisfait.

– C'est moi qui leur inflige ça avec cette drôle de merveille. Un scarificateur, ça s'appelle. Je l'ai pris dans le laboratoire des psychiatres, vu que Bronstein n'est pas du genre à s'en servir. Il m'a ordonné de le lui rendre. Il peut toujours attendre : je sais qu'il le jetterait alors qu'on n'a pas trouvé mieux pour calmer les agités.

Nous étions toujours seuls dans la grande cour d'honneur. Le ciel était clair, le soleil brillait. Il était presque midi. Le quadrilatère formé par le pavillon de la direction à notre droite, l'aile des hommes derrière nous, celle des femmes devant et le haut mur d'enceinte à notre gauche, nous protégeait du vent. Bien que l'hiver ne soit pas terminé, il faisait doux.

– Expliquez-moi s'il-vous-plaît, monsieur le gardien chef, comment fonctionne cet appareil. En vous cantonnant aux explications théoriques et en évitant bien sûr toute démonstration pratique – du moins sur moi !

Nous avons bien ri tous les deux, comme de vieux complices, de ma bonne plaisanterie.

Il a tourné avec précaution deux petits pétales métalliques en forme d'aile double au dos du cylindre. Avec un claquement sec, des lames de rasoir ont jailli de l'autre face.

– Supposongs justemengt que je m'en serve sur toi. Je te le pose au milieu du dos, là où tu as le plus de mal à mettre tes maings. J'appuie et je descengds tout le long de ton dos. Les rasoirs fendent ta chair sur vingt ou trente centimètres de long et plusieurs millimètres de profondeur. Après, je mets sur ta plaie un vésicatoire. Tu sais ce qu'est un vésicatoire ? Moi je le sais parce que Bronstein me l'a expliqué pour me dire que je suis un criminel de l'utiliser. Un criminel ! Un vésicatoire, c'est un médicamengt qui fait apparaître des vésicules. Et la danse de l'ours commence : tu as des démangeaisongs insupportables, tu ne peux pas te gratter avec tes maings, alors tu te frottes le dos contre tout ce que tu trouves. Plus tu frottes, moings la cicatrisationg peut se faire et plus ta plaie s'infecte. C'est atroce, tu ne penses plus qu'à ça et pendangt que tu t'arraches la peau du dos, tu me fiches la paix.

Un calme merveilleux régnait dans la cour d'honneur. Les grandes étendues de gazon et les massifs de fleurs, encore humides par endroits de restes de rosée nocturne malgré l'heure avancée, brillaient sous le soleil.

– Quelle idée ingénieuse, monsieur le gardien chef.

– En face, chez les femmes, le médecing s'en sert encore. C'est autre chose que Bronstein, ce médecing. Des fois, il fait même plus raffiné, comme les prédécesseurs de Bronstein : l'abcès de fixationg – tu connais ?

– L'expression, oui. J'ignorais son origine psychiatrique.

– Le directeur m'en a parlé un jour, de l'abcès de fixationg. Il en bavait de plaisir. Il m'aime bieng, le directeur, parce que je suis efficace. Je sais faire respecter l'ordre – pas vrai, Louis ?

– Parfaitement, monsieur le gardien chef.

– L'abcès de fixationg, c'est du génie pur. Quand un fou se met à délirer vraimengt trop et qu'il en deviengt dangereux, l'abcès de fixationg est l'ung des moyengs de le calmer. Le chirurgieng met sous la peau du malade des vieux tissus qu'il a pris par exemple sur un cadavre, pour créer des plaies purulentes, douloureuses, impossibles à soigner. Pendangt qu'il gratte son abcès, le malade fiche la paix aux autres.

– Très malin, en effet. C'est le même principe que le scarificateur mais en plus raffiné.

– Absolumengt.

Une porte a claqué derrière nous. Black est sorti du bâtiment en courant et s'est précipité vers Cloporte.

– Venez vite, chef. Une affaire très grave.

Cloporte n'a pas demandé quelle était cette affaire. Il a pris un air soucieux et m'a considéré en semblant hésiter.

– Louis, est-ce que je peux te faire confiance ?

– En doutez-vous, monsieur le gardien chef ?

– J'ai un problème urgengt à régler et je n'ai personne pour te surveiller ni pour te ramener dans ton quartier. Et je n'ai pas le droit de te laisser seul à l'intérieur du bâtimengt. Je suis obligé de t'abandonner un momengt ici, dans cette cour. Est-ce que tu me jures de ne pas faire de bêtise ?

– Quelle bêtise, monsieur le gardien chef ?

– Le portail d'entrée – ou de sortie, comme tu voudras – est ouvert en grangd.

Je l'avais remarqué depuis le début de notre entretien. Cela m'avait surpris.

– Tu passes le portail, tu cours à travers la campagne et dans moings d'une heure tu seras à Toulouse. Et là tu pourras te cacher comme tu voudras. Depuis ton arrivée, j'ai appris à te connaître. Tu es un maling. Je sais très bieng que si tu t'évades les gendarmes ne te retrouverongt pas et nous nong plus. Mais moi, le directeur ne m'aura plus à la bonne. Tu vas pas t'évader, hé ?

– Quelle idée saugrenue, monsieur le gardien chef.

– Je compte sur toi, Louis. Ne me fais pas ça.

20

Louis (suite) : Les ombres devant l'entrée de l'asile

Seul dans la cour ! Aucun bruit autour de moi – pas même dans le bâtiment des hommes où Cloporte s'était précipité avec Black pour régler cette affaire si grave et si urgente.

J'ai attendu que la grande aiguille de l'horloge, sur le fronton du bâtiment de la direction, avance de cinq minutes.

J'étais toujours seul au monde – un monde désert, calme, apaisé.

Je me suis levé. Lentement. Je me suis dirigé vers la sortie. Doucement. Je suis resté à bonne distance du portail. Prudemment.

Devant moi, de l'autre côté du porche, de vastes champs dormaient de leur sommeil hivernal. Seule émergeait de cette immense étendue, à quelques centaines de mètres, une petite colline de faible hauteur mais très abrupte qui ressemblait à une sorte de grand tertre. À son sommet se dressaient deux cyprès, aussi majestueux que ceux de la cour de l'asile et accolés l'un à l'autre, leurs branches emmêlées, comme pour se soutenir et se protéger mutuellement des bourrasques du vent d'autan qui balaient si souvent la plaine toulousaine.

C'est à ce moment que j'ai vu les trois ombres allongées sur le sol à l'extérieur de l'asile, juste devant l'entrée. Il était midi mais le soleil restait bas sur l'horizon, comme il l'est encore à la fin de l'hiver. Les trois hommes postés derrière le mur à côté du portail ne s'en étaient pas rendu compte.

Derrière moi, quelqu'un a donné des petits coups réguliers. Le bruit semblait provenir de la cour où je pensais pourtant être seul.

Je me suis éloigné du portail à reculons sans le quitter des yeux. Arrivé au milieu de la cour, je me suis retourné. Le bruit continuait. Je m'en suis approché. Un vieillard vêtu du pyjama gris des patients et du tablier en cuir noir des gardiens, était accroupi sur le gravier d'une allée. Il réparait la bordure de la pelouse. Je me suis présenté.

– Bonjour. Je m'appelle Louis. Et vous ?

Il m'a regardé longuement avant de répondre.

– Bonjour monsieur moi je m'appelle Justin mais tout le monde m'appelle le jardinier ou Justin le jardinier c'est comme vous voulez.

– C'est joli, Justin, comme prénom. C'était celui d'un oncle que j'aimais beaucoup.

Il a souri sans rien dire. Il attendait peut-être d'autres compliments.

– Mon oncle Justin était vraiment quelqu'un de très bien. Comme la plupart des Justin. Un prénom influe beaucoup sur la personnalité.

– Ah pourquoi.

– Les raisons sont multiples. Parfois cela tient à la vie du saint ou des personnages illustres qui l'ont porté et que l'on prend pour modèles. D'autres fois, cela provient des mots auxquels le prénom fait penser. Par exemple, les Justin aiment la justice – n'est-ce pas ?

– C'est vrai moi j'aime la justice.

– C'est normal. Dites-moi Justin, où étiez-vous caché pendant que je discutais là-bas avec le gardien chef ?

– Derrière ce cyprès parce que M. Black et M. White avaient fait rentrer tout le monde en disant que la promenade était terminée pour aujourd'hui mais moi je n'avais pas fini mon travail alors j'ai désobéi pour continuer à travailler et quand j'ai vu M. le gardien chef avec vous j'ai compris que j'allais me faire gronder et je me suis caché et je n'ai recommencé que quand je vous ai vu partir vers la sortie parce que j'ai cru que vous quittiez l'asile.

– Pourquoi Black et White ont-ils fait rentrer tout le monde si tôt ? C'est inhabituel, non ?

– Je ne sais pas mais c'est vrai c'est inhabituel je ne sais pas.

– Et le portail d'entrée, là-bas, qui est resté grand ouvert, c'est inhabituel aussi, n'est-ce pas ?

– Alors ça c'est vrai parce que même si les gendarmes ont oublié les gardiens auraient dû le fermer.

– Les gendarmes ?

– Les gendarmes qui sont partis tout à l'heure.

– Ils avaient amené un nouveau malade ?

– Non ils n'avaient pas amené un nouveau malade.

– Ils étaient venus en chercher un ?

– Non ils n'étaient pas venus en chercher un en fait je n'ai pas compris parce qu'ils ne sont pas restés longtemps juste le temps de fumer une cigarette avec M. le gardien chef et ils sont repartis.

– Il y en avait un très grand parmi eux ?

– Je vois lequel vous voulez dire celui qui vient souvent et qui vous a amené parce que moi je vous ai vu quand vous êtes arrivé c'était il y a quelques semaines même que vous n'étiez pas beau à voir parce que vous aviez du sang sur toute la tête les gendarmes qui vous ont amené ce sont ceux qui sont venus tout à l'heure sauf l'officier lui il n'était pas là aujourd'hui.

Il y avait donc peut-être derrière le mur une ou deux autres ombres en plus de celles que j'avais aperçues.

– N'est-il pas surprenant, Justin, que la guérite à côté de l'entrée soit vide ?

– Ah ça bien sûr ce n'est pas habituel non plus il y a toujours un gardien pour surveiller c'est bizarre qu'il n'y ait personne.

– Si j'ai bien compris, il y a en ce moment une coïncidence d'événements exceptionnels – le portail resté grand ouvert, l'absence de tout gardien dans la guérite – qui fait que n'importe qui pourrait entrer dans l'asile ou s'en échapper sans la moindre surveillance ?

– Oui c'est vrai ce que vous dites c'est extraordinaire quand on y pense je n'ai jamais vu ça depuis quatorze ans que je suis à l'asile.

Justin était toujours accroupi sur le gravillon de l'allée.

– Puis-je vous charger d'une mission, Justin ?

– Ce serait avec plaisir mais il faut que j'avance dans mon travail je ne suis pas allé déjeuner pour rattraper mon retard.

– Cela ne vous prendra qu'un instant. Les gendarmes ont quitté la cour tout à l'heure par discrétion mais ils ne sont pas vraiment partis. Ils attendent à la sortie.

– Ah bon pourquoi.

– Parce que j'ai rendez-vous avec leur chef, celui qui est très grand.

– Ah bon pourquoi.

– Je vous l'expliquerai un autre jour. Aujourd'hui ce serait trop long et vous êtes pressé. Ils sont allés m'attendre sur la route de l'autre côté du portail, mais comme vous, Justin, j'ai une journée très chargée et je ne peux me permettre d'aller discuter avec eux. Soyez gentil, Justin. Allez donner au chef, le géant, le message suivant : « Alfred, Louis vous fait dire que grâce au souvenir de votre fille il passe des nuits très agréables. »

– Je ne peux pas je n'ai pas le droit de sortir sur la route.

– Vous n'aviez pas non plus le droit de rester ici quand Black et White ont ordonné à tout le monde de rentrer.

Vous avez désobéi. Portez ce message et je vous promets de ne rien dire.

– Vous me le promettez vraiment hein parce que comme je vous l'ai expliqué c'était pour mon travail.

– Bien sûr. Il était juste que vous restiez. Comme il est juste que les gendarmes ne m'attendent pas pour rien. Vous ne faites que des choses justes, Justin. Vous avez bien retenu le message ?

– « Alfred, Louis vous fait dire que grâce au souvenir de votre fille il passe des nuits très agréables. »

– Excellent. Allez-y, Justin.

Il s'est relevé. Il a trottiné à petits pas jusqu'au portail. Là il a hésité. Il s'est retourné vers moi. J'étais à plus de cinquante mètres de lui ; je lui ai ordonné d'un grand geste du bras d'avancer encore et de sortir. Il a plongé à l'extérieur de l'asile. Il a tourné la tête à droite, fait un signe de la main vers quelqu'un et disparu derrière le mur.

Il a réapparu au bout d'une minute. Son visage de vieillard, ridé par l'âge et la vie au grand air, rayonnait d'un rire immense. Il a pressé le pas pour venir me retrouver.

– Dites donc le grand gendarme il était pas content mais alors pas content du tout il a eu des mots sur vous que je n'ose même pas vous répéter je crois que la prochaine fois il vaudra mieux que vous ne ratiez pas le rendez-vous.

– Il n'y aura pas de prochaine fois, Justin. C'est pour ça qu'il est furieux. Vous êtes un chic type. Je ne l'oublierai pas.

J'ai laissé Justin le jardinier reprendre son ouvrage, pour rejoindre Cloporte et lui ôter l'envie de se débarrasser de moi en me faisant assassiner par Alfred.

21

Louis (suite) : La salle des baignoires

J'ai poussé avec rage la porte d'entrée du rez-de-chaussée et je me suis retrouvé face à Cloporte, aussi en colère que moi.

– Décidémengt, Louis, tu es maling. Beaucoup trop maling à mon goût.

Je l'ai saisi à deux mains par le revers de sa blouse bleue et par son tablier en cuir noir et je l'ai soulevé de terre.

– Et vous, Cloporte, vous êtes minable et lâche. Vous n'osez pas me faire la peau, alors après avoir espéré en vain que Tony s'en chargerait, vous venez d'essayer avec Alfred. Écoutez-moi bien, « mon petit » Cloporte : arrêtez de vouloir me faire trucider, ou c'est moi qui vous réglerai votre compte.

L'impulsivité de mes dix-sept ans, la colère, l'émotion d'avoir échappé de peu à Alfred et à ses hommes, la fatigue due à ma nuit précédente sans sommeil : je venais de craquer, sans la moindre prudence et sans avoir vérifié si d'autres gardiens se trouvaient derrière moi.

J'ai reçu une météorite sur la nuque. Avec quoi m'avait-on frappé, je l'ignore. J'ai à peine eu le temps de me retourner et de distinguer vaguement Black et White avant de perdre connaissance.

Quand j'ai repris conscience, j'étais nu, allongé sur le sol puant de l'une des cellules d'isolement au sous-sol.

– Tu n'es pas mort mais tu viengs quand même d'arriver en enfer, m'a expliqué Cloporte.

Black et White m'ont aspergé d'eau glacée. J'étais encore à moitié paralysé par le coup sur la nuque et je n'ai pas réagi. Cloporte a étendu un grand drap sur le sol, il a versé dessus plusieurs baquets d'eau, Black et White m'ont soulevé, jeté sur le drap dont ils ont rabattu les deux pans sur mon corps, et ils ont commencé à serrer.

Le drap me recouvrait du cou aux chevilles. J'ai très vite étouffé mais Black et White continuaient à le tordre en s'aidant de leurs genoux à chaque nouveau tour.

– Tu es maling et dangereux comme un renard qui a attrapé la rage, m'a dit Cloporte. Les renards enragés, y a pas pire. Ils te massacrent un poulailler entier comme c'est pas permis. Même les chasseurs les craignent et fongt très attentiong. Alors ils les tuent. Tu me diras que les renards, de toute façong, on les tue tous. Mais ceux qui songt enragés, on ne leur laisse aucune chance de s'enfuir. On veut être sûr qu'ils songt bien morts. Comme moi avec toi.

Black et White serraient de plus en plus fort. Je ne pouvais plus respirer. Je me suis à nouveau évanoui.

Une autre cascade d'eau glacée m'a réveillé. Cloporte s'est accroupi et s'est penché sur moi.

– Tu ne crois quand même pas qu'on va te laisser mourir sans que tu t'en rendes comptes ? Ah ça nong ! Ça ne serait pas bieng. Tu as le droit de profiter totalemengt de tes derniers instangts. Serrez, vous autres.

J'étais paralysé comme une momie dans ce drap trempé qui m'étouffait. Aucun son ne sortait de ma bouche immensément ouverte – un poisson à l'agonie dans le panier du pêcheur.

Soudain j'ai eu un dernier sursaut. Je ne voulais pas mourir. L'eau froide qu'ils avaient déversée pour gonfler les fibres du drap me permettait de récupérer plus vite mes esprits. J'ai bandé mes muscles et j'ai redressé mon buste d'un coup de reins violent. Surpris, Black et White ont relâché leur étreinte. J'en ai profité pour basculer sur le côté, détendre un peu le drap. Ils ont essayé de me saisir mais ils n'avaient aucune prise sur le drap mouillé. White a voulu s'accrocher à l'un des pans ; il n'a réussi qu'à le défaire davantage et j'ai dégagé mon bras droit.

Retournement de situation : Cloporte appelait à l'aide. J'ai entendu une galopade, des infirmiers se sont engouffrés dans la cellule, nous étions sept ou huit sur quatre mètres carrés.

– Aux baignoires ! a hurlé Cloporte.

Ils sont parvenus – avec beaucoup de mal – à me maîtriser, ils m'ont ceint le corps de plusieurs lanières en cuir, m'ont traîné dans le couloir et m'ont conduit jusqu'à une vaste salle voûtée. Ils m'ont jeté sur le carrelage.

– Tu ne nous facilites vraimengt pas la tâche, Louis. On voulait seulemengt te faire peur, pas te tuer. Pourquoi je me salirais les maings avec toi ? Alfred ne t'a pas eu aujourd'hui, ce sera pour une autre fois. En attendangt, qu'est-ce que je vais faire de toi ? Heing ?

Il soufflait comme un cheval furieux.

Il a sorti le scarificateur de sa poche et l'a appuyé contre ma joue.

– Tu veux que je me serve de ce joujou ? Que je te défigure ? Que je te fasse un abcès dans le dos pour te faire regretter pendangt des jours et des jours de m'avoir menacé ?

Il a hésité un long moment avant de refermer l'appareil.

– J'ai mieux que ça, Louis. Pour les enragés comme toi, j'ai cette salle. La salle des baignoires. Regarde comme elle est belle.

Du bras, il m'a montré les ogives au plafond, les piliers de soutènement, les grands murs en pierres apparentes.

– Nous sommes au sous-sol de la chapelle. Cet asile a été construit sur les ruines d'un ancieng monastère et cette salle a plusieurs siècles. Elle est magnifique. Et encore, tu n'as pas vu la décorationg ! Levez-le, vous autres, pour qu'il admire le mobilier.

Black, White et d'autres gardiens ont saisi les lanières qui m'enserraient et m'ont mis debout.

J'ai vu ce que contenait la salle : une douzaine de cuves rondes en ciment. Sur chaque cuve, une planche en bois comme celles que l'on pose par protection sur les puits. Chaque planche était percée en son centre d'un trou d'environ trente centimètres de diamètre. Et de certains de ces trous sortaient des têtes.

Huit têtes en tout. Cinq d'hommes et trois de femmes. Des têtes blanchâtres, hagardes. Avec des cheveux en furie pour les femmes. Une barbe ancienne pour les hommes.

Et ces huit têtes délabrées étaient VIVANTES. L'une criait, une autre chantonnait, une troisième tournait sans cesse de droite à gauche.

– Tu aimes les baings, mon petit Louis ? m'a demandé Cloporte. Tu as bien dû aller te baigner à la rivière, comme tout le monde – tu sais, celle près de la cabane où ta sœur, ton père, ta mère… tu te rappelles ?

Il s'est frappé le front.

– Mais oui, j'oubliais : tu as même dit aux gendarmes que tu te baignais dans la rivière pendant que ta sœur et tes parengts se faisaient trucider dans la cabane…

Il a montré aux gardiens une cuve inoccupée. Ils m'ont soulevé et m'ont forcé à m'asseoir dans la cuve remplie d'une eau croupie et froide.

– Ne me demande surtout pas combieng de temps va durer ton baing. Je n'en ai pas la moindre idée. Des semaines, des mois, on verra.

Un gardien a calé la planche autour de mon cou. Cloporte m'a contemplé en hochant la tête.

– Mon pauvre Louis, j'ai beau savoir tout ce que tu as fait à ta famille, quand je te regarde, je trouve que tu fais peine à voir…

Il a ricané.

– … et moi, Louis, ça me fait jouir.

Il allait quitter la salle. Il s'est ravisé.

– Ah, j'oubliais. Tout à l'heure, quand tu es revenu de la cour, tu m'as menacé « de me régler mon compte » – c'est ce que tu as dit, nong ?

Il a levé la main en continuant à ricaner, et soudain il m'a frappé.

J'étais prisonnier de cette cuve, le corps tenu par des lanières en cuir, assis dans une eau fangeuse et glacée, mon crâne émergeant seul de la planche en bois qui recouvrait cet instrument de torture, et il m'a frappé. Une double volée de gifles qui ont failli me briser le cou sur le rebord de la planche.

– Ne me menace plus jamais, Louis. Deviengs enfing ce que tu aurais dû être depuis ton arrivée dans cet asile : un petit agneau CAAAALME. Ou tu crèveras dans cette baignoire.

22

Louise : Petites explications techniques à propos des supplices

Moi je n'y ai pas eu droit, aux baignoires. Quand on m'a amenée à l'asile en 1941, elles n'étaient plus utilisées mais il restait d'autres tortures.

Par exemple le scarificateur. Lui, quand je suis arrivée, les infirmières l'utilisaient tout le temps.

Il y avait aussi la camisole. Une sorte de drap de gros coutil, avec de longues manches qui faisaient le tour du corps et s'attachaient par-derrière. Allez savoir pourquoi on mettait plus souvent les camisoles aux femmes qu'aux hommes ! Chaque fois que je raconte ça, on me répond en blaguant que c'est normal parce que les femmes, etc., etc. N'empêche qu'il n'était pas rare qu'une patiente meure dans sa camisole. Assise, on ne tient pas. Allongée, on risque l'asphyxie. Alors il faut rester debout, jusqu'à ce qu'on tombe d'épuisement et que l'on meure d'étouffement si aucune gardienne ne nous a vue. Et puis en été, une camisole, vous imaginez ! Des fois, les jours de grande chaleur, les gardiennes remplaçaient la camisole par des gants fixés à une ceinture de cuir – mais ça, seulement quand elles le voulaient bien.

Pour en revenir aux baignoires, n'allez pas imaginer qu'elles avaient été supprimées par un accès soudain d'humanité de la part du directeur de l'hôpital : la seule cause de leur abandon était le manque de charbon et de bois de chauffage pendant la guerre.

Comme Louis vous l'a expliqué, quand les gardiens l'ont mis dans la baignoire, l'eau était froide. Vous devinez qu'ensuite ils l'ont réchauffée, sinon il serait mort d'hypothermie. Tu veux bien que je raconte à ces messieurs comment fonctionnaient les baignoires, Louis ? Parce que des patientes de ma division me l'ont expliqué avant que Louis m'en parle à son tour et je vous garantis, messieurs, que ce supplice était une horreur.

Au bas de chaque cuve il y avait une bonde. Pour ouvrir la bonde, il fallait une clé. Une fois par jour, les gardiens et les gardiennes prenaient la clé, ouvraient la bonde et vidaient l'eau de chaque cuve. Je ne devrais pas dire l'eau mais le lisier : on ne sortait jamais les patients de la cuve, alors ils faisaient tout dans cette eau infecte où ils croupissaient.

Les gardiens et les gardiennes passaient un coup de balai ou de serpillière à l'intérieur de la cuve quand ils la vidaient, mais comme les occupants devaient rester dedans, les gardiens nettoyaient mal. Ils faisaient même souvent exprès – les gardiennes autant que les gardiens – de frotter les malades sur tout le corps avec le balai brosse et la serpillière. Ensuite ils remettaient de l'eau tiède. Au bout d'un moment elle refroidissait, forcément. Pour la maintenir à 37°, ils ajoutaient une fois par heure de l'eau bouillante. Les malheureux dans les cuves criaient de douleur. Ils voulaient sortir pour ne plus être ébouillantés, ils tapaient des pieds et des poings contre les parois de la cuve. Et plus ils criaient, plus ils gigotaient, plus ils persuadaient les gardiens de leur démence. « On se calme ! Sinon vous allez rester ici encore des semaines… »

Les gardiens eux-mêmes n'aimaient pas travailler dans cette salle. Changer cette eau puante et remplie d'immondices. Ébouillanter les patients une fois par heure. Aider ces têtes qui dépassaient des planches à manger la nourriture infecte de l'asile.

Au bout de quelques jours, Louis n'a plus rien avalé. Il en avait assez de se baigner dans ses excréments, alors il a refusé tout aliment. Hein Louis ?

23

Louis : Les conseils de Tony

Louise a raison. Je refusais de manger comme si j'avais voulu mourir.

En fait, je tentais une manœuvre pour échapper au plus tôt à cette baignoire infecte. Je savais que Cloporte ne voulait pas endosser la responsabilité de mon assassinat et comptait pour cela sur Alfred ou Tony. Si je refusais de me nourrir, il mettrait sans doute fin à mon supplice.

Lorsque Black et White sont venus me chercher au bout d'une dizaine de jours, j'ai d'abord pensé que mon stratagème avait réussi. Après être revenu au quartier des agités et des criminels dangereux, j'ai compris que ma libération avait aussi d'autres raisons.

– Regardez cette horreur !

Tony parlait de moi. Black et White m'avaient jeté sur le sol de la salle de jour et je restais là, trempé, glacé, sans même la force de me relever. Tony me contemplait d'un air désolé et rageur.

– Tu peux être fier de toi ! M. Louis Dantezzi ne supporte pas l'autorité de son gardien chef, il lui tient tête, il le menace et voilà le résultat : un garçon magnifique transformé en ectoplasme après dix jours de baignoire. Tu es vraiment insupportable. Tu mériterais qu'on te laisse dans cet état.

Il a fait un signe à Hippopo et Rhino qui m'ont soulevé et porté jusqu'à un lit où ils m'ont déshabillé, séché et mis des vêtements secs.

– Que cherchais-tu à prouver en t'en prenant à Cloporte ? m'a demandé Tony. Tu es une montagne de muscles, d'accord, mais contre toute sa bande tu ne fais pas le poids. C'est comme avec moi : dès ton arrivée, tu assommes Hippopo et Rhino ! Quelle manière exquise de te présenter ! Reconnais que si j'avais été moins sensible à ta grâce, mes couteaux ne t'auraient pas seulement frôlé. Tu es toujours aussi rebelle ?

– Je ne supporte pas l'autorité fondée seulement sur la force. Je respecte la compétence, pas la tyrannie.

Il a applaudi.

– Magnifique. J'en pleurerais. C'est beau comme de l'antique. Tu peux répéter ?

– Ne te moque pas, Tony. Je suis sincère.

– Je n'en doute pas et tu me désoles. Continue comme cela, dans peu de temps tu dormiras six pieds sous terre au fond du parc, dans le cimetière de l'asile. Sais-tu pourquoi tu es sorti de la salle des baignoires ? Parce que j'ai demandé à voir Bronstein.

– Pour lui parler de moi ? Tu as parlé de moi avec le Dr Bronstein ?

– Quand Black et White t'ont emmené l'autre jour, je sentais le piège – je t'ai dit de te méfier, tu t'en souviens ? En fin de journée, ne te voyant pas remonter, je leur ai demandé où tu étais. Ils ont refusé de me répondre. ILS ONT REFUSÉ DE ME RÉPONDRE !

Je n'avais plus en face de moi le Tony minaudant mais un chef de bande furieux, prêt à tuer.

– J'ai dit à Cloporte qu'il commettait une lourde erreur en s'en prenant à toi. Tu sais ce qu'il m'a répondu ? « Tu es amoureux de Louis, Tony ? Hippopo et Rhino ne sont pas jaloux ? »

Tony n'a pas ajouté que Cloporte le paierait : c'était évident. Il était fou de rage.

– Alors j'ai mis en action mes réseaux d'information et j'ai appris ce que tu subissais : les baignoires ! J'ai chargé Hippopo et Rhino de circonvenir un gardien, de lui promettre une belle récompense s'il parvenait à me faire rencontrer Bronstein au plus tôt et de gros problèmes s'il en informait Cloporte. C'était hier après-midi. Bronstein est venu ce matin. Cloporte le suivait à la trace avec ses deux toutous, Black et White. Bronstein a été parfait. Il m'a pris à part avec Cloporte, il m'a passé un savon devant lui, m'a expliqué qu'il était monté jusqu'à notre quartier pour m'informer qu'il ne tolérerait plus toutes ces morts nocturnes suspectes – ces pseudo-suicides, ces accidents malheureux, etc. etc. J'ai bien sûr protesté de mon innocence, j'ai ajouté qu'il y avait d'ailleurs fort peu de cas de ce genre. « Fort peu ! Vraiment ! » Il paraissait outré. Il s'est tourné vers Cloporte : « Pouvez-vous, s'il vous plaît, me donner le registre des décès ? » Cloporte nous a quittés quelques instants, le temps de transmettre l'ordre à ses adjoints. Bronstein en a profité pour me demander à voix basse, très vite : « Que se passe-t-il ? – Cloporte a mis Louis Dantezzi aux baignoires. – C'est impossible ! – Sortez-le de là, docteur. » Cloporte revenait. Bronstein a recommencé à me passer une avoinée et n'a même pas attendu le registre des décès pour partir en me promettant qu'il allait « suivre sur-le-champ et de très près la situation inadmissible de ce quartier ».

– C'est donc Bronstein qui a ordonné à Cloporte de me sortir de la salle des baignoires ? Merci, Tony.

Il m'a caressé la joue.

– Je ne pourrai pas toujours intervenir si tu ne fais pas d'effort. Je sais ce qui s'est passé dans la cour d'honneur. Le piège que Cloporte t'a tendu avec les gendarmes. Je comprends ta réaction de colère mais tu as eu tort.

– Qu'aurais-je dû faire ?

– Rester CALME. Cloporte te l'a expliqué et répété : CAAAALME. Tu es enfermé dans un asile, tu es donc fou. Et surtout ne discute pas la justesse du propos. La preuve que tu es fou, c'est que tu es aliéné. Tu es dans la même situation qu'un prisonnier innocent et condamné à tort : pour ses geôliers, il est coupable. S'il se rebelle pour protester contre son sort, il n'en paraît que plus dangereux aux yeux des matons et sera envoyé au cachot. Si au contraire il obéit servilement aux ordres, il sera libéré plus tôt pour bonne conduite.

– Moi, Tony, je ne serai jamais libéré de cet asile. À quoi bon me soumettre au bon vouloir de Cloporte ?

– Mon Dieu qu'il est gamin ! Tu es intelligent, cultivé, mais tu as encore les réactions d'un adolescent. Tu es trop entier. Essaie d'être plus diplomate.

– Je pose à nouveau ma question : pourquoi supporter Cloporte et sa clique ?

– Pour adoucir ton sort. TU ES FOU, Louis. Plus tu te révolteras et plus tu renforceras la conviction de tes gardiens sur la déliquescence de ta santé mentale. Certains nouveaux internés ont tant de mal à supporter leur enfermement qu'ils déchirent leur paillasse, cassent les vitres, les chaises, les tables. Pour les punir, les gardiens les jettent dans une cellule d'isolement. Et là, tu sais ce que font ces patients quand ils ne se suicident pas ? Ils écrivent sur les murs avec leurs excréments : « Je ne suis pas malade », « Je veux sortir. » Pour leurs gardiens, leur sort est scellé : un tel comportement est la preuve de leur maladie mentale.

– D'après toi, [illegible] devraient se laisser faire ?

– Un asile d'aliénés est un groupe humain strictement semblable à tous les autres. Et tout groupe humain est une école de dressage de la majorité des individus par une minorité dirigeante. Le chef dresse des sous-chefs qui dressent la populace. Malheur à celui qui n'obéit pas.

– C'est pour cela que tu ne veux plus de moi ici, je sais. Pourquoi ne m'as-tu pas laissé croupir dans ma baignoire ?

Il a haussé les épaules.

– Nous sommes tous cinglés, moi comme toi comme les autres. Comment veux-tu que je sois toujours rationnel ? Je suis incapable de t'expliquer pourquoi je suis venu à ton secours.

– Je ne te crois pas.

Tony a souri et balayé ma remarque d'un revers de main.

– Tu as une âme de chef, Louis. Un jour tu le deviendras. En attendant, apprends à être patient. Comme dans l'armée : servir aujourd'hui pour mieux commander demain. Tu n'auras pas à attendre longtemps. Tu es doué, tu grimperas vite.

– Je grimperai où, Tony ? Je suis condamné à rester enfermé toute ma vie dans cet asile !

– Pourtant tu n'es pas abattu. Tu as assommé les deux adjoints du patron redoutable et sanguinaire du quartier des agités et des criminels dangereux – moi. Tu as voulu te colleter avec le gardien chef de notre division – Cloporte. Tu n'as pas un tempérament d'esclave, Louis. Tu es né pour diriger. Mais avant de dominer les autres, apprends à te dominer toi-même. Fais au moins semblant de respecter les règles. Conduis-toi le plus « normalement » du monde.

– C'est-à-dire ?

– Regarde cette masse de crétins qui tournent en rond autour de nous. Certains crient et protestent toute la journée. D'autres ne disent jamais un mot ou parlent aux gardiens en ricanant, comme s'ils se payaient leur tête. Imagine au milieu de ce ramassis de dégénérés quelqu'un qui reste CAAAALME mais pas prostré, qui vaque avec rapidité mais sans agitation à des occupations précises et utiles qu'on lui a confiées, qui s'adresse aux gardiens avec amabilité, qui adopte en permanence une attitude constructive et posée. Ne crois pas que ce patient donnera ainsi la preuve qu'on l'a interné à tort : il démontrera au contraire l'utilité de son internement et la qualité des soins qui lui ont été prodigués. Du coup, il deviendra éminemment sympathique aux yeux des gardiens et de tout le corps médical. À lui, alors, de monnayer ce capital de sympathie qu'il aura su accumuler.

Il a saisi ses deux touffes blondes sur son crâne et les a caressées inconsciemment.

– Bronstein te recevra demain pour une nouvelle consultation.

– Comment le sais-tu ?

– Après ton séjour dans la salle des baignoires, il va vouloir te rencontrer. Tant que tu ne te soumettras pas, il sera obligé de te garder dans ce quartier.

– C'est quoi, me soumettre ?

– Reconnaître que les gendarmes ont raison, que tout ce qu'ils ont écrit est vrai.

– Mais il n'en est pas question !

– Louis…

– Si j'avoue, que m'arrivera-t-il ?

24

Louis (suite) : « Nous accomplirons de grandes choses, toi et moi »

Tony s'est esclaffé :

– Que peut-il t'arriver de pire que ton sort actuel ? Personne ne te demandera d'ailleurs de signer quoi que ce soit : tu es enfermé dans un asile, donc tu es fou, donc tu es irresponsable, donc ta signature n'a aucune valeur. En revanche, tes aveux, surtout si tu les consens avec une voix remplie de regrets et des yeux pleins de larmes, seront le signe clinique d'un désir de rédemption et d'une possibilité de guérison.

– Cela changera quoi pour moi ?

– En premier, ton quartier de rattachement. Tu seras à l'étage au-dessous, au quartier des débiles et des séniles. Pour un jeune de dix-sept ans, ce n'est certes pas très attractif mais c'est plus confortable et plus sûr que celui où nous sommes. Et tu pourras te promener au rez-de-chaussée, dans la cour, dans le parc. Peut-être même obtenir un poste dans les services généraux de l'asile.

Il s'est tu et m'a observé d'un air incertain, pour une fois mal assuré.

– Après tout ce que je viens de te dire, j'espère que tu ne me prends pas pour un vieux croûton qui aime donner des leçons. Je n'ai jamais que dix ans de plus que toi.

– Mais je vous en prie, monsieur Vautrin, vos conseils sont les bienvenus.

Il m'a regardé sans comprendre. J'ai expliqué.

– Vautrin, c'est un personnage de Balzac – tu en as entendu parler ?

– Oh oui ! Balzac, je connais. Quand j'ai quitté l'Assistance publique, je suis monté à Paris. J'ai rencontré des gens. Je me suis retrouvé dans une joyeuse équipe qui tenait le haut des Champs-Élysées, la partie nord, la plus intéressante, là où sont les night-clubs, les bars américains, les cabarets et les maisons closes. L'argent coulait à flots. La rue Balzac, je l'ai bien connue. Elle va des Champs jusqu'au faubourg Saint-Honoré. Très productive. Même s'il y en avait des meilleures : rue d'Artois, rue de Berri, rue de Ponthieu, rue La Boétie. Des mines d'or. J'ai passé dans ce quartier trois années inoubliables. Jusqu'au jour où l'air est devenu malsain pour moi. J'ai pris le premier train et j'ai débarqué à Toulouse. Là j'ai mis à profit les leçons apprises à Paris. C'était bien aussi. Dommage que ma carrière se soit arrêtée prématurément.

– À cause de la police ?

– Au début, elle me mangeait dans la main. Du vieux coq au petit poussin, chaque volaille de la ville avait son sac de grain dans mon restaurant, sa boisson favorite dans ma boîte de nuit et ses poules dans l'arrière-boutique. Mais les volatiles ne sont pas plus fidèles que les truands : quand il y a eu trop de plaintes et de sales rumeurs, ils m'ont laissé tomber.

– Quel genre de rumeurs ?

– Des disparitions de concurrents. Des cadavres retrouvés calcinés ou très abîmés. La routine. Comme la suite : enquête, arrestation, juge d'instruction. Vu tout ce que je savais sur les notables locaux – et pas seulement sur l'élite de la volaille, crois-moi – le juge a trouvé le procès inopportun. Il a préféré m'enfermer ici. Remarque bien qu'il m'a d'abord demandé mon avis très poliment. Donc, ton Balzac, tu vois qu'il me rappelle de grands souvenirs. Et c'était qui, au fait ?

– Un écrivain. Et Vautrin, un personnage qui apparaît dans plusieurs de ses romans. Un forçat évadé qui enseigne à des jeunes gens comment prendre le pouvoir et faire fortune. Les élèves appliquent les leçons du maître, fréquentent la meilleure société, prennent pour maîtresses des femmes du monde.

– Et Vautrin ?

– Il devient chef de la Sûreté.

– J'adore ton histoire, Louis.

– Ce que tu vas apprécier encore davantage, c'est que Balzac s'est inspiré d'un personnage authentique, François Vidocq, qui a d'abord été bagnard et qui est devenu chef de la Brigade de Sûreté. Une brigade composée de forçats libérés.

– Tu plaisantes ?

– C'est la stricte vérité.

Son sourire d'habitude si cruel semblait soudain celui d'un enfant. Ses yeux brillaient.

– « Chef de la Sûreté »... Tu te rends compte, Louis ? Toi dans les salons, moi chef de la police...

– Pour l'instant, Tony, nous ne sommes que deux patients dans un asile d'aliénés.

Ses yeux brillaient toujours. Il a saisi mes épaules et m'a déclaré d'un ton exalté, passionné, forcené :

– Louis, ton entretien avec Bronstein demain matin sera très important. Fais ce que je t'ai dit, suis mes conseils et tu verras : nous accomplirons de grandes choses, toi et moi.

25

Louis (suite) : « Dites-moi VOTRE vérité, monsieur Dantezzi »

Comme Tony l'avait prévu, le Dr Bronstein a voulu me revoir dès le lendemain matin. Il ne m'a pas reçu dans la grande salle du rez-de-chaussée mais dans une pièce attenante, minuscule, dotée d'un vieux bureau, d'un fauteuil et de deux chaises en bois.

Les chaises, à la différence du tabouret dans la grande salle, n'étaient pas rivées au sol. Le Dr Bronstein m'a invité à en prendre une et a fait semblant de fouiller dans ses papiers pendant qu'il me demandait :

– Alors, monsieur Dantezzi, il paraît que vous aimez prendre des bains prolongés ?

– Je vous remercie de m'en avoir sorti, docteur.

– Vous me causez bien des soucis, monsieur Dantezzi.

Il a relevé la tête. Il arborait toujours sa barbe grise de trois jours, ses lunettes rondes sans monture, un nœud papillon, un costume sombre sous sa blouse blanche ouverte, mais contrairement à nos entretiens précédents, il ne souriait pas. Son regard était grave, presque triste.

– Quand M. Picarel, votre employeur, est venu me voir avec votre ancien instituteur, il m'a soutenu que vous êtes innocent, victime d'une erreur judiciaire et que votre place n'est ni à la prison ni dans cet asile mais chez lui, au service comptable. « Vous rendez-vous compte, docteur, que j'attends avec impatience le retour de Louis pour lui donner une promotion ? » Il m'a expliqué qu'il n'a pas d'enfant et que vous êtes si doué, si intelligent, si travailleur, si honnête, qu'il envisage de vous céder un jour son entreprise.

– M. Picarel vous a dit cela ?

– Une autre personne m'a tenu sur vous des propos surprenants : Tony. Après m'avoir informé que le gardien chef vous avait claquemuré dans la salle des baignoires, il m'a demandé – très vite pour que M. Cloporte ne l'entende pas – de vous affecter au premier étage.

Tiens, ça, Tony me l'avait caché.

– Pourquoi, docteur ?

– Je le lui ai demandé. « Louis n'a rien à faire au quartier des agités et des criminels dangereux. C'est un garçon très droit. Ici, il lui arrivera malheur et il ne le mérite pas. Mettez-le en dessous, docteur, chez les gâteux. Il n'est pas débile mais il sera mieux avec eux qu'au milieu de tous ces cinglés du second étage. Je vous en prie, docteur. » Vous imaginez Tony me tenant ce discours, monsieur Dantezzi ? Et sur quel ton ! Suppliant ! Insistant !

Je n'en revenais pas.

– Tout le monde plaide en votre faveur. Sauf votre gardien chef, ce qui ne saurait me surprendre. Le problème, c'est que les louanges de votre ancien instituteur et de votre employeur ne sauraient suffire pour me permettre d'adoucir votre sort. Quant au point de vue de Tony…

Il s'est tu longuement. La petite pièce où nous nous trouvions était silencieuse, à la différence de la grande salle où s'étaient déroulés nos deux premiers entretiens et qui résonnait sans cesse des bruits environnants – cris, roulements de chariots, fracas des sabots des patients dévalant des escaliers. J'avais l'impression d'être enfermé dans un confessionnal, seul face à un vieux prêtre rempli de compassion et prêt à m'absoudre de tous mes péchés pour autant que je consente d'abord à les lui avouer.

J'ai fini par briser le silence.

– Qu'espérez-vous de moi, docteur ?

Il a passé sa main sur sa courte barbe, il a soupiré et s'est expliqué :

– Comprenez donc, monsieur Dantezzi, que je ne peux rien pour vous en dépit des interventions bienveillantes de votre ancien instituteur et de votre employeur, si mes seules informations sur les raisons de votre internement résident dans ce rapport de gendarmerie.

Il regardait d'un air écœuré et distant le dossier couvert de caractères à l'encre verte placé en équilibre instable au bord du bureau.

– Que voulez-vous, docteur ? Que je vous dise combien tout ceci est un amas de mensonges ?

– Dites-moi LA VÉRITÉ, monsieur Dantezzi. Ou du moins VOTRE vérité. Je verrai ensuite si je peux ou non améliorer vos conditions de vie dans cet établissement. Je ne parle pas de vous libérer, bien sûr – je n'en ai pas le droit puisque vous êtes interné par décision de justice. Je peux cependant accepter par exemple la demande de Tony et changer votre quartier d'affectation.

– Mais pour cela, il faut d'abord que je vous raconte ce qui s'est passé dans la cabane en ce fameux jour de septembre dernier ?

– Oui. Pour connaître votre version des faits et la confronter à celle des gendarmes avant de statuer sur le traitement qui me paraîtra le plus approprié à votre cas.

J'ai pensé aux conseils de Tony mais j'hésitais encore : après avoir nié pendant tant de mois, pourquoi abandonner soudain toute défense ?

Je venais de passer dix jours dans la salle des baignoires après quinze autres journées en cellule d'isolement. J'avais subi le traumatisme de mon arrivée à l'asile, de mes premiers contacts avec la clique de Cloporte et le quartier des agités et des criminels dangereux. Auparavant, il m'avait fallu supporter pendant des mois les interrogatoires des gendarmes, des policiers, du juge d'instruction et les sévices des matons et de mes chers compagnons de prison. J'étais épuisé. Mentalement non, et je découvrais avec satisfaction ma capacité à résister psychologiquement aux pires épreuves. Mais je ressentais combien j'avais accumulé de fatigue physique et nerveuse depuis cette terrible journée dans la cabane. Sans doute est-ce la raison pour laquelle, en toute conscience du risque que je prenais, j'ai accepté de céder.

– D'accord, docteur. Je vous fais confiance.

Je n'oublierai jamais ses yeux en cet instant : un mélange de rayons X et d'ironie incrédule.

J'ai respiré à fond. Et j'ai plongé.

26

Louis (suite) : L'aveu

– L'affaire pour laquelle je suis interné ici date du premier dimanche de septembre dernier. Les cousins de mon père étaient rentrés la veille chez eux, dans la banlieue parisienne, après avoir profité de ces quinze jours de congés payés que Léon Blum venait de leur donner. On en avait vu tout l'été au bord de la rivière, de ces Nordistes à la peau blanche venus faire provision de soleil dans le sud. Et puis ils étaient remontés là-haut, dans le froid et la pluie, et nous avions enfin à nouveau la rivière pour nous seuls. Mon père était bien content que ses cousins soient repartis. Ce n'est pas lui qui leur avait dit de venir : ils s'étaient invités d'eux-mêmes. C'est bien joli, quinze jours de vacances que le Front populaire vous donne tout à coup, mais où en profiter ? Ben voyons : chez le cousin gendarme à Villesarrazin dans le Midi ! Ils ont débarqué avec leurs valises, on s'est tous serrés et quand ils ont repris le train, mon père s'est juré que la prochaine fois il leur dirait d'aller ailleurs. C'était le samedi. Il est allé fêter leur départ et lorsqu'il est rentré au petit matin pour mettre son uniforme étant donné qu'il était de permanence ce dimanche-là, il était totalement soûl.

Le Dr Bronstein avait appuyé ses coudes sur son bureau et posé son menton sur ses mains croisées.

– Ma mère, Angeline et moi, ainsi que mon père lorsqu'il n'était pas de service, nous allions à la messe chaque dimanche matin. Ensuite, selon les saisons, nous déjeunions soit chez nous soit à la campagne. Chez nous, c'était la petite maison affectée à mon père par la gendarmerie, au milieu d'autres maisons occupées par d'autres gendarmes. Et la campagne, c'était un bout de terrain que mon père faisait semblant de louer à un cafetier de Villesarrazin. En réalité mon père ne lui payait rien et s'abreuvait même chez lui gratuitement et à volonté. En échange il fermait les yeux sur des petits trafics d'alcool que le cafetier allait chercher en Andorre. Le terrain n'était pas grand mais très bien placé, à moins d'un kilomètre de chez nous et juste au bord de la rivière. Combien de fois Angeline et moi nous avons pris le vélo pour aller nous baigner : quelques coups de pédales et plouf, on nageait. Et sur le terrain il y avait une cabane. C'était un simple abri d'une seule pièce de cinq ou six mètres de long sur deux à trois de large, avec des murs en pierres sèches et un toit de vieilles tuiles, comme il y en a partout dans les champs par ici.

– Une borde ?

– Oui, c'est ça, une borde. Les gens qui ont écrit le rapport final pour le juge venaient de Paris, ils ont parlé d'une cabane mais c'était une borde. La « borde del Aristide », un Aristide quelconque qui a dû la bâtir il y a un siècle ou deux. Nous pouvions nous y sécher et nous changer après la baignade. Mon père y laissait du petit matériel de réparation pour la pêche et quelques ustensiles pour faire des grillades. Ce jour-là, mon père n'est pas venu à la messe avec nous puisqu'il était de garde à la gendarmerie. Le temps était magnifique et ma mère a trouvé que ce serait dommage pour Angeline et moi de ne pas profiter de cette journée. « Partez tous les deux vous baigner, moi je vais au marché. Je préparerai le déjeuner de votre père et je vous rejoindrai après. Nous ferons griller de la saucisse. » C'est comme cela que nous sommes partis, Angeline et moi. Et que tout est arrivé.

Je me suis tu. Le Dr Bronstein a attendu avec patience. Il m'a fallu un effort immense pour reprendre.

– En septembre dernier j'avais seize ans, Angeline douze. Elle commençait à devenir une femme mais ne mettait pas de soutien-gorge. Nous nous sommes baignés puis nous sommes rentrés nous sécher et nous changer en nous tournant le dos, comme d'habitude. Je ne sais pas ce qui m'a pris ce jour-là, mais de la voir presque dénudée pendant une heure dans la rivière et de penser qu'elle était juste derrière moi, cette fois entièrement nue… Je me suis retourné… Voilà… C'est comme ça…

– « C'est comme ça » que…

– … que je l'ai prise…

– Que s'est-il passé ensuite ?

– Mon père s'était arrangé avec un jeune collègue pour se libérer pendant le déjeuner et venir déguster une grillade au bord de l'eau plutôt que manger seul à la gendarmerie le plat que ma mère lui avait préparé. Il n'avait toujours pas dessoûlé de sa beuverie de la nuit ; sans doute avait-il même englouti quelques apéritifs avant de nous rejoindre. Quand il est entré dans la borde et qu'il nous a vus, Angeline et moi, nus et allongés sur le sol, il a sorti son revolver. Il allait vraiment me tuer. Je me suis levé d'un bond et par simple réflexe, j'ai saisi un vieux couteau qu'on laissait là en permanence. Je me suis précipité sur lui. Je ne voulais pas le blesser, juste le désarmer. Un coup est parti. Un second. J'ai pris peur. Je l'ai frappé avec le couteau. Une fois, une deuxième, beaucoup d'autres. Il a lâché son revolver et j'ai tiré à mon tour. Plusieurs balles. C'est là que j'ai vu ma mère. Je ne l'avais pas entendue entrer, elle tenait elle aussi un couteau, je ne saurai jamais si elle voulait me frapper mais j'étais dans un tel état de violence que j'ai tiré sur elle à bout portant. Sa boîte crânienne a explosé. Je me suis tourné vers ma sœur ; elle était allongée sur le dos, une énorme tache rouge entre ses jeunes seins, atteinte sans doute par l'une des deux premières balles tirées par mon père quand nous nous battions. Alors je me suis acharné sur mon père, je lui ai donné d'autres coups de couteau, encore et encore, comme pour le punir d'être venu dans cette borde où il ne devait pas nous rejoindre ce jour-là, et de nous avoir surpris, Angeline et moi, et d'avoir ainsi provoqué ce carnage.

J'ai fermé les yeux. Pendant un long moment, le Dr Bronstein n'a rien dit. Puis il a posé tranquillement ses bras sur son bureau.

– Vous avez terminé votre récit, monsieur Dantezzi ?

J'ai rouvert les yeux. J'étais épuisé.

– Oui docteur.

– Somme toute, vous venez de m'avouer ce que vous niiez depuis des mois et que les enquêteurs ont parfaitement compris et relaté dans leur rapport ?

– Oui, docteur.

– Je comprends la haine des gendarmes à votre égard. Tuer ses parents, c'est le crime impardonnable. Or non content de tuer votre père – un gendarme – et votre mère, vous avez violé votre sœur, tuée ensuite par balle à cause de vous. Et bravo pour les détails de chaque crime : vous faites exploser le crâne de votre mère, vous lardez votre père de dizaines de coups de couteau en plus des coups de feu que vous tirez sur lui avec son arme de service…

Il s'est enfoncé un instant dans son vieux fauteuil en bois, les épaules basses, en un profond mouvement de lassitude et de découragement. Les os de ses mâchoires tendaient la peau grisâtre de ses joues sous ses poils de barbe indisciplinés. Je sentais monter en lui une colère immense, ravageuse, et j'ai compris que ce vieil homme usé par les ans et par son travail, si maigre et si petit, apparemment si fragile et d'ordinaire si doux, ce psychiatre habitué à tout entendre et à se dominer pour réagir toujours avec calme et politesse, allait soudain se laisser submerger par une vague incoercible de désespoir et de rage.

Avec une force insoupçonnable dans son corps si âgé et fluet, il a tout à coup tapé du plat de la main sur son bureau et le choc a explosé dans la pièce.

– Monsieur Dantezzi, vous êtes un menteur ! Pourquoi venez-vous de me raconter tout ce tissu d'âneries ? Pourquoi venez-vous de me réciter – avec quel jeu d'acteur, quelle puissance de persuasion ! – les incroyables stupidités alignées dans le rapport d'enquête, auxquelles par souci sans doute de vraisemblance vous avez seulement ajouté la soûlerie de votre père que les enquêteurs, eux, allez savoir pourquoi, ont oublié de mentionner ?

27

Louis (suite) : Les objections du Dr Bronstein

– Vous ne croyez pas à ce rapport, docteur ?

– Non, monsieur Dantezzi.

– Pourquoi ?

– Cette histoire ne tient pas debout. Et d'abord, cessez de dire « mon père » à propos du mari de votre mère alors que vous ne l'avez jamais appelé ainsi.

– Exact. Mais ce sont les termes du rapport d'enquête. Antoine Grolat y est présenté comme mon père au motif qu'il a épousé ma mère et qu'il m'a élevé pendant dix ans.

– Le rapport dit que vous le détestiez.

– Le terme est faible. Je ressentais à son égard un dégoût total et une haine absolue. D'abord, il avait pris la place de mon père – mon vrai père – dans le lit de ma mère. Ensuite, c'était un porc. Un pauvre type aviné, imbu de la puissance que lui donnait son képi.

– Vous l'appeliez vraiment « Grolard » ?

– Ah, vous savez ?… Effectivement, c'est le surnom que nous utilisions entre nous, Angeline et moi. Angeline disait même souvent « Groscancrelat ».

– Votre vrai père, c'est lui qui était si fier de votre amour pour les livres ?

– Bien sûr. Un Italien, Benito Dantezzi, né dans les Pouilles. Il a fait partie de cette première vague d'immigrés qui ont franchi la frontière dès le début de décembre 1918, pour travailler en France où tant d'hommes étaient morts à la guerre. Il a trouvé une place de bûcheron dans la haute vallée de l'Aude, près de Quillan. Il a connu ma mère le soir du 31 décembre. Deux mois plus tard ils étaient mariés. Je suis né dix mois après leur mariage, en janvier 1920.

– Votre père ne perdait pas de temps !

– C'était un décideur, oui, ainsi qu'un travailleur dur à la tâche. Il ne comptait pas ses heures de travail. En trois ans, malgré son salaire modeste et sa famille à nourrir, il a épargné suffisamment pour créer sa propre entreprise. Une petite, bien sûr : lui, deux ou trois apprentis et son camion. Ah, son camion ! Un ancien véhicule Renault de transports de troupes dont les bâches avaient été supprimées, et la plate-forme arrière aménagée pour transporter les troncs de bois. Mon père assurait ainsi à ses clients un service complet, de l'abattage jusqu'à la livraison.

– On sent que vous étiez fier de lui.

– Très fier. Le premier jour où il est arrivé avec son camion, j'avais trois ans mais je vous jure que je m'en souviens parfaitement. Je savais déjà lire. Il m'a demandé : « Louis, dis-moi ce qui est écrit sur la portière ». J'ai lu : « B-e-BE-n-i-NI-t-o-TO D-a-n-DAN… BENITO DANTEZZI, C'EST TON NOM QUI EST ÉCRIT SUR LE CAMION, PAPA ! ». Il m'a soulevé dans ses bras, mes yeux étaient à hauteur des siens, j'ai vu qu'il pleurait de bonheur, alors j'ai mis mes bras autour de son cou et je l'ai embrassé je ne sais combien de fois. Aussitôt après il nous a emmenés, maman et moi, pour essayer le camion. J'étais assis sur les genoux de maman à côté de papa, j'étais le petit garçon le plus heureux de la Terre et je l'aurais été encore plus si j'avais su que ce jour-là, il y avait aussi avec nous Angeline qui était déjà dans le ventre de maman. Dire que c'est avec ce camion qu'il s'est tué.

– Vous aviez quel âge ?

– Sept ans. Il descendait d'énormes billes de sapin sur une route forestière au-dessus de Quillan. Il y a des tournants partout, dans ces montagnes, qui empêchent d'accélérer. Enfin une ligne droite. Il appuie sur le champignon quand trois sangliers traversent devant lui. Il freine brutalement. Derrière lui, sur la plate-forme, l'arrimage cède. Une bille de bois défonce la paroi arrière de la cabine qu'elle traverse en arrachant au passage la tête de mon père. Il est mort sur le coup. Le journalier qui voyageait avec lui à sa droite n'a rien eu mais il a été tellement choqué qu'on ne l'a jamais revu dans la région. Ma mère s'est retrouvée seule avec deux enfants à charge. Elle était née dans un village près de Quillan, perdu dans les contreforts des Pyrénées, et n'avait même pas le certificat d'études. Quand Grolard lui a proposé de l'épouser, elle a dit oui sans enthousiasme mais sans hésitation. Gendarme, c'est un bon métier, une paye assurée, une retraite garantie. Il la voulait malgré les deux enfants qu'elle apportait en dot ? Oui, je t'accepte pour époux.

– Mais vous, vous ne l'avez pas accepté comme nouveau père.

– Il était toujours tellement soûl que c'est à se demander, vu la suite, s'il s'était rendu compte avant d'épouser ma mère que ma sœur et moi existions. Dès le lendemain du mariage il a été odieux. Il nous hurlait dessus, nous tapait... Heureusement que j'ai grandi vite, j'ai pris la stature et la force de mon père et, dès le début de mon adolescence, Grolard s'est conduit différemment. Il criait toujours après nous mais il n'osait plus nous taper, ni moi ni Angeline – s'il s'en était pris à elle, je l'aurais massacré.

J'ai vu une petite lueur apparaître dans les yeux du Dr Bronstein mais il s'est dominé et ne m'a pas interrompu.

– Au bout de trois ans il a été muté à Villesarrazin. C'est là que j'ai connu Alfred, le supérieur de Grolard. J'avais dix ans, je l'appelais par son nom, M. Matarex, mais très vite j'ai fait comme tout le monde, je l'ai appelé

Alfred. Surtout à partir du moment où il n'a cessé de me relancer pour que je passe du temps avec sa fille Gilberte.

Le Dr Bronstein a caressé négligemment les poils gris de sa barbe de trois jours, il a manipulé son nœud papillon comme pour le remettre en place, puis il a lancé d'un ton détaché :

– Au fond, tout ce que vous venez de m'expliquer conforte le rapport d'enquête : vous haïssiez Antoine Grolat qui lui-même ne vous aimait guère, on comprend donc la facilité avec laquelle il a sorti son revolver quand il vous a surpris dans la borde del Aristide avec votre sœur, et l'absence totale de retenue avec laquelle vous l'avez trucidé.

– Bien sûr, docteur. Tout se tient.

Il a tapé une nouvelle fois sur son bureau.

– Quand allez-vous cesser de vous payer ma tête, monsieur Dantezzi ?

Il parlait à nouveau avec cet accent guttural que je lui avais entendu quand il s'était emporté contre Cloporte, lors de notre premier entretien.

– Ne voyez-vous pas que votre histoire est absurde ?

– Je vous garantis, docteur, que ce que je viens de vous raconter à propos de mon père et du mariage de Grolard avec ma mère est la pure vérité.

– Là-dessus, je vous crois. Mais le reste, les meurtres dans la borde, ça ne tient pas debout. Vous n'avez pas violé votre sœur. J'en suis tellement persuadé que je l'avais fait savoir à Tony par un gardien en qui j'ai confiance – pas un proche de M. Cloporte, bien sûr – avant même le premier jour où vous avez rejoint votre quartier. Je connais les mœurs de Tony. S'il avait cru un seul instant que vous avez réellement violé et tué votre sœur, il vous aurait fait la peau dès votre arrivée.

Eh bien ! Jusque-là je n'avais pas tout dit au Dr Bronstein mais lui aussi m'avait fait des cachotteries…

– Si je comprends bien, docteur, vous m'avez sauvé la vie ?

– Et je vous ai même évité les délicates tortures que Tony n'aurait pas manqué de vous infliger avant de vous achever.

Décidément, ce petit vieillard si frêle, à la peau si fine, si grise, si transparente, pour lequel dès le premier jour j'avais ressenti une sympathie et une estime spontanées, allait encore au-delà des qualités que je lui avais prêtées.

– Merci, docteur. Une deuxième fois. Tout à l'heure c'était pour m'avoir sorti de la salle des baignoires, à présent pour m'avoir sauvé la vie et m'avoir évité les supplices de Tony. Je ne suis pas sûr de pouvoir m'acquitter un jour de ma dette envers vous.

– Je ne vous en demande pas tant. Je souhaite juste que vous me disiez la vérité sur ce qui s'est passé dans cette cabane, la borde del Aristide. Car JE SAIS, monsieur Dantezzi, que votre histoire et le rapport d'enquête que vous avez répété comme un perroquet sont faux.

– Pourquoi ?

– Pour trois raisons.

Il a posé son bras gauche sur le bureau, serré le poing et levé le pouce en comptant.

– Première raison. Les photos réalisées par les premiers gendarmes arrivés sur les lieux montrent qu'Antoine Grolat portait certes son uniforme de gendarme, mais que son pantalon et son slip étaient baissés sur ses cuisses. Bizarrement, ces photos ont ensuite disparu et ne sont pas mentionnées dans le rapport d'enquête.

J'étais stupéfait.

– Excusez-moi, docteur, mais puis-je vous demander comment vous avez eu connaissance de…

Le Dr Bronstein a levé son index.

– Deuxième raison. Ces mêmes photos montrent que le baudrier d'Antoine Grolat – ce baudrier dans lequel aurait dû se trouver son revolver – était posé avec son képi sur un établi. Allez-vous me soutenir, monsieur Dantezzi, qu'après être entré dans la borde et vous avoir surpris avec votre sœur, Antoine Grolat a enlevé son képi et son baudrier, les a posés sur l'établi, a ouvert sa braguette, baissé son pantalon et son slip, puis a saisi son revolver et vous a menacé ? Là, nous passerions du drame au vaudeville ou même à la farce.

– Pardon d'insister, docteur : ces photos…

Le docteur a levé son majeur.

– Troisième raison. Le procès-verbal établi par les premiers enquêteurs relate que des traces de poudre d'arme à feu ont été trouvées sur la main droite de votre mère. La même poudre que celle relevée sur votre main et celle d'Antoine Grolat. Bien entendu, ce procès-verbal est aujourd'hui dans les mêmes oubliettes que les photos. Disparu. Volatilisé.

– D'où sortez-vous cette information, docteur ?

Le Dr Bronstein a ouvert en grand sa main gauche, comme pour m'ordonner de me taire.

– Monsieur Dantezzi, nous avons une scène de crime bien délimitée. Une borde. Une sorte d'abri isolé à la campagne près d'une rivière, avec une seule pièce de douze à quinze mètres carrés. Trois cadavres. Tous les trois atteints par les balles de la même arme, le revolver de service de l'une des victimes qui a reçu en outre, elle, des dizaines de coups de couteau. Trois cadavres, un seul revolver, mais des traces de poudre sur trois personnes : deux des trois cadavres et vous qui êtes nu, prostré par terre dans le sang échappé de toute cette boucherie, lorsque les premiers enquêteurs arrivent sur les lieux. Désolé, monsieur Dantezzi, mais face à tous ces éléments, votre version et celle du rapport d'enquête explosent en lambeaux.

– Docteur, je vous prie instamment de me dire qui vous a fourni ces informations. C'est très important pour moi.

– Un officier de gendarmerie.

– Le capitaine Berthomieux ?

– Oui. Celui qui vous a amené dans cet asile avec l'adjudant Alfred Matarex et ses hommes. Le capitaine Berthomieux vous apprécie beaucoup – encore un ! Il soutient que vous êtes innocent – lui aussi ! Et lui, je suis bien obligé de prendre ses propos en considération.

– La parole d'un capitaine de gendarmerie a plus de poids à vos yeux que celle d'un ancien instituteur comme M. Thouzalin ou d'un chef d'entreprise comme M. Picarel ?

– Accompagnée de preuves irréfutables, oui. Or ces photos et ce procès-verbal établi par les premiers enquêteurs, le capitaine Berthomieux me les a montrés. Il m'a expliqué que des autorités bien supérieures à lui ont décidé de supprimer ces pièces compromettantes pour l'image de la gendarmerie. Elles ont été détruites. Mais lui a considéré que son honneur l'obligeait à vous aider. Il a gardé des doubles de ces photos et de ce procès-verbal, et les a montrés au juge d'instruction. Il a expliqué au juge que si vous croupissiez en prison, il démissionnerait de la gendarmerie et transmettrait toutes ces pièces à la presse. C'est pour cela que vous êtes ici, monsieur Dantezzi. Pas parce que le juge vous a pris pour un malade mental mais parce qu'il a voulu éviter le procès.

– Puisque vous savez tout cela, docteur, pourquoi n'allez-vous pas trouver le juge à votre tour pour lui demander de me libérer ?

– Vous rêvez, monsieur Dantezzi. Si vous sortiez de cet asile, ce serait pour retourner en prison. On a tout de même ramassé trois cadavres, ne l'oubliez pas. Dont celui d'une jeune fille de douze ans, votre sœur, préalablement violée. Vous êtes pour l'instant le seul suspect. Rien ne prouve que vous n'êtes pas coupable au moins en partie de la tuerie. En outre, si le juge vous concédait – hypothèse irréaliste – une mise en liberté conditionnelle, Alfred Matarex vous assassinerait aussitôt. Il est tellement obtus que lorsque le capitaine Berthomieux lui a montré son dossier, il lui a répondu que tout ceci n'est qu'une simple mise en scène que vous avez montée et qui prouve d'autant plus votre perversité. Pour lui, le gendarme Antoine Grolat aimait certes un peu le bon vin mais n'était jamais ivre. Et surtout, Antoine Grolat était – toujours d'après l'adjudant Alfred Matarex – trop respectueux de son uniforme pour se mettre dans la posture compromettante où on l'a retrouvé.

Le Dr Bronstein a tapoté négligemment son bureau avant de continuer :

– Je vais vous changer d'affectation, monsieur Dantezzi. Pour une fois je suis d'accord avec Tony : l'air de son quartier deviendrait très vite irrespirable pour vous. Je vais vous mettre avec les séniles et les débiles. Vous allez détonner, c'est évident, mais pour l'instant je ne peux rien de plus pour vous aider. Patientez. J'essaierai de parler de vous au directeur de l'asile.

– Docteur, je ne sais comment vous remercier de tout ce que vous faites pour moi.

– Ma foi, si vous tenez à m'exprimer votre reconnaissance, il vous suffira de m'avouer un jour la vérité. Au moins une petite partie de cette vérité. Un jour. Quand bon vous semblera.

DEUXIÈME PARTIE

Le quartier des débiles et des séniles

28

Louis : Changement de quartier

Louise, tu veux bien leur parler de l'odeur ?

29

Louise : Quelques détails d'intendance

Ben voyons ! Mon mari cause, cause, cause – et l'on dit que ce sont les femmes qui sont bavardes. Reconnaissez, messieurs, que cela fait un long moment que je n'ai pas placé un mot. Mais quand on aborde les problèmes de tinettes, mon cher époux me passe la parole.

À moi, donc, la noble tâche de parler des pots de chambre.

L'odeur.

Elle était abominable.

Un hôpital psychiatrique, comme tout groupe humain, est avant tout une usine à fabriquer de l'urine et de la merde.

Aujourd'hui, avec le tout-à-l'égout, nous oublions les contraintes de cette grande fonction à laquelle notre corps travaille nuit et jour : l'évacuation de nos déchets internes. Nous possédons tous dans notre appartement ou notre maison une pièce affectée à cette opération, nous nous y rendons plusieurs fois par jour pour nous soulager, nous tirons la chasse et tant que les W-C ne sont pas bouchés, la question est évacuée.

MAIS… mais si une population de plusieurs centaines de personnes ne respecte pas cet usage, si elle n'utilise pas les toilettes mises à sa disposition et se libère de ses déjections où bon lui semble, en n'importe quel endroit du lieu clos dans lequel on l'a enfermée, alors… alors vous croyez réaliser la monstruosité de la situation mais vous n'imaginez pas assez, vous ne pouvez pas deviner l'horreur apocalyptique de la vie quotidienne dans un service de séniles et de débiles au sein d'un asile psychiatrique en France juste avant la Seconde Guerre mondiale.

L'HORREUR, je vous dis.

Je vais essayer de vous expliquer.

Près d'un tiers des malades étaient grabataires et ne pouvaient pas se lever pour se rendre aux toilettes. Quant aux autres, la plupart étaient simples d'esprit. Pas méchants, non. Mais incroyablement idiots.

Les grabataires faisaient leurs besoins dans leur lit.

Les autres, où ils voulaient.

Certains lits de grabataires étaient pourvus d'un fond en zinc composé de quatre pans inclinés vers un orifice central qui ouvrait sur un tiroir à cuvette. Le nombre de ces lits ne suffisant pas, on trouait des matelas de lits ordinaires en leur centre pour y placer des manchons en caoutchouc.

Les non-grabataires faisaient leurs besoins n'importe où : sur les radiateurs, dans un coin de pièce, sur du linge sale. Et parfois aussi dans leur lit comme les grabataires, par oubli, par paresse ou par vice. Les matelas étaient des paillasses dont on changeait la paille une fois par semaine, par mois ou par trimestre selon les patients. Vous imaginez ces centaines de malades allongés entre-temps sur cette paille gorgée de leur urine. Et les infections cutanées. Et les escarres. Je vous jure que j'ai vu des escarres si profondes qu'on aurait pu y mettre les deux mains dedans. Les infirmières essayaient de les fermer avec une pommade à base d'huile de foie de morue. Résultat : l'odeur de la morue se mêlait à celle de l'urine et de la merde.

Bon, ça vous suffit ou vous désirez d'autres détails ? Parce que je pourrais vous en parler pendant des heures.

Eh bien, Louis, si tu es d'accord avec ces messieurs pour me laisser avec mes pots de chambre, tu peux leur raconter la suite de notre histoire.

30

Louis : Justin

Merci, Louise.

Donc, j'arrive au quartier des débiles et des séniles, je suis pris à la gorge par l'odeur et je vois aussitôt, figé à l'entrée dans une sorte de garde-à-vous, le vieillard avec qui je m'étais entretenu dans la cour d'honneur.

– Justin !

– Oui c'est moi bonjour monsieur je suis Justin le jardinier vous m'avez reconnu c'est moi qui ai porté votre message aux gendarmes l'autre jour même que le grand il n'était pas content mais pas content du tout qu'est-ce que c'était drôle.

– Vous avez été très chic, Justin.

– Je vous en prie monsieur je suis content d'avoir pu vous rendre service et aujourd'hui je vous attendais.

– Vous m'attendiez ?

– Oui le Dr Bronstein avait prévenu les gardiens de votre changement d'affectation et comme c'est moi le plus ancien ici enfin pas vraiment il y en a des bien plus âgés mais ils n'ont plus leur tête donc c'est moi le plus âgé de ceux qui ont encore un reste de cervelle et du coup je suis chargé d'accueillir les nouveaux de leur trouver une place dans les dortoirs et de leur présenter le quartier.

– Justin, je suis ravi que vous soyez mon guide. Et j'aimerais que vous ne m'appeliez plus « monsieur » mais Louis.

– D'accord monsieur Louis alors d'abord on va vous chercher un lit parce que ça c'est très important et ce n'est pas facile parce que les lits sont tous sales et dès qu'il y a un matelas propre quelqu'un le vole.

J'ai suivi Justin. Il m'a expliqué que le quartier des débiles et des séniles ne comprenait pas un seul et immense dortoir non gardé comme celui des agités et des criminels dangereux, mais plusieurs, chacun affecté à un type de patients – les calmes, les demi-calmes, les gâteux, les malades en fin de vie – avec dans chaque dortoir un bocal vitré où s'abritait un gardien de nuit.

– Moi je dors chez les calmes et bien sûr c'est là où vous serez aussi on ne va quand même pas vous mettre chez les demi-calmes les gâteux ou les fins de vie ah ah ah.

– Comme vous voudrez, Justin. De toute façon, je pense que les gardiens vous ont donné des consignes ?

– Ils m'ont dit que je peux vous affecter chez les calmes mais à part ça c'est Jésus qui décide tout.

J'ai essayé de rester impassible. J'ai cependant demandé :

– Qu'a décidé Jésus en ce qui me concerne ?

– Je lui ai dit que je vous avais rencontré l'autre jour dans la cour d'honneur que vous êtes très jeune mais très poli et très aimable très bien éduqué il m'a demandé si vous seriez assez calme pour être chez les calmes je l'ai assuré que je n'en doutais pas alors il m'a répondu eh bien Justin le jardinier qu'il en soit fait selon ta foi.

– Justin, je vous remercie de votre intercession en ma faveur auprès de Jésus.

– Monsieur Louis j'ai beau être très vieux je ne suis pas aussi sénile que vous le pensez et je vois bien que vous me taquinez mais il faut avoir confiance en Jésus car si vous le servez il pourra beaucoup pour vous.

– D'accord, Justin. Quel lit me donnez-vous ?

– Ce matin l'un de mes deux voisins a été transporté chez les agonisants en fait il agonisait déjà mais bref son lit est libre et la paillasse vient d'être changée si vous voulez vous pouvez prendre sa place.

– Excellent. Je serai ravi d'être à côté de vous.

– Merci monsieur Louis venez je vais vous montrer.

Nous sommes entrés dans une salle qui comprenait deux rangées de trente à quarante lits. Le mien était déjà préparé. Le matelas, malgré sa toile infectée de taches répugnantes, sentait bon la paille sèche dont on venait de le garnir. Le drap était usé, par endroits même déchiré, mais il était propre.

J'ai fait mine d'essayer ma couche et de l'apprécier. Justin était ravi.

– Je suis vraiment content qu'il vous convienne monsieur Louis cela vous change de l'étage au-dessus n'est-ce pas.

– En effet. Justin, vous êtes un brave homme et je tiens à vous dire pour quel motif on m'a enfermé dans cet asile. Je suis accusé de crimes odieux. Le Dr Bronstein m'a affecté ici mais le juge m'avait d'abord mis chez les criminels dangereux. Êtes-vous sûr de vouloir me garder pour voisin ?

– J'étais au courant monsieur Louis tout se sait ici vous pensez bien les gardiens m'avaient prévenu surtout M. Cloporte le gardien chef ah celui-là il ne vous aime pas.

– Confidence pour confidence, je me doutais que Cloporte vous avait parlé de moi. Il vous a donc décrit les choses horribles que je suis censé avoir commises.

– Oui mais d'autres gardiens à qui le Dr Bronstein a parlé de vous m'ont donné une autre version et m'ont expliqué que vous n'avez ni violé votre sœur ni tué vos parents.

– Qui croire, Justin ? Le docteur ou le gardien chef ?

– Le Dr Bronstein parce que c'est un médecin remarquable très juste très savant et très humain alors que M. Cloporte est un méchant homme ah ça on peut le dire.

– Donc pour vous, je suis innocent ?

– Oui monsieur Louis.

– Merci de votre confiance, Justin. Et vous, pour quelle raison vous trouvez-vous dans cet asile ?

– Oh moi c'est très différent de vous il y a longtemps j'étais cantonnier je cassais des cailloux pour entretenir les routes et ça donne soif alors je buvais.

Il s'est arrêté comme si la suite était évidente et rendait toute explication superflue.

– Vous buviez vraiment beaucoup ?

– Ah oui alors j'ai commencé à délirer à tomber malade j'ai perdu mon travail du coup j'ai bu pour me consoler alors j'ai déliré encore plus et il a fallu m'enfermer.

– Pourtant, quand on vous voit aujourd'hui, vous n'avez pas l'apparence d'un alcoolique.

– Oh mais je suis guéri depuis très longtemps.

– …

– En fait j'aurais pu sortir depuis des années mais j'ai refusé.

– Vous avez REFUSÉ de quitter cet asile ?!

– Je ne suis pas le seul croyez-moi.

– Expliquez-moi, s'il vous plaît, Justin.

– J'ai soixante-cinq ans j'ai nulle part où aller à mon âge on ne me prendra plus pour casser des cailloux sur les routes avec quoi je vais vivre.

– Vous n'avez pas de famille ?

– J'ai bien mon neveu le fils de ma sœur il a la ferme de son père dont il a hérité quand son père a eu son accident avec la moissonneuse mais sa propre mère donc ma sœur il l'a mise à l'hospice alors qu'elle n'a que cinq ans de plus que moi et qu'elle a toute sa tête je vous assure.

– Mais comment peut-on vous garder ici alors que vous êtes guéri ? Le Dr Bronstein…

– C'est un homme merveilleux je vous l'ai dit il a compris ma situation et il en a parlé au directeur.

– Et le directeur a été d'accord ?

– Oui je fais tout le jardinage de la cour d'honneur et vous avez vu la surface c'est un énorme travail sans compter l'accueil des nouveaux comme vous aujourd'hui mais en échange je suis logé et nourri gratuitement.

– Je vois.

– Je suis vraiment content d'abord parce qu'on veut bien me garder ensuite mon travail de jardinier ça me rappelle quand j'étais cantonnier que je coupais l'herbe le long des routes et que parfois sans que personne ne le sache pas même mes patrons je plantais des fleurs ou des arbustes aux carrefours je suis sûr qu'il y a de beaux arbres aujourd'hui sous lesquels des gens s'arrêtent pour pique-niquer ou pour se reposer ou des amoureux peut-être qui se content fleurette sous les grandes branches et c'est moi qui ai planté ces arbres et grâce à qui ces gens sont heureux.

– Justin, vous êtes un poète et un bienfaiteur de l'humanité.

– Aujourd'hui encore j'essaie de donner du bonheur autour de moi des fois je porte ici des fleurs que j'ai coupées dans la cour et tout le monde est très content du moins ceux qui n'ont pas complètement perdu la tête tenez regardez ces branches dans ce seau n'est-ce pas qu'elles sont jolies.

– Je les ai remarquées en entrant. Elles sont magnifiques. En dehors de vous, d'autres pensionnaires sont-ils employés par l'asile ?

– La majorité du personnel de l'asile ce sont des malades.

– À l'étage au-dessus, Justin, je vous garantis que pas un seul ne travaille.

– Ils n'ont pas le droit de sortir ce sont tous des agités ou des criminels dangereux oh pardon monsieur Louis je suis désolé.

– Ce n'est pas grave, Justin. Vous disiez donc que…

– Ici à cet étage il y a pas mal d'employés pas les grabataires bien sûr les pauvres mais les calmes et les demi-calmes travaillent souvent pour l'asile ça dépend des saisons.

– Pourquoi ?

– La plupart travaillent aux champs.

– Quels champs ?

– Vous ne connaissez qu'une toute petite partie de l'asile juste les bâtiments mais derrière le pavillon de la direction il y a les champs quatre-vingts hectares vous vous rendez compte.

– On y cultive quoi ?

– Tous les légumes et les fruits que nous mangeons et puis surtout on cultive des céréales pour faire le pain et la paille des matelas alors bien sûr en plein hiver il y a moins de travail mais en été tous les malades de notre étage qui tiennent debout on les envoie aux champs.

– Et on ne les rémunère jamais ?

– Non pourquoi on le ferait.

– Mais c'est de l'exploitation !

– Je ne sais pas monsieur Louis en tout cas on est tous bien contents de sortir d'ici d'ailleurs vous verrez quand on vous le proposera vous accepterez tout de suite.

– Bref, vous êtes très heureux de votre sort ?

– En quelque sorte et en plus j'ai rencontré Jésus il est mon guide c'est lui qui me dicte ma voie et ma vie.

– Vraiment, Justin ? Vous avez ressenti un jour une vocation, un appel vers le seigneur ?

– Jésus a une telle présence une telle personnalité c'est quelqu'un de si remarquable vous serez vous-même séduit attiré enthousiasmé par ses paroles.

– Encore faudrait-il que je les entende. Mais Jésus n'a jamais daigné me parler.

– Parce que vous ne l'avez pas encore rencontré mais je vais vous présenter à lui venez avec moi.

– Justin…

– Je vous dis de me suivre d'ailleurs il nous attend nous sommes en retard.

31

Louis (suite) : Ma première rencontre avec Jésus

Nous avons quitté le dortoir, traversé un couloir et nous sommes entrés dans la salle de jour.

Il était là, au milieu de la salle.

Jésus.

Assis comme un roi sur une sorte de trône composé d'un fauteuil de force – ces chaises percées réservées aux malpropres non grabataires – décoré de branches d'arbres et de feuilles de papier couvertes de dessins multicolores.

Il était vêtu de l'uniforme des malades mais arborait par-dessus, telle une chasuble, un grand drap blanc doté en son milieu d'un trou pour passer la tête.

À la différence des autres patients dont les cheveux étaient tondus une fois par mois et la barbe rasée chaque semaine, Jésus portait une longue chevelure qui tombait sur ses épaules et une grande barbe qui le vieillissait, même si le reste de son visage montrait qu'il n'avait pas encore trente ans.

Jésus a posé longuement sur moi, en silence, ses deux grands yeux bleus translucides et hypnotiques. À ses pieds, plusieurs dizaines de malades agenouillés ou assis sur le sol le contemplaient avec admiration.

Justin s'est approché de lui lentement, tête basse, épaules voûtées.

– Seigneur j'aimerais si tu le permets te présenter notre nouveau frère le frère Louis.

Jésus est bon. C'est donc avec bonté qu'il m'a fait signe de venir vers lui et de m'installer sur le sol au milieu de ses fidèles. Je suis allé chercher une chaise sur laquelle je me suis assis. Les disciples de Jésus m'ont jeté un regard désapprobateur. Lui a fait mine de ne plus me voir.

Jésus s'est caressé longuement la barbe, l'air songeur. Ses hautes pensées creusaient son front de trois profondes rides. Au bout d'un silence interminable durant lequel chaque fidèle se gardait de troubler la magie de cet instant sacré, le fils de Dieu a parlé :

– Donnez-moi une cigarette.

Des mains fébriles ont cherché en vain dans les poches des pantalons et des vestes comment satisfaire le Seigneur. Une cigarette ! Autant dire un trésor ! Au deuxième étage, Tony et ses lieutenants contrôlaient tous les trafics de tabac. Ils volaient leur ration aux plus faibles, les revendaient à prix d'or à ceux qui avaient la chance de recevoir quelques subsides de leur famille, ou les donnaient à d'autres internés ou aux gardiens en récompense de services rendus.

À l'évidence, la nicotine avait autant d'importance au premier étage qu'au second puisque Jésus en réclamait.

Le visage rayonnant, Justin a trouvé sur lui un paquet.

– Voici Seigneur c'est pour toi garde tout je t'en prie je serai très honoré.

– Tu es heureux, Justin le jardinier, car tu es bon et tu renonces aux biens de cette Terre pour les consacrer à la grandeur du Ciel. Mais conserve ton paquet, une seule me suffira.

Jésus a pris une cigarette, l'a tendue au bout de ses doigts et l'a montrée à l'assistance.

– Vous tous, je vous ai demandé de me donner UNE cigarette. UNE. Mais combien parmi vous ont su en trouver une pour s'en dépouiller et me la remettre ? COMBIEN ? Un seul d'entre vous, car vous êtes comme cet enfant qui avale son pot de miel sans savoir en garder pour le lendemain, vous êtes comme ce marchand qui dilapide son or sans penser à l'avenir de sa famille : vous fumez toute votre ration de tabac dès qu'on vous la fournit, vite, très vite, comme de crainte qu'un autre vous la vole et la fume à votre place, et sans jamais penser à remercier pieusement, entre deux bouffées, Dieu qui a pourtant pris la peine de créer les feuilles de tabac pour le plus grand bonheur des hommes.

Les fidèles ont baissé la tête d'un air penaud.

– Mais je suis venu sur Terre pour laver l'humanité de tous ses péchés. Donc je vous le dis : avez-vous envie que je multiplie cette cigarette par un nombre si important que chacun d'entre vous pourra en fumer non pas une, non pas deux, mais bien plus ?

– Oui, Jésus, oui !

– Croyez-vous que je peux faire cela pour vous ?

– Oui, Jésus, oui !

– Croyez-vous en moi ?

– Oui, Jésus, oui !

C'est ainsi que j'ai vu pour la première fois Jésus accomplir un miracle. Le fils de Dieu a mis lentement, dans un grand geste théâtral, la cigarette sous le drap qui lui servait de chasuble. Et l'un après l'autre, comme s'il ne devait jamais s'arrêter, il a sorti de sous ce drap une vingtaine de paquets de tabac à rouler et des dizaines de petites boîtes de feuilles de cigarettes.

Hosanna ! La foule se signait, embrassait les pieds de Jésus et louait le Seigneur pour ses bienfaits.

– Je les donnerai tout à l'heure à Justin le jardinier qui vous les distribuera ce soir, à chacun selon ses mérites.

Alors Jésus a tourné la tête vers moi pour vérifier que j'avais été, moi aussi, impressionné.

Je rigolais.

Jésus a semblé contrarié mais il s'est dominé. Il a tendu le bras pour imposer le silence.

– Croyez-vous que je peux tout pour vous si vous croyez en moi ?

– Oui, Seigneur !

– Croyez-vous que si je le veux, l'aveugle recouvrera la vue, le boiteux marchera, le muet parlera ?

– Bien sûr, Seigneur !

– Eh bien moi je vous le dis : vous avez raison car je peux tout cela mais gardez-vous de me mettre en colère ou je retournerai chez mon Père et je vous abandonnerai à tout jamais jusqu'au jour du Jugement où personne, pas même moi, ne sera près de vous pour demander pardon à Dieu de vos offenses.

– Non, non, reste avec nous, Seigneur, aie pitié de nous !

Tous suppliaient, imploraient. Même Justin, à côté de moi, joignait et tendait ses mains vers Jésus.

– Pourtant il en est encore un ici parmi vous qui cherche à me mettre en colère.

– Qui, Seigneur ? C'est impossible !

– Celui qui se refuse à reconnaître les miracles que ses yeux voient, à écouter les vérités que ses oreilles entendent, alors celui-là n'est qu'un Satan qui cherche à troubler les esprits pour créer une engeance incrédule et blasphématrice.

La foule des admirateurs protestait de son innocence.

– Personne ici, Seigneur, n'a de telles intentions ! Ou alors montre-le-nous !

– Celui qui ne se prosterne pas devant le fils de Dieu, celui qui le provoque en restant assis sur une chaise, c'est celui-là qui cherche à me mettre en colère.

Tous se sont tournés vers moi. Et ils m'ont sauté dessus pour me faire tomber de mon siège. Vu leur âge et leur condition physique, il m'a suffi d'agiter un peu les bras pour en assommer quelques-uns et calmer l'ardeur missionnaire des autres. Décidément, que j'arrive chez Tony ou chez Jésus, il me fallait à chaque fois jouer des muscles pour marquer mon territoire.

Je me suis installé à nouveau sur ma chaise.

Justin était très, très ennuyé. Il se tordait les mains et ne savait plus que dire.

Quant à Jésus, je lui posais un gros problème. Ses troupes ne m'avaient pas vaincu ; comment pouvait-il à présent défendre son royaume contre le danger manifeste que je représentais ?

Il est parvenu à rester impassible.

– Malheureux celui qui n'a pas compris combien la force de l'Esprit-Saint est supérieure à celle du glaive. Au jour du Jugement, il sera jeté à jamais dans les flammes de l'enfer. Mais tant que je serai parmi vous, je lui donnerai une chance de racheter ses péchés. Il lui suffira de se décider à croire en moi. Et pour cela, je vais lui montrer combien lui qui s'imagine si fort, il est en fait très faible puisque je peux, d'une simple imposition des mains, vous guérir des maux qu'il vous a causés.

Jésus s'est adressé à l'un des patients que j'avais cognés et qui reprenait peu à peu ses esprits.

– Toi, Barnabé, dis-moi si cet homme (Jésus tendait la main vers moi) t'a frappé ?

– Oui, Jésus.

– Tu as mal et tu peines à te remettre debout, n'est-ce pas ?

– Oui, Jésus.

– Eh bien moi je te le dis, si tu crois en moi, Barnabé, lève-toi et marche.

Deuxième miracle ! Barnabé s'est levé et s'est mis à marcher – lentement, le dos voûté, en grimaçant et en boitant, mais il marchait.

Applaudissements de la foule.

– Surtout, Barnabé, a prévenu Jésus, ne dis à personne ce qui vient de s'accomplir.

Et Barnabé s'est rendu aussitôt aux quatre coins de la salle de jour pour raconter à d'autres groupes de malades, sous le sceau du secret, le prodige dont il venait de bénéficier.

Jésus s'est adressé à un second patient allongé à ses pieds, qui avait reçu mon poing dans la figure et dont une paupière sanguinolente pendait piteusement.

– Toi, Anselme, tu ne vois plus, n'est-ce pas ?

– C'est vrai, Jésus.

– Tu aimerais que je te rende la vue ?

– Oui, Seigneur.

– Viens près de moi.

Anselme s'est agenouillé aux pieds de Jésus qui lui a posé sa main à plat sur le visage.

– Anselme, crois-tu en la toute-puissance de Dieu ?

– Oui, Seigneur.

– Crois-tu que je suis le fils du Père et que je peux tout ce qu'Il peut ?

– Oui, Seigneur.

– Anselme, es-tu prêt à m'obéir en toute chose ?

– Oui, Seigneur.

– Alors voici ce que je t'ordonne, Anselme : ouvre les yeux et vois.

Jésus a ôté sa main du visage d'Anselme qui a fait un effort surhumain pour entrouvrir sa paupière en s'écriant :

– Seigneur, je te vois !

Ce n'était d'ailleurs pas faux puisque l'autre œil était intact.

– Seigneur, tu m'as guéri.

– Va, Anselme, et surtout ne parle à personne du miracle que je viens de réaliser pour toi.

Anselme s'est précipité à son tour vers d'autres malades pour les assurer qu'il voyait parfaitement grâce à Jésus.

Nouvelle acclamation de la foule. Jésus s'est tourné vers moi et m'a contemplé d'un air goguenard. Je sentais qu'il avait repris confiance en lui et qu'il jubilait.

Justin était à côté de moi et applaudissait les miracles divins.

– Avouez monsieur Louis qu'il est fort ce Jésus hein c'est quelqu'un je vous assure avec qui vous avez intérêt à vous mettre bien si vous voulez vivre tranquillement ici parce que c'est lui qui dirige tout dans ce quartier et les gardiens c'est comme les légionnaires romains ils se moquent pas mal de savoir qui fait la loi chez nous du moment que le quartier reste calme.

J'allais lui répondre quand l'un des patients prosternés autour de Jésus s'est écrié :

– Et moi, Jésus, tu me rends la vue à moi aussi ?

Il plissait à fond les paupières comme un enfant qui joue à cache-cache.

– Oui, je te rends la vue. Ouvre les yeux et vois.

L'aveugle a ouvert les paupières et s'est écrié :

– Je vois ! Je vois ! Loué soit le Seigneur !

Gros succès populaire dans la foule conquise.

Un autre patient s'est approché de Jésus en se traînant sur le sol.

– Jésus, je suis paralysé. Aide-moi à marcher.

– Je te le dis : lève-toi et va, car tu es guéri.

Le paralytique s'est aussitôt levé et s'est mis à sauter sur place.

Hurlements de bonheur dans tout le public.

Un troisième malade est venu à son tour vers Jésus. Il en tirait un autre par la manche.

– Jésus, mon ami est muet. Mais dis seulement une parole et lui retrouvera la sienne.

Jésus a tendu la main.

– Esprit muet, je te l'ordonne, sors de lui et n'y rentre plus.

Et le muet a parlé :

– Seigneur, tu m'as rendu la voix, je parle !

Tonnerre d'applaudissements. Roulements de pieds. Un triomphe. Les spectateurs criaient : « Bis ! Encore ! Un autre ! »

– Cela suffit pour aujourd'hui, a ordonné Jésus. Allez, vaquez à vos tâches quotidiennes, n'oubliez pas de prier Dieu et de lui rendre grâce de ses bienfaits, et surtout ne parlez à personne des prodiges admirables auxquels vous venez d'assister.

La foule s'est levée et a commencé à se disperser par petits groupes qui commentaient les nouveaux miracles du jour.

Jésus s'est levé à son tour et s'est dirigé vers moi.

– Alors, jeune Louis, es-tu convaincu de mon pouvoir ?

J'ai trouvé plus approprié, avant de lui répondre, de quitter moi aussi mon siège. Je mesurais une demi-tête de plus que Jésus.

– Oui, Jésus, je suis convaincu que tu as dans ce quartier un très grand pouvoir.

Jésus et Justin ont paru satisfaits de ma réponse.

32

Louis (suite) : « Ad majorem Dei gloriam »

Pendant un mois, chaque journée m'a paru horriblement longue. Je passais une large partie de mon temps à tourner en rond dans la salle de jour, prolonger mes repas au réfectoire ou me promener sans but au rez-de-chaussée.

J'essayais de discuter avec les autres internés. Vous vous doutez de la teneur des conversations dans un service de débiles et de séniles.

Heureusement, il y avait Justin. Il m'emmenait souvent avec lui dans la cour d'honneur, il me montrait ses plantations, m'expliquait les semis, la taille, les boutures. Il était passionné par sa tâche.

Le soir, je savourais ma chance d'être son voisin de dortoir. Nous discutions longuement à voix basse. De lui, de sa famille, de sa vie avant l'asile. Je ne parlais jamais de moi et j'appréciais sa discrétion – « vous êtes jeune monsieur Louis et vous avez déjà beaucoup souffert alors je ne veux pas vous faire souffrir davantage en vous posant des questions mais surtout n'imaginez pas que c'est par désintérêt si un jour cela peut vous faire du bien de vous épancher n'hésitez pas mais jusque-là je ne me permettrai jamais de vous interroger sur votre vie ou vos parents ».

Peut-être parce qu'il avait presque un demi-siècle de plus que moi, il me parlait, même en m'appelant « monsieur Louis », comme un grand-père à son petit-fils. Il me prodiguait de nombreux conseils. Par exemple sur les relations à entretenir avec les gardiens et les autres malades – en particulier avec le patron du quartier, Jésus.

Jésus accomplissait avec une régularité indéfectible ses deux ou trois miracles quotidiens pour entretenir la foi de ses croyants. Ses proches les plus valides, ceux qui étaient employés à plein temps par l'administration de l'hôpital, le faisaient profiter des avantages de leurs fonctions pour l'aider à étendre son emprise sur le quartier. Un cuisinier revenait chaque soir avec des restes que Jésus redistribuait aux fidèles de son choix. Un manutentionnaire de la buanderie nettoyait les vêtements de Jésus et de ses disciples pour que leur garde-robe soit plus propre que celle des autres patients, plus fréquemment renouvelée, plus confortable et digne de leur niveau hiérarchique dans l'église apostolique chrétienne du quartier des séniles et des débiles de l'asile d'aliénés de Murmont.

Justin continuait à me recommander de fraterniser avec Jésus. J'ai suivi ses conseils car je pressentais que Jésus pourrait m'aider à m'évader un jour de cet asile.

M'évader comment, ça, je l'ignorais. Parfois, je contemplais depuis la cour d'honneur les deux cyprès postés au loin sur leur mamelon. Je m'imaginais assis à leur pied, enfin libre après mon évasion, en train de regarder l'asile avant de m'enfuir vers un avenir radieux…

… Alfred dissipait alors mon rêve en pénétrant dans la cour avec son fourgon et ses gendarmes pour assurer une nouvelle arrivée ou un transfert. Je me tenais toujours loin de lui. Les regards qu'il jetait vers moi me suffisaient pour comprendre que sa haine à mon encontre n'avait pas faibli.

Jésus ne me fournirait certes pas LA solution pour échapper à Alfred, mais grâce à l'écoute et à la sympathie dont il bénéficiait chez les malades et les gardiens, il me serait peut-être utile pour préparer au mieux mon évasion. J'assistais donc régulièrement à ses miracles et à ses prêches, à la fois pour tuer le temps et pour lui manifester ma considération. Parfois même j'arrivais à m'entretenir avec lui seul à seul, ou en l'unique présence de Justin – les autres malades se tenaient alors à distance, avec déférence, pour ne pas troubler notre conversation.

Au bout de trois semaines mon intimité avec Jésus était telle que j'ai commencé à lui poser des questions personnelles.

– Seigneur, je pense que Jésus est le nom que tu as adopté pour signifier aux hommes que tu es le nouveau Messie. Mais puis-je te demander quel prénom tes parents t'avaient attribué à ta naissance ?

– Bien sûr, jeune Louis. Car ta question me permet de te guérir de ton erreur : Jésus est bien mon prénom, celui que mes parents, mus par la grâce divine, ont choisi pour moi.

– Vraiment, Seigneur ? Ton père s'est rendu à la mairie, il a vu l'employé de l'état civil et lui a dit : « notez, mon brave, que je viens d'avoir un fils et que ce fils est Jésus » ?

– C'est ainsi qu'il fut fait, oui, jeune Louis. Mon père – nous parlons bien sûr de mon père terrestre, le mari de ma mère, et non de mon vrai Père qui est au Ciel – est né en terre d'Espagne. En ce pays d'au-delà des montagnes où régnèrent longtemps les Rois catholiques et leurs pieux descendants, Jésus est un prénom très répandu.

– Et quel était, Seigneur, le nom de famille de tes parents – donc le tien, celui qui t'a été attribué à ton tour par les sbires à la solde du roi d'Espagne ?

– Pas ceux du roi d'Espagne : je suis né en terre de France où mes parents avaient fui avant ma naissance pour me soustraire au massacre des Saints Innocents. Ce massacre était dû à la famine, jeune Louis. La famine qui sévissait en Espagne et tuait sans pitié les êtres les plus faibles, donc les vieillards, les malades et les nouveau-nés. Mon père a mis ma mère sur un âne, ils ont traversé les

Pyrénées et j'ai vu le jour ici, en France, dans une grange.

– Sous quel nom, Seigneur ?

– Mon père m'a donné son nom, celui de son père, celui de ses ancêtres : Cristo.

– Jésus Cristo ! Doux Jésus, ne serais-tu pas en train d'abuser de ma crédulité ?

– Jeune Louis, mes jours sur terre sont comptés et j'ai encore beaucoup à accomplir pour sauver les hommes de leurs péchés. Je n'ai donc pas un instant à perdre en plaisanteries futiles. As-tu lu les Évangiles ?

– Bien sûr, Seigneur.

– Où as-tu vu chez Matthieu, Marc, Luc ou Jean, qu'il me soit arrivé une seule fois, lors de mon premier passage sur Terre, de plaisanter, d'être drôle, de faire de l'humour, hein ? Tu crois que c'est mon genre, dis ? Tu me prends pour un comique ? Pour un clown ?

Jésus était vraiment très en colère. Je me suis efforcé de le calmer.

– Pardon, Seigneur, si je t'ai offensé.

– C'est bon, sois pardonné. Et sache que Cristo est un nom aussi répandu en terre d'Espagne que le prénom Jésus.

– Ne me dis pas, Seigneur, que par un effet de la Providence ta mère se prénommait Marie et ton père Joseph ?

– Je sens un doute persister en toi. Et pourtant le prénom de ma mère était bien Maria. Mon père, c'était Felipe.

– Felipe ?!

– Philippe, oui, c'est ainsi que ses parents en ont décidé par obscurantisme, ignorants de la descendance qui serait la leur.

Je lui ai demandé un jour comment lui, Jésus, s'était retrouvé dans cet asile.

– À cause du curé de mon village. Je lui faisais concurrence. Beaucoup de gens m'écoutaient, il a prétendu que j'étais un chef de secte. Il en a parlé au maire, lequel bouffait de la calotte et m'a dit que ça lui suffisait d'avoir un curé dans sa commune et qu'il ne voulait pas supporter en plus Jésus et ses disciples. Il m'a demandé de cesser mes activités, ce que j'ai bien sûr refusé.

– Que s'est-il passé ensuite ?

– Ma mère était très croyante. Le curé lui a parlé. Mon père était socialiste. Le maire lui a parlé. Mon père et ma mère m'ont parlé à leur tour. Je leur ai répondu que nul homme, nulle femme, fussent-ils mes parents terrestres, ne peut me demander d'arrêter de sauver l'humanité. Ma mère a pleuré, mon père s'est arraché les cheveux et m'a traité de tous les noms, mais je savais qu'ainsi devait commencer mon chemin de croix, celui qui me conduira au supplice final.

– Quel supplice ?

– Voyons, jeune Louis, Jésus doit mourir à trente-trois ans, tu le sais bien. J'en ai vingt-huit. Je mourrai donc en 1942. C'est écrit. Pourquoi portes-tu tant d'intérêt à mon histoire ?

– Si tu dois mourir dans peu d'années, il faut bien, doux et grand Jésus, que quelqu'un répande ensuite ta parole, dise qui tu étais, combien tu as souffert, et diffuse ainsi après toi la lumière de ta sagesse divine.

– Tu pourrais faire cela, jeune Louis ?

– J'ai suivi des études de comptabilité, certes, mais je possède aussi quelques humanités. Ma mère était très pratiquante et nous a éduqués, ma sœur et moi, dans la crainte de Dieu et l'amour des Saintes Écritures.

– Vraiment, jeune Louis ?

– « *Ad majorem Dei gloriam* » : « À la plus grande gloire de Dieu », telle est ma devise. Et si, le jour de mon arrivée, je ne me suis pas prosterné sur-le-champ devant toi, c'est parce que je voulais m'assurer de ta toute-puissance et vérifier que tu n'étais pas un usurpateur.

Jésus m'a regardé longuement. Puis, avec une lenteur étudiée, il a levé la main droite et l'a posée sur ma tête en déclarant sur un ton solennel :

– Jeune Louis, je te le dis aujourd'hui devant Justin le jardinier qui pourra en témoigner quand je serai retourné auprès de mon Père, je te nomme mon évangéliste officiel.

Justin, qui avait assisté jusque-là sans un mot à mon entretien avec Jésus, s'est écrié :

– Oh monsieur Louis je suis vraiment très heureux c'est merveilleux Seigneur vous ne pouviez pas faire meilleur choix.

– Je vais parler de toi aux gardiens, jeune Louis, a dit Jésus. Tu peux m'être précieux. Il faut que l'on te trouve un poste dans l'administration de cet asile.

– Seigneur je sais que le directeur cherche justement un comptable parce que jusqu'à présent il confiait la comptabilité à quelqu'un à l'extérieur mais ce quelqu'un ne lui convient plus il voudrait en changer et pourquoi M. Louis n'aurait pas la place lui qui établissait les comptes de l'entreprise où il travaillait.

– Excellent, Justin le jardinier. Tu es toujours aussi cher à mon cœur.

– Merci Seigneur.

– Il faut que le Dr Bronstein soit informé de tout ceci. Que le jeune Louis ait suivi une formation de comptabilité, le docteur le sait forcément. Mais il ignore peut-être que le directeur cherche un comptable. Justin le jardinier, va voir le Dr Bronstein et porte-lui la bonne parole.

– Oui Seigneur.

Jésus m'a regardé avec un sourire bienveillant.

– Jeune Louis, nous accomplirons de grandes choses, toi et moi.

Allons bon : Jésus me tenait le même discours que Tony.

33

Louis (suite) : Mme Dumont

C'est ainsi qu'en avril 1937, grâce aux informations de Justin, à la protection de Jésus et à l'intercession du Dr Bronstein auprès du directeur, j'ai été chargé, deux mois seulement après mon transfert de la prison, de la comptabilité de l'asile d'aliénés de Murmont.

Le premier jour, je me suis rendu dans un petit bureau au rez-de-chaussée de la direction. J'ai été reçu par une femme de grande taille, élégante, d'une quarantaine d'années, vêtue d'une tenue d'infirmière très bien coupée qui moulait à ravir ses formes avantageuses.

– Bonjour. Je m'appelle Mme Dumont. Je dirige les infirmières – ou les gardiennes, comme vous voudrez – de la division des femmes et je suis l'assistante du directeur de cet établissement. C'est évidemment à ce titre que je vous reçois.

Elle était assise derrière une table de travail et ne m'avait pas invité à prendre un siège. Elle arborait un sourire mondain, distant, glacial.

– C'est donc vous Louis Dantezzi ? Dieu que vous êtes jeune ! Vous paraissez certes davantage que vos dix-sept ans mais tout de même, je trouve cocasse de songer à confier la comptabilité générale d'un établissement aussi important que le nôtre à un adolescent. C'est à l'aune de telles excentricités que l'on juge l'individu – je parle bien sûr du Dr Bronstein – qui a suggéré une idée aussi saugrenue à M. le directeur.

– Ne peut-on imaginer, madame, que M. le directeur et le Dr Bronstein aient pris en considération les disciplines que j'ai étudiées et l'expérience professionnelle que j'ai ensuite acquise ?

Son sourire est devenu encore plus réfrigérant, presque méprisant.

– Voyez le ton qu'il emploie pour me parler ! Vous travailliez dans une conserverie, je crois ? Vous faisiez quoi ? Du cassoulet, de la saucisse ?

– Des tableaux, madame. Des comptes d'exploitation. Des bilans. Des rapprochements bancaires. Des recours pour impayés. J'assurais aussi les relations avec les fournisseurs et les principaux distributeurs. Et j'effectuais des contrôles de qualité.

– Bigre ! Je suis impressionnée !

Elle a porté la main à sa coiffe pour se donner une contenance. Puis elle a cessé de sourire et d'un geste sec du bras elle a refermé le dossier devant elle.

– De toute façon, nous constaterons très vite vos limites.

Elle a quitté sa chaise, me l'a montrée de la main.

– Cette place est la vôtre – pour l'instant. Vous n'aurez aucune formation. Personne ne pourrait d'ailleurs vous en fournir, puisque la comptabilité n'a jamais été tenue ici. C'est un comptable extérieur qui s'en occupait. M. le directeur a jugé préférable de rapatrier les comptes près de son bureau – vous savez qu'il est juste au-dessus, son bureau, et que M. le directeur vous aura à l'œil. Il n'avait personne à qui confier cette tâche dans l'immédiat, le Dr Bronstein lui a parlé de vous, M. le directeur vous a donné votre chance. Le Dr Bronstein ! Comme s'il entendait quelque chose à la gestion comptable ! Déjà qu'en ce qui concerne ses connaissances médicales il y aurait beaucoup à dire, alors s'il se mêle de comptabilité, où allons-nous !

Elle s'était rapprochée de moi pour rejoindre la porte. Nous étions à moins d'un mètre l'un de l'autre. Debout, elle paraissait encore plus grande, plus élégante. Je n'ai pu m'empêcher de songer que malgré notre différence d'âge nous aurions pu former un beau couple.

Elle a levé ses yeux vers mon visage, elle les a baissés lentement sur tout mon corps et les a relevés en se rapprochant encore un peu plus.

– Il paraît, Louis Dantezzi, que vous avez commis des actes abominables ? Un viol, des meurtres…

– Les avis des observateurs extérieurs sont très partagés.

– Oui, je sais, le Dr Bronstein prétend que vous n'êtes pas coupable. Ce bon, brave Dr Bronstein.

– Il n'est pas le seul. Plusieurs personnes ont témoigné en ma faveur.

– Elles n'étaient pas dans la cabane !

– Vous non plus.

Ma réponse l'a surprise. Pendant plus d'une seconde, ses lèvres entrouvertes ont formé un rond dont aucun mot n'est sorti. Puis elle s'est reprise et m'a montré d'un geste vague les meubles à coulisse derrière le bureau.

– Oui. Bon. Vous trouverez là-dedans tout ce que l'ancien comptable a bien voulu nous rendre. Débrouillez-vous.

34

Louis (suite) : Mon premier travail à l'asile

Je me suis attelé à ma nouvelle tâche avec un immense bonheur. Je retrouvais mes chers tableaux de chiffres, ma bonne comptabilité en partie double, mes douces et longues heures passées à pointer, comparer, chercher, additionner, reporter, vérifier, contrôler. La vie entière de l'asile défilait sous mes yeux au travers de tous ces chiffres.

J'étais seul dans mon bureau, souverain en mon royaume, et tout y était rangé. Quand je le quittais en fin d'après-midi, aucune feuille ne se trouvait sur ma table de travail : tous les dossiers étaient parfaitement classés dans les armoires à coulisse. Le comptable précédent les avait certes traités avec un professionnalisme consciencieux et je n'avais eu aucune difficulté à prendre son relais, mais au bout de deux semaines j'avais amélioré son classement, ses référencements, son système de cotes.

J'arrivais chaque matin avec une joie mêlée d'excitation. Je songeais à une gravure de mon livre d'histoire d'école primaire, qui montrait Colbert s'installant à sa table de travail en se frottant les mains. Croyez-moi : j'étais Colbert ! Heureux du travail qui m'attendait, des dossiers que j'allais devoir traiter.

Mon petit déjeuner avalé, je me précipitais vers le pavillon de la direction, je franchissais en deux enjambées les huit marches du large escalier d'honneur, je pénétrais dans mon bureau, je m'asseyais et j'ouvrais avec jubilation les nouveaux dossiers que quelqu'un – qui ? Je l'ignorais – avait déposés sur ma table de travail avant mon arrivée. J'entamais ensuite avec bonheur mon rituel matinal : j'ouvrais mon plumier de bois, j'en sortais un porte-plume en métal auquel je fixais une plume Sergent-Major neuve, je levais le chapeau de mes encriers et je choisissais la couleur appropriée à la tâche que j'allais entamer – noire pour les barres horizontales ou verticales des tableaux, violette pour les colonnes de chiffres, bleue pour celles des intitulés, verte pour les courriers, rouge pour les annotations que j'inscrivais en marge de mes travaux transmis à la direction.

Ces annotations et ces transmissions au directeur, c'était une initiative que j'avais prise seul. En dehors de mon bref entretien avec Mme Dumont, personne ne m'avait expliqué ce que l'on attendait de moi. Je devais gérer la comptabilité, d'accord, mais selon quel calendrier, quel cahier des charges, et à qui devais-je rendre compte ? Je n'avais reçu aucune directive. Je régentais donc mon service comme bon me semblait et j'avais décidé de confier le résultat de mes travaux directement au grand patron de l'asile – que je n'avais jamais vu.

Quinze jours après ma prise de fonction, j'ai demandé à un patient de mon quartier, affecté avec d'autres au ménage du premier étage, de déposer sur le bureau du directeur une pile de dossiers que j'avais traités et annotés.

J'espérais recevoir ces dossiers en retour avec des remarques écrites du directeur. Ou une visite de Mme Dumont qui me transmettrait ses commentaires.

Pendant une semaine, rien ne s'est passé.

J'ai continué à faire porter d'autres documents.

Toujours rien.

Un matin, ma porte s'est ouverte violemment sur un homme petit, rondouillard, affublé d'un visage sanguin, de grosses lunettes de myope, d'une barbichette et de longues moustaches cirées à la Napoléon III, d'une large cravate bouffante et d'un costume croisé de couleur sombre, trop serré, qui le boudinait.

– Bonjour, mon ami. Vous savez que je suis le directeur, bien sûr ? Pas mal, vos travaux. Intéressants. Continuez.

Et il est ressorti.

Là, j'ai eu un instant de doute. Les propos du directeur se voulaient certes encourageants mais comment aurais-je pu poursuivre la gestion de la comptabilité de l'asile sans le moindre contact avec d'autres responsables administratifs ?

Et tout à coup j'ai compris. Cette comptabilité dont on me laissait la responsabilité – moi, déclaré malade mental par un juge et qui ne pourrais donc jamais encourir la moindre sanction pénale pour faux en écritures – était truquée. Ou tronquée. En tout cas certainement pas « sincère et véritable » comme elle aurait dû l'être selon les principes que l'on m'avait enseignés. Ce qui expliquait pourquoi un problème était apparu entre l'ancien comptable et le directeur.

J'ai reposé mon porte-plume. Et je suis sorti, décidé à m'intéresser de plus près à la vie réelle de l'asile et non à celle que j'avais cru découvrir pendant près d'un mois au travers des chiffres que je trouvais chaque matin dans mon bureau, posés avant mon arrivée par un messager anonyme et mystérieux que je ne voyais jamais.

35

Louis (suite) : Le domaine

En quelques jours, j'ai beaucoup appris.

J'ai découvert le potager, les champs, les vergers, les prairies.

Le potager se trouvait juste derrière le pavillon de la direction, seulement séparé de lui par une large allée de gravier, et s'étendait sur plus de quatre hectares. On y trouvait toutes sortes de légumes : pommes de terre, salades, potirons, carottes, poireaux, choux, plants de haricots, de tomates ou de pois. Il m'a suffi de quelques minutes pour évaluer sa production annuelle, considérable et largement excédentaire pour les besoins de l'asile, et m'étonner d'avoir vu passer dans les factures qui m'avaient été transmises des achats très importants de produits similaires à des revendeurs de la région.

Le reste du domaine occupait près de quatre-vingts hectares d'un seul tenant, clôturés par un mur de pierres sèches de plusieurs kilomètres de long. La moitié de la surface était consacrée aux cultures de céréales pour le pain, le foin des animaux et les paillasses des internés. Une dizaines d'hectares étaient occupés par des vergers – pommiers, pêchers, abricotiers, cerisiers, amandiers. Les trente hectares restants comprenaient des prés où paissaient plus de cinquante vaches laitières et des bœufs de labour, une immense basse-cour où caquetaient, glougloutaient et cancanaient des milliers de poules, de dindons et de canards, un élevage de plusieurs centaines de lapins et divers hangars où étaient entreposés le matériel agricole, le foin et les pyramides de fumier provenant des déchets des bovins et des paillasses souillées par les malades.

J'en vins à me demander si le directeur de l'asile était médecin, ingénieur agronome ou vétérinaire.

Et je m'interrogeai aussi sur les achats de lait et de fromages dont j'avais enregistré les factures alors que la cinquantaine de vaches laitières qui ruminaient sous mes yeux permettaient amplement d'assurer à longueur d'année la production quotidienne des boissons lactées et des laitages nécessaires à la consommation des patients et du personnel soignant.

Mes longues sorties dans les champs ne m'empêchaient nullement d'accomplir mon travail de comptable avec une rigueur totale et sans jamais le moindre retard. De temps à autre, je continuais à faire déposer des tableaux ou des rapports sur le bureau du directeur. Je les retrouvais le lendemain sur le mien sans aucune mention de sa main, aucune note, rien – rien qui pourrait un jour le compromettre.

Trois mois après ma prise de fonction, alors que l'été venait de s'installer, que le mercure montait vertigineusement dans les thermomètres et que tous les êtres vivants – humains, plantes ou animaux – se gonflaient soudain d'une sève fiévreuse et bouillonnante qui faisait exploser les bourgeons, les épis et les corps, j'ai demandé par écrit une audience au directeur, sous le motif de lui communiquer des informations capitales et troublantes sur des dysfonctionnements que j'avais constatés dans la gestion générale de l'asile. J'ajoutais que ces dysfonctionnements étaient suffisamment graves pour faire l'objet de la part des contrôleurs de la préfecture, si ces affaires étaient portées à leur connaissance, de remontrances et de sanctions susceptibles, me semblait-il, d'entraîner des poursuites disciplinaires à l'encontre de la direction de l'asile, et peut-être jusqu'à la révocation de ses plus hauts membres.

J'ai confié ma demande de rendez-vous à un interné affecté au nettoyage du premier étage, pour qu'il la remette au directeur. Quelques instants plus tard, on a frappé à ma porte. C'était le même esclave, déjà de retour. Il est resté sur le seuil de mon bureau, timide, les épaules basses, humble, craintif comme si j'étais l'un des hauts responsables de l'établissement :

– M. le directeur m'a chargé de vous informer, monsieur, qu'il vous recevra demain matin dans son bureau. À neuf heures précises.

36

Louis (suite) : Sur la sellette

Il fallait, pour se rendre au bureau du directeur, monter d'abord au premier étage par un large escalier en pierre. On accédait alors à un vaste hall relié de part et d'autre à deux interminables couloirs sur lesquels donnaient de nombreuses et hautes portes.

L'une de ces portes ouvrait sur une antichambre assez austère pourvue d'un vieux fauteuil au cuir éventré, d'une table de travail qui croulait sous des amas de paperasses, et de trois armoires en chêne clair qui débordaient de dossiers jaunis dont les sangles avaient cédé sous la pression des archives accumulées en trop grand nombre depuis trop d'années.

Ce n'est qu'après avoir traversé cette antichambre que l'on pénétrait enfin dans le saint des saints : le bureau du directeur. Une pièce immense, fastueuse, chargée de moulures, de dorures et de tapisseries précieuses.

De hautes et lourdes tentures aux reflets moirés encadraient quatre vastes portes-fenêtres dotées de meneaux et de croisillons en bois ouvragé, et de crémones et de poignées en bronze doré. Au travers des vitres, bien au-delà de la pierre blanche et de la rambarde noire en fer forgé du balcon large et filant, on apercevait le spectacle bucolique, paisible, reposant, du potager et des vastes champs sur lesquels s'affairaient au loin des petites choses menues comme des insectes – les patients de l'asile.

En dépit de ces splendeurs et des trésors qui les accompagnaient – cheminée en marbre rouge surmontée d'une horloge en bronze, lustre d'apparat et candélabres en cristal, vases en porcelaine, tapis d'Orient – j'ai d'abord été attiré par le mur du fond. Ou plutôt par ce qui le cachait en entier, du parquet ancien au plafond à caissons : une immense, gigantesque, fabuleuse bibliothèque en acajou, remplie de milliers d'ouvrages reliés ou brochés.

– Eh bien, mon ami, reprenez-vous ! Vous n'avez jamais vu de livre ?

Devant la bibliothèque trônait une très longue table de travail de style Louis XV. Assises derrière la table, dos à la bibliothèque, trois personnes me regardaient : le directeur au centre, à sa droite Mme Dumont, à sa gauche un homme que j'avais entraperçu deux ou trois fois dans les couloirs de la direction et dont j'ignorais la fonction.

– J'étais en admiration devant ce mur de merveilles, monsieur le directeur. Quelle chance pour un amoureux des livres ! Je vous envie de disposer de tant de trésors.

– Mon ami, je suppose que vous n'avez pas sollicité cette audience pour parler bibliophilie. Alors asseyez-vous et dites-nous rapidement ce qui vous amène.

« *Asseyez-vous* »… où ? Il n'y avait aucun siège devant la table. Ni chaise ni fauteuil.

– Bon, alors, vous vous asseyez, oui ?

Les joues naturellement roses et rondes du directeur s'empourpraient et se gonflaient plus encore sous l'effet d'une impatience chargée de colère. Ses longues moustaches cirées semblaient elles-mêmes se redresser. Mais j'avais beau chercher, je ne voyais toujours rien pour m'asseoir.

Mme Dumont a tendu un doigt long et fin prolongé par un ongle rouge et pointu, vers le sol, derrière moi, en m'expliquant d'une voix neutre :

– M. le directeur vous demande de vous mettre sur la sellette.

Je me suis retourné. Au milieu de l'immense tapis persan qui recouvrait le centre de la vaste pièce se trouvait un minuscule siège en bois – quinze centimètres de haut, vingt de large. Je m'en suis approché, j'ai regardé Mme Dumont qui m'a fait « oui » de la tête, et je me suis assis.

Les arêtes du bois pénétraient ma chair au travers de la toile de mon pantalon. Je me serais senti mieux par terre. Je n'ai émis aucun commentaire et j'ai regardé avec curiosité les trois personnes à l'autre bout de la salle, là-bas, ou plutôt là-haut.

– Ainsi, mon ami, a repris le directeur, vous avez des révélations à nous confier sur… comment avez-vous écrit… des « *dysfonctionnements* » ! Vous connaissiez ce mot et vous avez réussi à le placer ! Des « *dysfonctionnements* », donc, que vous avez « *constatés* » – notez bien, chers amis, que M. Dantezzi ne les a pas craints ou supposés, il est sûr de lui, il n'a aucun doute, faites bien attention à ce qu'il va nous dire car ces « *dysfonctionnements* », M. Dantezzi les a, le mot est important, « *constatés* »… Nous vous écoutons, mon ami.

– Eh bien, monsieur le directeur, madame, monsieur, j'ai en effet constaté…

– Pardon, mon ami. Un instant.

Le directeur contemplait d'un air surpris, comme s'il venait à peine de le découvrir, un petit buste africain en bois d'ébène posé devant lui sur la table.

– Il est profondément affligeant de devoir « *constater* » sans cesse que les malades de cet asile ne comprennent rien. Tenez, cette chose, là, ça. J'ai dit et répété au débile – pardon, le mot m'a échappé, mais ils le sont tous, n'est-ce pas – j'ai dit au débile qui nettoie mon bureau – nettoie ! Je suis trop indulgent ! – j'ai dit à ce débile qui a pourtant été sélectionné, oui, sélectionné parmi tous les autres débiles de son quartier des débiles et séniles – vous devez le connaître, monsieur Dantezzi, puisque vous résidez vous-même dans ce quartier, n'est-ce pas ? – j'ai dit et répété à ce débile pourtant CHOISI, SÉLECTIONNÉ parmi tous les autres débiles – mais vous allez voir chers amis que c'est décidément à pleurer, ils sont insauvables et incurables – j'ai dit, j'ai répété à ce débile ami de M. Dantezzi que je ne veux plus, JE NE VEUX PLUS – c'est pourtant facile à comprendre : JE-NE-VEUX-PLUS, comment faut-il le dire pour qu'au moins l'un de ces tarés comprenne, hein ? – JE-NE-VEUX-PLUS de cette chose sur mon bureau.

Il a posé sa main sur la statuette. Il a jeté de son olympe un regard impérial sur moi, moi l'esclave assis loin de lui presque au ras du sol sur ma sellette, et m'a expliqué sur un ton lourd de menaces :

– Tout ce qui me gêne, mon ami, tout ce qui me déplaît, tout ce qui m'importune, je le jette sans le moindre état d'âme.

Il a pris la statuette entre ses doigts, bras tendu, en la tenant à distance telle une immondice, il lui a fait faire un demi-cercle au-dessus de la table comme une grue hélant un conteneur de gravats destinés à la décharge, il l'a amenée au-dessus d'une corbeille à papier mais ne l'a pas lâchée de suite. Il m'a regardé droit dans les yeux pendant quelques secondes. Puis, sans cesser de me regarder, il a ouvert les doigts et laissé chuter la statuette dans la corbeille, un mètre plus bas.

– « *Sic transit gloria mundi* », mon ami. Je vous traduis car bien sûr vous n'entendez rien au latin : « Ainsi passe la gloire du monde. »

– L'Imitation, I, 3, 6.

– Pardon ?

– Les paroles que vous venez de citer, monsieur le directeur, sont tirées de l'Imitation de Jésus-Christ, livre I, chapitre 3, verset 6. Elles étaient adressées naguère au souverain pontife lors de son couronnement afin qu'il n'oublie jamais la fragilité de toute puissance humaine

– ceci étant valable, bien sûr, pour tout être doté sur terre d'un pouvoir quelconque.

Mme Dumont contemplait depuis un moment ses beaux ongles manucurés. Elle les a soudain délaissés pour m'observer avec intérêt. L'homme à la gauche du directeur, maigre, pâle, qui n'avait peut-être pas trente ans mais paraissait plus triste et desséché qu'un vieillard en fin de vie, vêtu d'un costume en drap noir, d'une chemise au col raide et d'une cravate sinistre, une caricature de croque-mort, a baissé les yeux, l'air horriblement gêné, vers le cahier ouvert devant lui sur la table. Le directeur a paru offusqué puis a éclaté d'un rire forcé.

– Notre comptable possède aussi des humanités !

Il a posé sa main droite sur le bras gauche de Mme Dumont qu'il a caressé longuement, comme pour s'apaiser et se rassurer. Elle l'a laissé faire en continuant à me regarder et en arborant un sourire ambigu dont j'étais, je le sentais, le seul destinataire.

Le directeur a donné de sa main gauche plus de volume à sa cravate bouffante, il a réajusté ses lunettes, gratté un instant sa barbiche, levé le menton et m'a craché entre les dents :

– N'oubliez jamais à l'avenir, mon ami, que j'agis avec les gens comme avec les objets : je les jette à l'instant où ils m'ennuient. Vous disiez donc que vous avez « *constaté* »... rappelez-moi ce mot savoureux... des « *dysfonctionnements* », c'est cela... vous les avez « *constatés* »... excellent ! Je me réjouis par avance d'écouter vos propos. Allons, mon ami : au fait ! Et soyez bref, je vous prie.

– Je vais m'y employer, monsieur le directeur. J'ai donc en effet constaté...

– Pardon de vous interrompre à nouveau, mon ami. Je ne suis pas sûr que vous connaissiez toutes les personnes assises à cette table. Moi, bien sûr, vous savez que je suis le directeur de cet établissement. Vous connaissez également Mme Sabine Dumont. Mme Dumont dirige les gardiennes de la division des femmes.

– « Dirige » est un bien grand mot que monsieur le directeur emploie par bienveillance à mon égard. Monsieur le directeur est en fait la seule personne qui dirige dans cet asile. Et qui dirige tout. Tous. Et toutes. Je ne suis que la responsable des gardiennes. Pas leur directrice.

– Chère amie, vous me remplissez de confusion. À mes yeux vous êtes leur vraie patronne, ah mais si, j'insiste, d'ailleurs m'arrive-t-il de prendre une décision les concernant sans vous demander votre avis, hein, allons, avouez...

Il lui tapotait le bras avec une familiarité déjà ancienne. Elle se laissait faire tout en minaudant. Elle a mis sa main droite sur la main du directeur, celle avec laquelle lui-même tenait son bras gauche. Deux adultes complices jouant à des jeux d'enfants.

– Monsieur le directeur, vous abusez de ma faiblesse : vous savez bien qu'avec vous j'avoue toujours tout...

Ils avaient rapproché leurs visages l'un de l'autre. Leurs lèvres se touchaient presque. Ils sont restés ainsi immobiles, étrangers au reste du monde, indifférents à ma présence et à celle du croque-mort assis à gauche du directeur.

Soudain Sabine Dumont a reculé son visage, ôté sa main de celle du directeur, et murmuré à la seule adresse de celui-ci :

– Vous disiez donc à M. Dantezzi...

Le directeur a semblé se rappeler tout à coup ma présence. Il a lâché le bras de Sabine Dumont, s'est éclairci la voix de deux ou trois raclements de gorge pour se donner le temps de retrouver le fil de l'entretien, puis a repris d'un air chagriné :

– Oui, donc, je vous disais, mon ami, que Mme Dumont est responsable des gardiennes de la division des femmes, et j'allais ajouter – car ses fonctions ne s'arrêtent pas là et son silence à ce propos prouve la discrétion qui est la sienne et que j'apprécie ô combien parmi tant d'autres de ses qualités – j'allais donc, disais-je, vous expliquer que Mme Dumont est en outre, pour ne pas dire d'abord et avant tout, ma précieuse conseillère pour tout ce qui concerne l'administration générale de notre entreprise – je voulais dire bien sûr notre asile. Voilà. Bon. Nous vous écoutons, mon ami. Et dépêchez-vous car l'heure tourne. Vous vouliez nous parler... de quoi, déjà ?... ah oui bien sûr, de « *dysfonctionnements* » – je ne me lasse pas de répéter ce terme que vous vous êtes permis d'insérer dans votre demande d'audience, c'est un vrai régal, jamais aucun de vos congénères n'avait eu une telle audace, ou plutôt une telle inconscience, mais bon, mon pauvre ami vous êtes là, alors je vous écoute. Et de grâce, je vous en conjure, soyez concis.

– Bien sûr, monsieur le directeur. J'ai donc trouvé nécessaire et opportun, après avoir constaté...

– Stop !

Il tendait à nouveau sa main vers moi, en un geste toujours aussi impérieux – celui de l'agent de police à un carrefour.

– J'ai omis de vous présenter M. Crochu, tant vous me troublez l'esprit avec votre Imitation de Jésus-Christ et vos « *dysfonctionnements* » – ah ça oui, mon pauvre ami, je suis d'accord avec vous, des dysfonctionnements il y en a beaucoup ici, mais pas ceux que vous croyez, et c'est même pour cela que cet asile existe, c'est pour soigner les dysfonctionnements dont souffrent les cerveaux de tous nos malades, eh oui monsieur Dantezzi, tous nos malades souffrent par définition de dysfonctionnements cérébraux, vous comme les autres, c'est bien pourquoi vous êtes ici enfermé avec eux, dans cet asile d'aliénés, parce que vous souffrez, VOUS, MONSIEUR DANTEZZI, de dysfonctionnements cérébraux mais comme vous n'en êtes pas conscient, ou parce que vous n'acceptez pas de le reconnaître, vous prétendez que ces dysfonctionnements sont chez les autres, tous les autres, y compris ceux qui essaient de vous soigner, et vous vous en prenez à l'administration de cet asile qui vous accueille et vous protège – misérable, misérable petit malade prétentieux et diffamateur !

Cette fois, c'est Mme Dumont qui a posé sa main sur le bras du directeur.

– Je crois, monsieur le directeur, que vous vouliez expliquer à M. Dantezzi que vous aviez omis, à cause de ses interruptions à propos de l'Imitation de Jésus-Christ, de lui présenter M. Crochu.

– Oui, c'est cela, merci, chère amie.

Le directeur a tourné sa main gauche vers le croque-mort.

– M. Ignace Crochu est l'économe de cet asile et mon secrétaire particulier. C'est lui qui occupe l'antichambre de mon bureau que vous avez traversée pour venir ici. Cet asile n'a aucun secret pour lui.

Ah bon ? Depuis mon arrivée quatre mois plus tôt, je n'avais pas vu une seule fois cet individu dans le bâtiment des hommes. Ignace Crochu aurait sans doute été bien en peine de décrire la vie quotidienne dans le quartier des débiles et des séniles – quant à celui des agités et des criminels dangereux, je n'osais pas imaginer son succès s'il y avait mis les pieds dans son accoutrement de clerc de notaire ou d'employé des pompes funèbres.

– M. Crochu, a continué le directeur, est en charge de la préparation du budget prévisionnel, du contrôle des ressources et des dépenses, des relations avec nos autorités de tutelle – registres des entrées et sorties des patients, comptes rendus d'activités à la préfecture, enfin toutes ces paperasses administratives, quoi – ainsi que des relations avec nos fournisseurs, et puis évidemment la gestion du personnel – gardiennes, gardiens, médecins – tant en ce qui concerne le recrutement que les congés, les permanences, absences diverses, paye, etc. etc., enfin vous voyez que M. Ignace Crochu est l'homme à tout faire dans cet asile, il est plus que mon bras droit : celui qui surveille tout, qui voit tout, qui me dit tout.

... et celui, donc, qui déposait sur mon bureau, chaque matin avant mon arrivée, ses chiffres truqués pour que j'établisse ensuite des compte bidons qui échapperaient plus tard, en cas de contrôle, à toute sanction pénale.

– Pour faire simple, mon ami, Mme Dumont est ma conseillère spéciale, celle sans qui je ne décide rien d'important, et M. Crochu est mon autre moi-même.

Le visage blême et maigre d'Ignace Crochu a soudain tourné au pourpre.

– Monsieur le directeur, vous êtes décidément trop bon ! Mais nul autre que vous ne saurait être vous-même ! Je veux dire que nul ne saurait être votre égal. Enfin je veux dire que je n'y songeais même pas. Ce n'est même pas ce que je voulais dire. Ce que je voulais dire c'est que vous êtes un être tellement supérieur, monsieur le directeur, qu'il ne me serait pas possible d'être un autre vous-même. Enfin vous voyez ce que je veux dire.

– Bien sûr, Crochu. Bon, quant à vous, a-t-il ajouté à mon intention, êtes-vous décidé à nous parler enfin de vos « *dysfonctionnements* » ? Pas ceux de votre cerveau, bien sûr, cela nous prendrait trop de temps. Mais ceux que vous avez « *constatés* » – c'est bien cela, « *constatés* ? »... Vous n'avez pas « *constaté* » des mirages dans les champs, non, tant que vous y êtes ? Ou des passages de soucoupes volantes ? Allons, dépêchons, vous nous faites perdre notre temps. Ces « *dysfonctionnements* », c'est quoi ?

– Eh bien monsieur le directeur, au cours des travaux que j'ai effectués depuis déjà trois mois...

– Un instant !

Ben voyons ! Encore son bras tendu vers moi pour me faire taire.

Il s'est tourné vers le croque-mort.

– Monsieur Crochu, pourriez-vous nous rappeler pourquoi M. Dantezzi ici présent, ce M. Dantezzi qui a l'audace de prétendre avoir « *constaté* » des « *dysfonctionnements* » dans la gestion de notre établissement – mais oui, monsieur Crochu, M. Dantezzi me l'a écrit, et vous avez conscience monsieur Crochu que cela vous concerne tout particulièrement puisque vous êtes le maître d'œuvre de la gestion générale de cet asile d'aliénés, ces aliénés qui sont logés chez nous gratuitement, nourris gratuitement, vêtus gratuitement, soignés gratuitement, mais qui ne se privent pas de protester pour dénoncer de pseudo-« *dysfonctionnements* » qu'ils auraient « *constatés* » dans la gestion de l'asile, donc dans VOTRE gestion, mais oui monsieur Crochu c'est ainsi, une telle ingratitude m'afflige autant que vous, pourriez-vous nous rappeler pourquoi M. Dantezzi ici présent – ce monsieur qui non seulement prétend avoir « *constaté* » des « *dysfonctionnements* » mais l'affirme par écrit, je vous assure, tenez, regardez, voici sa lettre – pourriez-vous nous rappeler, disais-je, pourquoi M. Dantezzi a été conduit dans cet asile sur décision d'un juge d'instruction ? Nous vous écoutons, monsieur Crochu.

Le croque-mort a jeté un regard en coin vers moi, rapide, embêté – très embêté.

– Eh bien, monsieur le directeur, comme vous le savez déjà, M. Dantezzi est accusé…

– Accusé ?

– C'est exact, monsieur le directeur.

– Suggérez-vous qu'il est seulement… accusé ? Mais pas forcément coupable de ce dont on l'accuse ?

– Monsieur le directeur, loin de moi une telle outrecuidance, je n'ai aucune compétence en matière de droit, enfin je veux dire de droit pénal, ou criminel, je ne sais plus comment on doit dire, en tout cas moi je pratique le droit civil, le droit administratif, le droit social, le droit des affaires, mais le droit pénal, ça non monsieur le directeur, vous avez mille fois raison de le rappeler et donc de souligner, monsieur le directeur, que lorsque je dis que M. Dantezzi est accusé, je ne prétends pas qu'il pourrait ne pas l'être, ah ça non monsieur le directeur, évidemment monsieur le directeur. Monsieur le directeur.

– C'est bien, Crochu. Continuez.

– Merci, monsieur le directeur. Donc, l'accusé Dantezzi est coupable de viol sur sa sœur qu'il a ensuite assassinée, de même qu'il a assassiné son père et sa mère.

– Vous parlez bien, Crochu, du Dantezzi qui est là devant nous ?

– Absolument, monsieur le directeur.

– Vous dites, Crochu, que l'auteur de cette lettre, l'auteur de cette demande d'audience que je tiens à la main, vous dites que l'olibrius qui a écrit sur ce torchon qu'il aurait « *constaté* » des « *dysfonctionnements* » dans votre gestion, monsieur Crochu, vous dites que ce graphomane diffamateur serait un violeur, un assassin, un parricide ?

– Eh bien, monsieur le directeur…

– OUI ou NON, CROCHU ?

– Oui, monsieur le directeur. Tout à fait, monsieur le directeur.

Le directeur m'a considéré un instant en silence. Deux plis d'un mépris profond et sévère encadraient ses lèvres, de sa moustache rigide jusqu'à sa barbiche. Au bout d'un long moment, il m'a jeté sa sentence sur un ton arrogant et menaçant.

– Louis Dantezzi, votre libido vous joue de tels tours qu'elle vous a poussé à des violences sexuelles sur votre sœur et à des violences meurtrières sur votre famille. Elle vous conduit aujourd'hui à agresser cet asile qui vous accueille avec tant de bienveillance et vous protège si paternellement à la place de vos parents – vos parents que vous avez assassinés et que vous voudriez assassiner une seconde fois à travers nous. Décidément je n'aurais pas dû écouter Bronstein – lui et ses idées humanistes ! – et j'aurais mieux fait de suivre les conseils de votre gardien chef, M. Cloporte, un homme de bon sens, trop ignare pour déraisonner, et qui ne cesse de me répéter que vous êtes dangereux, malfaisant, que vous n'avez pas votre place dans nos services administratifs et que l'on devrait vous enfermer à nouveau dans le quartier des agités et des criminels dangereux d'où Bronstein n'aurait jamais dû vous sortir.

J'ai quitté mon siège et je me suis levé lentement.

Le directeur, le croque-mort et la gardienne chef m'ont regardé avec inquiétude.

– Sur la sellette ! a crié le directeur. Asseyez-vous sur la sellette ou j'appelle les gardiens !

37

Louis (suite) : Les trois formes de libido

Je suis resté debout.

– Louis Dantezzi, a insisté le directeur, si vous ne reprenez pas votre place, j'appelle immédiatement les gardiens !

– Vraiment, monsieur le directeur ? Pour que j'énonce en leur présence les « *dysfonctionnements* » que j'ai « *constatés* » ?

– Cessez avec ces mots, je vous prie ! D'ailleurs les gardiens ne comprendraient rien à vos propos. Ce sont des gens totalement incultes. Vous avez plus de bagage qu'eux. Il ne manquerait plus que cela, que nos gardiens soient intelligents et cultivés ! Ils seraient ingérables ! Un bon gardien est une brute épaisse. Vos explications glisseront sur leur boîte crânienne et si elles y pénètrent, ce sera pour traverser fugacement le vide qui s'y trouve et en ressortir aussitôt.

– Vous en êtes sûr, monsieur le directeur ? Dans ce cas, faites-les venir.

– Cela suffit, Dantezzi. N'ajoutez pas à vos crimes celui de maître chanteur !

À l'autre bout de la salle, près de la porte d'entrée, deux cabriolets d'époque XVIIIe encadraient une console marquetée. Je suis allé en chercher un, je l'ai amené devant la grande table et je me suis assis, jambes croisées, bras confortablement posés sur les accoudoirs, face au directeur.

Le directeur ne savait plus quoi dire. Le croque-mort roulait ses yeux effarés de son patron à moi et de moi à son patron, en un va-et-vient incontrôlable et affolé. Sabine Dumont, elle, s'amusait visiblement de la situation.

– Donc, monsieur le directeur, ai-je demandé, ma libido est d'après vous à l'origine des violences dont on m'a accusé ?

– Euh… oui, certainement…

– Dois-je supposer que lorsque vous évoquez ma libido, monsieur le directeur, vous vous référez aux écrits de ce médecin viennois, le Dr Freud, dont on parle beaucoup dans les revues spécialisées ?

– Ne me dites pas que vous avez lu Freud !

– J'ai lu des articles sur ses recherches.

– Voilà qui est passionnant ! Dites-nous tout : vous n'auriez pas, par hasard, « *constaté* » des « *dysfonctionnements* » chez Freud ?

– C'est plutôt Freud qui a constaté des dysfonctionnements chez ses patients. Ceci étant, je crains que la vision freudienne de la libido soit trop réductrice.

Il s'est esclaffé.

– Je meurs d'impatience d'entendre vos commentaires sur l'œuvre de Freud. Chère amie, cher Crochu, Louis Dantezzi va nous faire bénéficier d'un éclairage nouveau, le sien, sur les théories psychanalytiques. Allez-y, professeur Dantezzi, nous vous écoutons.

– Monsieur le directeur, je n'ai pas la prétention, moi l'adolescent de dix-sept ans, de juger une œuvre immense qui marque un tournant dans l'histoire de la psychologie. Toutefois, lorsque Freud parle de la libido, il n'évoque que l'une des trois acceptions que Thomas d'Aquin attribuait à ce mot dans sa *Somme théologique* sept siècles plus tôt. La *libido dominandi* – le désir de pouvoir. La *libido sciendi* – la volonté de savoir. Et la *libido sentiendi* – la pulsion sexuelle. C'est ce dernier aspect de la libido que Freud a privilégié en s'emparant du mot, même si les deux autres s'en mêlent. Et c'est en ce sens que comparée au thomisme, la théorie freudienne est réductrice, donc limitée.

Sabine Dumont avait oublié ses grands ongles vernis et me regardait avec un intérêt croissant. Ignace Crochu était dépassé par les événements et baissait obstinément la tête sur les pages blanches de son cahier. Quant au directeur, il avait redressé son buste et me scrutait d'un air à la fois surpris et désemparé.

– Tout ceci, Louis Dantezzi, nous le connaissions, bien sûr. Encore que votre explication du thomisme soit à vérifier car enfin, bon, il y aurait beaucoup à dire sur ce point, n'est-ce pas, d'ailleurs je suis sûr que vous le savez, et là n'est pas le problème. En tout cas c'est votre *libido sen…*, la troisième forme, là, enfin votre pulsion sexuelle, faisons simple, qui vous domine, ça vous ne le niez pas.

– Monsieur le directeur, je vous accorde que je ne souffre d'aucun manque organique en la matière, et que lorsque je vois une femme aussi belle que Mme Dumont, je suis, comme tout homme normal, sensible à ses charmes.

Un sourire extatique est apparu sur le visage de Sabine Dumont. Ses yeux brillaient. Ses joues avaient rosi. Elle a penché la tête vers moi en un geste d'une élégance extrême.

– Merci, monsieur Dantezzi.

Le directeur appréciait moins. Il a froncé les sourcils en s'adressant à sa voisine d'un ton sec :

– Chère amie, reprenez-vous, je vous prie ! M. Dantezzi est un malade ! Et vous pourriez être sa mère !

Le sourire de Mme Dumont s'est figé. Elle s'est écartée du directeur et ne m'a plus quitté des yeux. J'ai continué comme si le directeur n'était pas intervenu :

– Ceci étant, même si je suis mû en partie, et c'est heureux, par ma *libido sentiendi*, je ne le suis pas moins par ma *libido sciendi* – ma volonté de savoir. Ce qui explique, monsieur le directeur, ma surprise ravie et mon admiration lorsque j'ai découvert votre bibliothèque en entrant ici tout à l'heure.

– Oui, bon, nous sommes tous très sensibles à votre vaste culture – l'Imitation de Jésus-Christ, la *Somme théologique* de Thomas d'Aquin, les œuvres du Dr Freud – que vous aimez bien étaler, hein, nous ne sommes pas dupes, mais dont nous ne pouvons que vous féliciter, soit, admettons. Ceci ne vous autorise pas pour autant à émettre sur notre établissement des accusations à l'emporte-pièce et aussi graves que la présence de « *dysfonctionnements* » que vous auriez « *constatés* ». Soyez plus clair. Nous sommes entre nous. Qu'avez-vous à reprocher à la gestion de M. Crochu ?

Ignace Crochu a jeté un regard outré sur le directeur.

– Monsieur le directeur, avec l'immense respect que je vous dois, vous savez bien que je ne me permets jamais la moindre initiative et que c'est toujours selon vos ordres précis et sous votre contrôle étroit, monsieur le directeur, que j'agis en toute circonstance.

– Taisez-vous donc, Crochu ! Vous ai-je donné la parole ? J'interroge Louis Dantezzi.

– Pardon, monsieur le directeur.

– Je vous écoute, monsieur Dantezzi.

Le « monsieur Dantezzi » venait de lui échapper. Il s'en est rendu compte trop tard. Il a voulu reprendre ses distances.

– Je dis que je vous écoute, alors que je connais d'avance vos arguments. Ceux de Boulier, j'en suis sûr. Boulier, notre ancien comptable, celui qui s'est donné la peine de naître avec le cabinet de son père et de son grand-père dans son landau, ce morveux qui voulait nous donner des leçons d'orthodoxie comptable et qu'il m'a fallu envoyer paître. Boulier ! Un vrai boulet, en fait ! Ah ah !

Il était très content de son jeu de mots si spirituel. Le croque-mort a éclaté d'un grand rire sonore, à gorge déployée.

– Très bon, monsieur le directeur. Excellent, même. Boulier, un boulet ! Avec votre permission, monsieur le directeur, je la replacerai. C'est vraiment une trouvaille ! Et si juste ! Boulier, un boulet ! Pardonnez ma franchise, monsieur le directeur, mais cela fait longtemps que je n'avais autant ri ! Un boulet ! Boulier ! Il fallait vraiment y penser ! Monsieur le directeur, vous me surprendrez toujours ! Remarquable, monsieur le directeur !

Sabine Dumont avait recommencé à regarder ses ongles en attendant que le temps passe.

Ignace Crochu a sorti de sa poche un grand mouchoir pour s'essuyer les larmes de rire qui coulaient de ses yeux. Puis, dans un effort visiblement surhumain, il est parvenu, en prenant le temps suffisant pour que le directeur se rende compte de la difficulté qu'il avait à retrouver son sérieux après un mot d'esprit aussi admirable, à récupérer son masque austère d'employé modèle.

Sabine Dumont continuait à observer ses ongles et commençait, visage toujours fermé, à éprouver leur dureté en rayant le rebord de la table – la table de travail du directeur.

– Donc, a repris le directeur d'un air très satisfait, Boulier nous avait sorti des sornettes et commençait à prétendre que sa déontologie – « *déontologie* », « *dysfonctionnements* », cette manie des grands mots ! – que sa « *déontologie* », mais oui, lui interdisait d'aller plus avant dans la rédaction des comptes de Crochu.

– Monsieur le directeur…

– Cela suffit, Crochu ! Alors je vous vois venir, Dantezzi. Vous allez nous énoncer les mêmes inepties que Boulier, n'est-ce pas ?

– Lesquelles, monsieur le directeur ?

– Vous me provoquez ? Vous croyez que je n'oserai pas les citer moi-même ? Vous me connaissez mal, Dantezzi. Je n'ai peur de personne. Oui, c'est vrai, nous achetons des alcools fins, des spiritueux, des cigares qui ne sont évidemment pas destinés aux malades. Oui, c'est vrai, nous vendons des produits de nos élevages ou de nos champs et l'argent, du moins une partie, n'aboutit pas directement dans les caisses de l'entreprise, je veux dire bien sûr de l'asile, et transite par des comptes d'œuvres sociales avant de servir, n'en doutez pas, à des fins nécessaires.

Mme Dumont hochait la tête d'un air atterré. Ignace Crochu tentait désespérément d'interrompre son patron.

– Monsieur le directeur…

– Taisez-vous, Crochu. Oui, c'est vrai, nous achetons à des producteurs locaux des denrées alimentaires à des prix supérieurs à ceux que nous avons pratiqués à la vente. Allez-vous prétendre comme Boulier, vous aussi, que ce sont les mêmes denrées et que quelqu'un s'est engraissé au passage ?

– Monsieur le directeur, je vous en prie…

– Crochu, la ferme ! Et vous, Dantezzi, où sont vos preuves, hein ? Vous êtes là, dans votre fauteuil, à me regarder comme un contrôleur de la préfecture, mais profitez-en bien parce que si vous n'avez pas de preuve, vous dormirez ce soir au deuxième étage de la division des hommes. Enfin, des hommes… si l'on peut parler ainsi à propos de Tony et de ses folles – qu'en pensez-vous, Louis Dantezzi, vous qui les avez pratiqués, hein ?

J'ai attendu que l'orage passe. Les jambes toujours croisées, les bras toujours relâchés sur les accoudoirs de mon fauteuil, j'ai arboré mon sourire le plus innocent et j'ai répondu en parlant lentement, calmement.

– Monsieur le directeur, je me suis à l'évidence mal fait comprendre lorsque je vous ai demandé par écrit cette audience que je vous remercie de m'avoir accordée. En aucun cas il n'était dans mes intentions de porter tort à qui que ce soit – certainement pas à M. Crochu et bien sûr encore moins à vous. Et je ne m'autorise pas à émettre le moindre jugement sur l'orthodoxie juridique des flux d'entrée et de sortie de notre asile, que cela concerne les denrées alimentaires dont vous avez parlé, ou les vêtements du personnel et des patients, les produits pharmaceutiques ou de nettoyage, et tous autres articles que vous n'avez pas cités mais auxquels vous songiez bien sûr également.

– Pourquoi cet entretien, alors ?

– Monsieur le directeur, je répète qu'un quiproquo est né entre nous à cause d'une formulation sans doute malheureuse de ma demande de rendez-vous. Je vais vous surprendre : j'estime cet asile très bien géré et je ne peux que vous féliciter tous les trois, vous monsieur le directeur qui assumez avec brio une tâche aussi difficile que la conduite d'un établissement de mille cinq cents aliénés des deux sexes, vous madame Dumont qui apportez la précieuse richesse de votre intuition féminine à M. le directeur, et vous monsieur Crochu qui faites preuve d'une telle compétence et d'une telle conscience professionnelle.

Crochu a hoché la tête pour me remercier. Le directeur a lissé les pointes de sa moustache et de sa barbichette avant de refaire gonfler sa cravate. Sabine Dumont souriait d'un air narquois.

– Toutefois, monsieur le directeur, nous savons tous que la perfection n'est pas de ce monde. Dieu lui-même a mis une semaine, disent les Écritures, pour le fabriquer, ce monde où nous vivons, et au bout d'une semaine – c'est pourtant beaucoup, pour Dieu – Dieu s'est rendu compte que son œuvre était inachevée et le resterait à jamais. Je ne vexerai donc personne ici, monsieur le directeur, si je suggère que peut-être – peut-être ! – la gestion de notre entreprise – voilà que j'emploie vos mots, monsieur le directeur, mais c'est vous qui avez raison, cet asile est certes un établissement de service public dont le budget n'obéit pas forcément aux mêmes contraintes qu'une structure privée, mais c'est tout de même une véritable entreprise, et de grande taille, et d'une administration complexe – donc, disais-je, peut-être la gestion de notre entreprise pourrait-elle bénéficier d'améliorations simples, peu ou pas onéreuses, dont les répercussions sur la vie et les finances de notre établissement seraient positives et appréciées.

Mes trois interlocuteurs me regardaient avec étonnement. Même Sabine Dumont.

– Pouvez-vous nous donner des exemples, monsieur Dantezzi ? a demandé le directeur.

38

Louis (suite) : « Un café, monsieur Dantezzi ? »

Cette fois, le directeur ne m'avait pas appelé « monsieur Dantezzi » par inadvertance mais volontairement.

– Les propositions que je souhaitais vous soumettre, monsieur le directeur, ressortissent à quatre domaines : la gestion du personnel, la gestion des stocks, la gestion des flux, la création d'une nouvelle unité de production. Je commencerai par la gestion du personnel.

Sabine Dumont était bluffée, Ignace Crochu choqué, le directeur intéressé.

– Une utilisation plus appropriée des compétences des employés de cet établissement – je parle uniquement de celles des malades car je ne saurais m'immiscer dans la gestion des autres catégories du personnel de notre groupe tels que médecins, gardiens ou infirmières – favoriserait l'obtention d'une optimisation plus aboutie de nos rendements. Ma fréquentation quotidienne des internés du premier étage m'a permis d'en observer un certain nombre dont les déficiences personnelles, dûment exploitées, contribueraient de manière notable au développement du chiffre d'affaires et des bénéfices de notre entreprise.

– Soyez plus précis, je vous prie.

– Certainement. Deux exemples : la vaisselle, les champs. Dans chaque cas, on utilise n'importe quel type de patient en limitant les critères de tri à l'origine sociale : les paysans aux champs, les autres à la vaisselle. Résultat, on trouve des obsessionnels dans le potager et des mélancoliques à la vaisselle.

– Et alors ?

– Le rendement est catastrophique et le service désastreux. Le mélancolique ne s'obstinera pas à nettoyer comme il convient les casseroles et les bassines ; l'obsessionnel passera au contraire des heures à traquer la moindre mauvaise herbe. Dans un cas le travail est mal fait, dans l'autre il prend trop de temps. Mettons les obsessionnels à la vaisselle. Et même pourquoi pas, monsieur le directeur, chez vous : vous vous plaigniez tout à l'heure du ménage, eh bien prenez un obsessionnel pour l'argenterie, pour votre lessive ou pour nettoyer votre bureau, vous serez ravi du résultat.

– Vraiment ?

– Je vous le garantis. Les mélancoliques, les imbéciles, les faibles d'esprit, les gâteux, faites-en des ouvriers agricoles. Même s'ils viennent de la ville, ils conviendront totalement.

– Les hommes, d'accord. Mais les femmes ? – car notre asile, monsieur Dantezzi, a non seulement pour mission de garder ses patients et ses patientes, mais aussi de les empêcher de se reproduire. Et si nous affectons aux mêmes tâches des crétins des deux sexes, ils auront vite fait de croître et se multiplier.

– C'est évident. J'approuve que seules les femmes soient affectées à l'entretien du linge. Mais on leur attribue les tâches au hasard, alors qu'une sélection rapide permettrait d'accélérer les cadences sans qu'aucune des intéressées ne s'en plaigne.

– Une sélection selon quels critères ?

– Très simples. Le linge doit être lavé, transporté, étendu, transporté à nouveau, trié, plié. Au lavoir, ne mettons que des patientes atteintes de délire bruyant. Réservons l'étendage aux mélancoliques. Confinons les plus robustes des idiotes au transport du linge. Et laissons le triage et le pliage aux monomanes tranquilles – elles y seront parfaites.

Le directeur a hoché la tête d'un air docte.

– Tout ceci me paraît en effet très judicieux. Qu'en pensez-vous, Crochu ?

– Hein ?… Euh… Oui, bien sûr, monsieur le directeur. Certainement, monsieur le directeur.

– Alors qu'attendez-vous pour le noter ?

– Tout de suite, monsieur le directeur. Vous avez complètement raison, monsieur le directeur.

Le croque-mort a sorti un crayon noir de sa poche et commencé aussitôt, en s'appliquant comme un écolier, à écrire sur son cahier.

– Très judicieux, vraiment, a répété le directeur. Mais qui sélectionnera ces malades en fonction de leurs troubles ? Je ne peux tout de même pas nommer Bronstein ou son collègue de la division des femmes, recruteurs des obsessionnels pour l'argenterie ou des monomaniaques pour le pliage du linge !

– Si vous le souhaitez, monsieur le directeur, je me chargerai de cette tâche.

– Vraiment, monsieur Dantezzi ?

– Côté hommes, je suis en première ligne. Côté femmes, je ne doute pas que si Mme Dumont m'apporte son aide pour choisir les meilleurs éléments…

– Mon aide vous est entièrement acquise, monsieur Dantezzi.

– Bien, a conclu le directeur. Voici un point réglé. Passons au second. Auparavant…

Il s'est tourné vers Mme Dumont.

– … pourriez-vous, chère amie, nous apporter des cafés ? À moins, monsieur Dantezzi, que vous préfériez une autre boisson ? Nous avons…

– Je prendrai volontiers un café.

– Quatre cafés, chère amie.

La « chère amie » s'est levée sans un mot, visage figé. Elle s'est tournée vers la bibliothèque dont elle a poussé un montant – une porte camouflée donnant sur une pièce que je n'ai pu qu'entrapercevoir, blanche, carrelée, avant que le montant se referme derrière Sabine Dumont.

– Continuons. Le second point que vous souhaitiez aborder était la gestion des stocks.

– Là aussi, je serai bref pour ne pas abuser de votre temps.

– Je vous en prie, je vous en prie…

– Je ne citerai qu'un exemple parmi d'autres, tant celui-ci est révélateur de la gabegie dont souffre notre entreprise.

– La gabegie ?

– Oui, monsieur le directeur.

Choqué, interloqué, indigné, offensé, Ignace Crochu avait relevé le nez de sur son cahier et me regardait d'un air courroucé, écorché, effarouché, scandalisé. Le directeur s'en est rendu compte.

– Écrivez donc, Crochu, au lieu de bayer aux corneilles.

– Oui… oui… bien sûr, monsieur le directeur. Mais tout de même, la gabegie !

– Écoutez et notez. Et taisez-vous.

– Bien sûr, monsieur le directeur. Mais la gabegie !

– CROCHU !

– Pardon, monsieur le directeur.

Le directeur s'est repris pour s'adresser à moi sur un ton plus posé.

– Désolé pour cet incident.

– Ce n'est pas grave. Donc, j'allais vous donner un exemple de cette gabegie qui coûte si cher à notre entreprise. Cet exemple, c'est celui des paillasses. Pourrait-on me donner la raison pour laquelle on les change toujours en entier ?

– … Crochu, répondez !

– … Ah ben, monsieur le directeur, ça… c'est l'habitude… c'était déjà comme ça avant que j'arrive, monsieur le directeur… ce n'est pas moi qui…

– La question n'est pas là, Crochu ! La question est : pourquoi change-t-on les paillasses en entier ?

– Mais enfin, monsieur le directeur, on ne peut quand même pas trier les brins de paille pourris et ceux qui ne le sont pas encore ! Il faut tout jeter ! Monsieur Dantezzi aurait-il une meilleure idée ?

Le directeur s'est tourné vers moi, déstabilisé par les objections du croque-mort.

– Ce n'est pas faux, ce que dit M. Crochu.

– Bien sûr, monsieur le directeur. À cause du format des couchages : un grand sac de toile bourré de paille. Quand une partie est pourrie, elle contamine le reste. Jusqu'aux vers blancs qui se baladent partout et se reproduisent dans toute la paille. D'où la proposition que je souhaitais vous soumettre. Au lieu de mettre la paille directement dans le grand sac, mettons-la dans trois plus petits. Comme des taies d'oreillers. Un sac pour la tête et le tronc, un pour les fesses, un pour les jambes. Quand le sac des fesses est enlevé, on le remplace par celui des jambes, lui-même remplacé par celui de la tête et du tronc. Un rapide calcul permet de comprendre qu'en changeant la paille des fesses deux fois plus souvent qu'on ne change aujourd'hui les paillasses – deux fois plus souvent ! – on économise le tiers de la paille utilisée actuellement – le tiers ! Un volume colossal si on le rapporte aux mille cinq cents internés de notre établissement ! Volume que nous pourrions revendre à l'extérieur les années climatiquement fastes et que nous n'aurions pas à acheter les années de sécheresse. Mettez ce système en place, monsieur le directeur, et vous passerez aux yeux des contrôleurs de la préfecture pour un grand humaniste doublé d'un grand argentier.

– Prodigieux ! Vous avez tout noté, Crochu ?

– Bien sûr, monsieur le directeur.

– Montrez-moi.

– Je vous assure, monsieur le directeur, que… Bon, bon, voici, monsieur le directeur.

Le directeur a lu ce que Crochu venait d'écrire. Il a réfléchi un moment, puis il a déchiré d'un geste brusque la dernière page avant de rendre le cahier à Crochu. Avait-il voulu supprimer toute trace de l'origine d'une idée dont il s'approprierait la paternité ?

– Mais… monsieur le directeur… protestait mollement Crochu… Me serais-je trompé en prenant note ? Dois-je réécrire ?

– Laissez, Crochu, c'est sans importance. Je vais rédiger une directive à ce sujet.

Je n'avais plus de doute : ma suggestion avait beaucoup plu au directeur.

Le battant escamotable de la bibliothèque s'est ouvert. Sabine Dumont revenait avec un plateau chargé de quatre tasses de café, d'un sucrier, de quatre cuillères. Elle a posé une tasse devant chacun de nous et nous a offert du sucre en se tournant vers moi en premier. J'en aurais pris si je n'avais vu à côté du sucrier un engin en métal, long, avec une sorte de poussoir d'un côté et trois crochets de l'autre, dont j'ignorais le fonctionnement mais dont j'ai soupçonné qu'il servait à saisir les morceaux de sucre dans le sucrier. J'ai décliné l'invitation et regardé comment les autres l'utilisaient.

Le directeur a remercié Mme Dumont pour son café comme on remercie une soubrette, il a bu une gorgée et s'est adressé à nouveau à moi :

– Troisième point, la gestion des flux – c'est bien cela ?

39

Louis (suite) : « Vous avez été brillant, Louis Dantezzi »

– En effet. Il y aurait également beaucoup à dire à ce sujet mais je m'efforcerai ici aussi d'être bref pour ne pas empiéter sur vos autres rendez-vous.

– Monsieur Dantezzi, prenez tout votre temps.

– Vous êtes très aimable, monsieur le directeur, mais je n'en ferai rien. En un mot : notre gestion des flux relève de l'incurie.

Cette fois, le croque-mort a éclaté. Il a fait claquer son crayon sur la table et s'est écrié :

– Là, c'est trop ! Après la gabegie, l'incurie ! Être traité ainsi par un… un assassin, un violeur, un… un fou !

Le directeur l'a fusillé du regard.

– Crochu, reprenez-vous ! Vous perdez le sens commun ! Quelle mouche vous a piqué pour injurier ainsi M. Dantezzi ?

– Monsieur le directeur, reconnaissez que cela suffit – non ? Je ne vais pas me laisser diffamer, traîner dans la boue – si ?

– Si c'est VOTRE boue, je n'y peux rien, Crochu.

– Comment cela, monsieur le directeur ?

– Si M. Dantezzi est le misérable fou violeur et assassin que vous prétendez, pourquoi n'avez-vous pas eu avant lui les idées pertinentes qu'il vient d'énoncer ?

Le croque-mort a repris son crayon en bougonnant et a recommencé à écrire d'une main tremblante, agitée de mouvements saccadés et rageurs.

Le directeur s'est tourné à nouveau vers moi en écartant les bras, paumes vers le ciel.

– Vraiment, monsieur Dantezzi, je suis profondément navré de ces incidents à répétition.

– Ne le soyez pas. Je comprends la réaction de votre économe-secrétaire qui passe ses journées dans son bureau et ne peut connaître la réalité du terrain.

– Et allez donc ! Encore une couche ! a protesté Crochu.

Le directeur a réagi avec vigueur :

– Monsieur Crochu, une autre intervention inopportune et je me verrai dans l'obligation de vous demander de quitter cette pièce !

Ignace Crochu n'a même pas dit « Pardon monsieur le directeur » ou « Bien monsieur le directeur ». Il s'est tu.

J'ai profité du lourd silence qui venait de s'installer pour reprendre la parole.

– Je conçois que le mot incurie puisse heurter. Mais les faits sont têtus, et les chiffres aussi. Nous vendons à l'extérieur de l'asile des pommes de terre, des carottes…

– … Oui, je sais, a dit le directeur en balayant mes paroles d'un revers de main. Nous en vendons et nous en achetons. Et nous les vendons moins cher que celles que nous achetons…

– Ce n'est pas mon propos, monsieur le directeur ! En cas de contrôle de la préfecture sur ce point, il nous serait aisé d'expliquer que les produits que nous vendons ne sont pas de la même qualité que ceux que nous achetons, et que ces derniers sont destinés à l'alimentation de nos patients et du personnel alors que ceux que nous vendons – je devrais dire dont nous nous débarrassons, tant nous les cédons à vil prix – sont tout juste bons pour nourrir du bétail… N'ai-je pas raison, monsieur le directeur ?

Moïse illuminé sur le mont Sinaï ! Je venais de faire découvrir au directeur cette vérité qu'il graverait à tout jamais en tête de son décalogue personnel : « Tu ne trembleras plus devant le contrôleur de la préfecture, car tu sauras quoi lui répondre, à cet enfoiré. »

Avec un sourire qui faisait trois fois le tour de son visage et des yeux resplendissants d'une reconnaissance éternelle à mon égard – même si j'estimais plus prudent de limiter l'éternité de la reconnaissance chez un tel individu à quelques secondes – le directeur m'a chaleureusement approuvé et s'est penché vers moi, impatient d'entendre la suite. J'ai donc continué.

– Mon idée est la suivante, monsieur le directeur : pourquoi ne prendrions-nous pas la peine de cultiver des produits plus rares, donc plus chers, et qui laisseraient à notre entreprise un taux de marge plus important sur une assiette de prix plus élevée ?

– À quoi pensez-vous, cher monsieur Dantezzi ?

– La rivière qui traverse notre propriété sert à irriguer les champs et abreuver les bêtes. Sur ses rives croissent de jeunes arbres dont nous donnons les pousses à nos lapins, et d'autres, plus vieux, que nous abattons et tronçonnons pour alimenter les cheminées de la direction. Tout ceci est très bien. Nous pourrions pourtant faire mieux.

– Quoi donc ?

– J'ai remarqué au début du printemps que l'herbe des prés qui longent la rive droite était par endroits plus dense, plus haute, plus vive que le long de la rive gauche. Après avoir observé que celle-ci est plus haute de près d'un mètre en raison du grand coude que la rivière forme à cet endroit, je me suis douté que la rive droite est souvent sous les eaux. Des malades employés depuis des années comme ouvriers agricoles m'ont confirmé qu'une partie de cette rive est inondée une année sur deux. D'où des alluvions sablonneuses – le terrain idéal pour la culture des asperges. Et vous savez combien cela coûte, des asperges, au marché ? Monsieur le directeur, remplaçons ces quelques arpents de prairie par des asperges et vous bouleverserez les marges de notre entreprise.

– Monsieur Dantezzi, vous m'épatez ! s'est exclamé le directeur.

– Je pourrais vous soumettre bien d'autres propositions. Un exemple très simple, rapide : nous ne produisons aucune fleur. Je ne vous suggère pas d'en semer : la concurrence, les aléas climatiques, la formation insuffisante d'un personnel inadapté, trop de facteurs négatifs et non maîtrisables entrent en jeu. Sauf si l'on s'intéresse à un seul type de fleur, robuste, dont la vente est CERTAINE.

– Laquelle ?

– Le chrysanthème. En dehors de notre cimetière, tous ceux de la région croulent sous les chrysanthèmes à la Toussaint. C'est une fleur résistante, à la demande assurée, facile à produire. Avec deux mille mètres carrés de chrysanthèmes, vous comblez le déficit actuel de nos flux de produits alimentaires. Avec cinq mille, et avec les asperges… Monsieur le directeur, je vous laisse imaginer le bon usage que vous sauriez faire de cette trésorerie.

Le directeur était assis sur un nuage à trois mètres au-dessus de nous. J'ai dû me taire pour qu'au bout de quelques secondes de silence il se rende compte qu'il devait redescendre sur terre et s'exprimer.

– Euh… C'est bien, monsieur Dantezzi. C'est vraiment très bien.

Il a ajouté sur un ton gourmand :

– Le quatrième point que vous souhaitiez aborder, c'était… c'était quoi, déjà ?

– La mise en place d'une nouvelle unité de production.

– De quel type ?

– Une porcherie, monsieur le directeur. Je sais, l'idée peut surprendre. Pourtant nous possédons déjà un élevage de bovins qui fonctionne pour la plus grande satisfaction de tous. Savez-vous que sur une surface dix fois moindre que celle attribuée aux bœufs et aux vaches, nous pourrions élever dix fois plus de porcs ? Des bêtes faciles à nourrir : elles mangent n'importe quoi. Les restes de nos cantines, les parties de nos légumes que nous délaissons comme les cosses ou les fanes, mélangés dans le plus insipide et le plus horrible des brouets avec des betteraves ou de vieilles pommes de terre, seront pour eux un festin. Les malades seront ravis de s'en occuper – allez savoir pourquoi ces bêtes sales et stupides amusent toujours ! Certes, il y a l'odeur du lisier. C'est pourquoi je recommanderai d'installer la porcherie au fond de la propriété, à côté du cimetière dont les habitants ne se plaindront pas. Nous serons ainsi préservés de toute nuisance olfactive par notre éloignement et par les vents dominants qui ont l'heureuse idée de souffler dans l'autre sens. Et puis, si à quelque moment le vent tourne, ce petit désagrément vaudra bien les sommes considérables que nous rapportera l'élevage de cinq à six cents animaux.

– Cinq à six cents !

– Au moins, monsieur le directeur.

– Mais comment mettre en place cette nouvelle unité ? Il nous faudrait édifier un bâtiment, sélectionner les premières bêtes, former le personnel…

– Monsieur le directeur, je n'aurais pas abordé ce sujet, non plus que les précédents, si je n'avais la capacité d'en assurer la mise en œuvre. Les fonctions que j'occupais chez mon ancien employeur avant d'intégrer votre établissement sont les gages de ma compétence.

– Excellent, monsieur Dantezzi. Ce sens des responsabilités vous honore.

– Ce même sens des responsabilités m'oblige à vous présenter une dernière suggestion.

– Laquelle ?

– Je vais devoir rencontrer des personnes extérieures à l'asile. Pour les achats. Pour les ventes.

– C’est un fait.
– Quand je les rencontrerai, je serai à leurs yeux votre ambassadeur et celui de notre entreprise.
– Évidemment.
– Serait-il convenable, monsieur le directeur, que votre mandataire porte l’uniforme gris et les galoches en bois des malades ? N’y aurait-il pas possibilité de me vêtir différemment dans la journée – sachant que le soir, bien sûr, je reprendrai la tenue réglementaire avant de réintégrer mon quartier ?
– Vous avez cent fois raison, monsieur Dantezzi. Rien n’est plus facile : avec tous les vêtements que nous laissent les malades qui meurent chez nous, nous pourrions habiller une bourgade. Nous en cédons régulièrement à des revendeurs mais il nous en reste toujours des monceaux. D’ailleurs je sais très bien que le personnel ne se prive pas pour se servir, alors pourquoi pas vous ? Monsieur Crochu, conduisez dès aujourd’hui M. Dantezzi au vestiaire des patients. Il s’y choisira quelques tenues complètes – costumes, chemises, cravates, chaussures, imperméables, manteaux. N’hésitez pas à vous faire plaisir, monsieur Dantezzi : il y a abondance. Même vous, avec votre très grande taille, vous trouverez aisément. Et puis, Crochu, faites apporter un placard à vêtements dans le bureau de M. Dantezzi. Avec des cintres.

Le croque-mort a murmuré un vague « Bien monsieur le directeur ». Il portait sur ses épaules toute la misère du monde.

Le directeur s’est levé. Mme Dumont, Ignace Crochu et moi l’avons imité.

– Eh bien, monsieur Dantezzi, je me félicite de cet entretien. J’ai eu raison de vous recevoir. Nous allons accomplir ensemble de grandes choses.

C’est ça. Comme avec Tony et Jésus.

– Crochu, voulez-vous raccompagner M. Dantezzi ?

Sabine Dumont s’est interposée :

– Je m'en occupe, monsieur le directeur.

Elle est passée devant moi, nous avons quitté l'immense bureau du directeur, nous avons traversé l'antichambre et nous nous sommes arrêtés en haut de l'escalier, loin des yeux et des oreilles du directeur.

Elle a levé la tête vers moi.

– Vous avez été brillant, Louis Dantezzi.

Elle s'est rapprochée un peu plus, elle a tendu son index et doucement, tout doucement, elle a glissé son grand ongle rouge sur tout mon torse, de la base du cou jusqu'à ma taille, en murmurant :

– Il va falloir nous revoir, vous et moi. Où vous voudrez. Quand vous voudrez.

40

Louis (suite) : La caverne aux trésors

Je venais de franchir un grand bond en avant dans l'exécution de mon plan d'évasion – une seconde étape aussi importante que la première, celle qui m'avait permis d'obtenir mon travail au pavillon de la direction.

Ce travail, comme je vous l'ai expliqué, m'autorisait à arpenter à volonté la majeure partie des locaux de l'asile et à circuler librement dans le domaine alors que l'accès des autres patients aux champs était étroitement contrôlé. Les malades affectés aux travaux agricoles ou d'élevage devaient, pour s'y rendre, franchir un passage étroit situé à droite du pavillon de la direction, entre la chapelle et la division des hommes. Le passage était fermé de nuit par une lourde porte en bois clouté, et contrôlé de jour par un guichetier qui pointait les noms des patients.

J'étais le seul interné dispensé de guichet pour se rendre dans les champs. Le pavillon de la direction était traversé au rez-de-chaussée par un vaste hall qui donnait à la fois sur la cour d'honneur et, côté jardin, sur une terrasse extérieure d'où descendait un large escalier encadré par deux rampes en pierres blanches, au bas duquel une paire de lions redoutables en fonte de parc, gueule ouverte et crocs menaçants, montaient la garde. Je leur caressais la crinière à chacune de mes sorties quotidiennes.

Je vous ai déjà dit que les champs étaient ceinturés par un grand mur en pierres sèches de plusieurs kilomètres de long. Ce mur s'élevait en moyenne à deux mètres cinquante de haut, avec des écarts de hauteur importants selon les endroits, dus à des mouvements du sol ou à des pierres effondrées et repositionnées de manière approximative. Il était donc facile à franchir, surtout pour un garçon de mon âge et de ma stature, en dépit des tessons de bouteille fichés à son sommet dans une couche de ciment.

En clair, j'aurais pu m'évader depuis déjà plusieurs semaines. Mon plan était prêt. Au jour de mon choix, il me suffirait, dès mon arrivée le matin à mon bureau, de me montrer, de faire déposer un dossier chez le directeur, d'appeler tel ou tel service pour demander n'importe quelle information afin que plusieurs témoins puissent attester, si l'on me cherchait, que j'avais pris mes fonctions. Je n'aurais plus alors qu'à traverser le vestibule, me rendre dans les champs jusqu'à l'autre bout de la propriété, et sauter le mur. On ne constaterait ma disparition que le soir, au contrôle dans le dortoir – douze heures plus tard. Le temps d'effectuer des vérifications et de prévenir la gendarmerie, les recherches ne commenceraient que le lendemain matin à l'aube. J'aurais ainsi une journée d'avance sur mes poursuivants.

Un plan magnifique, n'est-ce pas ?

À part un détail…

Une fois parvenu de l'autre côté du mur, où pourrais-je me rendre avec mon pyjama gris et mes galoches de l'asile ?! Cloporte m'avait prévenu le jour de mon arrivée : les évadés étaient TOUJOURS rattrapés. À cause de leur tenue. Garder cet uniforme serait revenu à me promener avec une pancarte d'homme-sandwich sur laquelle j'aurais écrit : « JE ME SUIS ÉVADÉ DE L'ASILE D'ALIÉNÉS. »

C'est pourquoi j'avais souhaité rencontrer le directeur. Il me fallait d'autres vêtements pour me dissimuler après mon évasion, et lui seul pouvait m'en fournir ! Mon unique chance d'obtenir une audience étant de le provoquer, j'avais employé à dessein le terme « dysfonctionnements » dans ma demande écrite, et cela avait marché.

Le vestiaire des internés auquel m'a conduit le croquemort était d'une taille et d'une richesse incroyables.

Contrairement à ce que m'avait dit Cloporte, les patients jetés dans la fosse commune au fond de la propriété étaient souvent enterrés avec pour seul vêtement leur pyjama usé et souillé. Pourquoi passer du temps à chercher dans le grand vestiaire général les habits qu'ils avaient porté dix, vingt, trente ans plus tôt ? Pour débarrasser un cadavre du pyjama dans lequel ses sphincters se sont relâchés ? Pour nettoyer ensuite et habiller ce cadavre que personne ne réclame ? Autant jeter l'ensemble – cadavre, pyjama et excréments – dans la fosse. Gain de temps. Gain d'énergie. Et personne ne s'en plaint.

Ce vestiaire était donc une caverne aux trésors. D'autant que l'on ne savait plus guère, à force de manipulations et de rangements au cours desquels les fiches d'identification se détachaient et se perdaient, si les vêtements entreposés ici étaient ceux des morts ou des vivants. Il arrivait, quand un patient était libéré (rarement) ou autorisé à se rendre en ville (exceptionnellement) qu'on l'attife d'habits qui n'étaient pas les siens, ni même à sa mesure – cela n'avait jamais créé de vrai problème.

Je me suis choisi plusieurs tenues.

Pour le bureau, deux costumes d'été en tissu léger, l'un gris clair, l'autre pied-de-poule. Le second m'était un peu court mais Sabine Dumont qui avait tenu à m'accompagner lors de mes essayages, m'a proposé de faire rallonger les ourlets par une petite main de sa division.

J'ai retenu aussi une veste et un pantalon de gentleman-farmer qui plaisaient beaucoup à Sabine – je veux dire à Mme Dumont.

Deux tenues de campagnard pour arpenter les champs. Ça, c'était facile, j'avais l'embarras du choix vu l'importance de la population paysanne dans la région et donc aussi dans l'asile.

Et bien sûr des chaussures, des chemises, des cravates et des chapeaux – à l'époque on portait toujours un couvre-chef pour sortir de chez soi.

Sabine Dumont m'a promis de se charger des retouches et du nettoyage. Effectivement, j'ai trouvé en arrivant le surlendemain matin dans mon bureau, disposées avec précaution sur ma table et sur mon fauteuil, des piles de linge propre et repassé. Et dans l'armoire à glace qu'Ignace Crochu avait fait placer la veille entre deux placards de dossiers, mes nouveaux costumes, mes vestes, mes pantalons et mes cravates avaient été accrochés sur des cintres.

J'ai choisi le costume gris. Je me suis changé. Je me suis regardé dans la glace de l'armoire.

Un inconnu se tenait face à moi. Un homme plus mince que je ne l'étais six mois plus tôt. Paraissant plus âgé de dix ans. Doté d'un visage beaucoup plus mûr. Sa taille – la mienne –, sa minceur, sa maturité, lui donnaient avec ses vêtements élégants – des vêtements comme je n'en avais jamais possédés auparavant, même quand je travaillais chez M. Picarel – une classe, une distinction, une autorité incontestables.

Mon cœur s'est accéléré. Dorénavant je savais par où sortir de l'asile et j'avais des vêtements pour me fondre et disparaître dans des milieux divers : habits de citadin élégant, de gentleman-farmer, de paysan.

Il me restait à trouver de l'argent pour survivre à l'extérieur de l'asile. Beaucoup d'argent pour partir très loin. Comme Edmond Dantes.

Je savais que l'argent dans ce pavillon de la direction où je maniais des comptes certes faux mais qui me donnaient accès à de précieuses informations, ne manquait pas.

Avec les travaux sur lesquels le directeur venait de me donner son accord, l'argent allait rentrer plus encore. Le tout, ensuite, serait de mettre la main dessus.

Et m'évader.

41

Louis (suite) : L'habit ne fait pas le moine ? Tiens donc !

Sabine Dumont et moi sommes très vite devenus amants. Rencontres rapides, étreintes fugaces. À même le sol de mon bureau. Ou moi debout, elle assise au bord de ma table de travail. De plus en plus fréquemment malgré le risque de nous faire surprendre – en particulier par Crochu qui descendait à présent souvent chez moi.

Crochu. Mon ennemi juré. Je n'avais rien contre lui mais il ne me pardonnait pas l'attention que me prêtait le directeur. Il critiquait mes initiatives et me parlait d'un ton hautain, distant, comme pour me rappeler que malgré mes fonctions et mes nouveaux habits, je n'étais qu'un interné. Un malade. Un fou. Un violeur. Un assassin. Un parricide. Etc. etc. etc.

Mes habits, justement. Parlons-en. J'ignore si l'habit ne fait pas le moine, mais je vous garantis qu'il transforme un patient d'asile d'aliénés en assistant du directeur de cet asile.

Commençons par Cloporte. Il a changé d'attitude à mon égard du jour au lendemain. J'étais mieux habillé que lui – du moins dans la journée puisque le soir je reprenais mon uniforme d'aliéné avant de rejoindre mon quartier. Je traitais d'épais dossiers remplis de chiffres et de phrases auxquels il n'aurait rien compris. Je recevais des messieurs de l'extérieur vêtus de costumes, de cravates, de beaux chapeaux, de chaussures cirées. Je m'entretenais régulièrement avec le directeur – Cloporte le rencontrait aussi, mais moins souvent que moi et seulement pour lui rendre compte de la discipline dans la division des hommes au lieu, comme moi, de converser avec lui de la gestion, l'administration, les investissements, l'avenir de notre asile. Tout cela l'impressionnait beaucoup.

Un jour de l'automne 1937, alors que j'occupais mon poste depuis déjà six mois et que le directeur ne cessait de s'émerveiller de l'augmentation des profits due aux mesures que j'avais préconisées, Cloporte est entré dans mon bureau. Il tenait sa casquette entre ses mains – je ne l'avais jamais vu l'ôter de sa tête, même devant les gendarmes ou le directeur.

– Je ne te dérange pas, Louis ?

– Je vous en prie, monsieur le gardien chef.

– Vraimengt, c'est sûr ? Parce que je peux repasser si je te dérange.

– Mais non, restez. Asseyez-vous.

– Merci, Louis.

Il s'est assis avec maladresse sur le bord d'une chaise, de l'autre côté de ma table de travail dont il restait respectueusement à distance. Il a regardé autour de lui. Mes armoires grandes ouvertes sur des enfilades d'épais dossiers. Les feuilles sur ma table. Mon encrier. Mon buvard. Mon porte-plume.

– Tu as un bureau de ministre !

– Disons que j'ai autant de travail. Et j'en suis ravi.

– Moi aussi, Louis. Je suis contengt pour toi.

Il broyait sa casquette entre ses mains. Il s'est raclé la gorge.

– Tu sais, Louis, les premiers temps après ton arrivée à l'asile, j'ai peut-être été un peu dur avec toi mais ce songt les consignes. Faut pas m'en vouloir. Ce songt les consignes.

– Je comprends, monsieur le gardien chef.

– Ici, c'est pas la peine que tu m'appelles comme ça. Là-bas, au quartier, devangt les autres, c'est peut-être mieux, mais pas ici. Tu peux m'appeler Jules. Et même me tutoyer.

– N'y songez pas, monsieur le gardien chef.

– Bong, voilà, je voulais t'expliquer… J'y comprengds plus rieng à toutes vos salades.

– Lesquelles ?

– On commence par me dire que tu es un assassing, que tu as violé ta sœur, tué tes parengts et que tu es un monstre. Moi, je te traite comme tel – j'ai pas raisong ?

– Je vous écoute.

– Ensuite des gengs viennent voir Bronstein pour lui dire « ah mais nong, c'est pas certaing du tout que Louis ait fait tout ce que les gendarmes ont dit ». D'ailleurs ces gengs sont sûrs du contraire, ils sont sûrs que tu es innocengt. Et pas n'importe quels gengs ont dit ça à Bronstein : ton ancieng patrong, ton ancieng instituteur et même un capitaine de gendarmerie qui te connaît depuis dix angs.

– C'est troublant, n'est-ce pas, monsieur le gardien chef ?

– Et commengt, que c'est troublangt ! Et là-dessus, le directeur te prengt comme assistangt !

– Quel est votre problème, monsieur le gardien chef ?

– Appelle-moi Jules, je t'ai dit. Même si tu ne veux pas me tutoyer.

– Qu'attendez-vous de moi, monsieur le gardien chef ?

– Sérieusemengt, tu as trucidé tes parengts, oui ou nong ?

– Bien sûr que oui, monsieur le gardien chef. Vous n'allez pas mettre en doute un rapport de gendarmerie. Ni les certitudes de l'adjudant Alfred Matarex. J'ai violé ma sœur, puis je l'ai tuée et j'ai tué mes parents. Autre question ?

– Je vois bieng que tu es fâché contre moi pour la façong dont je t'ai traité au début.

– Mais non, mon petit Jules. Ce fut un vrai plaisir, mon petit Jules. La chambre d'isolement. La baignoire. Ce n'étaient de votre part que des plaisanteries de potache, je le sais. Un bizutage anodin et sans méchanceté.

– Là, tu es vraimengt en colère !

– Allons donc ! Pour si peu ? Vous n'oublieriez pas, mon petit Jules, la scène dans la cour d'honneur avec votre scarificateur ? Black qui vient vous chercher pour un pseudo-problème. La cour déserte. La porte grande ouverte. La guérite abandonnée. Et derrière le mur, Alfred et ses aides-bourreaux. Comment pourrais-je vous en vouloir, mon petit Jules, d'avoir essayé de me faire assassiner ?

Il continuait à pétrir sa casquette entre ses larges battoirs de paysan.

– Je suis désolé, Louis. Pardong.

– Jules, vous n'êtes pas venu ici POUR ME DEMANDER PARDON ?!

– Eh be... si ! J'aimerais qu'on s'entende, tous les deux.

– Nous voici enfin au cœur du sujet. Pour quelle raison, monsieur le gardien chef, êtes-vous venu dans ce bureau, dans MON bureau, me présenter vos regrets pour vous être comporté avec moi comme vous le faites chaque jour sans vergogne avec tous vos patients ? – sauf avec Tony et sa bande, bien sûr, parce que vous en avez peur et qu'ils vous payent.

– Louis... Tu t'y connais en politique ?

– Pourquoi ?

– Eh be... Moi, je suis communiste. Ce n'est pas un secret. Le directeur le sait. Il n'approuve pas mais du momengt que je tiengs mon personnel à la baguette et que je maintiengs le calme dans ma divisiong, ça lui va.

– Où voulez-vous en venir ?

– Tu n'es inscrit à aucung parti ?

– Dois-je vous rappeler mon âge et depuis combien de temps je me trouve derrière les barreaux ?

– J'aimerais te recruter au parti communiste, Louis.

– Pourquoi ? Le parti veut améliorer la condition des aliénés dans les asiles ?

Il s'est esclaffé.

– Ah ça nong ! Le parti défengd les travailleurs. Pas les fous. Le rôle du parti, Louis, c'est de libérer les masses laborieuses de l'exploitationg de leurs patrongs. Les dingues, c'est pas l'affaire du parti.

– Parce que les hommes qui sont affectés aux champs, aux cuisines, à la vaisselle, les femmes qui lavent le linge en toute saison, qui doivent casser la glace des bassins en plein hiver pour le rincer, les malades qui font le ménage de la direction, tous ces gens qui sont corvéables à merci et qui ne sont même pas payés, ce ne sont pas des travailleurs ? Ou dois-je comprendre que le parti ne s'intéresse pas à eux parce qu'ils ne peuvent ni manifester ni voter ?

– Ne pique pas la mouche, Louis, ça ne sert à rieng. Tu es comme le vif-argengt, tu réagis vite, mais comprengds que le parti ne peut pas tout résoudre.

– Jules, vous ne me ferez pas croire que le parti est impatient de compter parmi ses camarades un interné accusé de viol et d'assassinat. Alors pourquoi me proposez-vous de rejoindre ses rangs ?

– Parce que tu es allé aux études et que tu as appris des choses que tout le monde ne sait pas. Tiengs, par exemple, tous ces chiffres, dans ces colonnes. Toi tu les comprengds. Tu peux en discuter avec un patrong. Et tu sais aussi écrire une lettre – c'est importangt, ça. Pourquoi tu crois que le directeur t'a à la bonne, hé ? Pour tout ça. Le parti, il a besoing de gengs comme toi.

– Vous êtes en train de me proposer de m'aider à m'évader ?

– Nong, bien sûr ! Ce n'est pas un piège, Louis. Ne pense plus à ce qui s'est passé entre nous au début, d'accord ?

– Jules, comment puis-je être utile au parti si je reste dans cet asile ?

– Tu es en relationg avec des patrongs de la régiong. Des fournisseurs. Des acheteurs. Tu connais leurs prix. Nous, au parti, si on sait combien ils se mettent dans la poche, ces exploiteurs, on pourra les forcer à le rendre aux travailleurs. Tu as des informationgs importantes, Louis. Il nous les faut.

– Sinon ?

– Sinong quoi ?

– Si je ne vous donne pas ces informations, quels seront vos moyens de pression pour m'y contraindre ? La cellule d'isolement ? Les baignoires ? Les abcès de fixation ?

– Louis…

– Je réfléchirai à votre proposition, Jules. Nous en reparlerons. Le moment venu.

– C'est ça, Louis. Réfléchis.

Je rencontrais souvent le Dr Bronstein. J'en étais toujours ravi et je sentais combien il était heureux de l'amélioration de mes conditions d'internement.

Je croisais souvent aussi dans la journée Justin le jardinier, que je retrouvais bien sûr le soir après avoir remis mon pyjama d'interné. La première fois qu'il m'a aperçu en tenue de ville dans la cour d'honneur, il ne m'a pas reconnu alors que je l'avais quitté deux heures plus tôt au dortoir : mon costume, mon chapeau, ma cravate… Quand il s'est rendu compte de sa méprise, il a poussé des petits cris de joie en applaudissant :

– Monsieur Louis alors ça ce n'est pas croyable je vous avais pris pour un monsieur d'ailleurs vous l'êtes ah je suis si content monsieur Louis vous le méritez je suis si content c'est merveilleux vous devriez aller voir les autres là-haut au quartier ça leur fera plaisir.

Il avait tellement envie de me montrer aux autres patients que je l'ai suivi jusqu'au premier étage. Quelques-uns m'ont reconnu et ont ouvert de grands yeux en caressant le tissu de ma veste avec admiration et respect. La plupart ne m'ont pas identifié – plusieurs m'ont même raconté le soir, quand je suis retourné au quartier avec mon uniforme gris et mes galoches, que quelqu'un de très haut placé à la direction de l'asile ou à la préfecture, et très bien habillé, était venu leur rendre visite dans la matinée. Quant à Jésus, il est resté assis sur son trône, apparemment impassible devant l'agitation émerveillée que créait ma tenue. J'ai compris cependant à la façon particulière dont il m'a parlé – plus proche, plus intime – après sa série quotidienne de miracles d'après-dîner, que Jésus respectait toujours autant le pouvoir de César.

Restait Tony. Lui, je ne le voyais jamais puisque les agités et les criminels dangereux ne pouvaient pas quitter leur quartier.

Un jour de novembre, Cloporte m'a informé que Tony voulait me rencontrer.

– Vous faites le petit télégraphiste de Tony ?

– Je t'en prie, Louis…

– J'ai trop de travail.

– Louis, sérieusemengt… Tony a vraimengt insisté. Si tu ne vas pas le voir, il m'eng voudra. Apparemmengt, c'est très importangt.

42

Louis (suite) : Retour chez les agités et les criminels dangereux

– Mon Dieu qu'il est beau ! Mais regardez-le ! C'est mon Louis, ça ! Transformé, métamorphosé, mais c'est toujours mon Louis si grand, si svelte, si jeune, si frais, avec ses yeux charmeurs, son nez si fin, sa peau si douce ! Baisse la tête, que je t'embrasse !

Tony, lui, n'avait pas changé, toujours aussi difforme. Sur son crâne de crapaud, ses deux mêmes touffes blondes se dressaient, grasses, torsadées, tortillées par les manipulations qu'il leur infligeait à longueur de journée avec ses gros doigts boudinés.

– Tu es magnifique ! a-t-il repris après m'avoir serré contre lui et embrassé sur chaque joue.

Il m'a donné une petite tape sur l'épaule et m'a dit d'un ton fâché :

– Alors tu m'avais oublié ? Fini, Tony ! *Ciao* Tony ! Qu'il reste là-haut dans son deuxième étage, à se morfondre derrière ses barreaux, Tony !

– Je suis pressé, Tony. Cloporte m'a dit que tu souhaitais me voir.

– Mais oui, mon chéri. C'est tout à fait vrai. Depuis des mois. Et je suis très peiné d'avoir dû l'avouer à Cloporte. J'aurais tant apprécié, mon beau Louis, que tu prennes toi-même l'initiative de me rendre une petite visite. Comme de vieux amis qui prennent le thé ensemble – j'en ai reçu de l'excellent, d'ailleurs, une trouvaille de l'un des gardiens, un chine pas trop fumé, fin, élégant. Un ravissement. Je t'en offre une tasse ?

– Tony, je dois rejoindre mon bureau. Le directeur ne comprendra pas que je prenne sur mes heures de travail pour venir discuter avec toi.

– Pourquoi, il est jaloux ? Parle-moi de lui. Est-il bel homme ? Mais d'abord, asseyons-nous.

Nous nous sommes installés à une table proche de l'une des grandes fenêtres de la salle de jour.

– Il paraît que le directeur et toi, vous vous entendez très bien ?

– On dit tant de choses, Tony.

– Je sais qu'il a une grande confiance en toi. Il écoute tes conseils, et tu n'en es pas avare. Le changement des couchages – superbe idée, d'ailleurs, surtout pour tes collègues d'en dessous : tous les internés peuvent t'en être reconnaissants. Les asperges. Les chrysanthèmes – il paraît que la vente à la Toussaint, au début de ce mois-ci, a rapporté un joli pactole. Et la porcherie ! Il fallait oser ! Cette porcherie qui contribue tant à l'amélioration de l'ordinaire des patients et à la croissance des bénéfices de l'asile. Louis, tu es éblouissant !

– Si tu en venais au fait, Tony ?

– Mais regardez comme il est tendu ! Il est vrai que tu es maintenant quelqu'un de très important. Très occupé. Tu passes tes journées à gambader dans les champs – quatre-vingts hectares, c'est une jolie cour de récréation ! Tu vas voir les vaches, les porcs, la rivière, les prés. Tu donnes des consignes. Tu lances de nouveaux travaux. Tu rencontres des responsables haut placés, qui viennent de l'extérieur et s'adressent à toi en solliciteurs. Tu papotes avec le directeur. Avec son économe. Avec sa favorite, cette Mme Dumont que j'ai entraperçue parfois de loin dans la cour – comment est-elle de près ? Elle te plaît, Louis ? Allons, avoue, je sais que tu es sensible aux femmes – nul n'est parfait. Bref tu es très pris, très demandé. Tes journées sont chargées, prenantes, foisonnantes. Moi, pendant ce temps, je passe des heures à contempler au travers de ces barreaux le vent qui souffle dans les branches des cyprès de la cour d'honneur. C'est follement passionnant. Et je t'assure que tu ne m'aurais pas dérangé du tout, Louis, si tu étais venu me dire bonjour de temps à autre. Tu n'es guère reconnaissant, Louis !

– Reconnaissant de quoi ?

Tony a serré le rebord de la table et m'a parlé entre les dents.

– Tu oses me le demander ? QUI est allé voir Bronstein pour lui dire que tu es un bon garçon et qu'il fallait t'enlever de ce quartier ?

– OK, Tony. QUI a voulu me faire trucider par Léon ?

– Il n'avait pas la moindre chance. Je voulais juste savoir si tu le saignerais par peur des représailles que tu subirais si tu ne m'obéissais pas. Et j'ai su : tu as refusé. Il a foncé deux fois sur toi avec un couteau pour te crever la panse, d'autres que toi auraient été furieux et lui auraient fait la peau, pas toi. Tu lui as cassé les bras pour te défendre mais tu l'as laissé en vie. Tu as eu une attitude… allez, tant pis pour les grands mots… chevaleresque ! C'est d'ailleurs ce que j'ai dit à Bronstein quand je lui ai tout raconté.

– D'accord, Tony. Tu es un chic type, Tony. Merci, Tony. Je ne t'en serai jamais assez reconnaissant, Tony. Et à part ça, tu m'as fait venir pour quoi, Tony ?

– Oh, toi, toi… tu es odieux ! Tu sais, des fois, je t'aperçois dans la cour. Le matin quand « tu te rends à ton bureau » – je suppose que c'est l'expression que tu emploies ? Quand tu rentres du travail le soir. Ou quand tu discutes avec Justin le jardinier. C'est un très bon poste d'observation, cette salle de jour. Lève-toi, je vais te montrer quelque chose.

Il a ouvert la fenêtre et tendu la main vers un cyprès sur notre droite.

– Avant-hier, vers onze heures du matin, tu t'entretenais devant cet arbre avec Cloporte. Tu portais ton charmant costume pied-de-poule qui te va si bien, avec cette cravate rouge un peu criarde que j'apprécie moins. Tu t'en souviens ?

– Oui.

– Tu tenais un paquet de fiches. L'une d'elles a glissé. Le vent l'a plaquée contre le tronc. Tu t'es penché pour la récupérer avant qu'il ne l'emporte au loin. Tu l'as rattrapée à temps – quelle agilité ! Sinon, je t'aurais aidé.

– Comment ?

– En la fixant à l'arbre avec une lame, voyons !

– Tu es un virtuose du couteau, Tony, mais d'ici nous sommes très loin.

– Tu doutes de mes capacités ? La fiche était à cinquante centimètres au-dessus du sol. Regarde.

Tel un magicien, il a sorti une lame de sa manche et l'a jetée au travers des barreaux vers le pied de l'arbre, de l'autre côté de l'allée de gravier qui longeait le bâtiment, deux étages au-dessous de nous. Le couteau s'est enfoncé à cinquante centimètres au-dessus du pied du cyprès, en plein milieu du tronc.

– Tu vois, mon chéri, où que tu sois je veille sur toi. Tu n'as rien à craindre tant que je suis ton ami. Et ne sommes-nous pas de grands amis, toi et moi ?

Il a refermé la fenêtre. Nous avons repris nos sièges.

– Donc, Tony, tu as souhaité me voir aujourd'hui parce que tu as un service à me demander. Lequel ?

– Comme c'est agréable de se comprendre entre vieux amis ! Je te l'ai déjà dit, mon chéri : un jour, nous ferons de grandes choses ensemble. Ce jour est venu.

Les tables autour de la nôtre avaient été désertées par leurs occupants dès notre arrivée. Personne ne pouvait nous entendre. Tony a cependant baissé la voix.

– J'aimerais que tu te serves de tes relations avec le directeur pour m'aider à réaliser une idée à laquelle je tiens.

– Laquelle ?

– Une messe de minuit le soir de Noël.

J'ai éclaté de rire.

– C'est une blague !

– Pas du tout, mon chéri. Cet asile manque de loisirs : jamais de fête, jamais de concert, jamais de pièce de théâtre, jamais de rencontre sportive. Les internés s'ennuient atrocement. La seule distraction octroyée à certains, c'est le travail ! Saisissons l'occasion de la fête de la Nativité pour nous réunir ensemble, malades et gardiens, et montrer qu'au-delà des clivages statutaires nous formons un groupe d'hommes qui vivent dans un même but, celui d'améliorer la vie de chacun de ses membres !

– Tu as peaufiné ton texte pendant combien de temps, Tony ?

Il a souri.

– Je ne cherche pas à te convaincre, mon chéri : tu es un mécréant. Tu ne crois à rien. Même pas à mes propos quand je te parle en toute sincérité.

– Tu ne t'imagines pas, Tony, que toi, Hippopo, Rhino et toute la bande de criminels dangereux qui cohabitez à cet étage, vous allez avoir quartier libre le soir de Noël pour vous rendre à la messe ? Jamais le directeur et Cloporte ne courront un tel risque.

– Et alors ? Si au moins tu peux rendre ce service aux patients de l'étage du dessous, tu auras fait plaisir à la moitié d'entre nous. C'est déjà beaucoup. Ajoute les femmes, cela fera encore plus de monde. Il paraît que la chapelle est très grande, plus grande que bien des églises de campagne, et que l'on peut y tenir aisément à six ou sept cents personnes assises et trois ou quatre cents debout. Tu feras un millier d'heureux, Louis !

– Quel intérêt pour toi ?

– Le plaisir de savoir que ce bonheur que tu auras répandu, c'est moi qui en aurai eu l'idée.

– Redis-le sans rire.

– Je suis sincère.

– Tony… que mijotes-tu ?

– Je m'ennuie, mon chéri. Je me lasse de jouer toujours la terreur. J'aimerais essayer d'être bon, pour changer. Remarque bien que je n'abandonne pas mes pompes et mes œuvres sataniques – si je prétendais y renoncer, tu ne me croirais pas. Mais j'ai envie de faire le bien. Comme lorsque toi, tu changes le système de couchage des patients ou que tu améliores leur nourriture avec la porcherie. Pourquoi n'aurais-je pas, moi aussi, le droit d'être un chic type de temps à autre ? Après tout, n'ai-je pas parfois des bons côtés ? Ne t'ai-je pas pistonné auprès de Bronstein ?

– Tu n'avais pas envie de me trouer la peau et tu voulais que je parte.

– Si tu ne m'aides pas à racheter mes péchés – et toi seul peux y parvenir en vendant cette idée de messe de minuit au directeur de l'asile – je suis condamné à rester un être immonde toute ma vie. Par ta seule faute. Mais là, du coup, puisqu'il n'y a plus de rédemption possible pour moi, je deviens VRAIMENT immonde. Et je dis à Cloporte, à Bronstein, à tout le monde que j'ai menti à ton propos.

– Explique-toi.

– Je déclare que tu m'as avoué tous tes crimes, que tu m'as expliqué ce qui s'est passé dans la cabane, comment tu t'y es pris pour violer ta sœur et par quel enchaînement de circonstances tu l'as tuée avant d'assassiner tes parents.

– Personne ne te croira, Tony.

– Tu fais le pari, mon chéri ? Ton gendarme préféré, Alfred Matarex, n'a pas désarmé. Cloporte ne sait plus où est la vérité, mais vu son système de pensée il aura vite fait de pencher à nouveau du côté de l'accusation.

PERSONNE, je dis bien PERSONNE y compris Bronstein, n'est convaincu de ton innocence totale. Moi le premier. On t'a tout de même retrouvé baignant dans le sang de trois victimes, entièrement nu à côté d'une adolescente violée, avec des traces de poudre sur tes doigts ! Comme preuves d'innocence, on fait mieux ! Alors quand tu me soutiens que personne ne me croira, je te réponds que ton col de chemise et ta cravate te donnent une certaine allure mais empêchent ton sang d'irriguer convenablement ton cerveau !

– Tu me fais du chantage pour m'obliger à organiser une soirée de Noël ? Sérieusement ?

– Oui. Avec une belle messe de minuit. La plus belle que tu pourras préparer. Je compte sur toi, Louis. Il te reste six semaines.

43

Louis (suite) : M. le directeur, franc-maçon !

S'il y avait une personne sur terre, une seule, à qui je pouvais livrer mes états d'âme en toute confiance, c'était Ignace Crochu. Le croque-mort. Lui, au moins, j'étais absolument sûr de lui. Sûr qu'il me trahirait.

– Monsieur Crochu, puis-je vous faire une confidence ?

– Je vous en prie.

– Lorsque je parle de confidence, je veux dire : puis-je vous livrer un grand secret ? Et vous demander conseil ?

– Vous m'honoreriez.

– Merci, monsieur Crochu.

Le croque-mort jouissait par avance de ma naïveté.

– Monsieur Crochu, j'ai un problème.

– Lequel, monsieur Dantezzi ?

– Je suis approché par de nombreuses personnes – des malades, eux aucune importance, mais aussi des gardiens, et plusieurs, et qui insistent – qui me demandent d'intercéder auprès de M. le directeur afin de leur obtenir une faveur.

– Quelle faveur, monsieur Dantezzi ?

– Qu'il soit clair, monsieur Crochu, que je réprouve cette démarche. Totalement.

– J'entends bien. De quoi s'agit-il ?

– Si monsieur le directeur accordait une suite positive à cette supplique, nous entrerions dans une succession inadmissible de cahiers de doléances. Je préconise donc avec la plus extrême vigueur le rejet de cette requête.

– Mais de quoi parlez-vous ?

– Figurez-vous, monsieur Crochu, que ces personnes ont la prétention de vouloir demander par mon intermédiaire à M. le directeur d'organiser le 24 décembre prochain, dans six semaines, une grande soirée de Noël à l'asile.

– Une soirée de Noël ?

– Absurde, n'est-ce pas ?

– Disons qu'il est d'usage, ce jour-là, d'améliorer un peu l'ordinaire.

– Je ne parle pas de cela, monsieur Crochu. Mais d'une vraie soirée. En clair : une messe de minuit.

– Qui peut avoir une telle idée ?

– Je vous l'ai dit : des malades – bon, eux, je le répète, ce n'est pas le problème – mais aussi des gardiens.

– Vous me surprenez. En général ils préfèrent passer le soir de Noël en famille.

– Justement. Ceux qui seront de permanence redoutent la tristesse d'un réveillon à l'asile. Une fête – au moins une messe – adoucirait leur sort. Mais ils soutiennent que M. le directeur n'acceptera jamais en raison de ses convictions.

– Je ne vous suis pas.

– Je n'ose vous répéter ce que j'ai entendu, monsieur Crochu. Certains prétendent... je répugne à citer leurs propos... certains disent... je vais forcément vous choquer... certains affirment... surtout ne m'en veuillez pas de vous rendre compte fidèlement de tout ce que j'ai entendu... certains assurent que M. le directeur est...

– Parlez, monsieur Dantezzi, je vous en conjure !

– ... Franc-maçon.

– QUOI ? Mais c'est absurde ! Quelle horreur ! Franc-maçon ! M. le directeur !

– Je suis d'accord avec vous, monsieur Crochu. Toute rumeur est vite glauque, et chacun de nous peut être victime d'accusations aussi sordides qu'injustes.

– Franc-maçon ! Et pourquoi pas juif, aussi ?

– Les injures ne vont pas jusque-là, monsieur Crochu.

– Qui colporte ces ragots immondes ?

– Monsieur Crochu, si vous voulez que je continue à vous rendre compte de toutes les malveillances que j'entends, vous devez me permettre de protéger mes sources.

– Oui, bon, mais tout de même… Ce ne serait pas Bronstein, par hasard ?

– Je vous donne ma parole que non.

– Parce qu'il en serait capable.

– Je ne le crois pas.

– Détrompez-vous. Car lui, justement, c'est un Juif.

– Est-il possible ?

– Parfaitement. Il est juif.

– À qui se fier, monsieur Crochu ?

– C'est pourquoi M. le directeur s'en méfie. Et il a raison : un Juif… M. le directeur déteste les Juifs.

– Encore une fois, je vous jure que je n'ai jamais entendu le Dr Bronstein émettre la moindre critique à l'encontre de M. le directeur.

– Vous voyez : il n'a même pas le courage de ses opinions. Comme tous les Juifs.

– Ou peut-être est-il seulement discret ? Qui sait même s'il ne partage pas les sentiments d'estime et de respect que nous avons, vous et moi, pour M. le directeur ? En tout cas je vous garantis de la manière la plus ferme que ce n'est pas le Dr Bronstein – lequel, dites-vous, est juif – qui souhaite une messe de minuit le soir de Noël.

– Humm… Ces gens-là sont capables de tout. Mais vous, pourquoi êtes-vous contre cette messe ? Vous êtes juif ?

– J'ai servi la messe pendant trois ans. Vous pouvez le vérifier.

– Alors pourquoi vous opposer à la célébration de la Nativité ? Vous avez perdu la foi ? Vous ne pratiquez plus ? Mon sentiment, monsieur Dantezzi, c'est que vous avez tort de rejeter cette idée. Contrairement à vous, je trouve que cette messe sera bienvenue. Elle confortera l'esprit d'équipe, d'unité, de grande famille que M. le directeur et moi tenons à maintenir parmi tous les hommes et les femmes de cet asile, aussi bien les membres de la direction à qui la divine Providence a dispensé tant de ses bienfaits, que les autres, simples d'esprit, qui n'en sont pas moins des créatures de Dieu. Songez aussi qu'on ne peut laisser dire que M. le directeur est franc-maçon ! C'est inconcevable ! Cette messe dont M. le directeur aura pris l'initiative sera le plus cinglant démenti apporté à ses détracteurs. Navré de vous contredire, monsieur Dantezzi, mais je me rends sur-le-champ chez M. le directeur pour lui rapporter cette belle demande populaire et lui conseiller vivement d'y consentir et d'organiser une cérémonie magnifique.

Naturellement, Crochu a fait part de mes réserves au directeur. Lequel m'a demandé de les lui confirmer.

– Il est exact, monsieur le directeur, que je suis opposé à ce projet de messe de minuit. J'ai un mauvais pressentiment. Il m'est impossible de vous en fournir la moindre explication rationnelle : mon appréhension relève uniquement du flair, de l'intuition – je reconnais que mes arguments sont faibles. Je souhaite que M. Crochu ait raison. J'espère que la soirée se passera bien et qu'aucun incident ne justifiera mes craintes. Mais je ne suis pas optimiste.

– Je vous rassure, monsieur Dantezzi : vous n'encourrez aucun reproche en cas de problème.

M. Crochu se charge de tout. Vous êtes extrêmement pris par vos nombreuses tâches et votre temps sera mieux employé à développer le chiffre d'affaires de notre asile qu'à préparer ces festivités de patronage. Ne vous occupez de rien et laissez Crochu mener cette affaire.

44

Louis (suite) : Minuit, chrétiens, c'est l'heure solennelle...

Pendant six semaines, le croque-mort s'est démené comme un diable pour préparer la messe de minuit. C'était devenu son grand chantier. Invitations lancées à des représentants de la préfecture, organisation de la cérémonie avec l'aumônier de l'asile – un ancien aumônier militaire en semi-retraite qui venait de temps à autre, détaché par le diocèse de Toulouse, pour bénir les morts, confesser les vivants et célébrer les temps forts du calendrier liturgique –, décoration de la chapelle, mise en place d'un double cloisonnement pour séparer les internés du personnel d'encadrement et des invités ainsi que les patientes des patients... Ignace Crochu n'arrêtait pas.

Je dois reconnaître que l'ambiance au sein de l'asile, durant ces six semaines, a été particulièrement agréable.

À l'exception des grabataires, tous les occupants du quartier des débiles et des séniles étaient impatients de se rendre à cette fête. Jésus donnait des cours de religion pour expliquer à ses fidèles les circonstances de sa première venue sur terre, près de deux mille ans plus tôt, dans une étable à Bethléem. Il s'en souvenait très bien. Il en parlait chaque jour pendant des heures.

Sabine Dumont me racontait que, chez les femmes, l'excitation était à son comble. Elles avaient toutes le même souci : comment s'habiller ? Les gardiennes les aidaient à rivaliser d'ingéniosité pour se mettre en beauté

– « Cette serviette sur les épaules, Germaine, vous fait une superbe étole, si, franchement » ; « Adèle, ce napperon noir sur vos cheveux vaut les plus belles mantilles » ; « Oui, Juliette, vous avez raison, votre couverture de lit fera office de cape ou de manteau, c'est une très bonne idée. »

Les gardiens et les gardiennes de permanence le soir de Noël, par principe célibataires ou les plus récents dans les effectifs, acceptaient plus volontiers leur sort en se réjouissant par avance de cet événement. Au moins, au lieu d'être séparés et de se retrouver chacun isolé dans les bocaux de garde des dortoirs, ou à deux ou trois devant une bûche au beurre partagée sur la toile cirée d'une salle commune blafarde, ils seraient tous réunis dans le tourbillon d'une grande et longue soirée : la veillée, la messe tardive suivie d'un vin chaud et de friandises…

– Vous voyez, tout se passe bien ! me disait parfois le directeur. Le moral des troupes est excellent et nous ne rencontrons pas le moindre problème !

Je me contentais de lever les mains en un geste d'imploration impuissante et de conclure toujours de la même manière :

– Fasse le ciel qu'il en soit ainsi jusqu'au bout, monsieur le directeur. Mais je ne parviens pas à me délivrer de ce mauvais pressentiment. S'il ne tenait qu'à moi, nous arrêterions tout sur-le-champ.

Le directeur s'esclaffait.

– Cessez de vous faire du mauvais sang ! Ce sera une très belle soirée !

Le 24 décembre 1937 à dix heures trente du soir, des centaines de malades de l'asile d'aliénés de Murmont, hommes et femmes, ont été exceptionnellement autorisés à quitter leur dortoir pour se rendre à la messe de minuit célébrée dans la chapelle de l'asile.

Seuls étaient consignés dans leur quartier les grabataires et les éléments les plus incontrôlables – chez les hommes, tous les agités et criminels dangereux du deuxième étage.

La chapelle, immense, brillait de l'éclat de toutes ses lampes électriques et de celui des flammes de dizaines de cierges. Une grande crèche avec des personnages en carton peint réalisés par des patientes avait été installée au pied d'un pilier à côté de l'autel. Celui-ci avait été surélevé sur une haute estrade en bois, bâtie comme les estrades des orchestres dans les fêtes de villages, pour que l'officiant puisse être vu de toute l'assistance. Car Crochu avait eu l'idée de faire dresser sur toute la longueur de la chapelle deux rangées de palissades en bois de trois mètres de haut, qui clôturaient les nefs latérales – un côté pour les patients, un autre pour les patientes – et ménageaient au centre de l'édifice un espace protégé pour la direction, les invités, les gardiennes et les gardiens.

Naturellement, l'office a été un désastre. Les malades, livrés à eux-mêmes, ricanaient et se lançaient dans des concours de cris. Certains se soulageaient derrière les piliers ou contre les palissades. Le vacarme était tel que l'on entendait à peine le prêtre qui s'époumonait à hurler, là-haut sur son perchoir, ses « *Benedicamus Domino* », ses « *Dominus vobiscum* » et ses « *Deo gratias* ».

Lorsque nous sommes sortis de la chapelle à la fin de l'office, le directeur était furieux et Crochu effondré.

Crochu ressemblait plus que jamais à un croque-mort avec sa longue figure si triste – don quichotte sans la barbe, en plus jaunâtre. Et son calvaire n'était même pas terminé.

Car c'est le lendemain, au matin du 25 décembre, que le scandale a éclaté. Quand les gardiens se sont rendu compte que trois patients avaient profité du relâchement de la surveillance pendant la messe de minuit, au moment où tout le personnel de garde assistait à l'office, pour s'évader.

Les trois patients étaient les criminels les plus dangereux de l'asile :

Tony.

Hippopo.

Rhino.

Le directeur s'est déchaîné contre Crochu.

– Imbécile ! Triple buse ! M. Dantezzi vous avait pourtant prévenu ! Mais vous vous croyiez plus malin que lui, plus intelligent ! Alors que l'on devrait échanger vos statuts, lui à votre place et vous là-bas, avec les débiles.

– Monsieur le directeur…

– Taisez-vous ! Sombre crétin ! Dorénavant vous écouterez ce que vous dit M. Dantezzi et vous en tiendrez compte ! Cela vous évitera de continuer à commettre vos inepties ! Il vous l'avait suffisamment dit, M. Dantezzi, qu'il avait un mauvais pressentiment ! Mais vous n'avez pas voulu l'écouter !

– Monsieur le directeur…

– Et comment va-t-on expliquer cela à la préfecture, hein ? Je vous préviens, Crochu, je ne vous ménagerai pas ! Avoir organisé une messe aussi lamentable – vous avez vu la tête des gens de la préfecture tout au long de l'office, hein, vous avez vu ? – avoir eu une idée aussi stupide, réalisée de manière aussi absurde, tout cela pour permettre à la pire crapule, au meurtrier le plus dangereux que cet asile ait jamais abrité, de s'évader avec ses deux lieutenants ! Tant d'imbécillité et d'incompétence, cela devient suspect ! Avouez, Crochu : vous étiez de mèche avec eux ?

– Monsieur le directeur…

Je buvais du petit-lait.

Crochu se trouvait dépourvu de tout pouvoir de nuisance à mon encontre pour un long moment.

Quant à Tony, il avait quitté l'asile et ne pouvait plus me menacer. Je lui souhaitais de tout cœur, pour son bien et pour le mien, d'échapper aux meutes de policiers et de gendarmes lancées à ses trousses.

Je ne savais pas que j'étais loin, malgré mes vœux, d'en avoir fini avec lui et sa bande.

45

Louis (suite) : Le calme avant la tempête

Les événements qui ont bouleversé l'Europe en 1938 et 1939 m'ont laissé de glace.

J'entendais certes des bruits de bottes à la radio. Je lisais des articles alarmistes dans la *Tribune du Midi*. Le directeur, Crochu et Sabine Dumont parlaient de cet Adolf Hitler qui leur paraissait parfois un peu nerveux mais qui, ajoutaient-ils aussitôt, disait tout haut à propos des Juifs et des communistes ce que tant de Français pensaient tout bas.

Je ne me sentais pas concerné.

Qui savait exactement où se trouvaient les Sudètes ? Qui, en France, avait envie de se battre pour ce bout de terre dont personne n'avait entendu parler auparavant ? Il m'aurait semblé aberrant que notre pays entre en guerre pour un tel motif.

Et puis, peu m'importait que Daladier sauve ou non la paix : je n'irais pas sous les drapeaux. Car n'oubliez pas que quand la guerre éclate on ne mobilise ni les prisonniers ni les aliénés. Ils sont assignés à résidence à l'arrière. Seuls les hommes honnêtes et sains d'esprit ont le droit de se faire trouer la peau pour leur patrie : les autres en sont indignes.

J'écoutais donc les nouvelles d'outre-Rhin d'une oreille distraite, et j'ai été bien plus préoccupé en 1938 par le changement de dénomination des « asiles d'aliénés » en « hôpitaux psychiatriques ». Car il m'a fallu aider Crochu à recomposer notre papier à lettres, tous nos documents administratifs et tous les contrats des gardiens et des gardiennes promus, sur simple décision d'un ministre, aux titres d'infirmiers et d'infirmières. Croyez-moi : pour le personnel de l'asile, ces évolutions linguistiques et statutaires étaient autrement plus importantes que l'annexion des Sudètes par le Troisième Reich.

La gestion du domaine me prenait de plus en plus de temps. Et les résultats dépassaient mes espérances. Les porcs, gras et nombreux, comblaient d'aise les malades dont ils garnissaient régulièrement les assiettes, et le directeur dont ils accroissaient la trésorerie grâce à la vente des excédents. Les vaches, bien soignées et alimentées, produisaient un lait abondant. Le potager et le verger, à la suite des quelques consignes que j'avais prodiguées, donnaient à profusion des légumes et des fruits de qualité. Sans parler des asperges et des chrysanthèmes qui ne coûtaient rien et rapportaient beaucoup.

Je sais ce que vous imaginez. J'avais une maîtresse, de beaux habits, un travail passionnant, des avantages matériels, et vous pensez que j'avais jeté aux oubliettes mes projets d'évasion.

Vous n'y êtes pas du tout. Certes, début 1939 je me trouvais à l'asile depuis déjà deux ans. Relisez *Le Comte de Monte-Cristo* : Edmond Dantes est resté prisonnier au château d'If pendant quatorze années. Et sa fuite était si mal préparée qu'il a failli ne pas y survivre. Moi, je voulais être certain de réussir mon évasion. Pour cela il me fallait partir non pas À LA RECHERCHE d'un trésor, comme Dantes, mais AVEC ce trésor.

Je vous assure que pas un jour ne s'écoulait sans que je peaufine mon plan pour m'évader. Car malgré mon statut privilégié, de nombreux incidents me rappelaient en permanence à ma condition d'interné.

Ainsi les visites d'Alfred, quand il amenait ou transférait des médico-légaux. Les mois qui passaient n'entamaient pas son animosité à mon encontre. Deux mètres de haut mais un front de deux centimètres. Une bête butée. Chaque fois qu'il m'apercevait – surtout habillé comme je l'étais, en costume, chemise et cravate – des rides de rage creusaient son visage et ses poings se serraient. C'est pourquoi je me tenais toujours à distance et j'évitais autant que possible ces rencontres.

Je ne pouvais en revanche échapper au supplice quotidien du changement de vêtements en fin de journée avant de rejoindre mon quartier. Telle une Cendrillon que l'on aurait contrainte à troquer sa tenue de bal contre des guenilles, je devais me défaire de mon costume, de ma cravate, de mes chaussures de ville et remettre mon uniforme gris pour retourner, en galoches, vers les séniles et les débiles. Cela me devenait de plus en plus insupportable. D'autant que Crochu se trouvait souvent, comme par hasard, en fin d'après-midi dans la cour d'honneur. Il contemplait ma tenue d'aliéné et m'apostrophait d'un ton faussement jovial :

– Bonsoir et amusez-vous bien, monsieur Dantezzi !

Heureusement, les soirées avec mes compagnons de quartier étaient douces et tranquilles. Jésus assurait l'animation d'après-dîner, certes un peu répétitive mais toujours chaleureuse et bon enfant, avec ses prêches et ses miracles. Justin était un compagnon de chambrée fort agréable. Il disposait des fleurs dans une carafe à la tête de mon lit, veillait à ce que la paille de mon couchage soit en permanence fraîche et odorante, mes draps immaculés, mon uniforme de malade toujours propre et repassé. « Avec le mal que vous vous donnez monsieur Louis pour adoucir notre vie que ce soient les paillasses changées plus souvent ou la nourriture qui s'est tant améliorée depuis votre arrivée c'est normal que vous soyez bien traité ne me dites pas merci je le fais avec plaisir et surtout n'hésitez pas à me demander tout ce que vous voulez. » Il était la bonté incarnée. Il faisait toujours preuve pour tous d'une disponibilité, d'une écoute, d'un dévouement exceptionnels. J'adorais parler avec lui pendant des heures. C'était un ami merveilleux.

Sabine Dumont était, elle aussi, pleine d'attentions pour moi.

Elle m'offrait des cadeaux voyants et de qualité – chemises en soie, chaussettes fines, épingle de cravate, boutons de manchette – que je portais dans la journée et rangeais le soir au fond de mes placards avant de rejoindre mon quartier. Chaque fois qu'il découvrait sur moi un nouveau présent, Crochu le contemplait avec stupéfaction et s'interrogeait sur son origine. Un jour sa curiosité l'a emporté.

– Splendide, cette montre, monsieur Dantezzi. D'où vient-elle ? Du vestiaire des patients ?

– Il n'y a ni bijoux ni argent dans ce vestiaire, monsieur Crochu. Je me suis d'ailleurs souvent demandé où sont rangés les effets de valeur des malades. Pourriez-vous me le dire, monsieur Crochu ?

– Oui, en fait non je n'en sais rien, d'ailleurs quelle importance, en quoi cela vous regarde-t-il, bon, allez, allez. Mais il faudra que nous sachions où vous avez pris cette montre.

– Et la vôtre, monsieur Crochu ? Vous l'avez reçue en cadeau d'un fournisseur ?

– Monsieur Dantezzi ! Vous êtes immonde ! J'en référerai à M. le directeur !

– Mais non, monsieur Crochu. Vous vous tairez.

Crochu ravalait sa rage et ne disait évidemment rien au directeur. Lequel, l'esprit occupé par sa seule gloire et ses propres plaisirs, ne prêtait aucune attention à mes accessoires vestimentaires.

Sabine Dumont venait me retrouver souvent dans mon bureau. Plus souvent que je ne l'aurais souhaité. Son ardeur me soulageait certes de l'abondante production de testostérone propre à mon âge, mais s'accompagnait d'un sentimentalisme que je considérais hors de propos : elle était née un quart de siècle avant moi, elle avait commencé à collectionner les partenaires sexuels dès avant ma naissance, et quand je la voyais me caresser encore avec tendresse avant de me quitter, je la trouvais grotesque.

Deux ou trois fois, excédé par ses manières de midinette, je lui avais demandé si elle se comportait de même avec le directeur quand elle le rejoignait dans son appartement.

– Tais-toi, Louis. Tu ne peux pas me demander ça.

Ses yeux s'étaient remplis de larmes.

– Je n'ai pas le choix, Louis. Ce n'est pas comme avec toi. Si tu voulais…

– Si je voulais ? D'accord. Soyons concrets : tu me trouves un blanc destrier, je saute dessus, je t'enlève, nous partons au galop et nous quittons ensemble à tout jamais cet asile. Quand passe-t-on à l'action ? Ce soir ? Cette nuit ?

– Tais-toi, mon amour. Tu es sans pitié.

Je fournissais à Cloporte des renseignements anodins sur des marchés passés entre l'asile et des entreprises extérieures, ainsi qu'il me l'avait demandé, pour lui permettre de se valoriser auprès de ses camarades du parti. En échange, il me faisait des confidences.

– J'ai connu la femme du directeur. Elle a vécu ici avec lui plusieurs années dans leur appartemengt au premier étage, côté cour d'honneur, juste au-dessus de l'entrée. Un jour elle est partie avec un professeur en cardiologie de la faculté de Toulouse. Un Juif. Déjà que le directeur n'aimait pas beaucoup les Juifs… Surtout ne dis jamais du bieng d'un Juif devangt lui. Bronstein, par exemple, je sais que tu l'apprécies mais garde tes idées pour toi : le directeur ne peut pas le voir.

– Vous non plus, Jules. Avouez que vous êtes d'accord avec Hitler à propos des Juifs.

– C'est une questiong difficile. Quand Hitler dit que les Juifs ne pensent qu'à l'argengt, honnêtemengt, il n'a pas tout à fait tort.

– Quelle bizarrerie, en effet, que d'être obsédé par l'argent !

– D'accord, ils ne songt pas les seuls. N'empêche que nous, au parti, on combat le capitalisme et que le capitalisme est né de la juiverie.

– Je croyais qu'il était plutôt né du protestantisme ?

– Protestangts ou Juifs, c'est pareil. Moi je te le dis, Louis, le combat de Hitler contre les youpings, c'est pas ce qu'il fait de plus mal. Mais là où le parti n'est plus d'accord avec Hitler, c'est quand il attaque les communistes. En plus il est bizarre, ce Hitler : il s'en prengd à la fois aux capitalistes – les Juifs – et aux communistes. Ça n'a pas sengs ! S'il continue comme ça, Staline va lui fiche une raclée qu'il aura pas volée.

Cloporte n'imaginait pas un instant que c'était nous, les Français, qui allions recevoir une raclée de Hitler sous le regard complice de Staline. Dans quelques mois. Quelques semaines. Quelques jours.

46

Louis (suite) : « Si je pouvais trouver un moyen de vous rapprocher de mon bureau ! »

Je m'entretenais de plus en plus souvent avec le directeur. Pas uniquement de la gestion de l'asile, même s'il aimait m'entendre lui répéter les taux de croissance du chiffre d'affaires et des bénéfices de nos différentes unités de production comme autant de bons mots qu'il portait ensuite à la préfecture en s'en attribuant la paternité.

Nous parlions surtout littérature. Il se plaisait à effectuer des rapprochements hasardeux entre ses lectures et l'actualité politique. Un jour, il en est ainsi venu à parler de Hitler après avoir cité Dostoïevski et Nietzsche.

– J'ai relu hier soir des passages des *Frères Karamazov*. Ivan Karamazov soutient que le Christ n'est pas parvenu à libérer l'humanité parce que l'Église romaine a trahi son message. Elle a réinstauré la soumission. Vous savez pourquoi, monsieur Dantezzi ? Hein ? Vous avez une idée ? Parce que ce sont les hommes, répond Dostoïevski, qui le lui ont demandé. Les hommes eux-mêmes. Les hommes dont l'unique aspiration – pas l'unique question : l'unique aspiration, notez bien le mot, il est important – a toujours été, partout et de tout temps : « Devant qui nous incliner ? » C'est un besoin inné chez l'*Homo sapiens*, monsieur Dantezzi. Il veut avoir un chef. Un guide. Un Être suprême. Un Dieu. Quelqu'un qui lui montre la Voie, qui donne un sens à sa vie. MAIS – car il y a un « mais », et ceci devient encore plus intéressant – si Dieu meurt, si Dieu n'existe plus, que se passe-t-il ? Hein ? Vous avez lu Nietzsche, monsieur Dantezzi ? *Ainsi parlait Zarathoustra*, ça vous dit quelque chose ? Nietzsche y soutient que l'Homme s'est révolté contre cette religion d'esclaves qu'était le christianisme, et qu'il a tué Dieu. « *Dieu est mort !* ». Ce qui peut sembler en contradiction avec Dostoïevski sauf si l'on y trouve la raison de l'émergence d'un grand leader comme Hitler. Qu'en pensez-vous ?

– J'en pense, monsieur le directeur, que Nietzsche est un fieffé coquin qui a plagié Plutarque.

– Plutarque ?

– Mille huit cents ans avant Nietzsche, Plutarque s'écriait : « *Le grand Pan est mort !* » Il annonçait ainsi la fin de l'ère païenne, donc la fin de l'ère des dieux de la mythologie antique en raison du triomphe annoncé de l'ère chrétienne. Nietzsche n'a fait que récupérer et détourner l'exclamation de Plutarque pour annoncer à son tour l'avènement du Surhomme.

– Plutarque ! Oui, bien sûr, monsieur Dantezzi ! Cela tombe sous le sens ! Je ne l'avais plus en tête mais je le savais, évidemment !

Il adorait ces comparaisons historico-littéraires. Un autre jour, il s'est délecté quand j'ai traité Descartes d'imposteur.

– Ah non, pas Descartes, monsieur Dantezzi ! De grâce, ne touchez pas à ce génie de la philosophie dont nous autres, Français, sommes si fiers et auxquels nous nous référons en permanence !

– Désolé, monsieur le directeur, mais les faits sont accablants et la défense de Descartes, impossible.

– Diantre ! Qu'a-t-il donc fait de pendable ?

– Son « *Cogito ergo sum* ». Le fameux « *je pense donc je suis* ».

– Eh bien ?

– Ce n'est pas de lui.

– Vous plaisantez ?

– Je ne me le permettrais pas, monsieur le directeur. L'affaire est trop grave. Je vous le dis solennellement : Descartes est un usurpateur. Il a déformé et repris à son compte, après avoir philosophaillé vainement pendant des années entre ses déménagements successifs, une formule autrement plus intéressante d'un théologien qui était, lui, un vrai philosophe, et qui avait vu le jour douze siècles plus tôt.

– De qui parlez-vous ?

– Saint Augustin.

– Voilà qui est passionnant !

– Dans *La Cité de Dieu*, saint Augustin écrit : « *Si fallor, sum.* » « *Si je me trompe, je suis.* » Le fait que je sois dans l'erreur prouve que j'ai d'abord pensé – même si je me suis trompé. Mon erreur contient donc une vérité, c'est que *je suis*. D'où « *si fallor, sum* ». Ce que Descartes a repris avec son « *cogito ergo sum* ». J'aurais admis que Descartes nous sorte son *cogito*, etc., à condition de citer saint Augustin. Mais il s'en est bien gardé. Descartes, monsieur le directeur, n'est qu'un misérable plagiaire sans scrupule.

– Et vous, Louis Dantezzi, vous êtes un érudit passionnant ! Ah si je pouvais trouver un moyen de vous rapprocher de mon bureau pour que nous ayons plus souvent des conversations aussi riches ! Ce n'est pas avec Crochu que j'aurais ce type d'entretien !

47

Louis (suite) : La déclaration de guerre

À quelques jours de la fin du mois d'août 1939, Cloporte est entré brusquement dans mon bureau, livide, défait, les épaules basses. Il s'est effondré sur une chaise.

– Louis, je ne comprengds pas.

– Que se passe-t-il ?

– Staline.

– … ?

– Tu n'es pas au courangt ?

– Il est mort ?

– Mais nong ! Tu n'as pas écouté la radio ?

– Comme vous le voyez, je suis dans mes dossiers.

– Il a signé un pacte de non-agressiong avec Hitler.

– C'est impossible ! C'est de la propagande allemande ! Ou anticommuniste ! Ou une blague !

– Je viens d'avoir la directiong du parti au téléphone. Ils m'ont confirmé que c'est vrai.

– Hitler n'arrête pas de démolir les communistes !

– Je sais, Louis. Je ne comprengds pas. Commengt le camarade Staline a-t-il pu accepter ? Tu as une explicationg ?

– Les voies du Seigneur sont impénétrables.

On connaît la suite. Une semaine plus tard, Hitler envahissait la Pologne, la France déclarait la guerre à l'Allemagne, et des millions d'hommes sont partis pour le front.

À l'hôpital, la plupart des gardiens, ou plutôt des infirmiers puisque tel était leur nouveau titre, ont reçu dès les premiers jours de septembre leur feuille de route pour rejoindre l'armée. Cloporte, Black et White ont donc quitté leur service. Le médecin chef de la division des femmes également. Le Dr Bronstein, bien plus âgé, est resté ; il a pris en charge la direction médicale de l'ensemble de l'hôpital.

Le directeur m'a fait appeler. Il était soucieux, énervé, pressé.

– Mon ami, j'ai besoin de connaître la vérité sur l'affaire pour laquelle vous avez été conduit chez nous. Racontez-moi tout et soyez bref.

– Là, maintenant ?

– Là. Maintenant.

Je trouvais sa question incongrue en un moment où la France, l'Europe, le monde vivaient des événements gravissimes et d'une autre importance que celle de mon dossier pénal. Mais il insistait.

– Oui ou non, avez-vous violé votre sœur, l'avez-vous tuée, avez-vous tué ensuite vos parents ?

– Monsieur le directeur, je suis innocent.

– Vous avez bien entendu, mon ami : je veux LA VÉRITÉ.

– Je viens de vous la donner.

– Alors pourquoi a-t-on retrouvé de la poudre sur vos doigts ?

– Je l'ai expliqué cent fois aux gendarmes, aux policiers, au juge. Je me baignais dans la rivière…

– Pas de détails. Je n'ai pas le temps. La guerre est déclarée, les deux tiers de mes effectifs masculins ont été appelés, je dois faire face à mille urgences.

– Je vous réponds en deux mots, monsieur le directeur. J'entends des coups de feu dans la cabane. Je me précipite. Je vois les corps de ma sœur et de mes parents baigner dans leur sang. Je panique. Je saisis le revolver qui est sur le sol car j'ignore si l'auteur de ces trois crimes ne rôde pas encore dans les parages. Je tourne, je cherche, je fouille – personne. Puis je regarde à nouveau ma sœur, ma mère, mon père. L'émotion me submerge. Je perds connaissance. Quand je retrouve mes esprits, la cabane est remplie de gendarmes. Vous savez tout, monsieur le directeur.

– Oui. Bon. Bien sûr, il y a des zones d'ombre dans votre histoire. Mais pourquoi les auriez-vous tous tués, hein ? Et puis, votre père et votre mère avaient eux aussi des traces de poudre sur les mains. Et votre père, disons votre beau-père puisque Bronstein m'a tout expliqué, avait son pantalon de gendarme sur les chevilles – je sais, ses collègues ont soutenu que c'est vous qui l'avez déshabillé pour maquiller la scène de crime, mais j'ai l'impression que ce sont eux qui sont tordus et non vous. Bref, vous me jurez que vous êtes innocent ?

– Je vous le jure.

– Soit, Dantezzi. Je ne sais si vous m'avez avoué toute la vérité mais vous êtes interné dans cet asile depuis deux ans et demi, dont deux années passées à mes côtés, et vous n'avez jamais provoqué le moindre incident. Le travail que vous avez fourni ici est remarquable. Alors voilà ce que je vous propose : que diriez-vous de remplacer Crochu ?

– Pardon, monsieur le directeur ?

– Crochu. Il est enfin parti. J'espère qu'il sera meilleur à l'armée que dans notre hôpital. Vous prenez son bureau. Et son appartement dans ce bâtiment, au deuxième étage. Vous n'aurez plus à vous déguiser le soir pour rentrer chez les débiles et les séniles. Et vous disposerez ainsi de plus de temps pour m'exposer vos théories littéraires iconoclastes. Bon, c'est d'accord, bien sûr ?

J'étais si ému que je frisais la tachycardie. Je me suis maitrisé.

– Monsieur le directeur, toute opportunité de travailler avec vous en collaboration plus étroite encore que celle dont j'ai eu la faveur depuis deux ans, est un privilège.

– Parfait. Affaire réglée.
– À un détail près.
– Lequel ?
– Quel sera mon titre ?
– Votre titre ? Mais… je ne sais pas… il était quoi, Crochu, déjà ? Économe ? Secrétaire particulier ?
– Vous voyez, monsieur le directeur, personne ne se rappelle sa fonction officielle. Dans l'entreprise où je me trouvais auparavant, le titre qui correspondait le mieux aux tâches qui m'attendent – d'autant que si j'ai bien compris, je vais remplacer M. Crochu sans délaisser pour autant les fonctions que j'assumais jusqu'à présent – était celui de secrétaire général. Si vous le permettez, c'est ce titre que j'inscrirai sur mes cartes de visite.
– *Vos cartes de visite ?!…* Oui, bon, soit. Mais il est bien entendu que vous ne serez pas payé ! Il est hors de question de salarier un patient de l'hôpital !
– Je connais les usages. En vous permettant d'économiser le salaire de M. Crochu, je participerai de manière encore plus active à la croissance de la marge bénéficiaire de notre entreprise.
– Dans ce cas c'est d'accord.
C'est ainsi qu'en septembre 1939, grâce à Adolf Hitler, j'ai été bombardé secrétaire général de l'hôpital psychiatrique de Murmont.

TROISIÈME PARTIE

Le pavillon de la direction

48

Louis (suite) : Lucette

L'appartement de Crochu – le mien dorénavant – était situé au deuxième étage du pavillon de la direction, côté cour d'honneur. Il comprenait une chambre, un salon, une cuisine, une salle d'eau. Les pièces étaient petites mais bien éclairées par de hautes fenêtres mansardées.

En raison de la rapidité des événements qui avaient conduit à la mobilisation générale, Crochu n'avait emporté que le strict nécessaire. Des effets personnels étaient encore pendus ou rangés dans la vieille armoire de mariage en chêne massif qui occupait une partie importante de la chambre. Au-dessus du lit à une place en merisier, un crucifix était accroché au mur entre deux affiches de cabaret sur lesquelles des jeunes femmes en jupons dansaient le frenchcancan – les unes de face, jambe levée ; les autres de dos, pliées en deux, offrant leur derrière en culotte bouffante à la vue des spectateurs.

Le salon était meublé d'une modeste table ronde rangée dans un coin avec deux chaises, d'un bon gros fauteuil en cuir, d'un très vieux tapis sans âge ni couleur, et d'un petit placard bourré de vaisselle abîmée, de verres dépareillés, de bouteilles d'alcool et de livres.

À quels ouvrages s'était intéressé M. l'ex-économe de l'hôpital psychiatrique de Murmont ? Des précis d'économie ? Des manuels de comptabilité ?

Je les ai tous sortis et j'ai éclaté de rire.

Il n'y avait que des livres à lire d'une main. *Les Mémoires* de Casanova. *La Vie amoureuse de Don Juan*. Les œuvres de Sade. Des histoires de cocottes agrémentées de gravures dignes de l'Enfer de la Nationale.

– Hi hi, bonjour monsieur, alors c'est vous qui remplacez M. Crochu ? Hi hi, vous avez trouvé ses livres ? Ils sont drôles, hein ? Hi hi !

Une très jeune femme se tenait sur le pas de la porte, les bras chargés de draps propres. Elle portait l'uniforme des patientes – une longue blouse coupée dans la même étoffe grise et rugueuse que les vêtements des hommes, avec aux pieds les mêmes galoches – et riait tous les trois mots d'un rire idiot.

– Je viens faire le ménage et votre lit. Hi, hi ! Vous vous appelez comment ?

– Louis. Et vous ?

– Lucette.

– C'est très mignon, Lucette.

– M. Crochu, il aimait bien aussi. Hi hi ! Il me disait souvent : « Lucette, viens me faire une sucette ! »

– Quel esprit !

– Oh oui, il était drôle ! Hi hi !

– Je l'ai sans doute mal connu.

– Moi je lui répondais : « D'accord Ignace, sors ta limace ! » Hi hi !

– Je vois.

– Pour votre douche, vous préférez le samedi ou le dimanche ?

– Pardon ?

– Ignace Crochu, il préférait le samedi. Il me disait que le dimanche, il n'avait pas le temps avant la messe, hi hi !, mais je sais bien qu'en fait il voulait se faire propre pour sortir le samedi soir. Hi hi !

– Vous l'aidiez à se laver ?

– Je ne « l'aidais » pas. C'est moi qui le lavais en entier. Hi hi ! Je faisais chauffer l'eau sur le réchaud de la cuisine, je la mélangeais avec de la froide dans un arrosoir, je le douchais sur le sol de la salle d'eau, là, à côté, et je le savonnais partout. Partout partout – hi hi !

– Je sens que vous mettiez du cœur à l'ouvrage.

– Fallait bien ! C'est que M. Ignace, sur la propreté, il était drôlement exigeant ! Hi hi ! Surtout pour la raie des fesses. Ah ça, la raie des fesses, hi hi !, il pouvait m'obliger à la lui nettoyer pendant un quart d'heure !

– Je n'imaginais pas M. Crochu aussi perfectionniste.

– Oh si ! Hi hi ! Bien sûr, si vous voulez, je ferai pareil avec vous. C'est vous qui me direz.

– Lucette, cela suffit ! Dévergondée ! Partez d'ici sur-le-champ ! Vous reviendrez quand M. Dantezzi sera sorti ! Petite traînée !

Sabine Dumont venait d'arriver. Elle était livide, furieuse ; ses yeux foudroyaient la pauvre Lucette qui a jeté son linge sur le fauteuil et s'est enfuie.

Sabine a claqué la porte derrière elle et s'est retournée vers moi.

– Et toi, tu es ravi que cette pauvre obsédée te fasse des propositions ! Non mais regarde-toi ! L'air vicieux et satisfait du sultan dans son harem !

– Serais-tu jalouse, Sabine ?

– Moi ? Mais pour qui te prends-tu ? Jalouse, moi ! À cause de toi ? Monsieur Dantezzi, vos nouvelles fonctions vous égarent ! N'oubliez pas que vous êtes et que vous resterez à jamais un simple patient de cet hôpital psychiatrique, qui bénéficie d'un statut dérogatoire privilégié mais aléatoire. Un mot de moi au directeur et vous êtes réexpédié dans votre division, monsieur Dantezzi.

– Vraiment, Sabine ?

– Si je te vois encore roucouler avec cette petite grue ou avec toute autre, je dis au directeur que tu m'as fait des avances. Je te garantis que ça ne lui plaira pas du tout.

– Et moi je te garantis deux choses. La première, c'est que si tu me parles une fois encore sur ce ton, tu n'auras plus jamais l'occasion de recommencer. Je ne suis pas « un simple patient » comme tu viens de le prétendre, mais un criminel dangereux enfermé dans cet asile pour avoir commis des actes abominables. Depuis qu'un juge m'a déclaré irresponsable, je peux assassiner n'importe qui sans risquer la moindre sanction. Sois donc très polie avec moi.

– Tu oses me menacer ? Après ce qui s'est passé entre nous ?

– Qui a commencé, madame Dumont ? Je vous garantis aussi une deuxième chose : essayez de me nuire auprès du directeur, et je lui raconterai que c'est vous qui m'avez fait des avances auxquelles je n'ai pas donné suite, d'où votre dépit et les rumeurs que vous répandez. Ce sera votre parole contre la mienne. Et le directeur me croira, moi, ou fera semblant, parce que je lui rapporte beaucoup d'argent. Il ne se privera pas de son précieux secrétaire général pour les seuls beaux yeux d'une infirmière chef un peu mûre.

– Louis !

– On fait la paix, Sabine ?

– Tu es odieux !

– Tu as raison. Allonge-toi sur ce lit. Le moment est parfait pour l'étrenner.

– Sale monstre ! Je suis vraiment trop faible !

49

Louis (suite) : Mes nouvelles fonctions

Ma première tâche de secrétaire général a été d'organiser la défense passive de l'hôpital. Nous avions reçu des instructions écrites de la préfecture :

1° – répartir les masques à gaz entre le personnel et les patients ;

2° – occulter toutes les fenêtres ;

3° – bâtir des abris antiaériens à l'intérieur de l'hôpital ;

4° – renforcer les protections extérieures en doublant les fossés et les murs.

La première consigne relevait de la blague, la deuxième de la plaisanterie, la troisième de la farce, la quatrième de la loufoquerie.

Trois cents masques à gaz nous avaient été livrés en septembre 1938, lors de la rencontre de Munich. Une centaine en avril 1939. Cent de plus en septembre. En tout cinq cents masques pour plus de mille cinq cents patients et employés.

J'ai proposé au directeur de les faire entreposer en trois groupes à la sortie du bâtiment des femmes, de celui des hommes et de celui de la direction, et de les réserver à toute personne mettant le nez dehors. Sauf à céder les masques à des revendeurs de Toulouse – opération non dénuée de risque en cas de contrôle de la préfecture – le directeur ne voyait pas comment faire rentrer de l'argent dans ses poches avec ces groins en caoutchouc et m'a laissé faire. Du jour au lendemain, des centaines de patients sont allés traire les vaches, soigner les cochons, entretenir le poulailler ou cultiver les champs avec un masque à gaz en bandoulière, alors que les Allemands étaient à plus de mille kilomètres de l'hôpital.

Deuxième consigne : l'occultation des fenêtres. Nous avions pour mission de recouvrir celles des dortoirs de papier bleu nuit et les autres de croisillons en papier journal pour les protéger des bombardements. Bien sûr, les malades passaient leur temps à tout décoller : certains voulaient enlever ces ajouts qui gênaient leur vue, d'autres considéraient que seul du papier bleu-blanc-rouge nous permettrait de gagner la guerre.

Les abris antiaériens… passons sur la santé intellectuelle du fonctionnaire chez qui cette idée avait germé. Il nous aurait fallu du béton, des machines, un architecte ou un ingénieur pour conduire les travaux. J'ai pris sur moi de décréter que les sous-sols que j'avais bien connus en tant que patient constitueraient d'excellents abris.

Restaient les défenses extérieures. Des fossés à creuser et des murs à bâtir. En 1939. Étonnez-vous si quelques mois plus tard, Hitler n'a fait qu'une bouchée de l'armée française dont les généraux se croyaient encore au Moyen Âge. J'ai expliqué au directeur que ces tâches ineptes de tacticiens d'un autre siècle occuperaient une main-d'œuvre nombreuse dont nous avions besoin pour des travaux plus lucratifs.

– Si nous sommes contrôlés, nous expliquerons que l'hôpital possède déjà un mur d'enceinte et des fossés et nous nous engagerons, si ces protections ne suffisent pas, à transférer l'intégralité de nos patients et du personnel à cent kilomètres d'ici, derrière les remparts de la cité de Carcassonne.

– Vous avez raison, Dantezzi. L'argent est le nerf de la guerre. Laissons les soldats jouer à la guéguerre et gagnons, nous, de l'argent.

Fort de l'aval du directeur, j'ai décidé, moins de deux semaines après le départ du personnel mobilisé, de tout ignorer d'un conflit absurde et lointain et de me consacrer au seul développement du chiffre d'affaires de notre hôpital.

Il me fallait remplir à la fois les tâches de Crochu et celles que j'avais assumées jusque-là. Et j'ai réalisé combien le croque-mort avait été un collaborateur précieux. Ses livres, où je découvrais notre comptabilité réelle, étaient rigoureusement tenus et ses registres, parfaitement rangés. Il ne manquait pas une écriture.

Il manquait juste une partie de l'argent.

À l'évidence, la caisse de l'hôpital psychiatrique était depuis longtemps perforée de trous béants par où s'échappait son contenu. Tant mieux, me disais-je, car je sentais que mon appartement se trouvait à deux pas du Graal : j'étais certain que la trésorerie qui disparaissait chaque mois était cachée là, près de moi, dans le bâtiment de la direction. Le directeur ou Crochu ne pouvaient l'avoir déposée en banque : ils se seraient ainsi dénoncés eux-mêmes. Ils ne pouvaient non plus l'avoir intégralement dépensée. Le directeur partait certes souvent le soir dans sa belle automobile vers quelque lieu de fête, mais sauf à confier innocemment tout son trésor en d'autres mains, il ne pouvait dilapider dans ses seules débauches les sommes considérables distraites mois après mois des caisses de l'hôpital.

Je m'évertuais donc à tenter de deviner où pouvait se trouver la cachette du trésor du directeur.

Pour dérober ce trésor.

Et m'évader. M'ÉVADER ENFIN, avec assez d'argent pour être libre à tout jamais.

50

Louis (suite) : Qu'est-ce qu'un fou ?

L'une des tactiques les plus simples pour découvrir ce trésor était de fréquenter le directeur avec assiduité.

Contrairement à moi, il disposait de beaucoup de temps libre. En dehors de ses relations diplomatiques avec la préfecture et de ses rencontres avec des chefs d'entreprises locales qu'il tenait à recevoir en tête à tête, il n'effectuait aucun travail pour l'hôpital puisque j'assumais toutes les tâches de gestion courante.

Cela lui permettait de se consacrer à « SON ŒUVRE ».

M. le directeur n'était pas médecin mais avait fréquenté quelque temps la faculté dans sa jeunesse. Un jour, il avait décidé de ne plus suivre les cours de mandarins à ses yeux aussi pédants que les médecins de Molière (c'est du moins ce qu'il prétendait, même s'il paraissait plus probable que ses professeurs l'avaient poussé vers la sortie) pour effectuer des recherches autrement plus importantes que les leçons discutables de ces cuistres, et s'attaquer à ce qui serait l'œuvre de sa vie.

Il y travaillait, quand je l'ai connu, depuis trente ans. Il tenait à ce que cet ouvrage monumental, le jour où il serait édité, soit parfait et fasse l'effet d'une bombe. Ce chef-d'œuvre marquerait un tournant dans l'histoire de la médecine. Il y aurait dans cette histoire, et au-delà dans celle de toute la science occidentale – en fait non : dans l'Histoire de l'Occident et même dans l'Histoire de l'Humanité – un Avant et un Après la Thèse de M. le directeur de l'Hôpital psychiatrique de Murmont Lot-et-Garonne France Europe Monde Univers.

Sujet :

« PRESCRIRE EN MILIEU PSYCHIATRIQUE. »

Je laisse la parole à M. le directeur :

– Les médecins, mon cher Dantezzi, sont des jean-foutre. Tous. Je l'ai très vite compris au cours de mes études. C'est pourquoi je les ai arrêtées. Ne me dites surtout jamais du bien d'un médecin, Dantezzi, vous me fâcheriez. C'est entendu ?

– Entendu, monsieur le directeur.

Il était assis derrière sa table de travail sur laquelle trônait un seul objet : le buste africain en bois d'ébène qu'il avait jeté dans sa corbeille à papier quand il m'avait reçu pour la première fois dans son bureau. Il caressait de temps à autre les formes arrondies de la statuette d'un geste inconscient et suggestif.

– Vous savez quelle est la taille moyenne d'une thèse de toubib, Dantezzi ? – une « thèse » ! N'importe quoi ! En fait un simple mémoire pompé sur d'autres mémoires qui reprennent des articles de pseudo-chercheurs qui ont eux-mêmes plagié d'autres publications : tout le monde se pirate chez les carabins ! Regardez Pasteur et tant de sommités médicales devant qui la terre entière se prosterne : ce sont tous des voleurs, des escrocs, des menteurs, des requins sans foi ni loi, qui ne respectent rien ni personne.

Il était rouge de rage contre cette corporation qui n'avait pas voulu de lui et lui avait dérobé sa femme. Sa barbichette et ses longues moustaches cirées tremblaient d'indignation. Ses grosses lunettes glissaient sur son nez comme pour mieux laisser passer les éclairs de son regard fixé sur moi.

– Bon, alors, la longueur d'une thèse, vous connaissez ?

– Je ne suis pas médecin, monsieur le directeur.

– Cinquante, cent, deux cents pages ! Pas plus ! Et toutes volées !… Alors que moi, ma thèse dont chaque ligne est de moi, DE MOI, monsieur Dantezzi, vous savez combien elle compte déjà de pages, hein, dites, vous le savez ?

– Je suis certain que le nombre en est considérable, monsieur le directeur.

– Plus de douze mille pages, Dantezzi. PLUS DE DOUZE MILLE PAGES. J'y travaille depuis trente ans et je suis loin, loooiiin, LOOOOIIIIIN d'avoir terminé. Ce sera une somme, un monument, une épopée.

– Je suis très impressionné, monsieur le directeur.

– Vous pouvez l'être. Je vous confie tout cela parce que je sais combien vous appréciez les grandes œuvres littéraires. Et ma thèse dépasse bien sûr le cadre étroit de la médecine pour embrasser l'ensemble du savoir humain, connu et à venir. Elle touche à toutes les disciplines : l'anatomie, la chimie, la biologie, les mathématiques de par les études statistiques que je réalise depuis des années sur la population de notre hôpital, la physique de par l'observation des effets mécaniques de mes expériences sur les patients, mais surtout et avant tout les sciences humaines, oui bien sûr, cher Dantezzi, je sais que vous me comprenez, en dehors des humanités point de salut et moi, vous l'avez supputé, deviné, décelé, mon domaine de prédilection, celui où je m'épanouis, celui vers lequel me conduisent tout naturellement l'anatomie, la chimie, la biologie, les mathématiques et la physique, c'est le domaine le plus noble auquel les hommes se sont intéressés depuis la naissance de notre espèce : la philosophie.

Il tenait sa main droite étroitement fermée comme des serres sur le crâne de la statuette africaine.

– J'ai pris, cher monsieur Dantezzi, le plus beau sujet de thèse que puisse choisir n'importe quel médecin, ingénieur, magistrat, philosophe : « Prescrire » ! Savez-vous pourquoi ?

– Le concept de prescription, monsieur le directeur, a des acceptions diverses selon les disciplines dans lesquelles il est employé. Dans le domaine médical, il renvoie au contenu de l'ordonnance – donc à ce que le médecin « ordonne » à son patient. Dans le domaine juridique, il indique au sens civil le mode d'acquisition d'un bien ou d'un droit à la suite de son usage pendant un certain délai, de même qu'au sens pénal il s'applique au mode de libération d'un condamné après une certaine période. Dans tous les cas, la prescription induit une dynamique enclenchée par un décideur final. Monsieur le directeur, vous qui êtes un très grand patron, un homme responsable, un décideur soucieux du bien commun, vous étiez à l'évidence né pour vous attaquer à ce sujet immense, difficile, ambitieux et que seul un savant pluridisciplinaire peut traiter dans toute sa complexité : PRESCRIRE.

Le directeur a desserré son étau de sur la statuette. Il a mis posément ses mains à plat sur le cuir de sa table et m'a regardé avec émotion.

– J'aime votre qualité de jugement, mon cher Dantezzi. Vous aurez à peine vingt ans en janvier prochain mais vous possédez une maturité, une faculté de compréhension admirables.

– C'est parce que je vous fréquente chaque jour depuis plus de deux ans, monsieur le directeur. Je ne doute pas qu'à la longue, grâce à vous, je me serai beaucoup enrichi.

Il a manipulé un instant sa cravate bouffante avant de reprendre sur un ton de regret :

– Bien sûr, j'ai dû cantonner mes recherches à un domaine précis, ou je n'aurais plus rédigé une thèse mais une encyclopédie. J'ai opté pour celui que je fréquente chaque jour, les malades mentaux.

– J'ai hâte de lire votre œuvre, monsieur le directeur.

– Mon cher Dantezzi, ne soyez pas pressé : je suis loin de l'avoir terminée. Car mon champ de recherche au travers des malades mentaux est en fait l'humanité entière. Après tout, monsieur Dantezzi, qu'est-ce qu'un fou ? Hein ? Je vous le demande !

– Chacun a sa réponse, monsieur le directeur. Et c'est pour moi un privilège de vous retourner – si vous le permettez – la question et d'attendre, avec une immense soif d'apprendre, la réponse du directeur de l'un des plus grands hôpitaux psychiatriques de France.

– Eh bien, Dantezzi, tout dépend du point de vue où l'on se place. Pour moi, par exemple, en tant que patron de cet hôpital, un fou n'est rien d'autre qu'un client. Je le loge, je le nourris, je l'habille, je le soigne. Un fou, c'est donc un coût qu'il me faut équilibrer par des ressources qui doivent à la fois couvrir ce coût et dégager des bénéfices comme dans toute entreprise sainement gérée. C'est pour cela que j'ai été nommé patron. L'époque des Pinel et des Esquirol, à la Salpêtrière ou à Charenton, qui ne s'occupaient que du bonheur des cinglés et se contrefichaient des comptes de leur établissement, c'est fini. C'était il y a un siècle – une éternité. On sortait de la Révolution française, de la Déclaration des droits de l'Homme et de toutes ces bondieuseries laïques d'une naïveté déconcertante, et l'on trouvait des beaux esprits pour soutenir que les fous étaient des hommes comme les autres, qu'il fallait bien les traiter, etc. Remarquez que certains « intellectuels », comme on dit de nos jours – heureusement peu nombreux mais il en existe, et ce sont eux qu'il faudrait enfermer ! – tiennent le même discours à propos des Juifs, des Nègres et des femmes – mais si, je vous jure, ils soutiennent que les Juifs et les Nègres sont nos égaux, et les femmes aussi, et qu'on devrait même, pour celles-ci (vous n'allez pas me croire !), on devrait (je n'ose pas le dire, vous ne me prendrez pas au sérieux !), on devrait (je sais, c'est énorme, mais je vous garantis que c'est la vérité, je l'ai entendu, et dans la bouche d'hommes importants, estimés, considérés !) on devrait donc, tant pis je me lance, on devrait… donner aux femmes… on devrait leur donner… le droit de vote ! LE DROIT DE VOTE !! AUX FEMMES !!! Vous connaissez une idée plus folle que celle-là, Dantezzi ?

– Vous parlez sérieusement, monsieur le directeur ?

– Je vous le jure !

– C'est incroyable.

– N'est-ce pas ? Alors vous savez, moi, savoir qui est fou ou qui ne l'est pas… La psychiatrie, mon cher Dantezzi, est l'une des rares branches de la médecine où n'existe aucun critère clinique objectif autosuffisant. Aucun. On est fou aux yeux des autres. Très rarement à ses propres yeux. On se rend chez un médecin pour lui dire : « J'ai de la fièvre, j'ai mal à la tête ou au ventre ou ailleurs. » Il est rarissime qu'on aille le voir pour lui déclarer : « Docteur, je suis fou. » Et quand bien même l'affirmerait-on que cela ne prouverait rien. Vous, par exemple : un juge vous a enfermé ici. Qui est cinglé : lui ou vous ?

– Lorsque je vous écoute, monsieur le directeur, je crois entendre par moments le Dr Bronstein – par moments seulement ! Votre discours sur l'absence de toute approche objective de la folie est strictement le sien.

– Certes. MAIS alors que je sais, MOI, prendre de la distance avec mon champ d'étude et me cantonner à une approche exclusivement économique du traitement de la folie, Bronstein, lui, joue les humanistes : « tout ceci n'est pas juste, certains sont enfermés à tort et ceux qui ont réellement besoin de soins devraient être mieux traités ». Oh là oh là, avec quel argent veut-il que la France paye tout ça, le Juif allemand ?

– Le Dr Bronstein est allemand ?

– Bien sûr ! Son accent, léger je vous l'accorde, n'est pas dû qu'à sa juiverie. C'est un Boche. Il habitait

Freiburg, en Forêt-Noire. Il a émigré en 1925. Il a été naturalisé en 1933 – pauvre France ! Non seulement on accueille une tribu entière de youpins mais en plus on en fait des Français. Et tenez-vous bien : sa femme est orthophoniste à Toulouse et leurs deux fils sont médecins à Paris. Autant de places en moins pour les Français. S'il ne tenait qu'à moi, Dantezzi…

Il a saisi la statuette africaine sur sa table dans un mouvement rageur, lui a fait suivre un arc de cercle au bout de son bras et l'a tenue au-dessus de sa corbeille.

– … je ficherais tous ces youtres dans le seul endroit qui leur convienne.

Il a lâché la statue. Je me suis demandé combien de fois elle avait déjà eu droit au plongeon dans la corbeille et j'ai admiré sa solidité.

– Je vous choque, Dantezzi, n'est-ce pas ? Je ne suis pas dupe : vous appréciez Bronstein. Comment un garçon de votre valeur peut-il sympathiser avec un Juif ? Décidément cette race est nocive. Elle dévoie nos meilleurs éléments. Je vous mets en garde, Dantezzi : si vous voulez mériter ma confiance, vous devez cesser de placer la vôtre en un individu qui est juif et qui est en outre médecin – quand on trouve ces deux caractéristiques chez un même sujet, on est certain d'avoir affaire à un monstre sans scrupule, pervers, fourbe, prétentieux, infréquentable. Vous m'avez compris, Dantezzi ?

– Je vous ai entendu, monsieur le directeur. Nous en étions à la définition de la folie. Je suis sûr qu'en dépit de la difficulté d'appréhension objective du phénomène, vous avez bâti sur ce vaste sujet votre propre théorie, fruit de vos longues réflexions et de votre expérience exceptionnelle à la tête de cet hôpital. Pour vous, au-delà de sa potentialité à devenir l'un des clients de notre établissement, qu'est-ce qu'un fou ?

Il a pris un air docte.

– Un fou, Dantezzi, c'est celui qui sort de la norme.

– Quelle norme, monsieur le directeur ?

– LA norme. Que pensez-vous de ce postulat : « *Le fou est celui qui dit en son cœur que Dieu n'existe pas* » ?

– Cela ressemble à un psaume.

– Bravo. Le psaume 52. C'est en se référant à ce simple verset de l'Ancien Testament que l'Église catholique a dressé pendant des siècles les bûchers de l'Inquisition. Elle ne voulait pas punir les athées, oh non, l'Église est trop bonne pour cela ! Elle prétendait brûler ces mécréants pour séparer leur âme pure de son enveloppe charnelle gangrénée par le démon et assurer ainsi leur salut. Eh bien moi, en vérité je vous le dis : tant pis pour les hérétiques. L'Église avait raison. Car face à son pouvoir, à ses bûchers, aux tortures de l'Inquisition, il fallait être fou pour se dresser contre elle et dénier la grandeur du pape et des prêtres. La norme, monsieur Dantezzi, c'est l'Ordre. Quelle que soit la norme, l'Ordre est préservé. Sans Ordre, pas de vie en société. L'Ordre, c'est la civilisation.

– Dois-je en déduire, monsieur le directeur, que si nous étions Allemands, il nous faudrait être fou pour ne pas être nazis ?

– Évidemment ! Le national-socialisme, c'est l'Ordre. Quoi que prétendent les groupes de pression juifs, M. Adolf Hitler a été élu chancelier du Reich au suffrage universel, le plus démocratiquement du monde. Tout Allemand qui s'oppose à Hitler s'oppose à la volonté souveraine de son peuple, et doit être mis au ban de la société, chassé hors les murs de sa ville et enfermé dans d'autres murs dressés pour les malades de son espèce.

– Enfermé ?!

– Nous le faisons bien en France. Regardez tous ces camps d'internement dans les Pyrénées-Orientales, dans l'Aude, dans notre propre département de la Haute-Garonne où nous enfermons les réfugiés espagnols qui fuient Franco. Vous ne voudriez pas que nous accordions la nationalité française à cette racaille, ces voyous, ces rebelles, ces communistes ?

– Je devine, monsieur le directeur, que les prescriptions que vous préconisez dans votre thèse pour lutter contre toutes ces formes de maladie mentale sont originales, et à la pointe du progrès.

– Effectivement. Je veux bien vous en toucher quelques mots.

51

Louis (suite) : « Vous choisirez quelques femelles à votre goût »

– J'en suis particulièrement honoré, monsieur le directeur. Pour le moment, hélas, il me faut retourner à mes tâches quotidiennes : la gestion de l'hôpital n'attend pas.

– Ah oui, bien sûr, soit…

– Croyez que je suis très frustré, monsieur le directeur, de ne pouvoir dès maintenant aller plus avant dans l'écoute de vos théories si percutantes.

– Je comprends, Dantezzi. La gestion…

– … N'est-ce pas ? À ce sujet, je souhaitais vous demander si je dois toujours rédiger les livres comptables bidons que j'ai remplis depuis deux ans, ou continuer les seuls états de M. Crochu – forcément insatisfaisants vu la trésorerie manquante – ou bien encore assumer les deux en parallèle ?

Il s'est tu un long moment, visage fermé. Il attendait que j'en dise plus mais je gardais respectueusement le silence.

Deux minutes au moins se sont écoulées sans que ni lui ni moi n'ouvrions la bouche. Finalement il s'est levé, il a fait le tour de la table, il a calé ses fesses sur le rebord, devant moi, d'un air faussement jovial et décontracté mais en redressant son buste pour me dominer.

– Je me doutais que nous aborderions un jour ce sujet, Dantezzi. Sachez d'abord que je n'ai rien à cacher. Ma vie, mes actes sont transparents. J'ai toujours dirigé cet établissement avec la plus grande rigueur.

– J'en suis certain.

– Je ne suis pas responsable de l'ineptie des règles comptables. Il arrive que j'invite certaines personnes, y compris des fonctionnaires de la préfecture, au restaurant ou au cabaret, ou que j'offre des cadeaux, y compris à ces employés de la préfecture ou à leurs familles, sans que l'on puisse inscrire ces dépenses dans notre comptabilité. Vous le comprenez, j'en suis sûr.

– Je vous suis très bien.

– Jamais je ne me suis enrichi sur le dos de la collectivité, Dantezzi. J'ai sacrifié ma vie privée à la gestion de cet établissement, alors on ne va pas m'emmerder avec des problèmes comptables ! Vous voulez vous y mettre vous aussi ? Comme Boulier ? Rappelez-vous ce que je lui ai fait, à Boulier : dehors ! Vous savez qu'il est allé bavasser ensuite à la préfecture ? Mais j'ai là-bas de bons amis, je leur ai expliqué, ils ont compris que ce minable n'avait agi que par dépit. Alors vous, vous n'allez pas m'enquiquiner à votre tour ? Qu'est-ce que vous cherchez, hein ?

– À vous satisfaire, monsieur le directeur. Et à vous protéger.

– Me protéger de qui, de quoi, pourquoi ?

– Restons factuels et ne voyez aucune critique en mon propos. J'ai toujours œuvré dans le seul souci de développer le chiffre d'affaires et le bénéfice de notre entreprise. Pour des raisons compréhensibles, une part importante de la trésorerie n'est pas prise en compte à chaque fin de mois, ce qui nécessite des redressements. Je les ai toujours effectués sans discuter et je continuerai.

– Parfait. L'incident est clos.

– Il n'en reste pas moins que, pour m'éviter de commettre tout impair, il serait préférable que vous opériez avec moi comme vous le faisiez sans doute avec

M. Crochu, et que nous parlions plus clairement des principaux postes de notre économie souterraine.

Il a réfléchi à nouveau longuement avant de me répondre.

– Êtes-vous satisfait de votre condition de secrétaire général, monsieur Dantezzi ?

– Je vous l'ai déjà dit, monsieur le directeur : je suis heureux de pouvoir travailler davantage à vos côtés.

– Le travail, le travail… Cela ne suffit pas à remplir une vie. Avez-vous des distractions ?

– Ma foi, monsieur le directeur…

– Je suis au courant pour Lucette. Mme Dumont m'en a parlé.

– Ah. Que vous a-t-elle dit d'autre ?

– Rien. Elle aurait dû ?

– … Elle aurait pu vous expliquer par exemple que les loisirs sont rares dans cet asile…

– Justement. Que diriez-vous de sortir à Toulouse certains soirs ? J'y connais des adresses très amusantes.

– Et si je tombe sur le juge d'instruction qui m'a enfermé ici ? Ou sur l'un des gendarmes qui m'ont amené ?

– Ah que c'est fâcheux. J'aimerais pourtant vous remercier des services que vous rendez à notre établissement. Je ne peux pas vous salarier, je vous l'ai dit. Cela ne m'interdit pas une contribution financière en espèces, prise justement sur la trésorerie « souterraine » dont vous parliez…

– Encore une fois, monsieur le directeur, votre confiance me suffit.

– Je veux que vous puissiez vous distraire. Venez choisir quelques bouteilles chez moi, dans mon bar. J'ai d'excellentes liqueurs et des apéritifs remarquables. Et pourquoi ne resteriez-vous pas un soir à dîner ? Je demanderai à Sabine Dumont de nous trier quelques jeunes patientes pour effectuer le service, ce sera très amusant.

– Mme Dumont choisit vos recrues ?

– Bien sûr ! Préférez-vous les sélectionner vous-même ? Cela m'arrive. Faisons coup double : joignons l'utile à l'agréable. Je vais relever les jours d'absence de Bronstein sur le tableau de service. Depuis qu'il est médecin chef de l'hôpital, celui-là, il est encore plus empoisonnant. Son prédécesseur à la division des femmes me laissait toute liberté pour mes expériences – parce que j'ai omis de vous préciser que si l'intitulé de ma thèse est la prescription en milieu psychiatrique, j'ai pour l'instant limité mes recherches à l'étude des maladies mentales chez la femme. Ce sera le tome I. Nous verrons plus tard pour le tome II. Toutes mes observations, toutes mes statistiques ont été réalisées dans le bâtiment des femmes. Mais depuis que Bronstein en a pris la direction médicale, IL M'INTERDIT certaines expériences !

– Quelles expériences, monsieur le directeur ?

– Vous verrez, cher Dantezzi. Profitons de l'un de ses jours d'absence. Cela vous passionnera. Au passage, vous choisirez quelques femelles à votre goût pour agrémenter notre soirée. Nous allons bien nous amuser.

52

Louis (suite) : Trois comas insuliniques

Pardonne-moi, Louise, d'empiéter sur ton territoire en parlant de la division des femmes à ces messieurs. Tout à l'heure tu parleras toi-même de cette division. Mais je dois leur raconter dès à présent cette première expérience dans le bâtiment où tu as été internée seize mois plus tard.

Le directeur était heureux comme un bambin qui va jouer aux billes. Il souriait, exultait, ne tenait plus en place. Nous nous trouvions au sous-sol de la division, dans une vaste pièce au centre de laquelle avaient été bâties quatre tables basses en ciment, chacune d'environ deux mètres de long sur soixante centimètres de large, recouvertes de carreaux de faïence blancs. Le long des murs revêtus des mêmes carreaux couraient des tubes en cuivre percés de robinets placés au-dessus de larges cuves. Entre les cuves, sur des paillasses habillées de carreaux blancs identiques à ceux des tables et des murs, étaient posés des flacons, des seringues, des tuyaux en caoutchouc, des instruments de chirurgie et d'autres ustensiles.

Sabine Dumont n'a pas caché sa surprise de me voir dans cette salle. Elle a observé ma blouse blanche, identique à celle que le directeur venait de revêtir, et m'a demandé avec un sourire mondain :

– Je ne savais pas, docteur Dantezzi, que vous alliez vous joindre à nos travaux. Votre visite nous honore.

– Madame l'infirmière chef, je n'ai pu résister à l'invitation de monsieur le directeur. J'avoue être très intéressé par vos recherches et curieux de voir à quelles expériences vous vous livrez dans ce sous-sol.

Son sourire s'est transformé en grimace. Le directeur, très à son aise dans sa blouse, ne perdait pas un centimètre de sa courte taille. Il se tenait ventre en avant, menton levé, barbiche dressée, moustaches cirées et largement pointées vers chaque côté de la salle comme pour mieux embrasser, au-delà des murs de celle-ci, l'humanité entière qui lirait un jour dans sa thèse le rapport des expériences auxquelles il allait se livrer. Il dessinait dans l'air de grands moulinets avec ses bras et parlait en empruntant le ton assuré et dominateur de ses anciens professeurs de faculté.

– Quels sujets nous avez-vous choisis pour aujourd'hui, chère amie ? Des cas intéressants, j'espère ? Je tiens à ce que M. Dantezzi garde un souvenir marquant de sa première visite dans votre division !

Sabine lui a répondu en me regardant à la dérobée d'un air désolé.

– Si j'avais été prévenue de la présence de M. Dantezzi, j'aurais organisé cette matinée autrement. J'espère que vos expériences ne vont pas le choquer. Un homme de science comme vous a l'habitude des exigences difficiles et parfois surprenantes de la recherche médicale. M. Dantezzi, lui, risque de ne pas apprécier et je le comprendrai *– soyez-en sûr, monsieur Dantezzi, je vous comprendrai…*

– Mais non, ce garçon est solide ! Non seulement il supportera le spectacle mais il sera passionné ! N'est-ce pas, Dantezzi ?

– Nous le saurons bientôt, monsieur le directeur.

– Absolument ! Alors, Dumont, sur qui allons-nous travailler ?

– Trois patientes. L'une est une femme jeune…

– Très bien !

– … atteinte de crises récurrentes de *delirium tremens*.
– Excellent !
– La seconde est également jeune…
– Parfait !
– … violente, agressive.
– Magnifique !
– La troisième est très âgée…
– Ah. Bon. Tant pis.
– … elle refuse de s'alimenter, souffre de logorrhée.
– Nous verrons, nous verrons.

Le directeur s'est tourné vers moi.

– Avant de commencer, Dantezzi, je dois vous expliquer le principe des expériences extraordinaires auxquelles vous allez assister. Une révolution dans la thérapie psychiatrique : l'INSULINOTHÉRAPIE. C'est une technique toute nouvelle. Beaucoup d'hôpitaux ne la pratiquent pas encore. Nous, si. C'est moi, MOI, Dantezzi, qui l'ai introduite ici. Parce que je suis abonné, MOI, à toutes les revues spécialisées. Je lis avec attention les rapports des congrès, les communications, les études, et je n'hésite pas, ah non je n'hésite pas, MOI, je ne suis pas comme Bronstein, je n'hésite pas à effectuer des tests novateurs sur des malades, et je note ensuite les résultats dans ma thèse, je dresse des tableaux, j'établis des statistiques, je tire des conclusions. Vous n'imaginez pas la somme de recherches que j'ai déjà effectuées. N'est-ce pas, Dumont ? Allons-y ma chère, commençons. Faites entrer le numéro 1.

Sabine est sortie de la salle quelques instants. Elle est revenue avec quatre infirmières qui portaient à bout de bras une jeune femme en chemise de nuit, emprisonnée dans trois sangles en caoutchouc.

Les infirmières ont allongé la patiente sur l'une des tables basses.

– Combien de kilos ? a demandé le directeur.
– Cinquante-trois.

– Cent cinquante unités.

– Tout de suite, monsieur le directeur.

Sabine Dumont a préparé une seringue. La malade semblait indifférente à son sort. Elle chantait d'une voix douce et regardait en souriant les quatre infirmières qui la surveillaient.

Le directeur a profité des quelques instants nécessaires à la préparation de la piqûre pour me fournir des explications complémentaires.

– Je vais administrer à chaque patiente une injection intramusculaire d'insuline qui va provoquer un coma.

– Un coma ?

– Absolument. Un coma artificiel. Au bout d'une vingtaine de minutes, on opère un resucrage par sonde pour accélérer le réveil. Le patient met plusieurs heures à se réveiller doucement.

– Quel est le but de ce traitement, monsieur le directeur ?

– Calmer les malades.

– Le calme. Je comprends.

– Quel progrès, n'est-ce pas ? Dommage que Cloporte soit sous les drapeaux et ne puisse voir cela ! Grâce au coma insulinique administré à ses clients les plus récalcitrants, Cloporte n'aurait plus besoin d'exiger du matin au soir le calme, le CALME, le CAAAALME. L'insuline ferait le travail à sa place. L'insuline, Dantezzi, c'est le confort, le secours, la libération du personnel des hôpitaux psychiatriques.

– Et aussi, je le suppose, l'amélioration des conditions de vie des malades ?

– Sans aucun doute. Cela va de soi. Dumont, donnez-moi cette seringue.

Le directeur a enfoncé l'aiguille dans la chair de la patiente qui a crié. Il a poussé lentement le piston et retiré l'aiguille d'un air satisfait.

– Parfait. Installez-lui la sonde dès qu'elle sera dans le cirage.

La patiente a fermé les yeux. Une infirmière lui a glissé sous le cou une pièce de bois pour maintenir sa tête cambrée en arrière, et lui a passé dans une narine un tuyau souple qu'elle a fixé avec du sparadrap et raccordé à une poche. Elle a demandé au directeur :

– Combien de sucre, docteur ?

Sabine Dumont a repris l'infirmière :

– Cessez de dire « docteur » ! Dites « monsieur le directeur » !

– Laissez, laissez, a commenté le directeur d'un air patelin et très satisfait. Ce n'est pas grave…

Il a réfléchi longuement, le front traversé de longs plis de concentration comme un praticien conscient de la gravité de sa décision et du poids de ses responsabilités. Puis il a ordonné à l'infirmière :

– Cent cinquante grammes de sucre. Dans vingt minutes. Attendez que je vous dise de commencer.

– Bien, docteur. Pardon : monsieur le directeur.

– Je vous en prie, mon enfant, laissez de côté ce « monsieur le directeur » si formel, nous sommes dans un cadre purement médical.

– Comme vous voudrez, docteur. Monsieur le directeur. Monsieur le docteur.

Sabine Dumont a hoché la tête et levé les yeux au ciel.

– Numéro 2 ! a ordonné le directeur.

Les quatre infirmières ont quitté la salle et sont revenues avec une autre jeune femme maintenue elle aussi par trois larges sangles. Elles l'ont allongée sur la table voisine de la première.

La patiente criait, hurlait, gigotait en tout sens pour tenter de se libérer des lanières en caoutchouc qui l'enserraient. Elle injuriait les infirmières, les menaçait, redressait la tête pour leur lancer des crachats.

– Mais je la connais, celle-là ! s'est écrié le directeur.

– C'est exact, monsieur le directeur. Vous l'avez déjà traitée à trois reprises.

– Passez-moi le cahier d'insulinothérapie. Merci. Voyons combien je lui ai prescrit la dernière fois. Cent cinquante-cinq unités ? Mettez cinq de plus. Cent soixante.

Sabine Dumont a préparé une deuxième seringue qu'elle a remise au directeur. Lequel, avant de piquer la patiente, s'est penché sur elle et lui a dit d'un air mauvais :

– Que cela vous plaise ou non, ma chère, dans quelques instants vous serez calmée. Vous ne dormirez pas, non, ce sera pire : vous serez totalement inconsciente, comme morte. Vous n'injurierez plus vos infirmières et vous ne leur cracherez plus dessus.

Il a enfoncé l'aiguille avec rage et injecté tout le produit en un instant. La patiente a hurlé comme une bête blessée. Tous les occupants du bâtiment avaient dû l'entendre – sauf la patiente numéro 1 allongée sur la table voisine, toujours dans le coma.

– Numéro 3 !

– J'installe d'abord la sonde de la numéro 2, monsieur le directeur ?

– Elle mériterait qu'on ne lui en mette pas : on verrait bien si elle revient ou non à elle. Soit. Cent cinquante grammes.

L'infirmière s'est dépêchée de brancher la deuxième sonde et de rejoindre ses collègues, déjà parties chercher la troisième patiente.

Elles sont bientôt réapparues avec une pauvre vieille femme si décharnée que chacun de ses os semblait vouloir traverser sa peau transparente et fripée. Elle n'était tenue que par deux sangles assez lâches et parlait, parlait, parlait pour elle, pour les infirmières, pour le directeur, pour Sabine, pour moi, avec des phrases décousues, interrompues de petits rires brefs suivis de toussotements.

Quel danger représentait-elle pour que le directeur lui administre son traitement ?

Les quatre infirmières l'ont soulevée, mise à l'horizontale et posée sur une troisième table.

– Trente-deux kilos, a dit Sabine Dumont avant que le directeur ne l'interroge.

Le directeur regardait la vieille femme avec dégoût. À l'évidence, il brûlait d'envie de doubler la dose d'insuline et de supprimer la sonde de réveil.

– Cent cinquante unités.

Les infirmières ne réagissaient pas. Quatre vaches en train de ruminer. Seule Sabine a relevé.

– Cent cinquante, vraiment, monsieur le directeur ? Ne craignez-vous pas que…

– Cent quarante. Mais pas moins.

– À vos ordres, monsieur le directeur.

Sabine a commencé sa préparation. Le directeur a vérifié qu'elle mettait la dose prescrite. Il a pris la seringue et considéré la vieille femme avec une répulsion croissante avant de se tourner soudain vers moi :

– Avez-vous déjà fait une piqûre, Dantezzi ?

– Jamais, monsieur le directeur.

– Je vais vous apprendre.

– Une autre fois très volontiers.

– Maintenant. Prenez cette seringue.

– Je vous assure que…

– C'est très simple. Un petit coup de piston pour évacuer l'air dans l'aiguille, comme ça, hop !, et c'est prêt. Vous n'avez plus qu'à piquer et pousser le liquide. Allez-y.

Je me suis assis à côté de la malade qui m'a regardé en souriant et m'a parlé.

– Ah le beau garçon ah le beau garçon ah le beau garçon si tu voulais bonhomme ah si tu voulais.

J'ai cherché un bout de chair dans lequel enfoncer l'aiguille. Il n'y en avait pas. Elle n'était plus qu'un squelette doté de parole. Un squelette qui ne cessait de me répéter que j'étais beau et que si je voulais.

J'ai détaché les sangles, remonté ses manches et le bas de sa chemise. Mais j'avais beau la tourner en tout sens, je ne voyais que des os. Ses fesses étaient creuses. Ses cuisses inexistantes. Ses bras ressemblaient à des branches tordues.

À présent, le directeur s'amusait beaucoup. Il m'encourageait en ricanant :

– Allez-y, Dantezzi ! Piquez ! N'importe où !

Je regardais les quatre vaches en costume d'infirmière. Leurs yeux restaient vides. Je ne pouvais espérer de leur part aucun conseil.

Sabine m'a averti :

– Si vous piquez un os, vous la ferez souffrir horriblement.

Merci pour la pression supplémentaire.

J'ai pris un morceau de peau entre deux doigts, je l'ai pincé et j'y ai enfoncé doucement l'aiguille. La vieille femme n'a rien senti. Elle continuait à me dire que si je voulais, que j'étais beau, et que si je voulais. J'ai poussé lentement le piston. Le liquide pénétrait peu à peu dans son corps. J'ai retiré l'aiguille. Sa voix s'est faite plus douce, presque inaudible. Puis elle s'est tue.

Sabine m'a regardé avec reconnaissance.

– Vous vous en êtes très bien sorti.

Elle s'est tournée vers l'une des infirmières à qui elle a ordonné sans attendre l'avis du directeur :

– Installez la sonde. Cent quatre-vingts grammes de sucre.

Le directeur est revenu vers la patiente numéro 1.

– Commencez le réveil.

– Tout de suite, monsieur le docteur.

Une infirmière a ouvert le robinet sous la poche installée à côté de la première table. L'eau sucrée a coulé dans le tuyau flexible jusque dans le nez de la malade toujours inconsciente, qu'une autre infirmière a secouée avec vigueur :

– Faut revenir sur terre. On se réveille.

La patiente restait inerte. L'infirmière a haussé le ton et lui a crié dans l'oreille.

– Allez, fini le dodo !

– Elle ne dort pas, a dit Sabine Dumont d'un ton sec. Elle est dans le coma. Quand elle reprendra conscience, elle reviendra d'un autre monde. Il faudra la ménager. Alors cessez de crier. Caressez-lui la joue, les cheveux, et parlez-lui doucement à l'oreille.

– Pfff…

L'infirmière a soupiré longuement par ses gros naseaux. Elle a exécuté les ordres de Sabine de mauvaise grâce, avec des gestes dénués de toute humanité. Sous l'effet du glucose, la malade a rouvert les yeux peu à peu, avec peine.

– Elle va somnoler pendant des heures, a dit Sabine. Enlevez-lui la sonde et veillez à ce qu'elle ne referme pas les yeux.

– Parfait ! s'est écrié le directeur. Passons au numéro 2. Celle-là, faites attention, le réveil risque d'être musclé.

Une autre infirmière a ouvert la sonde de la deuxième patiente qui dès les premières gouttes d'eau sucrée, a levé ses paupières et secoué la tête pour se défaire du tuyau enfoncé dans sa narine. Des filets de transpiration coulaient sur son visage. Sa chemise était trempée de sueur. Elle a recraché le liquide par l'autre narine – sa bouche était fermée par du sparadrap que Sabine Dumont venait de lui appliquer.

– Il faut qu'elle boive, a dit Sabine. Sinon elle va nous refaire un coma. Forcez-la.

Sabine a aidé trois infirmières à immobiliser la patiente par des attaches supplémentaires arrimées à des crochets sous les rebords de la table, pendant que la quatrième serrait de la main gauche la narine libre de la malade dont elle maîtrisait le menton de la main droite pour l'empêcher de bouger la tête.

La patiente s'étouffait, suffoquait, tentait de se dégager de l'emprise de l'infirmière qui appuyait de toutes ses forces sur son crâne et sur son nez. Elle ouvrait des yeux immenses, exorbités par la terreur de mourir asphyxiée. Les cent cinquante grammes de glucose ont vite disparu dans son corps. L'infirmière qui maintenait sa tête a desserré son étreinte et l'a laissé respirer.

Pendant un moment la malade n'a rien dit, occupée seulement à remplir ses poumons d'air frais à grands coups d'aspirations rapides, saccadées, affolées. Puis elle a prononcé quelques mots incompréhensibles, elle s'est calmée peu à peu, ses paupières se sont alourdies, ses yeux sont devenus vitreux. Elle s'est tue.

Le directeur a ricané.

– Admirez le résultat, Dantezzi. Les infirmières nous ont amené tout à l'heure une bête sauvage qui hurlait, bavait, crachait, qui nous aurait même agressés pour nous mordre et nous déchirer si elle n'avait été maintenue par des sangles, et nous avons à présent devant nous un mollusque, une larve, un zombie. N'est-ce pas prodigieux ?

– Le contraste est en effet spectaculaire, monsieur le directeur.

– Vous le constatez, n'est-ce pas ? Pourtant Bronstein désapprouve. Bronstein est contre cette méthode. Bronstein prétend qu'elle abrutit les malades mais ne les guérit pas. Il va même jusqu'à soutenir qu'elle n'est pas sans danger. Sacré Bronstein ! Il est impayable ! Alors que l'insulinothérapie, monsieur Dantezzi, n'est que l'amorce de la révolution qui va bientôt bouleverser les traitements psychiatriques. Nous sommes à l'aube d'une ère nouvelle, d'un avenir radieux où de nouvelles thérapies permettront aux psychiatres de mater leurs malades en douceur, sans violence physique.

– Comment cela sera-t-il possible, monsieur le directeur ?

– Grâce aux camisoles chimiques, monsieur Dantezzi ! L'insuline est un produit encore lourd à administrer, qui nécessite la mobilisation de plusieurs infirmiers pour seulement quelques malades. Demain, tout sera plus simple : un petit cachet avec un verre d'eau et hop !, le plus excité de nos patients sera aussi abruti qu'un ectoplasme. N'est-ce pas admirable ?

– C'est à peine croyable, monsieur le directeur.

– Ceci n'est pas de la science-fiction, Dantezzi. Vous venez de le voir avec l'insuline. D'autres traitements chimiques sont testés en ce moment par des psychiatres moins timorés que Bronstein. Le Moscop, par exemple. C'est un cocktail – pas de Martini ou de liqueur, certes, mais de morphine et de scopolamine. Un délice ! Surtout pour les infirmiers : ceux qui ont du Moscop à portée de main n'ont plus de problème avec les agitations ponctuelles ou les admissions violentes ! Je vous recommande aussi le Sulfonal ou le Trional, des hypnotiques. Résultat garanti sur les pires excités. Bronstein n'en veut pas au motif que certains en meurent et que nous ne disposons pas du recul nécessaire pour évaluer les effets secondaires sur les survivants. C'est tout de même extraordinaire : nous avons la chance de disposer dans notre hôpital d'une immense colonie de cobayes et Bronstein se refuse à effectuer sur eux des expériences au motif qu'elles pourraient être dangereuses ! Il ne veut pas utiliser les patients mais les guérir ! C'est fou !

– Le Dr Bronstein tient en effet beaucoup à sa fonction de thérapeute.

– Bon, laissons ces dames se reposer. Je vais vous faire visiter d'autres parties du bâtiment des femmes.

Sabine Dumont est intervenue :

– Pardonnez-moi, monsieur le directeur, mais nous n'avons pas sondé la patiente numéro 3.

– La vieille ? Je vous laisse faire, Dumont.

– Je préférerais que vous restiez, monsieur le directeur. Vos directives nous seraient précieuses en cas de problème, et je pense que nous allons en rencontrer un. Très grave.

53

Louis (suite) : Une piqûre dans le cœur

Sabine a ouvert le robinet de la troisième sonde. Le liquide s'est écoulé en totalité, lentement. Le squelette sur la table ne bougeait pas. Au bout de quelques minutes, une infirmière s'est penchée vers le visage de momie pour lui parler à l'oreille. En vain.

Sabine était de plus en plus tendue. Même les quatre vaches commençaient à paraître perplexes. Seul le directeur était excédé et regardait sa montre en trépignant d'impatience.

– Bon, alors, elle se réveille ? Faites quelque chose, Dumont ! Redonnez-lui du sucre ou ce que vous voulez, mais qu'elle arrête de nous ennuyer !

– Seriez-vous d'accord pour une intraveineuse de glucose, monsieur le directeur ?

– Évidemment ! Dépêchons, dépêchons ! J'ai assez perdu de temps !

Sabine a préparé une seringue. Elle m'a demandé :

– Vous en sentez-vous capable ?

– Une intraveineuse, c'est une autre affaire qu'une intramusculaire. M. le directeur ou vous-même serez plus compétents que moi.

Le directeur s'est récusé sur-le-champ.

– Mais non, Dantezzi, ne soyez pas modeste, vous nous avez donné tout à l'heure une démonstration éblouissante ! De grâce, continuez !

J'ai regardé Sabine. Elle a été plus honnête que le directeur.

– Avant d'être infirmière chef, j'étais chef des gardiennes. Je n'ai jamais eu la moindre formation.

J'ai saisi la seringue. Je me suis assis à côté de la vieille femme. J'ai posé les doigts sur la face interne de son bras. J'osais à peine appuyer tant ses os paraissaient fragiles. De longues traînées bleues couraient du cou jusqu'à la main. J'en ai choisi une près de la saignée du coude, je l'ai fait rouler sous mon pouce comme je l'avais vu faire quand on m'avait pris du sang pour des analyses. J'ai appuyé sur le piston de la seringue, un peu de liquide est sorti de l'aiguille que j'ai enfoncée aussitôt dans la veine, sans hésiter. J'ai poussé le piston, le glucose est entré directement dans le sang de la patiente, j'ai retiré l'aiguille et j'ai attendu.

Elle restait toujours inerte.

Je jetais de temps à autre un coup d'œil à ma montre. Le directeur, lui, n'osait plus regarder la sienne.

Cinq minutes.

Dix minutes.

Les infirmières commençaient à s'agiter tels des bovins dans un pré quand le tonnerre gronde au loin et que l'orage menace.

Sabine Dumont a soudain éclaté. Elle a regardé le directeur :

– Nous sommes en train de la perdre.

– Restez calme, Dumont !

– Elle va mourir, monsieur le directeur.

– Vu son âge et son état, que ce soit aujourd'hui ou dans quelques semaines…

– Monsieur le directeur, elle est en train de mourir d'une insulinothérapie réalisée sans prescription médicale !

Le directeur a pris conscience de la situation. Une patiente allait trépasser à cause d'un traitement qu'il avait prescrit, lui. Lui qui n'était pas médecin. Exercice illégal de la médecine par un directeur d'hôpital prenant les clients de son établissement pour cobayes. Le tout devant six témoins. Sabine ne le trahirait certes pas, ne serait-ce que pour ne pas être accusée de complicité de meurtre. Moi, le directeur pouvait supposer que je ne dirais rien malgré mes liens avec Bronstein, car cette délation ne m'apporterait que des ennuis. Mais les quatre infirmières, elles, risqueraient d'autant plus de parler qu'elles appelaient le directeur « monsieur le docteur » et que leur bonne foi était totale – il faudrait donc acheter leur silence, ce qui exige toujours du temps, de l'énergie, de l'argent…

Le directeur est devenu livide.

– Que prescrivez-vous, Dumont ?

– Le Dr Bronstein est au courant de vos expériences. Il m'a dit que si un jour un patient ne revient pas, si nous sommes sûrs d'être en train de le perdre, il faut lui faire une adrénaline dans le cœur. C'est la seule solution.

– Eh bien, qu'attendez-vous ?

– Monsieur le directeur… « *dans le cœur* » ! Il s'agit d'une piqûre dans le cœur !

Le directeur était atterré. Ses lèvres se sont entrouvertes mais il est resté muet. Sa mâchoire tremblait. Il paniquait.

Soudain il s'est repris, il a souri, son visage a rosi. Il s'est tourné vers moi.

– Monsieur Dantezzi, nous avons constaté à deux reprises que vous avez un don pour les piqûres. Vous allez faire celle-ci.

Malgré le tragique de la situation, je me suis esclaffé.

– Dans le cœur ? Pas de problème. Avec quoi ? Un burin ? Un marteau-piqueur ?

– Une seringue, monsieur Dantezzi.

– Trop facile.

– N'est-ce pas ? Dumont, préparez l'injection.

J'ai repris mon sérieux.

– Il n'est pas question que je fasse cette piqûre, monsieur le directeur.

– Vous disiez, jeune homme ?

– Il n'en est pas question.

Il a redressé le menton et cambré son buste pour me toiser. Il mesurait près de trente centimètres de moins que moi mais paraissait sûr de lui.

– Je ne suis pas certain que vous ayez le choix, cher ami.

Il m'a entraîné vers un coin de la salle et m'a parlé à voix basse pour que les infirmières ne l'entendent pas.

– Vous faites cette piqûre ou je vous affecte à nouveau dans votre quartier.

– Si j'y retourne, vous perdrez votre secrétaire général.

– Hélas oui. Mais je garde mon poste parce que je vous ferai endosser la responsabilité de cette expérience. Mme Dumont ne me trahira pas et je trouverai un moyen de faire taire les quatre « infirmières ».

– Si je fais cette piqûre, je tue la patiente.

– C'est évident. Vous n'en êtes pas à ça près, Dantezzi – vous ne pensez tout de même pas que je vous crois innocent du meurtre de votre famille ? Personne ne vous reprochera la mort de cette femme : vous êtes enfermé dans cet hôpital psychiatrique pour déficience mentale ayant entraîné votre irresponsabilité pénale. Vous avez pris l'initiative, en tant que secrétaire général, des trois tests sur ces patientes, l'un d'eux a mal tourné, vous avez appliqué la prescription absurde de Bronstein en pareil cas et vous avez tué la patiente en voulant la sauver. Je ne pourrai plus vous laisser votre titre de secrétaire général mais je parviendrai à vous conserver près de moi. Conclusion : le sort de cette femme est scellé quoi que vous fassiez ; le vôtre dépend de votre décision.

– Vous avez omis une troisième hypothèse, monsieur le directeur.

– Laquelle ?

– Je fais la piqûre. Et je sauve la patiente.

– Si cela peut vous donner bonne conscience…

Je suis revenu vers Sabine.

– Alors, madame Dumont, cette seringue est-elle enfin prête ?

Sabine m'a jeté un regard incrédule. Elle a hésité avant de me tendre la seringue que je lui ai presque arrachée des mains. Je me suis rapproché de la vieille femme toujours inerte. Je lui ai pris le pouls. Il battait faiblement mais elle était en vie. J'ai soulevé ses paupières un long moment pour imposer la lumière à ses yeux. Je les ai relâchées. Elles se sont refermées. Je lui ai caressé le visage. Je lui ai parlé. J'ai repris son pouls – je le sentais à peine tant il était faible et lent. Elle s'en allait tranquillement, calme, inconsciente.

Un instant j'ai failli la laisser partir : le directeur avait raison, ses jours étaient comptés.

Je me suis ressaisi.

J'ai demandé à Sabine de me tenir la seringue. J'ai déchiré la chemise de la patiente depuis le cou jusqu'au ventre. J'ai rabattu un pan sur le côté pour dégager la cage thoracique. J'ai repris la seringue. J'ai posé le majeur et l'index de la main gauche sur deux de ses côtes, à hauteur du cœur. J'ai expulsé l'air de l'aiguille. J'ai posé le bout de l'aiguille sur la peau de la patiente, entre mes deux doigts posés sur ses côtes.

Et j'ai enfoncé toute l'aiguille.

Je ne pensais plus. Je ne réfléchissais plus.

J'agissais.

J'appuyais sur le piston de la seringue.

J'éjectais tout le contenu jusqu'au plus profond du cœur de la patiente.

J'ai retiré l'aiguille. Je n'ai pris conscience de sa longueur qu'à cet instant. J'étais en nage. Essoufflé. Mon cœur battait à un rythme effréné, convulsif – un cheval emballé.

J'ai saisi le poignet de la patiente. J'ai eu un moment de doute : était-ce mon cœur que je sentais sous mes doigts ou le sien qui reprenait vie ?

C'était le sien. Il battait plus fort, plus vite.

Et le miracle s'est produit.

Elle a ouvert les yeux.

Elle a ouvert la bouche.

Elle a murmuré d'une voix faible mais parfaitement audible de tous, en me regardant :

– Ah le beau garçon ah le beau garçon ah le beau garçon si tu voulais bonhomme si tu voulais.

Les infirmières ont éclaté de rire. Deux d'entre elles ont sorti un mouchoir : elles riaient et pleuraient à la fois.

Sabine Dumont s'est approchée de moi. Elle a désengagé la seringue de mes doigts qui la serraient comme une arme, elle a passé un linge sec sur mon front trempé de sueur et elle a dit à la vieille femme :

– Vous avez raison, madame : le Dr Dantezzi est très beau.

– Bien, a dit le directeur d'un ton enjoué. Affaire réglée. Il nous faut fêter cela. Dantezzi, choisissez deux de ces demoiselles pour nous accompagner autour d'une coupe.

– Quoi ?! s'est écriée Sabine.

– Euh… avec vous, bien sûr, chère amie ! Dantezzi, décidez : quelles sont vos deux élues ?

Sabine n'en croyait pas ses oreilles.

– Laissez donc M. Dantezzi tranquille ! D'ailleurs Lucette lui suffit. N'est-ce pas, monsieur Dantezzi ?

Les quatre infirmières ont pouffé de rire.

– Mais non ! a dit le directeur. Ce jeune homme est plein de sève ! Bon, c'est d'accord, pour lui éviter tout impair on enlève les quatre ! Mesdemoiselles, nous vous emmenons prendre un verre chez moi !

– Il n'en est pas question ! a ordonné Sabine. Elles doivent rester ici près des patientes, pendant des heures. Ensuite elles les ramèneront à leur chambre.

Les infirmières ont soupiré, excédées.

Le directeur a pris un air pincé.

– Vous êtes vraiment pisse-froid, par moments.

– Et vous, vous êtes insensé. N'ennuyez plus ces jeunes femmes – je ne vous en fournis pas assez ? Je verrai plus tard avec elles si elles tiennent à vous rejoindre. Et n'associez pas M. Dantezzi à vos saturnales, c'est déplacé.

Il m'a semblé opportun d'intervenir.

– Monsieur le directeur, j'ai eu mon lot d'émotions pour aujourd'hui. Si vous le permettez, je vais retrouver le calme de mon bureau.

– Ah bon, soit, si vous préférez…

– Oui. J'espère m'y détendre pleinement.

J'ai regardé Sabine droit dans les yeux. Elle a hoché la tête en souriant.

54

Louis (suite) : L'exode

Le 10 mai 1940, les *Panzerdivisionen* de Hitler se sont ruées sur la Hollande, la Belgique, le Luxembourg et la France.

Dès le 12 mai, les réfugiés belges ont déferlé sur le département du Nord. Puis les habitants du Nord et ceux de tous les autres départements au nord et au nord-est de Paris, se sont joints aux Belges pour fuir à leur tour en files compactes et interminables vers le sud, poursuivis par les Stukas qui les bombardaient en faisant hurler leurs sirènes pour accroître leur terreur.

La plupart des réfugiés ne se sont arrêtés qu'après plusieurs semaines de marche, lorsque Pétain, à la mi-juin, a fait ami-ami avec Hitler et que les Stukas ont coupé leurs sirènes.

Ils avaient franchi des centaines de kilomètres depuis leur domicile, et des dizaines de milliers se trouvaient dans la région de Toulouse. Parmi eux, des internés d'hôpitaux psychiatriques du nord et de l'est, emmenés en fourgons par du personnel hospitalier qui avait fui lui aussi l'avancée allemande.

Nous avons hérité à Murmont de quatre cents patients – deux cent cinquante hommes et cent cinquante femmes – et d'une trentaine d'infirmiers et infirmières, tous originaires du Valenciennois et du Douaisis.

Le directeur s'est frotté les mains :

– La clientèle afflue ! C'est excellent pour notre chiffre d'affaires !

Nous recevions en effet chaque mois de la préfecture une allocation proportionnelle au nombre de malades inscrits à l'hôpital – au passage, on comprend pourquoi tant de patients guéris depuis longtemps restaient internés : ils constituaient une main-d'œuvre docile et gratuite pour les travaux des champs et assuraient, de par leur présence, des rentrées récurrentes de fonds publics.

Cette arrivée massive de nouveaux malades allait augmenter d'autant les ressources de l'hôpital. Problème : notre établissement étant déjà presque complet, où allions-nous les loger ? J'ai posé la question au directeur qui l'a balayée d'un revers de main.

– À vous de voir, Dantezzi ! Débrouillez-vous !

– Nous disposons de moins de quarante places libres, monsieur le directeur. Ils sont dix fois plus nombreux.

– À quoi servez-vous donc, monsieur le secrétaire général ? Étalez des paillasses sur le sol des dortoirs, mettez les malades à deux par lit comme au bon vieux temps des Hôpitaux généraux !

– La promiscuité entraînera des épidémies.

– Parfait ! Les morts feront de la place !

– C'est exact, monsieur le directeur. Mais les morts ne rapportent pas d'allocation de la préfecture.

– Ce n'est pas faux. Il faut les garder en vie.

– À ce sujet, monsieur le directeur, pour leur permettre de vivre il faut les nourrir. Vous savez que l'allocation de la préfecture ne couvre pas à elle seule tous nos frais puisque les fonctionnaires qui ont fixé son montant ont tenu compte des ressources potentielles de notre propriété.

– Où voulez-vous en venir, Dantezzi ?

– Pour traiter décemment nos nouveaux patients, nous devrons puiser dans les surplus de légumes et de viande que nous vendons à l'extérieur de l'hôpital.

– Vous n'y songez pas ! C'est hors de question ! Où avez-vous la tête ? Vous êtes fou, mon ami ! Diminuer nos ressources ! Diminuez plutôt les rations ! Ces gens-là mangent d'ailleurs trop. Cessez de les gaver comme des oies : vous ne vendez pas leurs foies, que je sache – encore qu'à bien y réfléchir, pourquoi ne prélèverions-nous pas certains organes avant de les jeter dans la fosse commune ? Hein, qu'en dites-vous ?

– Idée intéressante dont nous reparlerons, monsieur le directeur. Pour l'heure, quatre cents malades, vingt infirmières et dix infirmiers attendent à l'extérieur que je leur indique où loger. Que dois-je leur répondre ?

Dire que tous ces réfugiés, abattus et exténués, craignaient qu'on ne puisse leur attribuer une place où s'étendre et se reposer alors que dans le pavillon de la direction, plus de la moitié de la surface était inutilisée ou ne servait qu'occasionnellement !

Moi-même, par exemple, je disposais de deux bureaux. J'avais hérité de celui de Crochu, dans l'antichambre du directeur. Et je me servais encore de la pièce que j'avais occupée pendant deux ans au rez-de-chaussée. Motif officiel : j'y rangeais les archives comptables. Motif réel : j'y recevais Sabine qui ne pouvait se rendre chez moi, deux étages plus haut, sans risquer de croiser le directeur dans l'escalier.

À moi seul, je disposais donc d'un appartement au deuxième étage (Coucou Lucette !) d'un bureau au premier (Mes respects, monsieur le directeur !) et d'un autre au rez-de-chaussée (Bonjour Sabine !).

Le directeur accaparait une surface encore plus importante. Son bureau gigantesque côté parc et son appartement de huit pièces situé juste en face côté cour d'honneur auraient abrité plusieurs dizaines de lits. Comme les nombreuses autres pièces inoccupées à chaque étage du pavillon de la direction.

– Pouvons-nous utiliser la chapelle, monsieur le directeur ? Elle est vaste et contiendrait aisément les lits excédentaires.

– Vous n'y pensez pas ! Pour que l'on continue à me traiter de franc-maçon ? Je suis au courant des ragots que l'on colporte à mon sujet, Dantezzi. Crochu me les avait rapportés.

– Ne prêtez aucune importance à cette rumeur, monsieur le directeur. C'était une invention de M. Crochu pour vous pousser à accepter son projet de messe de minuit.

– Vous croyez ? Il n'empêche. En ces périodes troublées, il nous faut redoubler de prudence. L'archevêque a son rond de serviette à la table du préfet ; je ne risquerai pas ma place pour le confort de quatre cents cinglés nordistes. À ce propos, Dantezzi, avez-vous déjà vu à quoi ressemblent nos invités ?

– J'en ai remarqué quelques-uns – ou plutôt quelques-unes.

– C'est bien ce dont je parle. D'homme à homme : sont-elles intéressantes ?

– Souvent dignes d'intérêt, monsieur le directeur. En particulier certaines infirmières. Très différentes de nos spécimens habituels : blondes…

– Blondes !

– Grandes…

– Grandes !

– Minces, les yeux bleu clair…

– Dantezzi, conduisez-moi sur-le-champ auprès de ces malheureuses pour que je les assure de notre compassion. Les yeux bleu clair ?

– Bleu clair.

– Dépêchons, Dantezzi.

Bien sûr, j'ai obtenu gain de cause pour la chapelle. Le directeur n'a pu résister aux battements de cils des jeunes infirmières qui le dépassaient de dix à vingt centimètres et qui l'ont supplié, comme je le leur avais suggéré auparavant, d'une douce voix frémissante accompagnée de tendres larmes naissantes au coin de leurs yeux si bleus, si clairs, de bien vouloir leur accorder, à elles et à leurs patientes ainsi qu'à leurs collègues infirmiers et à leurs malades, l'hospitalité de notre Sainte Mère l'Église – « Monsieur le directeur, nous témoignerons de votre bonté jusqu'auprès de l'archevêque s'il le faut. »

J'avais conseillé aux infirmiers de rester, eux, en retrait pendant que les infirmières se livreraient à leur numéro de charme sur le directeur. Si l'arrivée de ce personnel masculin avait dû être une bonne nouvelle pour notre hôpital dont tant d'anciens gardiens avaient été appelés sous les drapeaux, la trogne de certains nouveaux venus augurait mal de la qualité des services qu'ils nous apporteraient. J'ai compris au bout de quelques jours pourquoi leur visage était si boursouflé, parcouru de veinules violettes ou noirâtres, constellé de pores éclatés, couvert d'une graisse fondue qui brillait comme du saindoux dans une poêle avant de couler dans leur cou et de disparaître sous leur blouse jusqu'à leurs flancs rebondis et leur ventre distendu : en visitant après le déjeuner l'infirmerie des débiles et séniles, j'ai surpris ces valeureux Nordistes assis devant trois bouteilles d'alcool pour soins médicaux. C'était de l'alcool à 90°, teinté de violet de gentiane. Ils m'ont invité à trinquer avec eux : j'ai goûté, c'était imbuvable, j'ai cru que les parois de mon ventre ne supporteraient pas les brûlures internes qui le dévoraient, ils ont bien ri et terminé les bouteilles avant de rejoindre les patients.

55

Louis (suite) : « Ce merveilleux jour où nous sommes devenus Français »

J'ai fait part au Dr Bronstein de mes soucis devant cet afflux soudain de centaines de malades dont il nous fallait assurer le vivre, le couvert, l'habillement. Sans parler de la qualité des soins avec un seul médecin pour tout l'établissement.

– Sur ce dernier point, monsieur Dantezzi, soyez rassuré. Observez les patients que nous venons d'accueillir : vous ne trouverez parmi eux aucun grabataire, aucun excité, aucun vieillard. Leurs infirmiers ont fait le tri avant le départ. Ils ont emmené les moins atteints, les plus solides, ceux qui ne poseraient pas de problème pendant l'exode. Les autres… Je n'ose imaginer ce que les Allemands en ont fait quand ils les ont trouvés abandonnés à leur sort, sans nourriture ni soin. Je crains qu'ils n'aient été nettoyés au lance-flammes ou à la mitraillette au bord d'une fosse commune.

Il a passé une main fatiguée sur son front de plus en plus ridé. Puis il m'a dit d'une voix lasse :

– L'alimentation de nos mille neuf cents patients va très vite vous poser problème. Notre domaine produit certes en abondance du lait, de la viande, des fruits et des légumes : il est vaste, sa terre est riche et les idées que vous avez apportées sont une bénédiction pour cet hôpital et ses pensionnaires. Mais je ne suis pas sûr que cette production, déjà ponctionnée par les prélèvements qu'opère le directeur, perdurera.

– Pourquoi, docteur ?

– C'est la guerre, Louis !

Il m'appelait Louis pour la première fois. Pas sur le ton distancié d'un supérieur hiérarchique mais avec l'affection d'un père.

– Vous êtes encore jeune, vous ne savez pas ce qu'est la guerre. Demandez aux infirmiers et aux infirmières que nous venons d'accueillir, comment ils ont survécu avec leurs patients pendant les six semaines d'exode : en pillant, en volant, en effectuant des razzias partout où ils sont passés ! Croyez-vous que les dizaines de milliers de réfugiés qui viennent d'arriver dans notre région et qui ont tout laissé, tout perdu chez eux pour s'enfuir et tenter de survivre, et qui maintenant se trouvent ici sans abri, vivant seulement de l'aide parcimonieuse de la population locale qui va forcément subir elle aussi à son tour les conséquences de la défaite, croyez-vous que tous ces démunis, tous ces affamés vous laisseront traire vos vaches, élever vos cochons et votre poulailler, cultiver votre potager et votre verger, sans prélever leur dîme ? Un matin vous vous lèverez, Louis, et vous n'en croirez pas vos yeux : des animaux auront disparu dans la nuit, ou la moitié de la récolte de pommes de terre, de tomates, d'abricots ou de pêches. Et ce jour-là vous vous demanderez comment nourrir les mille neuf cents bouches qui attendent leur pitance quotidienne.

– Que préconisez-vous, docteur ?

– Il faudrait en libérer le maximum. Tout de suite. Mais notre cher directeur ne voudra rien entendre. Pour lui, tout individu est plus ou moins un malade mental, donc un client potentiel. Remarquez bien qu'il n'a pas tout à fait tort, sauf que si l'on enfermait tous les malades mentaux, il faudrait cent fois plus d'hôpitaux psychiatriques !

Je lui ai répondu en plaisantant :

– Heureusement, docteur, que nous avons la chance d'être soignés par d'excellents psychiatres tels que vous, qui eux sont sains d'esprit !

Il m'a répondu sur le même ton :

– N'en croyez rien, monsieur Dantezzi. Je suis totalement paranoïaque.

– Vous ?

– Bien sûr : je suis juif.

– Et alors ?

– Sachez, Louis Dantezzi, qu'un Juif non paranoïaque est un Juif mort. Je plaisante… à peine ! Si vous apparteniez à un peuple que la Terre entière pourchasse depuis six mille ans, ne finiriez-vous pas vous aussi par ressentir un léger sentiment de persécution ? Ne deviendriez-vous pas méfiant à l'égard de votre propre pays, de vos propres concitoyens ? C'est ainsi que l'on sombre dans le délire, mais c'est aussi comme cela que l'on sauve sa vie et celle de sa famille. J'ai quitté l'Allemagne avec ma femme et mes fils en 1925 – Hitler avait déjà fait parler de lui et j'avais compris ce qui nous arriverait, à nous les Juifs, si les nazis prenaient un jour le pouvoir. La France nous a accueillis. Certains Français sont antisémites mais la France nous a cependant reçus, ma famille et moi. Si vous saviez, Louis, combien nous avons pleuré, ce merveilleux jour de 1933 où nous sommes devenus Français…

Un instant, l'émotion l'a submergé. Son visage ridé, flétri, couvert de son éternelle barbe grisâtre, était en même temps radieux – un visage d'enfant pur et heureux. Il a respiré longuement avant de reprendre :

– C'est parce que en 1925 j'ai fait une crise de paranoïa que ma famille est aujourd'hui en vie et libre. J'ai quitté l'Allemagne à temps pour venir en France, terre d'accueil, où malgré les sentiments parfois hostiles de certains Français, nous sommes en sécurité, ma femme, mes enfants et moi. Ici nous ne craignons rien. Bien sûr, si les Allemands rompaient les accords pris avec Pétain et envahissaient le sud de la France, nous devrions fuir aussitôt. Mais jusque-là nous sommes en sécurité. Parce que nous sommes en France.

Ses yeux ont perdu leur éclat quand il a parlé à nouveau des mille neuf cents malades de l'hôpital.

– C'est pour nos patients que je me fais du souci, monsieur Dantezzi. Si le directeur reste aussi obtus, ce sera une hécatombe. Ils mourront par centaines.

Il a ajouté d'un air complice en me regardant par-dessus ses lunettes :

– Ils mourront d'autant plus que vous, monsieur Dantezzi, vous ne serez plus là pour les aider.

– Pourquoi, docteur ?

– Parce que vous vous serez évadé. Ne me dites pas que vous n'y songez pas en permanence depuis votre arrivée dans cet établissement. Entre nous : vous avez des vêtements civils, vous êtes libre de circuler dans le domaine, vous pouvez franchir le mur avec facilité… pourquoi ne vous êtes-vous pas déjà enfui ?

Nous nous sommes regardés un moment en silence. Et je lui ai consenti un immense aveu :

– Parce que je n'ai pas d'argent, docteur.

Il a ouvert la bouche de stupéfaction. Il ne s'attendait pas à une telle confession.

– Louis, je suis touché… immensément touché par votre confiance.

Il a parlé plus bas comme si quelqu'un risquait de nous entendre.

– Le directeur possède forcément une cassette pleine du produit de ses trafics. Trouvez-la. Prenez cet argent et partez le plus loin possible. Ici, vous risquez chaque jour d'être réaffecté à votre quartier. Un caprice du directeur ou son changement, et vous redevenez un simple patient. Fuyez, Louis. C'est la guerre, profitez de cette période troublée pour vous construire une autre vie ailleurs. Moi je ne risque rien, c'est pour cela que je reste. Vous, chaque jour est pour vous un nouveau risque.

Le Dr Bronstein avait raison : il faut toujours être paranoïaque.

J'allais bientôt en avoir la preuve.

56

Louis (suite) : L'arrestation

Quatre mois plus tard, un matin d'octobre 40, alors que j'étais plongé dans des livres de comptes et que je n'attendais pas de visite, la porte de mon bureau s'est ouverte brusquement.

J'ai levé les yeux et j'ai vu l'immense carcasse d'Alfred Matarex dans son uniforme d'adjudant de gendarmerie, képi sur le crâne, un sourire carnassier aux lèvres.

– Monsieur le secrétaire général – car c'est ainsi que les gens t'appellent, paraît-il, mon petit Louis ? – je suis ravi, honoré…

Il esquissait une courbette de marquise.

– … si si, vraiment, je suis très honoré de te rendre visite en ton bureau…

Il a fait le tour des armoires, il a sorti des classeurs qu'il a feuilletés, il les a remis en place, il a saisi un dossier sur ma table, il a fait semblant de le parcourir, il l'a jeté au milieu des autres, il a pris la chaise devant moi, il s'est assis, il a tendu ses jambes et posé ses pieds bottés sur le rebord de ma table.

– Tu as fait du chemin, Louis. C'est bien. Tes professeurs l'ont toujours dit : ce gamin, ce sera quelqu'un. Et c'est vrai que tu es devenu quelqu'un : seize ans à peine, et déjà les journaux et la radio parlaient de toi.

Deux autres gendarmes sont entrés dans la pièce. Sans doute des nouveaux à la gendarmerie : je ne les connaissais pas. Ils sont restés debout devant la porte, jambes écartées, bras croisés sur la poitrine.

Alfred s'est tourné vers eux.

– Je vous présente Louis Dantezzi. LE fameux Louis Dantezzi. Celui qui a violé sa sœur avant de la tuer. Celui qui a fait exploser la tête de sa mère. Celui qui a tiré plusieurs balles de revolver sur son père, un collègue à nous, et qui lui a donné quarante-trois coups de couteau. Ce n'est pas un fainéant, Louis Dantezzi : quarante-trois coups !

Il s'est retourné vers moi en continuant à leur parler.

– Le juge l'a enfermé ici, chez les criminels dangereux. Mais comme Louis Dantezzi est un petit vicieux débrouillard, il a réussi à se faire nommer secrétaire général de son asile ! Regardez son allure : on dirait un monsieur ! Costume, cravate… belle réussite, Louis ! Félicitations !

Il a enlevé ses jambes de sur mon bureau et penché son immense torse vers moi.

– Malheureusement pour toi, mon petit Louis, les meilleures choses ont une fin.

Les gendarmes debout derrière lui restaient figés devant la porte pour m'interdire toute fuite. Il me restait certes la fenêtre, sur la gauche de ma table, mais elle était fermée. Je n'aurais pas le temps de l'ouvrir et de sauter avant qu'Alfred me rattrape.

– Adjudant Matarex, j'ignore la raison pour laquelle vous vous trouvez ici mais je sais que vous êtes dans mon bureau, que je ne vous y ai pas convié, que j'ai du travail et que vous me faites perdre mon temps. Dites-moi immédiatement si je peux quelque chose pour vous et sortez.

Il a bondi de sa chaise, ses bras gigantesques en avant, et m'a saisi à deux mains par le col de ma veste.

– Louis, je vais te massacrer !

Il n'a pas compris ce qui lui arrivait. Lui le colosse impressionnant et costaud, s'est retrouvé plaqué au sol, bras dans le dos, le cou tordu.

Ce qu'Alfred ignorait, c'est que chaque pièce du pavillon de la direction était pourvue d'un mécanisme d'alarme à distance. Le mien se trouvait sous le plateau de ma table de travail. Dès que j'avais vu les deux adjoints d'Alfred entrer dans mon bureau et bloquer la sortie, j'avais appuyé sur le bouton. La procédure à suivre en pareil cas par les infirmiers faisait l'objet de vérifications et d'entraînements réguliers. Elle était parfaitement au point. Toute personne agressée dans le pavillon était certaine de recevoir de l'aide dans la minute qui suivait le déclenchement de l'alarme.

Sept infirmiers venaient de s'engouffrer dans mon bureau. Les quatre premiers avaient immobilisé les deux gendarmes postés à l'entrée pendant que leurs trois collègues se jetaient sur Alfred et le clouaient au sol avec une clé au bras et deux genoux enfoncés dans les reins et dans le cou.

Alfred était certes une force de la nature. Mais les infirmiers, en fait bien sûr d'anciens gardiens, savaient mater les internés les plus costauds et les plus dangereux.

– On lui met la camisole, monsieur le secrétaire général ?

L'idée me séduisait. Un séjour en cellule d'isolement aussi. Quant aux baignoires, je préférais ne pas y songer de crainte de céder à la tentation.

– Donnez-moi son arme et lâchez-le. Et débarrassez-moi des deux autres. Qu'ils attendent dehors, dans la cour.

– À vos ordres, monsieur le secrétaire général.

Nous sommes restés seuls, Alfred et moi. Il a redressé lentement sa lourde carcasse endolorie, il a ramassé son képi qu'il avait perdu dans sa chute et il est resté debout au milieu de la pièce, face à moi. J'étais toujours assis dans mon fauteuil, derrière ma table de travail.

– Tu me le paieras, Louis.

– Vous voulez déjà me tuer ; que pourriez-vous me faire de plus ?

Je caressais son revolver que l'un des infirmiers lui avait enlevé et m'avait remis.

– Rends-moi ça, Louis.

– On dit « s'il vous plaît ».

– Rends-moi ça tout de suite.

J'ai pointé l'arme dans sa direction. Il était déjà livide de rage, il a blanchi encore plus.

– Ne fais pas l'idiot, Louis.

– Faire l'idiot, pour moi, ce serait une amélioration : je suis fou ! Vous rendez-vous compte, Alfred, que si je vous tue, là, maintenant, je n'en subirai aucune conséquence ? Je suis PÉNALEMENT IRRESPONSABLE. Je peux assassiner qui je veux, quand je veux, je n'irai pas en prison. Si je vous tue, la seule conclusion qu'en tireront les juges c'est qu'il fallait que vous soyez vraiment stupide pour vous mettre tout seul dans ce guêpier. Et franchement, Alfred, je pense qu'ils auront raison. Car vous êtes en effet d'une stupidité crasse. Je comprends pourquoi vous vous entendiez si bien avec Grolard. Vous faisiez la paire, tous les deux.

– Tu fais le malin parce que tu tiens ce revolver !

– Cela ne vous est jamais arrivé, Alfred ? Quand vous m'avez balancé vos souliers ferrés dans les côtes en m'emmenant ici, vous et vos hommes, quand vous m'avez cassé le nez, quand vous m'avez menacé de me tuer, vous ne profitiez pas de votre uniforme ?

Il a posé ses fesses sur le bord de la chaise. Ses yeux étaient fixés sur le canon du revolver.

– Vous allez m'écouter avec attention. Et vous allez essayer de faire entrer dans votre cerveau ce que je vais vous dire. Adjudant Alfred Matarex, je vous jure – JE VOUS JURE – que je ne suis pas coupable de tout ce dont vous m'accusez.

– C'est possible, Louis, j'ai pu me tromper... S'il te plaît, si tu posais cette arme, la conversation serait plus facile.

– Je suis secrétaire général de cet établissement, adjudant Matarex. Par égard pour ma fonction, cessez de me tutoyer.

– Bien sûr, Louis... Monsieur le secrétaire général... Comme vous voudrez, c'est entendu... mais posez cette arme, s'il vous plaît...

– Pourquoi le ferais-je après ce que j'ai subi dans le fourgon ?

– Bien sûr, monsieur le secrétaire général. C'est très regrettable et je vous prie de m'en excuser. Depuis, j'ai parlé de vous avec le capitaine Berthomieux et je suis beaucoup moins certain de votre culpabilité. Je le disais encore l'autre jour à Gilberte – ma fille pense beaucoup à vous. Je lui disais : je me demande, ah oui vraiment je me demande si je n'ai pas eu tort de croire tous ces enquêteurs, ces policiers, ces Parisiens qui ont accusé Louis. C'est vrai, quoi, Louis a toujours été un bon garçon. Comment aurait-il pu tuer ses parents ? Et sa sœur, la pauvrette, tout ce qui lui est arrivé, qui prouve que c'est lui, hein Gilberte ?

– Alfred, je ne vous savais pas capable d'un tel numéro d'acteur. Face à un revolver, vous vous surpassez. Chapeau ! Vous me donnez envie de vomir. Je vous préfère encore dans votre rôle habituel de pandore.

J'ai vidé le chargeur du revolver et j'ai jeté l'arme sur le sol, à l'autre bout de la pièce.

– Vous n'avez plus rien à craindre. Vous pouvez m'appeler à nouveau Louis, et même « votre petit Louis », et me tutoyer, et me menacer, mais je vous en conjure, Alfred, essayez de retenir ce que je viens de vous dire : JE NE SUIS PAS COUPABLE DE TOUT CE DONT VOUS M'ACCUSEZ. À part ça, pourquoi êtes-vous venu aujourd'hui dans mon bureau ?

Il a regardé le revolver sur le sol, il a hésité et ne l'a pas ramassé. Il a glissé la main dans sa poche de veste avec un sourire mauvais, comme s'il avait caché là une arme plus redoutable. Il en a sorti une feuille.

– Ceci, mon petit Louis, est un papier signé par le juge m'ordonnant de te reconduire sur-le-champ en prison.

– Pardon ?

– Le juge est au courant de tes fonctions dans cet hôpital. Il s'est dit qu'un interné qui se fait remarquer autant que toi et devient secrétaire général d'un tel établissement, c'est quelqu'un qui n'est pas fou. Il faut donc le sortir de l'hôpital psychiatrique et le ramener en prison pour le juger et le condamner. Lève-toi, Louis. On s'en va. Tout de suite.

57

Louis (suite) : « À très bientôt, docteur »

J'ai regardé Alfred sans bouger. Je voulais lire dans ses yeux. Et j'ai lu.

– Vous mentez, adjudant Matarex. Vous voulez m'enlever de cet hôpital sur un coup de bluff pour me trucider à l'extérieur. Montrez-moi ce document.

– Je n'y suis pas obligé.

– Vraiment ? Montrez-le-moi ou je rappelle les infirmiers. Et cette fois je ne les arrêterai pas. Ces gens-là ont tous eu affaire avec la gendarmerie dans leur village et détestent les pandores. Donnez-moi ce papier.

Il me l'a tendu avec regret.

Le ciel m'est tombé sur la tête. J'aurais préféré qu'Alfred ne m'ait pas menti et soit vraiment venu me chercher, moi, au lieu de la personne désignée sur la feuille.

J'ai relu plusieurs fois le nom :

Dr Élie Bronstein.

– Quelle est cette nouvelle plaisanterie ?

– Tu ne lis pas les journaux ? Tu n'écoutes pas la radio ? On embarque tous les Juifs étrangers.

Quelques jours plus tôt, au début du mois d'octobre, le gouvernement de Vichy avait pondu une loi autorisant l'assignation en résidence forcée de tout « ressortissant étranger de race juive ».

– Cela ne concerne pas le Dr Bronstein !

– Bronstein est un Juif allemand.

Alfred avait raison : le Dr Bronstein qui m'avait raconté avec émotion, en juin, comment il était devenu Français en 1933, ne l'était plus depuis juillet.

Un mois seulement après la signature de l'armistice à Rethondes, le 22 juin 1940, Pétain avait signé une loi sur la révision des naturalisations postérieures à 1927. En clair, tout citoyen ayant acquis la nationalité française entre 1927 et 1940 pouvait en être déchu sur simple décision d'une commission. Plus de 15 000 personnes, dont plus de 6 000 Juifs, avaient ainsi été dénaturalisées, parmi lesquelles le docteur, sa femme orthophoniste et leurs deux fils médecins, qui soignaient tous les quatre des Français depuis des années.

Ceci ne remettait pas encore en question le statut du Dr Bronstein à l'hôpital psychiatrique où il avait conservé son poste.

Lorsque Pétain avait signé le 3 octobre sa loi sur le statut des Juifs qui permettait « *l'élimination des Juifs en surnombre* » dans certaines professions telles que celle de médecin, je m'étais refusé à tout rapprochement avec le Dr Bronstein : il était le seul médecin présent à l'hôpital pour près de deux mille patients. Même les infirmiers et les infirmières avaient recours à lui pour leurs propres soins et ceux de leur famille, de nombreux praticiens de Toulouse et de la région ayant été mobilisés pour le service de santé des Armées. Les seules personnes en surnombre dans notre hôpital étaient donc les malades et non les médecins !

Je n'avais pas été plus soucieux le lendemain 4 octobre, quand avait été adoptée la loi sur « *l'assignation en résidence* » – en fait l'internement dans un camp de concentration français – des Juifs étrangers. Enfermer le Dr Bronstein dans un camp et l'empêcher ainsi de soigner des Français non juifs me paraissait relever d'une hypothèse plus absurde que les plus graves délires de nos patients les plus atteints.

Pourtant la feuille que je tenais entre les mains ordonnait « *à toutes les forces de gendarmerie et de police de rechercher le dénommé Bronstein Élie, de nationalité allemande, exerçant la profession de médecin psychiatre à l'hôpital psychiatrique de Murmont, et de le conduire aussitôt après l'avoir appréhendé jusqu'au camp d'internement de Nobram* » – un camp immense et insalubre où l'on avait parqué jusqu'à présent un grand nombre de réfugiés espagnols.

– C'est forcément une erreur, Alfred. Attendez-moi ici. Je vais voir le directeur.

Je me suis précipité jusqu'au premier étage et je suis entré dans le bureau du directeur sans m'annoncer. Il était assis à sa table. Il tenait de la main gauche une tasse de café et de la droite, il feuilletait un livre de grand format orné de gravures licencieuses.

– Eh bien, Dantezzi, que vous arrive-t-il ? Vous ne frappez plus à la porte ?

– Monsieur le directeur, des gendarmes sont en bas. Ils veulent emmener le Dr Bronstein.

– Ah ! Parfait ! Ils ont été rapides ! Je les féliciterai !

– C'est vous qui les avez appelés, monsieur le directeur ?

– J'ai fait mon devoir, Dantezzi. Le maréchal…

Il a tendu la main vers le grand portrait du maréchal accroché en façade de sa bibliothèque.

– … Le maréchal est un homme sage et courageux. Nous connaissons la valeur de ce soldat. C'est une chance pour la France, une chance pour nous autres Français, d'avoir à notre tête un tel Exemple, un tel Guide, un tel Chef. Chaque citoyen doit apporter sa pierre à l'édifice que le maréchal tente de reconstruire sur les ruines de notre pauvre pays, ruines dans lesquelles nous a entraînés la conjonction traîtresse de l'Internationale juive et de l'Internationale communiste dont Blum a été l'exemple le plus horrible et le plus probant.

Il a saisi la statuette africaine posée sur sa table.

– Oui, Dantezzi, c'est moi qui ai signalé Bronstein à la gendarmerie. Et j'en suis fier. Moi, Dantezzi, quand quelqu'un me gêne…

Il commençait à soulever la statuette et à tendre le bras pour dessiner un arc-de-cercle vers la corbeille. Je l'ai arrêté.

– Reposez-la. Elle n'est pas juive.

– Euh… C'était un exemple…

– Le Dr Bronstein est le seul médecin de notre établissement. Près de deux mille personnes ont besoin de lui. Qui va le remplacer ?

– Mais enfin, Dantezzi, c'est évident…

Il s'est levé, a ouvert les bras :

– MOI !

– Pardon ?

– MOI ! Ne vous ai-je pas dit à quel niveau d'études et de recherches médicales je me situe aujourd'hui ? Ne vous ai-je pas parlé de ma thèse de plus de douze mille pages ? N'avez-vous pas assisté à mes expériences novatrices que Bronstein avait la prétention de critiquer ? Qui pourra regretter ce Juif arriéré, ce petit diplômé d'une université lointaine ? Dantezzi, il y a trop de Juifs dans la médecine. Ils se cooptent, ils forment une secte, et les Aryens comme vous et moi sont rejetés de la Faculté à cause de ces youtres. Eh bien cela va changer : je me nomme médecin chef de cet hôpital psychiatrique !

– Excusez-moi.

J'ai quitté son bureau sans l'écouter davantage. J'ai dévalé l'escalier. Alfred ne m'avait pas attendu : il avait rejoint ses hommes, près du fourgon dans la cour d'honneur, qui entouraient le Dr Bronstein.

J'ai crié :

– Ne montez pas dans le fourgon, docteur. J'appelle les infirmiers !

– Surtout pas, Louis. Venez plutôt près de moi.

Il portait des menottes. ILS LUI AVAIENT MIS DES MENOTTES !

– Mon cher Louis, ni vous ni moi ne pouvons rien pour me sauver.

– Ils sont trois. J'appelle les infirmiers et…

– Les gendarmes reviendront en plus grand nombre. Ils arrêteront les infirmiers qui m'auront secouru. Ils vous arrêteront vous aussi. Ne faites rien d'irréparable, Louis. Toute action pour m'aider serait inutile et dangereuse.

Il a passé ses bras entravés autour de mon cou et m'a serré sur son cœur. Je mesurais une tête de plus que lui mais j'étais redevenu l'enfant que mon père tenait contre lui quand nous étions si heureux, lui, maman, Angeline dans le ventre de maman, et moi.

– Docteur, revenez vite, s'il vous plaît.

– J'essaierai, Louis. Je ne vous promets pas d'y parvenir.

J'ai tenté de plaisanter.

– Si vous revenez, je vous ferai un cadeau : je vous dirai ce qui s'est passé dans la cabane.

Il s'est dégagé. Il m'a regardé. Il a trouvé la force de sourire.

– TOUT ce qui s'y est passé ?

– Je vous le jure.

– Alors là, ça vaut la peine de revenir !

Il est redevenu sérieux.

– J'ai un conseil important à vous donner. Moi qui me vantais il y a quatre mois d'être paranoïaque, aujourd'hui j'ai bonne mine. Je me sentais en sécurité dans cette région de France appelée « zone libre ». Et ce sont des gendarmes français qui viennent m'arrêter. Ça, je ne l'avais pas prévu. Soyez plus prudent que moi, Louis.

Promettez-moi d'être tout le temps, totalement, absolument paranoïaque.

– Je vous le promets, docteur.

– Alors à bientôt, Louis. J'espère.

– À très bientôt, docteur.

Comme je vais vous le raconter, j'ai revu le Dr Bronstein quelques mois plus tard.

Hélas.

58

Louis (suite) : Retour du front

Une catastrophe n'arrivant jamais seule, le directeur m'a fait venir dans son bureau, une semaine après l'arrestation du Dr Bronstein, en me promettant « une bonne surprise ».

– Voyez, Dantezzi, qui nous fait l'amitié de nous rendre visite.

Un militaire était assis face à lui : Cloporte. Toujours aussi lourd, râblé, avec comme seul changement la longueur de ses cheveux blondasses ramenés aux normes militaires et qui ne lui tombaient plus sur les épaules.

Cloporte s'est levé et m'a tendu la main.

– Louis, je suis bougremengt contengt de te revoir ! Tu permets que je t'appelle Louis et que je te tutoie, hé ?

– Comme vous l'avez toujours fait, monsieur Cloporte.

– À l'époque. Aujourd'hui c'est différengt. M. le directeur m'a dit que tu es secrétaire général. Alors là, moi je te dis bravo, heing !

Nous nous sommes assis dans deux larges fauteuils devant la table du directeur. J'ai demandé à Cloporte :

– Vous êtes en permission ?

Le directeur est intervenu :

– M. Cloporte est démobilisé.

– Ce vêtement n'est-il pas un uniforme militaire ?

– À qui veux-tu que je le rende, Louis ? Notre armée, elle est presque entièremengt en Allemagne. Pas pour conquérir le pays : elle y est prisonnière. Les seuls militaires encore en France – je parle des Français, bien sûr, pas des Allemangds – songt ceux en cure à Vichy : le maréchal, ses généraux et quelques troufiongs qui restent avec eux pour la cantine de l'hôtel.

– Comment êtes-vous arrivé ici, alors ?

– Disongs que je me suis éclipsé.

– Vous avez déserté ?

– Pas exactemengt. Avec Black et White, on était ensemble dans le même régimengt. À un momengt, on nous dit : « En avangt ! À Berling ! » – on en était encore loing, vu qu'on était toujours en France. On obéit, on avance. Mais les Allemangds, ils voulaient pas qu'on visite leur capitale. Par contre, eux, ils voulaient visiter Paris. C'était comme à la mêlée au rugby : chacung essaye de pousser l'autre. Le commandangt nous répète : « En avangt ! » Nous on lui répongd : « Vous voyez pas mon commandangt que les Allemangds ils veulent pas de nous chez eux ? » « Abrutis, il nous dit. En avangt vers Paris ! » « Ah, en arrière, alors ? » « Nong, c'est juste un repli stratégique. » Je te jure que je n'avais jamais couru stratégiquemengt aussi vite que pendangt les deux jours qui ont suivi. Et là, au bout de plus de cengt kilomètres, sur qui on tombe ? Des Allemangds ! On s'est dit : on s'est trompé de directiong. Eh bé nong ! On allait bieng vers Paris mais leurs ailiers avaient été plus rapides que nos avangt-centres et ils les avaient plaqués avangt qu'on arrive. « En avangt ! » nous redit le commandangt. « En avangt où, cette fois ? », on lui demande. « Vers Londres ! » « Faudrait savoir : on envahit l'Allemagne ou l'Angleterre ? » « Discutez pas les ordres ! » « Ah bong, d'accord. » Alors on est allée à Dunkerque. Tu me croiras pas, Louis : les Allemangds, ils voulaient pas non plus qu'on visite Londres. Franchemengt, qu'est-ce que ça pouvait leur faire, hé ? On se posait la questiong jusqu'au momengt où on a compris. En fait, ils avaient réfléchi et finalemengt ils voulaient bieng qu'on se promène dans leur pays. Pas forcémengt à Berling, nong, mais à la campagne, pour qu'on s'occupe de leurs champs et de leurs vaches. Moi j'ai dit à Black et White : campagne pour campagne, je préfère la mienne. Je retourne à la maisong. Alors on a quitté notre régimengt sans dire au revoir à personne et on a marché la nuit à travers bois et cultures. Jamais sur les routes. Jamais dans un village. On a marché, marché. Et me voilà. Et je suis contengt de vous voir tous les deux, vous monsieur le directeur et toi Louis, je veux dire monsieur le secrétaire général.

– Notre ami Jules Cloporte, m'a expliqué le directeur, m'a demandé de le reprendre parmi nous avec ses deux assistants, MM. Black et White – pour les appeler par leur surnom puisque telle est la coutume. Eu égard aux services qu'ils nous ont toujours rendus, j'ai naturellement dit oui. D'autant que nous manquons de personnel : les infirmiers réfugiés que nous avons recrutés ne compensent pas en nombre tous nos anciens employés morts ou prisonniers. Vous approuvez ma décision, n'est-ce pas, Dantezzi ?

– Je m'en remets à votre jugement, monsieur le directeur.

– Bien. Cloporte, vous reprendrez votre place dès demain. Ainsi que Black et White.

– Je vous remercie, monsieur le directeur. Et toi, Louis, je suis très contengt de travailler avec toi.

Le directeur a claqué des mains.

– Parfait. Mes amis, nous devons fêter cet événement. J'ai une idée : vous allez partager avec moi une nouvelle expérience médicale. J'ai oublié de vous dire, Cloporte, que je suis le nouveau médecin chef de cet hôpital.

– Vous, monsieur le directeur ?!

– C'est la guerre, il faut savoir montrer l'exemple du dévouement. Bronstein a été contraint de nous quitter – je sais, vous allez me dire : « Ce Juif allemand aux méthodes dépassées, ce n'est pas une perte. » Il assurait cependant une présence, il fallait le remplacer, j'en ai parlé à la préfecture. Ils sont très vite tombés d'accord avec moi : le médecin de la maison de santé de Lantignac viendra ici une fois par semaine, ou par quinzaine, enfin quand il le pourra ; le reste du temps, c'est moi qui assurerai le service.

– Alors ça, monsieur le directeur, je ne savais pas que vous étiez médecing !

– Je ne l'ébruitais pas pour ne pas porter ombrage aux praticiens en place. Mais Bronstein était notre dernier médecin, il est parti, je ne suis plus tenu par mon devoir de réserve. Et puisque je suis le nouveau médecin chef, j'ai décidé de moderniser les méthodes de cet établissement. M. Dantezzi a eu le privilège d'assister à l'une de mes séances d'insulinothérapie. Je voudrais aujourd'hui, monsieur Cloporte, marquer à jamais ce jour heureux où vous revenez parmi nous, en vous faisant partager, vous et Louis Dantezzi, mon tout premier essai d'une autre technique révolutionnaire : l'électroconvulsiothérapie. Je vais vous expliquer ce dont il s'agit.

Cloporte a jeté vers moi un regard inquiet.

59

Louis (suite) : Le cours d'électrochoc

– Nous disposons depuis deux ans, a poursuivi le directeur, d'un produit novateur à base de pentetrazol, le Cardiazol, pour soigner les schizophrènes. C'est un Hongrois, Ladislas Von Meduna, qui a eu l'idée de ce produit. Il a observé que les épileptiques ne sont jamais schizophrènes. Donc il s'est dit – admirez, mes amis, la créativité de Von Meduna, ce n'est pas un Bronstein qui aurait effectué une telle trouvaille, ah non – puisque les épileptiques ne sont pas schizophrènes, rendons les schizophrènes épileptiques et ils seront guéris. Génial, n'est-ce pas ? Il a fait à ses patients des injections de Cardiazol, une molécule qui provoque des crises d'épilepsie. Remarquable ! Extraordinaire ! Qu'attendent les jurés Nobel pour le distinguer ?

– Vous avez bien raison, monsieur le directeur ! C'est évidengt !

Le directeur, très satisfait, a continué sur le ton de la confidence :

– Ce trouillard de Bronstein ne voulait pas administrer de Cardiazol dans sa division. Vous savez pourquoi ? Il prétendait qu'avec un tel traitement on ne remplaçait pas la peste par le choléra, mais un rhume des foins par la peste ET le choléra, c'est-à-dire un état de schizophrénie par des crises d'épilepsie pouvant entraîner la mort. Du coup, il n'a jamais injecté une seule dose de Cardiazol à l'un de ses patients !

– Mais vous, monsieur le directeur, a demandé Cloporte d'un ton madré, je parie que chez les femmes, hé hé, vous avez fait quelques essais, heing ?

Le directeur a gonflé sa cravate, lissé sa barbichette et ses moustaches et reconnu d'un air important :

– Mon cher Cloporte, je ne suis pas homme à me laisser impressionner par les risques d'une expérience nouvelle. La main de Pasteur a-t-elle tremblé quand il a injecté sa première dose de vaccin ? Bien sûr que non. La mienne non plus, lorsque j'ai injecté la première dose de Cardiazol sur la patiente que Dumont m'avait choisie.

– Bravo, monsieur le directeur. Elle a fait sa crise d'épilepsie ?

– Une crise très réussie, très forte, très violente. Impressionnante, je vous assure.

– Magnifique, monsieur le directeur. Et la cliente, après, elle était commengt ?

– Humm ?... Morte. C'est la faute à Dumont : elle m'avait livré une bonne femme trop fragile. Je l'ai mise en demeure de mieux choisir mes sujets à l'avenir.

– Et les autres fois, ça s'est passé commengt ?

– Nous avons réalisé quatre nouveaux essais dont on ne peut tirer des conclusions définitives. Au début, forcément, on tâtonne. Il y a un peu de casse. L'idée du Cardiazol est bonne mais demande à être affinée. C'est là où je voulais en venir – l'électroconvulsiothérapie. Le principe est le même que pour le Cardiazol mais on remplace la chimie par l'électricité. Ce sont des Italiens qui ont trouvé ça, Ugo Cerletti et Luci Bini. Ils ont observé que les porcs sont électrisés avant d'être tués pour être plus calmes pendant la séance.

– Ah bong ? Dans mon village, si les gengs savaient ça, ils rigoleraient ! Électriser les cochongs ! Nous, quand on tue le cochong, on lui donne un coup de pied dans le cul pour qu'il se presse jusqu'à la comporte qu'on a renversée dans la cour, on le met dessus, quatre hommes lui tiennent les pattes, un cinquième l'égorge, il couine un momengt mais il finit par se calmer, hé hé !

Cloporte a bien ri à ce si bon souvenir. Le directeur s'est fendu d'un petit sourire discret pour se joindre poliment à sa joie.

– Je conçois, mon cher Cloporte, qu'il en soit ainsi dans les traditions familiales pour l'abattage d'un ou deux animaux. Vous concevez que dans l'industrie on ne peut procéder de même. L'électrisation des bêtes leur procure le calme propice à une mort plus douce et surtout moins astreignante pour les intervenants. C'est ce qu'ont relevé Cerletti et Bini. Ils ont pratiqué des essais sur des chiens et dès 1938 sur des malades schizophrènes. Suivez-moi, je vais vous faire une démonstration.

Je me suis dépêché d'intervenir avant que le directeur se lève : je n'avais aucune envie d'enfoncer une nouvelle aiguille dans le cœur d'une patiente en train de mourir à cause de ses expériences. Je lui ai donc demandé de nous expliquer comment celle-ci allait se dérouler.

– C'est très simple. On applique les deux branches d'un même fil électrique, le pôle + et le pôle –, sur les tempes d'un patient et on lance le courant pendant quelques secondes pour provoquer une série d'électrochocs. Bronstein qualifiait cette technique de barbare ! Allons donc ! L'expérience peut choquer des esprits fermés à la modernité, mais elle n'a rien de « barbare » ! Elle nous élève au contraire aux sommets de la recherche psychiatrique ! Il suffit, pour la mener à bien, de veiller à ce que chaque patient soit prémuni contre tout risque d'accident. Par exemple il faut lui mettre des compresses dans la bouche : l'électroconvulsiothérapie provoque une violente crise convulsive accompagnée d'une perte de conscience, le malade ne se maîtrise plus et peut se casser les dents. Il faut aussi le maintenir avec force pour lui éviter des luxations et des fractures vertébrales.

Je lui ai demandé sur le ton de l'étudiant en médecine s'adressant à son professeur :

– Quel est le pourcentage de décès ?

– Beaucoup plus faible qu'avec le Cardiazol !

– Tant mieux. Pour autant, je suppose, que l'on maîtrise parfaitement cette technique ?

– La maîtriser ? Mais on ne peut faire plus simple, je vous l'ai dit : deux fils de cuivre sur les tempes, on envoie le courant et hop ! le tour est joué.

– Certes. À quelle fréquence ? Une énergie de combien de joules ? Des stimulations en continu ou par impulsion ?

Il a posé la main sur le buste en ébène devant lui, qu'il a serré nerveusement.

– Vous posez de ces questions… Comment voulez-vous connaître la réponse avant d'avoir essayé ? Mon pauvre ami, votre interrogation n'a pas de sens. Du moins pour l'instant. Car ce sont justement les nombreuses expériences que j'ai l'intention de mener qui me permettront de dresser des tableaux dont la synthèse servira de référence à toutes les générations de psychiatres qui nous succéderont ici, au cours des siècles à venir, dans cet hôpital, dans ce bureau où mon portrait sera dressé à la place de celui du maréchal, mon portrait devant lequel chaque visiteur s'inclinera en se disant : « voici celui qui nous montré la voie du courage, celui qui n'a jamais hésité à tenter les expériences les plus risquées, celui que n'ont jamais arrêté les risques d'accidents, de dommages, et même de décès, car il savait comment fonctionne la médecine : telle une locomotive dont la chaudière rougeoyante exige sa ration de charbon pour faire avancer le train des passagers, la médecine demande, pour soigner demain des millions d'humains, que soient sacrifiés aujourd'hui sur l'autel de la science les cobayes dont la disparition permettra le salut de l'humanité future ».

Il a lâché la statuette, épuisé, fier de son discours, convaincu de sa grandeur et de sa gloire. Il ne nous regardait même pas, Cloporte et moi, pour savoir s'il nous avait convaincus : nous n'existions plus pour lui. Ses yeux étaient levés vers le Ciel – le seul endroit de l'univers où existait quelqu'un, Dieu, digne de converser avec lui.

Cloporte en a profité pour me jeter un coup d'œil stupéfait. Je suis resté impassible. Le directeur se taisait, en admiration devant son immense statue en pied, celle que ni Cloporte ni moi n'apercevions mais qu'il voyait très bien, lui, et qui serait érigée un jour au milieu de la cour d'honneur, ce fameux jour où son nom serait attribué à l'hôpital pour que tous les praticiens passant par le porche d'entrée, sous ce nom inscrit sur le fronton, suivent l'exemple illustre de leur génial prédécesseur et s'en servent de modèle pour leurs travaux.

Cloporte triturait nerveusement son calot militaire. Il réalisait combien depuis son départ pour le front, l'ambiance de l'hôpital avait changé.

– Bong, monsieur le directeur, si vous permettez…

Le directeur ne l'a pas entendu tout de suite : il fallait un moment aux paroles de Cloporte pour monter jusqu'à lui. Quand elles sont parvenues à son cerveau, il s'est rappelé notre existence, il s'est excusé auprès de Dieu et il est redescendu sur Terre.

– … Oui, mon brave ?

– Euh… je voulais dire que pour votre expérience, là, il n'y a pas de problème, forcémengt, mais que bong, il faut préparer le matériel, choisir les malades que vous voulez électrocuter, tout ça va prendre du temps et vous voyez, en plus je suis pas en tenue, j'ai encore mon uniforme, et puis faut que j'aille prévenir Black et White pour leur dire d'être là demaing mating, alors moi si vous le voulez bieng, monsieur le directeur, je dis que votre fête, on pourrait la décaler d'un jour ou deux, heing ?

Le directeur a paru très chagriné.

– Je pensais, monsieur Cloporte, que vous seriez plus impatient de célébrer votre réintégration au sein de notre personnel !

– Oh mais je suis contengt, monsieur le directeur, ça on peut le dire ! Mais bong, ce serait bieng d'attendre Black et White, heing ? Et puis vous les connaissez, ils sont solides, si vos cobayes s'excitent un peu trop quangd vous les électrocuterez, Black et White saurongt les calmer, ça je vous le garantis. Alors que les autres gardiengs, ou infirmiers comme vous voudrez, je n'en répongds pas, surtout les nouveaux du Nord, je ne les connais même pas. Bong c'est d'accord, on fait comme ça, monsieur le directeur ?

– Soit… Mais dès demain, alors ?

– C'est ça.

Cloporte s'est levé, pressé à présent de partir. Ses pérégrinations militaires l'avaient moins troublé que son retour dans cet hôpital où il aurait besoin de quelques jours de réadaptation avant d'être à nouveau le gardien chef (l'infirmier chef, pardon) sadique et sans pitié que j'avais connu.

– À demaing, monsieur le directeur. Black, White et moi, on vous aidera pour votre expérience, c'est promis.

– Je compte sur vous ?

– Absolumengt, monsieur le directeur. On électrocutera tous les patiengts de l'hôpital si vous voulez.

– Parfait ! Alors à demain matin. Sans faute.

60

Louis (suite) : Hiver 40-41 : vols à l'hôpital

Sabine m'a raconté comment s'est déroulée cette séance d'électroconvulsiothérapie à laquelle je me suis dispensé d'assister en arguant d'une surcharge de travail.

Comme d'habitude, le directeur a souhaité faire son essai sur une femme. Il a demandé à Sabine de lui en livrer une. Elle a refusé au motif que ne connaissant pas toutes les contraintes techniques de l'expérience, elle risquait de commettre une erreur de sélection.

Le directeur a donc choisi lui-même une jeune fille charmante, douce, enfermée pour dépression avec pulsions suicidaires. La malheureuse a hurlé de douleur et d'épouvante à chaque décharge que le directeur lui envoyait dans le crâne.

– Mais le pire, m'a expliqué Sabine, a été le lendemain, quand il a voulu lui faire subir une deuxième séance. Elle se débattait et n'arrêtait pas de crier : « Non, je vous en prie ! C'est mortel ! C'est mortel, je vous dis ! » Il s'en moquait. Quant à Cloporte, Black et White, aucun sentiment de compassion. Des bouchers s'acharnant sur une bête à l'abattoir. C'est moi qui leur ai ordonné d'arrêter ; le directeur l'a mal pris. Il m'inquiète, Louis. Il devient bizarre.

– Tu connais l'adage : « Le pouvoir rend fou ; le pouvoir absolu rend fou absolument. »

Outre les essais pseudo-scientifiques du directeur, d'autres problèmes se sont abattus sur notre hôpital, encore plus graves.

Dès septembre 1940, avant même le retour de Cloporte, les premières cartes individuelles de rationnement étaient apparues. L'approvisionnement des villes en biens de première nécessité devenant de plus en plus défectueux, les prédictions du Dr Bronstein se sont rapidement réalisées : « *Un matin vous vous lèverez, Louis, et vous n'en croirez pas vos yeux : des animaux auront disparu dans la nuit.* » Eh bien oui, un matin je me suis levé et lorsque je me suis rendu dans les champs j'ai recompté trois fois pour m'assurer que je ne me trompais pas : dix vaches sur cinquante étaient parties ! J'ai découvert qu'une vieille grille au fond du domaine, près du cimetière, avait été forcée. À côté du cimetière se trouvait aussi la porcherie. Je m'y suis précipité. Les porcs étant regroupés par stalle et par « famille », j'ai très vite évalué à près d'une centaine le nombre des absents. Je me suis rendu ensuite au clapier : le quart des lapins avait disparu. Presque autant que les poules et les dindons volatilisés dans le poulailler.

Des vols aussi importants ne pouvaient être le fait de simples maraudeurs mais d'un groupe organisé, équipé, bien renseigné – donc ayant un ou plusieurs complices à l'intérieur de l'hôpital. Quel(s) complice(s) ? Cloporte ? Ses adjoints ? D'autres infirmiers ou infirmières ? Le directeur ?

Le directeur.

Quand je lui ai parlé de ces vols, j'ai vu combien il était ennuyé – non par les vols mais que je m'en sois rendu compte. Je lui ai demandé avec insistance de porter plainte. Peine perdue.

– À quoi cela servirait-il, monsieur Dantezzi ? Croyez-vous que les gendarmes, dans les épreuves difficiles que traverse notre pauvre pays, s'intéressent à des petits voleurs de poules ?

– Quand ces voleurs dérobent des centaines de poules et de lapins, une dizaine de vaches et une centaine de porcs, je ne les traite pas de « petits », monsieur le directeur, mais de criminels qui mettent en danger l'existence de nos patients dont la survie, en ces temps de disette et de rationnement, dépend pour l'essentiel des ressources de notre domaine.

– Je vous reconnais bien là, Dantezzi ! Toujours ce goût des grands mots : des « criminels » ! Rien que ça ! Eh bien non, je ne déposerai pas plainte. Il n'est nul besoin d'attirer l'attention des autorités sur les déficiences de notre sécurité.

Les deux ou trois semaines suivantes, de nombreux autres animaux ont disparu. Il m'était impossible de les faire garder pendant la nuit : les infirmiers auraient refusé et je ne pouvais répondre du comportement des malades que j'aurais affectés à cette tâche.

Même les stocks de charcuterie, de farine, de riz, de pommes de terre, de pâtes et de fruits pourtant entreposés dans des pièces cadenassées sous les combles ou dans les sous-sols de l'hôpital, étaient pillés.

Le directeur restait toujours aussi indifférent devant ces méfaits catastrophiques pour l'alimentation des patients, et donc pour leur santé. Plus ils se répétaient, plus il semblait même satisfait. J'étais certain que le jour où je parviendrais à mettre la main sur son coffre-fort (car il fallait sans doute bien davantage qu'une simple cassette pour entreposer les richesses qu'il avait accumulées depuis plusieurs années) j'y trouverais le produit du commerce illicite de dizaines de bovins, de centaines de porcs, de milliers de poules et de lapins.

61

Louis (suite) : Hiver 40-41 : l'hécatombe

La faim s'est très vite installée. Encore une prédiction du Dr Bronstein justifiée : « *vous vous demanderez comment nourrir les mille neuf cents bouches qui attendent leur pitance quotidienne* ».

En quelques semaines, les repas équilibrés et consistants jusque-là distribués aux patients grâce à la richesse de la production du domaine, se sont transformés à l'hiver 1940, à cause de tous les vols d'animaux et de stocks de vivres que nous avions subis à l'automne, en menus insipides et d'une valeur nutritive insuffisante.

Le « café » du matin était un horrible liquide brunâtre à base d'orge sucré à la saccharine, à peine tiède à cause du manque de combustible. Il était accompagné d'une demi-boule d'un pain de son noir, d'environ quatre cents grammes, infect et indigeste. Cette ration de pain était censée durer toute la journée mais au bout d'un quart d'heure elle avait disparu : les malades étaient tenaillés par la faim et ne voulaient pas, en l'économisant, risquer de se la faire dérober.

Notre domaine produisait quelques mois plus tôt des tonnes de pommes de terre, mais nos stocks avaient été dérobés et les fournisseurs, que le directeur recevait toujours seul, refusaient de nous en vendre : le marché noir leur rapportait davantage que le prix que nous aurions pu leur verser, et leurs camions à gazogène qui pétaradaient dans un nuage de fumée de bois ne nous portaient que des légumes infects. Du coup, le plat de midi était une assiette de rutabagas, de topinambours ou de feuilles de côtes de bette, et le dîner se réduisait à une gamelle d'un liquide presque froid, très clair, qui contenait quelques débris des légumes du midi.

– Les soirées, m'expliquait Justin, sont longues très longues tout le monde est affamé alors certains demandent à Jésus de faire des miracles de multiplier le pain et les morceaux de légumes qui nous sont donnés mais Jésus dit qu'il n'en est pas question et que nous souffrons parce que nous avons péché et que nous devons accepter notre punition certains sont d'accord d'autres disent cause toujours Jésus tes miracles c'est du pipeau ah vraiment il y a une mauvaise ambiance monsieur Louis vous seriez triste de voir les malades se battre entre eux pour se voler leur pain chacun prend de la soupe dans la gamelle de son voisin les grabataires ne peuvent plus manger il y a une mauvaise ambiance monsieur Louis.

Les malades affectés aux champs, peu nombreux en cette période hivernale, ramassaient des champignons et les consommaient crus sur place. Lors des sorties générales des débiles et des séniles dans la cour d'honneur, beaucoup mangeaient de l'herbe – les plus gourmets choisissaient le pissenlit, le plantain ou le trèfle. La chasse aux escargots était grande ouverte et toute prise engloutie aussitôt en entier, bave et coquille comprises. Les branches basses des cyprès étaient dégarnies par des doigts avides qui en arrachaient la verdure des rameaux. Les arbres ne possédaient plus aucune écorce à moins de deux mètres du sol. D'où cette confidence de Justin :

– Je vous jure monsieur Louis que certains d'entre nous font des excréments qui ressemblent à du crottin de cheval et qui en ont la même odeur.

Cette situation de famine devenait d'autant plus insupportable pour les patients que s'y ajoutait le froid extrême de cet hiver 1940, l'un des plus rigoureux jamais connus de mémoire d'homme.

En raison des ruptures d'approvisionnement en combustible, les dortoirs n'étaient pas chauffés. Un seul poêle par salle de jour recevait en fin d'après-midi quelques boulets de coke. Les patients marchaient en cercle autour du poêle pendant des heures, une couverture sur les épaules, recroquevillés, grelottants, pour tenter d'aspirer jusqu'au fond de leur corps décharné quelques particules de chaleur avant de rejoindre leur paillasse glaciale.

Naturellement, la dernière prédiction du Dr Bronstein s'est elle aussi réalisée : « *Si le directeur reste aussi obtus, ce sera une hécatombe. Nos patients mourront par centaines.* »

On retrouvait chaque matin dans les dortoirs un ou deux cadavres gelés. Justin m'a raconté un jour la mort de l'un de ses vieux compagnons :

– Vous vous rappelez Désiré celui qui était au fond près de la fenêtre qui ferme mal il était très affaibli comme tout le monde du coup il s'oubliait sous lui chaque nuit et il n'y avait plus de lit avec des trous pour évacuer tellement il y a maintenant de malades dans le même cas eh bien ce matin avec l'air glacial qui passait par cette maudite fenêtre on l'a retrouvé gelé dans son urine qui était devenue de la glace et le pauvre Désiré il était entouré d'une espèce de croûte dure et jaune.

Les couloirs étaient remplis de squelettes aux yeux hagards qui erraient sans but, d'un pas lent, engourdi. Les seuls gestes un peu vifs étaient ceux des patients qui se grattaient à cause des poux. Les infirmiers et les infirmières avaient beau raser les internés de la tête au pubis, les poux se multipliaient, grouillaient, se gorgeaient du sang des malades dont ils aggravaient encore l'anémie.

Bien sûr, mon sort était différent. Dès que j'avais vu les réserves de vivres de l'hôpital fondre sous l'effet des pillages nocturnes, j'avais jugé prudent de me constituer un stock personnel que j'avais entreposé dans ma cuisine. Des jambons entiers, une cinquantaine de saucissons, des dizaines de kilos de pâtes, de riz, de pommes de terre, de fruits secs : j'aurais pu vivre en autarcie pendant plusieurs années.

Je ne recevais plus Lucette chez moi. Il aurait été imprudent de la laisser seule face à mes trésors et j'avais rompu avec elle sans autre explication. Lucette n'était pas fille à s'émouvoir de son renvoi : « Hi hi, c'est comme vous voulez monsieur, je reste à votre disposition, hi hi. » Elle était partie dans un grand rire, me laissant seul avec mon ménage et mon repassage mais aussi avec mon garde-manger.

J'avais amené Justin deux fois dans mon appartement. Il était si affaibli que j'avais dû le porter jusqu'à mon étage. J'aurais aimé le garder chez moi toute la nuit, pour qu'il se réchauffe près de mon poêle à charbon qui consommait à lui seul autant que tous ceux autour desquels les internés marchaient en cercle pendant des heures. Mais le règlement de l'hôpital le contraignait à rejoindre chaque soir son dortoir gelé. À défaut de pouvoir le protéger du froid, je voulais au moins l'aider à combattre la faim. C'est pourquoi je l'avais invité à déjeuner. Son estomac était si contracté qu'il n'avait pu avaler que quelques bouchées. Et quand, à l'issue de sa deuxième visite, nous avons été surpris dans l'escalier par le directeur qui m'a demandé ce que faisait le jardinier dans le pavillon de la direction, j'ai décidé d'agir autrement. J'ai donné rendez-vous à Justin en dehors du pavillon pour lui fournir des vivres. Jusqu'au jour où j'ai découvert qu'il les cédait à son tour à des malades qui mouraient de faim. Je lui en ai fait doucement le reproche.

– Monsieur Louis c'est plus fort que moi ils me font trop de peine ils sont maigres l'autre jour on en a mis trois dans le cercueil trois monsieur Louis trois cadavres dans le cercueil tellement ils étaient maigres.

Le cercueil dont parlait Justin n'était évidemment pas celui dans lequel les morts étaient enterrés. Durant cet horrible hiver 40-41, les planches d'un cercueil auraient été plus utiles dans un bon feu pour réchauffer les vivants que dans la terre gelée pour ranger un mort. Le fameux cercueil, c'était donc LE cercueil de l'hôpital, celui qui servait pour toutes les sépultures.

Chaque matin, des patients du service des débiles et séniles accompagnés d'un gardien faisaient le tour des bâtiments pour recenser les morts. Les cadavres étaient roulés dans leur drap si celui-ci était trop usé et déchiré, ou dans une toile de sac de pommes de terre si le drap était réutilisable. Le drap ou le sac était cousu rapidement à gros points. Et le paquet était allongé dans le cercueil posé sur une charrette que l'un des derniers bovins non encore dérobés, vache ou bœuf de labour, tirait jusqu'au cimetière. Là, le paquet était sorti du cercueil et jeté au fond de la fosse à côté des paquets de la veille et dans l'attente de ceux du lendemain.

62

Louis (suite) : « Vous êtes diabolique, monsieur Dantezzi »

J'ai décidé de m'entretenir de cette situation avec le directeur qui n'abordait jamais la question malgré les états des nouveaux décès que je lui mettais chaque semaine sous les yeux.

– Alors, monsieur Dantezzi, quelles bonnes nouvelles vous amènent ?

– Les bonnes nouvelles sont rares, ces temps-ci, monsieur le directeur.

– Ne soyez pas modeste. Je viens de lire vos comptes de l'exercice écoulé : extraordinaires. 1940 restera une année historique pour notre hôpital. Jamais nous n'avions gagné autant d'argent. Et les deux premiers mois de 1941 sont prodigieux.

Il rayonnait d'aise, de réussite, de bonheur. En six mois, il avait considérablement grossi et ses joues s'étaient peu à peu colorées sous l'excès des victuailles et des bons vins qu'il absorbait dans les grands restaurants de Toulouse où il se rendait chaque soir dans sa nouvelle voiture, longue et luxueuse.

Il s'est penché vers moi, avide, vorace, les yeux et la bouche grands ouverts :

– Cela va continuer, n'est-ce pas, Dantezzi ? Nous allons gagner encore beaucoup, beaucoup d'argent ?

– Je vous le garantis, monsieur le directeur.

– Bravo ! Vous êtes magnifique !

Il applaudissait en riant, ivre de joie. Un enfant chez Guignol, assis à côté d'un gros paquet de pâtisseries à la crème réservées à lui seul, à lui seul, à lui seul.

– Si cela continue, monsieur le directeur, l'exercice 1941 nous sera encore plus profitable que 1940.

– Est-il possible ? Vraiment ? Ah que j'aime vous entendre parler ainsi ! Vous êtes sûr de vous, Dantezzi ? Ce serait… ce serait… tellement immense, fabuleux ! Encore plus, encore plus que 1940 ?

– Sans aucun doute, monsieur le directeur. Surtout si nous persistons, ainsi que vous l'avez prescrit, à vendre autant de produits de notre domaine à l'extérieur de l'hôpital que par le passé. Les difficultés d'approvisionnement s'aiguisent au fil des mois partout en France. Les prix vont continuer à s'envoler. À volume égal de ventes, nous connaîtrons en 1941 une explosion de notre chiffre d'affaires par rapport à 1940.

– C'est évident ! Grandiose ! Inespéré !

– Tout en continuant à augmenter nos recettes, nous allons accélérer la baisse de nos dépenses qui a commencé depuis plusieurs mois et dont l'effet sur nos résultats de l'exercice 1940 a été décisif.

– Vous êtes sûr de pouvoir maintenir cette tendance vertueuse ?

– Certain, monsieur le directeur. La raréfaction du combustible, des denrées alimentaires et des tissus, ne nous permet d'acheter qu'une mince partie des quantités dont nous avons besoin pour chauffer, nourrir et vêtir nos patients. À quelque chose malheur est bon : nous réalisons ainsi des économies considérables.

– Dantezzi, vous êtes un génie. Chaque jour que Dieu fait, je me félicite d'avoir su vous trouver dans ce troupeau de cinglés, comme un diamant dans un tas de fumier.

– Vos compliments me gênent, monsieur le directeur. Je ne suis pas sûr de tous les mériter.

– Si, si, Dantezzi, croyez-moi.

– Merci de votre confiance, monsieur le directeur. Pour vous prouver combien elle est justifiée, je tiens à vous faire part d'un petit problème que je ne parviens pas à résoudre.

– Lequel, cher ami ?

– Le taux de mortalité de nos patients. On dirait que ces bougres se complaisent à défunter. Vous avez dû remarquer que nous avons enregistré depuis cinq ou six mois un nombre de décès quelque peu supérieur aux chiffres des années précédentes.

– Oui, absolument ! Un bonheur n'arrive décidément jamais seul : nos résultats s'envolent et mon champ d'expériences devient chaque jour plus… plus excitant, oui, c'est le mot.

Il s'est retourné, a extrait un classeur de sa bibliothèque murale et l'a ouvert sur son bureau.

– J'ai là des centaines de pages de notes et de statistiques accumulées à ce sujet au cours des derniers mois. Savez-vous que le poids moyen de nos malades est tombé à trente-huit kilogrammes pour les hommes et à vingt-neuf pour les femmes ? Avouez que cela fait peur, non ?

Je me doutais que la peur qu'il évoquait n'avait rien à voir avec de la compassion pour les patients. Je l'ai laissé poursuivre.

– Trente-huit kilos pour les hommes ! Je suis effrayé par la masse de viande que nous trimbalons pour rien ! Eux vivent avec trente-huit kilos et nous… Vous, par exemple, je suis sûr que vous pesez deux fois plus – il est vrai que vous êtes très grand. Quant à moi…

Il a mis les mains autour de sa bouche et m'a chuchoté sur le ton de la confidence :

– … Trois fois ! Je pèse trois fois plus !

– Est-il possible, monsieur le directeur ?

– Hélas oui, Dantezzi. Pour la première fois de ma vie, je viens de franchir le quintal. Un mètre soixante-cinq, cent deux kilos. J'ai honte, j'ai honte !

– Parmi vos statistiques, je suppose que vous disposez du nombre des décès par année de survenance ?

– Bien sûr ! En 1939, sur une population moyenne de 1 542 patients, nous avons enregistré 71 décès. En 1940, sur une population moyenne portée à 1 855 patients par l'arrivée des réfugiés au mois de mai, 337 sont morts.

– D'après ces chiffres, monsieur le directeur, le pourcentage des décès était donc inférieur en 1939 à 5 %.

– C'est possible. 71 sur 1 542… C'est à peu près cela.

– Tandis que l'année dernière, toujours d'après vos chiffres, ce pourcentage a grimpé à plus de 18 %.

Il a éclaté de rire.

– Pas si vite, monsieur le comptable ! Vérifions : 337 morts divisé par 1 855… Soit, vous devez avoir raison !

– Pour compléter ces données, monsieur le directeur, j'ajouterai que le taux de mortalité est passé à plus de 10 % PAR MOIS en janvier et février de cette année. S'il se maintient à ce niveau, nous n'aurons plus un seul patient à l'hôpital avant la fin octobre.

– Et les nouveaux, qu'en faites-vous ?

– Les entrées sont dix fois moins nombreuses que les décès. De quoi prolonger l'ouverture de l'hôpital d'à peine un ou deux mois, disons jusque fin décembre. Mais au 1er janvier prochain les dortoirs seront déserts de tout malade.

Il est resté silencieux un long moment, sourcils froncés, le front ridé, l'air hébété face à son dossier qu'il risquait de ne plus pouvoir alimenter en nouvelles statistiques pour cause de disparition prématurée de tous les sujets d'études.

– En outre, monsieur le directeur, ce taux de mortalité va entraîner une baisse proportionnelle des allocations que nous recevons de la préfecture. Un décès égale une allocation journalière en moins. Cent décès égalent cent allocations journalières. Or nous avons enregistré plus de trois cents décès en à peine deux mois.

– Mais ce n'est pas acceptable, cela ! Je veux toucher mes allocations !

– Alors il nous faut garder nos malades en vie.

– C'est évident ! Comment faire ?

– Il leur est impossible de survivre avec les rations alimentaires qui leur sont distribuées. Nous devons donc diminuer nos ventes afin d'attribuer aux patients une partie des produits de notre domaine que nous cédons à des revendeurs extérieurs.

– Alors ça, pas question ! Vous n'y songez pas ! Vous êtes devenu fou ?

Il s'était dressé comme un diable hors de son fauteuil. Il avait posé la main sur la statuette, il avait failli la soulever et s'était repris en se rappelant sans doute qu'il m'avait déjà fait plusieurs fois le numéro. Il écumait de rage.

– À vos ordres, monsieur le directeur. Laissons nos malades mourir de faim et voyons comment organiser avec la préfecture la fermeture de notre hôpital.

– Encore du chantage ! Vous aimez cela, n'est-ce pas ? Ce n'est pas la première fois que…

– Il y a une autre possibilité, monsieur le directeur.

– Laquelle ?

– Si vous acceptez que nous vendions moins de denrées à l'extérieur de l'hôpital…

– Vous n'avez rien compris ? Je croyais avoir été clair !

– … je compenserai votre manque à gagner sur les produits que nous conserverons, en vous trouvant une ressource complémentaire externe.

– Laquelle ?

– Je ne déclarerai qu'une partie de nos décès. La préfecture nous versera les allocations pour les défunts non enregistrés. Ces allocations compenseront dans nos comptes les denrées que nous ne vendrons pas.

Il s'est laissé tomber dans son fauteuil.

– Vous êtes diabolique, monsieur Dantezzi !

– Pas tant que vous, monsieur le directeur, mais j'essaie de m'inspirer de votre exemple.

– Ah ah ! Flatteur !

Il a remis ses lunettes en place et lissé les pointes de ses moustaches. Ses joues étaient à nouveau rubicondes. M. le directeur rayonnait, heureux, apaisé.

Quant à moi, je songeais à la gymnastique morbide à laquelle je devrais me livrer désormais pour diminuer la mortalité des patients et continuer à toucher des allocations sur ceux dont je ne déclarerais pas le décès, sachant que plus le nombre réel des morts baisserait, plus il me serait difficile d'en cacher une proportion importante à la préfecture.

Pour une fois j'étais d'accord avec le directeur : j'étais sans doute devenu fou pour lui avoir proposé un tel pacte.

Il ne faut jamais désespérer. Après cet hiver 40 et ses horreurs est arrivé le printemps 41, avec ses premiers rayons de soleil, ses fleurs des champs, ses chants d'oiseaux et Louise.

Louise…

Je me tais, Louise. Je te laisse raconter à ces messieurs ton entrée à l'hôpital.

63

Louise : La chambre d'horreur

Ah ! C'est enfin à moi d'entrer en scène ! Après toutes ces heures où Louis a répondu à vos questions et pendant lesquelles je servais seulement de faire-valoir !

Donc, je me présente :

Louise Dantezzi, née Poletti le 12 janvier 1922, deux ans jour pour jour après Louis, à Saint-Maximin-du-Razès, dans l'Aude – à dix kilomètres du village où sont nés Louis, sa mère et sa sœur.

Ma mère était elle aussi native de Saint-Maximin.

Mon père était né en Italie, dans les Pouilles, comme le père de Louis. Et comme le père de Louis, il était bûcheron.

Puis mon père est mort. Il est au cimetière de Saint-Maximin, dans une tombe à dix kilomètres de celle du père de Louis. Ma mère, quand il est mort, avait vingt-neuf ans et cinq enfants : quatre garçons et moi, la dernière des cinq.

Un an plus tard elle a épousé un Andorran, un trafiquant de tabac, massif, épais, que tout le monde appelait « El Toro ». Quand il ne trafiquait pas il volait, quand il ne volait pas il était en prison, et quand il ne faisait rien de tout ça il lézardait au soleil en buvant ou il s'intéressait à moi.

El Toro était souvent soûl, comme le beau-père de Louis, mais aucun de mes quatre grands frères ne me protégeait comme Louis protégeait sa sœur.

C'étaient des vauriens, mes frères. Quatre voyous fainéants qui traînaient à la recherche de mauvais coups. L'aîné avait quatre ans de plus que moi, le second trois ans, le troisième deux ans, le quatrième un an. Papa n'avait jamais perdu de temps – comme le père de Louis. Je n'avais que sept ans quand il est mort mais j'en garde le souvenir d'un homme merveilleux, toujours si gentil avec moi... Comment a-t-il pu engendrer ces quatre garçons minables qui m'injuriaient et me prenaient pour leur esclave ?

Pour mon quatorzième anniversaire, en guise de cadeau, mes frères m'ont offert mon dépucelage. Ils ont mis ma virginité aux enchères auprès des autres voyous de leur bande.

Celui qui m'a gagné était le plus riche, donc le plus voleur, le plus costaud, le plus violent. Il a quand même fallu que mes frères me maintiennent pendant qu'il me prenait, tellement je me débattais.

Ils ont prétendu après que c'était ma faute si j'avais eu mal et que je n'aurais rien senti si je l'avais laissé faire. C'est vrai que les fois suivantes, avec lui ou avec les autres à qui mes frères me louaient, j'ai eu un peu moins mal.

Très vite, l'un de mes frères est mort d'un coup de fusil dans une bagarre, un autre a disparu, un troisième est allé en prison. Celui qui restait n'était pas le pire mais c'était le plus bête et le moins costaud. Et quand El Toro relevait ma jupe ou se collait à moi en faisant semblant de plaisanter, mon frère le regardait d'un air niais et ricanait stupidement.

Un jour, El Toro n'a pas seulement relevé ma jupe. Il a aussi baissé ma culotte. Ma mère était au lavoir, mon frère sur un mauvais coup, il n'y avait qu'El Toro et moi à la maison. Je l'ai laissé faire. J'avais dix-sept ans et depuis trois ans que mes frères me mettaient en location, j'avais appris que quand on résiste à un homme, il vous frappe. Au final, il obtient ce qu'il voulait, donc autant le lui donner tout de suite : c'est plus rapide et on évite les coups.

El Toro a recommencé. D'abord en cachette de ma mère. Ensuite elle l'a su mais elle a fait la sourde et l'aveugle quand il me rejoignait la nuit dans ma chambre. Ma chambre où j'avais dormi avec le plus jeune des mes frères quand j'étais gamine mais où je dormais seule depuis que trois d'entre eux n'étaient plus là.

« La chambre d'horreur. » C'était le nom que je donnais à cette pièce tellement El Toro me répugnait quand il me rejoignait dans le noir. Chaque soir en me couchant j'avais peur qu'il vienne me retrouver. Il venait souvent. Ensuite il retournait dans le lit de ma mère.

Lui aussi m'a louée à d'autres. Des amis de contrebande, de rapines et de prison. À partir de septembre 40, quand les tickets de rationnement sont apparus, il ne m'échangeait plus contre des billets mais contre des tickets. Il me disait : « Gagne ton pain ! Et puisque t'as pas de cerveau, gagne-le avec ton cul ! » Je ne sais pas ce qui lui permettait de juger que j'avais moins de cerveau que lui, mais j'avais surtout moins de muscle et c'est pour cela que je me soumettais à ses ordres.

Jusqu'au jour où j'ai craqué. J'ai pris un couteau et je le lui ai mis dans le ventre.

Il n'a pas crié, il n'avait même pas l'air d'avoir mal, il m'a regardée d'un air incrédule, il a regardé le couteau que j'avais enfoncé dans son ventre jusqu'au manche, il m'a regardée de nouveau et il est tombé à la renverse sur le sol, de tout son long.

Ma mère m'a demandé :

– Et maintenant, qu'est-ce qu'on fait ?

– Appelle les gendarmes. C'est tout ce qu'il mérite.

– Louise, c'est TOI que les gendarmes vont arrêter. Pas lui.

– Bien sûr que si. Je vais tout leur raconter. Ils me donneront raison et ils l'amèneront en prison une fois de plus.

Ma mère n'a pas appelé la gendarmerie. Elle a prévenu le maire du village. Je le connaissais bien parce qu'il m'avait louée plusieurs fois.

– Pourquoi t'as fait ça, Louise ? m'a demandé le maire.

– Parce que j'en ai assez d'être échangée contre des tickets de rationnement.

– T'es bien avancée, maintenant.

– C'est lui qui est bien avancé, avec son couteau dans le ventre.

– Qu'est-ce que tu vas dire aux gendarmes ?

– La vérité, monsieur le maire.

– TOUTE la vérité, Louise ?

– Bien sûr, monsieur le maire.

– C'est pas très raisonnable. Ils ne vont pas te croire. Personne dans le village ne te donnera raison. Voilà ce que je te propose : va faire un tour au lavoir avec ta mère. Quand vous reviendrez, il sera mort. Et personne ne saura jamais, soûl comme il est toujours, s'il s'est suicidé ou s'il est tombé sur son couteau en glissant. Les gendarmes ne chercheront pas trop à comprendre, crois-moi : un bétail comme ton beau-père, on se moque de savoir pourquoi et comment il est mort.

Ma mère a approuvé. Elle a remercié le maire et a voulu me prendre par le bras pour m'amener au lavoir.

Mais je n'ai pas bougé.

– Je ne suis pas d'accord. Je veux parler aux gendarmes.

– Louise, puisque monsieur le maire te dit que ce n'est pas la peine.

– Je veux tout leur dire.

Le maire m'a menacée.

– Si tu parles aux gendarmes, tu iras en prison, Louise.

– J'y suis déjà en prison, et depuis des années, avec tout ce que j'ai supporté. Vous en savez quelque chose : vous aussi vous avez profité de moi, comme tous les autres.

Cette fois il s'est fâché.

– Petite dévergondée ! Tu ne disais jamais non ! Et tu irais te plaindre ?

– J'ai dit non au début. Mes frères m'ont frappée. Leurs amis m'ont frappée. Du coup, avec El Toro et ses amis à lui, j'ai préféré laisser faire sinon ils m'auraient frappée eux aussi – même vous, monsieur le maire.

– Il est encore temps que je le fasse, petite imbécile ! Je peux te faire passer l'envie de voir les gendarmes, tu sais !

– Si vous commencez à me taper, il faudra me tuer, monsieur le maire. Parce que je ne renoncerai pas.

Ma mère m'a suppliée. Ensuite elle m'a giflée. Puis elle m'a demandé pardon. Elle a pleuré. Elle m'a de nouveau giflée.

Je ne disais pas un mot.

J'étais décidée à ne plus parler tant que je ne verrais pas les gendarmes.

64

Louise (suite) : De la chambre d'horreur à l'hôpital psychiatrique

L'ambulance est venue chercher El Toro.

Le lendemain, elle est revenue me chercher, moi. « Sur requête » de ma mère, le maire de Saint-Maximin-du-Razès avait « accepté » de me faire interner. C'est bien sûr lui qui avait tout manigancé. La loi de 1838 sur les aliénés ne réservait pas aux seuls préfets, comme on le croit trop souvent, le pouvoir de décision d'un placement d'office : en cas d'urgence, il suffisait de s'adresser au maire de la commune. Combien de familles se sont débarrassées sur les asiles d'aliénés, puis sur les hôpitaux psychiatriques, d'un époux encombrant, d'une épouse richement dotée dont on ne pouvait divorcer, ou d'un aïeul qui refusait de mourir.

Et c'est comme cela qu'en avril 1941 je me suis retrouvée à l'hôpital psychiatrique de Murmont.

Je vous ferai grâce du détail des procédures auxquelles j'ai été soumise à mon arrivée : Louis vous a parlé de celles qu'il avait subies et j'ai eu droit aux mêmes.

Comme lui, on m'a déshabillée, rasée et jetée pendant quinze jours dans une cellule d'isolement – le protocole d'enfermement des femmes était identique à celui des hommes.

Comme lui, j'ai assisté ensuite aux pires violences entre malades. Les crêpages de chignon étaient monnaie courante, les menaces permanentes, les gifles claquaient du matin au soir et les coups de poing étaient au moins aussi fréquents chez les patientes que chez les patients.

L'odeur était insupportable – j'en ai déjà parlé. Certaines internées prenaient un malin plaisir à se vider tout en marchant. C'est pourquoi nous ne portions aucun sous-vêtement : ni soutien-gorge ni culotte. Juste une blouse grise, des chaussettes violettes pour être repérées plus vite en cas d'évasion, des espadrilles en été, une paire de galoches en hiver.

À mon arrivée à l'hôpital, les malades mouraient de faim depuis déjà plusieurs mois. Louis vient de vous en parler. Quand je vois toutes ces jeunes femmes qui dépensent aujourd'hui des fortunes pour maigrir, j'ai envie de leur dire : gardez votre argent et ne mangez que des topinambours, des céleris ou des épinards mélangés à des feuilles d'orties, le tout cuit à l'eau. Rien d'autre. Arrêtez au premier évanouissement et quand vous reprendrez vos esprits, montez sur votre balance : vous aurez perdu dix, vingt, trente kilos selon votre poids d'origine et votre capacité de résistance.

Le problème, à l'époque, c'est que ce régime nous était imposé. Pas question de le stopper à la première perte de connaissance ni de le compenser, comme on le ferait aujourd'hui, par un apport d'adjuvants hypervitaminés et hyperprotéinés.

D'où toutes ces morts dont Louis vous a parlé.

Deux jours après avoir été extraite de ma cellule d'isolement et placée dans mon quartier, j'ai compris, en découvrant le contenu de nos rations alimentaires et l'état des autres patientes qui souffraient de la faim jusqu'à dévorer leurs propres doigts ou leurs matières fécales – je jure l'avoir vu ! – que je ne survivrais pas au-delà de quelques semaines.

C'est à ce moment que l'infirmière chef, Mme Dumont, s'est intéressée à moi. Elle visitait mon dortoir quand elle s'est arrêtée au pied de mon lit et m'a regardée un long moment de la tête aux pieds avant de me parler :

– Tu es Louise Poletti ?

– Oui, madame.

– J'ai vu ton dossier. Tu as dix-neuf ans ?

– Oui, madame.

– Tu es très mignonne. Tu habitais à la campagne ?

– Oui, madame.

– Je suppose que tu sais faire le ménage ?

– Oui, madame. Le ménage, le repassage, la cuisine, tout ce que vous voudrez pour que je sorte de ce quartier.

– En plus d'être belle, tu n'es pas sotte. Tu as vite compris comment échapper à ton sort. Je cherche une femme de ménage pour compléter l'équipe de nettoyage du pavillon de la direction. Je te présenterai demain au directeur.

– Oh merci madame !

J'ignorais que cette journée du lendemain allait changer ma vie.

65

Louise (suite) : ma rencontre avec l'ange

Le bureau du directeur, Louis vous en a parlé : il était immense et magnifique. J'étais à Versailles, reçue par Louis XIV.

Sauf que j'avais appris à l'école que Louis XIV était grand et imposant, alors que le roi en face de moi était petit et ridicule avec sa barbichette et ses drôles de moustaches.

L'infirmière chef m'a présentée.

– Voici Louise, monsieur le directeur.

Le directeur m'a regardée par-dessus ses lunettes d'un air que je n'ai pas aimé – un air que j'avais déjà vu trop souvent chez les amis de mes frères ou de mon beau-père quand ils me savouraient des yeux avant de me sauter dessus.

– Elle est charmante. Bonjour, Louise.

– Bonjour, monsieur.

L'infirmière chef m'a corrigée.

– On dit « monsieur le directeur ».

– Bonjour, monsieur le directeur.

– Tu es nouvelle chez nous ?

– Oui, monsieur le directeur.

– Pour quelle raison as-tu été amenée dans cet hôpital ?

– À cause du maire, de ma mère et des tickets de rationnement.

Il a levé des yeux perplexes vers Mme Dumont. Celle-ci a tourné la tête de droite à gauche pour le rassurer.

– En fait, monsieur le directeur, M. le maire de Saint-Maximin-du-Razès, le village où habitait Louise, a bien voulu déférer à la requête de la maman de Louise et nous a demandé de prendre celle-ci en charge afin de mettre fin aux débordements sexuels qui scandalisaient sa famille et son voisinage.

Les yeux du directeur ont brillé.

– Vraiment ? Et quel rapport avec les tickets de rationnement ?

C'est moi qui ai répondu :

– C'était le prix.

Il a éclaté de rire.

– Voilà qui est nouveau ! Des tickets pour une passe ! Pourquoi pas, après tout : tu es bougrement appétissante !

Il a regardé Mme Dumont.

– Excellent choix, madame l'infirmière chef.

– Je suis ravie qu'elle vous convienne, monsieur le directeur.

– Mettez-la dans mon appartement. Je l'y rejoindrai dans une heure. Nous verrons comment elle s'en sort.

– Je ne doute pas que vous en serez satisfait. Viens, Louise, laissons M. le directeur travailler.

Nous avons quitté le bureau du directeur, nous avons traversé le couloir et nous sommes entrées en face, par une haute et large double porte, dans un appartement gigantesque avec des meubles magnifiques, des tableaux, des lustres, de beaux rideaux. Jamais je n'avais vu autant de richesses.

– C'est ici qu'habite M. le directeur. Pour commencer, tu vas nettoyer sa chambre et la salle de bains.

Elle m'a amenée dans une grande pièce. Au fond, une haute fenêtre donnait sur la cour d'honneur. Au milieu de la pièce trônait un lit immense, orné de quatre colonnes d'angle en bois doré qui soutenaient un dais cousu de fils d'or. Et partout des glaces, des pendules, des fauteuils…

L'infirmière chef m'a expliqué où était rangé le linge propre, où je devais entreposer le sale, où trouver l'eau de javel, les serpillières, les balais, le plumeau.

– Je te laisse, Louise. N'oublie pas que M. le directeur viendra dans une heure. Sois très polie et très gentille avec lui.

Je me suis mise à l'ouvrage avec vaillance. J'étais solide, j'avais l'habitude de faire mon lit, ceux de mes frères, celui de ma mère et de mon beau-père, et de passer le balai, et de chasser la poussière, et de tout nettoyer jusqu'à ce que ça brille, et de tout ranger pour que personne, ni El Toro ni ma mère ni mes frères, ne me frappe en me crachant des injures et des menaces, alors ici dans ce merveilleux appartement où tout était si beau et qui était à l'évidence nettoyé chaque jour tant je cherchais en vain la moindre poussière, je n'avais aucun mal, et j'avais même beaucoup de plaisir, à m'activer, frotter, ranger.

Au bout d'une heure les draps étaient changés, le lit fait, la chambre balayée, les vêtements de la nuit et de la veille rangés, la salle de bains nettoyée, les serviettes pliées. Et le directeur est arrivé.

Il a contrôlé longuement la chambre et la salle de bains et il a paru satisfait.

– C'est bien, Louise. Je suis content de toi.

– Merci, monsieur le directeur.

– Je suppose cependant que tu n'as pas nettoyé le lustre ?

– Non, monsieur le directeur. Voulez-vous que je le fasse maintenant ?

– Ce serait nécessaire, en effet. Va chercher l'escabeau.

– Tout de suite, monsieur le directeur.

J'ai installé l'escabeau sous le lustre et je suis montée en haut des marches, plumeau à la main.

– Fais bien attention de ne pas tomber, m'a dit le directeur. Je vais te tenir, c'est plus sûr.

Il s'est mis contre l'escabeau, il a levé ses bras au-dessus de lui et m'a saisi les mollets.

– Tu as une peau très douce, Louise. C'est un plaisir de te caresser.

Il glissait ses deux mains sur mes jambes mais il était si petit et moi si haut perchée qu'il n'a pu atteindre que mes genoux. J'ai baissé la tête vers lui ; il essayait de regarder sous ma chemise : M. le directeur savait que ses patientes ne portaient pas de culotte.

– C'est suffisant, Louise. Descends. J'avais oublié que ce lustre a été dépoussiéré la semaine dernière. En fait c'est sous la commode qu'il faut nettoyer.

– Je l'ai fait tout à l'heure, monsieur le directeur.

– Taratata. Il y avait tellement de moutons, je suis sûr que tu en as laissé. À genoux !

Je me suis mise à quatre pattes pour regarder sous la commode.

– Je vous confirme qu'il n'y a plus rien, monsieur le directeur.

– Plus rien ? Tu soutiens qu'il n'y a plus rien ?

J'étais encore à quatre pattes. Il a soulevé ma chemise d'un geste brusque, il m'a caressé les fesses et il a repris d'une voix rauque :

– Plus rien ! Tu ne vas pas me dire que ce n'est rien, ça ! Ah non, ce n'est pas rien ! Tu as un cul magnifique, Louise ! Je comprends qu'ils se privaient de tickets de rationnement !

Voilà. C'est comme ça que c'est arrivé.

J'étais désespérée.

J'avais quitté tous ces hommes, y compris mon beau-père, qui depuis des années me prenaient à leur guise, je m'étais crue enfin libérée de leurs menaces, de leurs coups, de leurs viols, et je me retrouvais enfermée dans cet hôpital psychiatrique où trois jours après ma sortie d'une cellule d'isolement glaciale et puante, le directeur de l'établissement venait d'abuser de moi.

J'ai quitté son appartement.

J'ai descendu l'escalier.

Je me suis assise sur la dernière marche.

J'ai mis mon visage dans mes mains.

Et j'ai pleuré. J'ai pleuré à ne plus pouvoir m'arrêter. J'ai vidé mon corps de toutes les larmes qu'il pouvait contenir, toutes les larmes d'un désespoir atroce, inguérissable. Il fallait que je continue à pleurer encore longtemps. Ensuite, je pourrais me calmer. Et me suicider. Car je venais de perdre toute espérance. J'étais née pour être seulement un objet de plaisir pour tous ces hommes ? Eh bien non, je n'étais pas d'accord pour vivre cette vie-là et puisque je ne pouvais en changer, j'allais y mettre fin. Mais d'abord il me fallait épuiser toutes les réserves de larmes que j'avais accumulées depuis trop d'années.

– Mademoiselle, que vous arrive-t-il ?

On venait de me prendre les poignets avec force pour écarter mes mains de mon visage.

Je ne voyais rien. Les larmes inondaient mes yeux.

On a lâché l'un de mes poignets. On a passé un mouchoir sur mes paupières, sur mes joues, sur mon nez, sur mes lèvres.

– Regardez-moi.

J'ai regardé. Je n'ai pas compris.

– Calmez-vous, mademoiselle. Ce serait mieux pour vous. Qui êtes-vous ?

Il m'était impossible de parler. Je ne comprenais toujours pas : en face de moi, accroupi devant moi, il y avait un ange. Pourtant je ne me rappelais pas m'être déjà suicidée.

– Comment vous appelez-vous, mademoiselle ?

L'ange avait une voix douce. Il était beau, beau, beau ! Il était juste bizarrement habillé. Je veux dire : bizarrement habillé pour un ange. Il portait un costume magnifique – j'avais vu une seule personne, dans mon village, avec un costume semblable : le médecin qui était venu un jour me soigner quand j'étais toute petite, du temps où papa était encore en vie. L'ange portait aussi une belle chemise, une cravate, une montre. Étonnant, pour un ange ! Et pourtant ses yeux, son sourire, sa voix, ses gestes n'étaient pas ceux d'un être humain mais d'un habitant du Paradis.

Tout à coup il n'a plus souri. Sa voix s'est faite plus dure.

– Vous venez de chez le directeur ?

J'ai hoché la tête. Mes larmes ont recommencé à couler – plus doucement, juste quelques-unes. Mes lèvres tremblaient : je m'efforçais de parler à mon ange mais je n'y parvenais toujours pas.

Il m'a de nouveau essuyé les yeux. Et caressé la joue avec une douceur, une douceur… Jamais depuis mon père je n'avais connu tant de douceur, jamais personne depuis mon père n'avait caressé comme cela mes joues ou mes cheveux.

Mon ange me souriait à nouveau. Un sourire rempli de tristesse. Il était malheureux pour moi.

Il s'est arrêté de me caresser pour prendre mes mains dans les siennes. De sa voix toujours aussi douce, il m'a dit :

– Je m'appelle Louis. Et vous ?

Et là, enfin, j'ai pu parler.

– Je m'appelle Louise. S'il vous plaît, emmenez-moi avec vous.

66

Louis : L'instant unique du coup de foudre

« *Je m'appelle Louise. S'il vous plaît, emmenez-moi avec vous.* »

J'entends encore Louise me dire cette phrase terrible. Et je la vois. Je vois ses yeux. Savez-vous ce que j'ai ressenti en voyant ses yeux ? J'ai eu peur ! Parce que je lisais dans ses yeux une détresse immense, celle d'une jeune femme abandonnée qui n'avait plus qu'un seul espoir sur terre : moi. Moi qui ne la connaissais pas quelques minutes plus tôt. Moi à qui elle confiait sa vie.

Et ces yeux, messieurs, ces yeux où je lisais tant de malheurs et cette unique espérance étaient les yeux de ma sœur Angeline. Car en face de moi j'avais Angeline. Du moins la jeune femme qu'Angeline serait devenue si elle avait vécu davantage.

Cette ressemblance physique entre Louise et Angeline ! Et cette voix identique ! Et cette confiance absolue en moi !

Angeline était si belle, si douce.

Louise était si belle, si douce.

Je n'oublierai jamais Louise au pied de cet escalier, « *Belle, sans ornements, dans le simple appareil / D'une beauté qu'on vient d'arracher au sommeil* ». Pardonnez-moi de citer Racine et son *Britannicus*, mais nul n'a su comme nos classiques décrire l'instant unique du coup de foudre. Tenez, tant que j'y suis, la *Médée* de

Corneille : « *Souvent je ne sais quoi qu'on ne peut exprimer / Nous surprend, nous emporte et nous force d'aimer.* »

Oui, j'ai aimé Louise au premier instant où je l'ai rencontrée. Je l'ai aimée d'un amour violent, total, inconditionnel. Et je me suis promis de la protéger. Je n'avais pas su protéger Angeline dans la cabane, cinq ans plus tôt. Louise, elle, je la sauverais.

Et j'ai donc décidé de m'évader AVEC LOUISE de cet hôpital psychiatrique.

67

Louis (suite) : Premier contact avec la Résistance

J'ai parlé de mes projets d'évasion à Louise dès les jours suivants.

Je lui ai expliqué que nous aurions besoin de beaucoup d'argent pour nous enfuir très loin. Qu'il nous fallait donc dérober celui que le directeur cachait quelque part, sans doute dans un coffre lui-même dissimulé probablement dans son appartement ou dans la pièce de service attenante à son bureau. Je lui ai demandé de chercher ce coffre chaque fois qu'elle ferait le ménage chez le directeur – au fond des placards, derrière les tableaux, dans le moindre recoin.

Comment ai-je pu me confier à cette jeune femme que je venais seulement de rencontrer ? Ne cherchez aucune explication rationnelle, sauf à reparler d'Angeline, de coup de foudre, de tout ce qui fait qu'un homme a soudain envie de lier sa vie à celle d'une femme qu'il connaît à peine mais dont IL SAIT qu'elle sera pour toujours sa compagne.

Deux mois après l'arrivée de Louise à l'hôpital, un matin de juin 1941, Cloporte a débarqué dans mon bureau du rez-de-chaussée – celui où l'on pouvait parler en toute tranquillité, loin des oreilles du directeur ou de tout autre gêneur. Il avait le visage défait.

– Tu connais la nouvelle, Louis ? Hitler a envahi l'Uniong soviétique !

– Je sais. La radio ne parle que de cela.

– C'est une catastrophe, Louis.

– Jules Cloporte, asseyez-vous, reprenez votre calme et essayez de m'expliquer pourquoi c'est une catastrophe.

– Là, tu plaisantes et c'est pas bieng. L'heure est grave, camarade. Il faut se battre !

– *Primo* : je ne suis pas encarté au parti et ne suis donc pas votre camarade. *Secundo* : je vous redemande de vous asseoir, vous me donnez le tournis à force de marcher d'un mur à l'autre. *Tertio* : contre qui faut-il se battre ?

Il s'est assis, le souffle haletant, le poing rageur posé comme une menace sur ma table de travail.

– Ne me dis pas que tu ne comprengds pas la situationg. Si les Allemangds s'en prennent à l'URSS, il faut les combattre en France pour qu'ils laissent davantage de troupes chez nous ! Tout soldat allemangd en France sera un soldat allemangt en moings contre l'Uniong soviétique !

– Certes. Et alors ?

– Tu joues la bête, là, heing ?

– Non. Parce que j'inverse votre phrase : tout soldat allemand sur le front de l'Est sera un soldat allemand de moins sur le front de l'Ouest. Hitler vient de se condamner : la Russie le perdra comme elle a perdu Napoléon. Il s'imagine arriver à Moscou avant la fin de l'été, je vous parie qu'il n'y parviendra pas. Le peuple russe est l'un des plus héroïques au monde et les dictateurs qui le dirigent aujourd'hui vont contraindre chaque citoyen de l'URSS à faire de son corps une barricade de chair et de sang contre l'armée allemande. Les troupes de Hitler traverseront rapidement les premières plaines d'Europe centrale mais se heurteront ensuite à un mur infranchissable de soldats soviétiques déterminés et beaucoup plus nombreux. Les Allemands seront fixés sur place dès cet automne. Et l'hiver les tuera.

– Alors ça, je le voudrais bieng mais c'est pas si sûr. En tout cas les consignes du parti sont claires : nous entrongs en résistance contre les Allemangds.

– Concrètement, ça veut dire quoi ?

– Pour l'instangt on n'a pas d'armes. Mais il faut alerter la populationg, s'organiser et le momengt venu, quand on sera prêts, attaquer les Allemangds pour les obliger à nous envoyer plus de soldats et dégarnir leur frongt de l'Est.

– Vous voulez réellement qu'on lutte contre les Allemands pour qu'ils renforcent leurs troupes en France au lieu de les envoyer en Russie ?

– Tu fais l'andouille ou quoi ? C'est ce que je t'explique depuis dix minutes !

– Il y a un petit problème, Jules. Je ne suis pas russe, je suis français. Rappelez-vous ce que Staline a fait quand Hitler est entré en France : il lui a envoyé de l'acier. Car les canons qui vont bombarder ces jours-ci les villes russes ont été fabriqués pour beaucoup avec de l'acier vendu par les communistes aux nazis au nom du pacte germano-soviétique. Quant à vous, Jules, après avoir déserté de l'armée française à Dunkerque avec Black et White au lieu de rejoindre les forces alliées en Angleterre, qu'avez-vous fait jusqu'ici pour défendre notre pays ? Rien ! Nous en avons parlé à plusieurs reprises depuis votre retour, chaque fois vous m'avez sorti la même rengaine : le Parti communiste français devait respecter les consignes de Moscou et ne lancer contre les troupes allemandes aucune action qui aurait pu compromettre le pacte signé par Hitler et Staline. Mais Hitler vient de déchirer ce papier abject, alors vous parlez tout à coup de résistance ! Cela ne vous a pas gêné, pas plus que vos camarades, que Hitler se pavane à Paris en 1940, et vous voudriez que les Français prennent aujourd'hui les armes uniquement pour empêcher ce cher Adolf d'aller faire maintenant bamboche avec ses officiers sous les ors du Kremlin ?

Il s'est agité sur sa chaise. Je le voyais soudain très ennuyé.

– Qu'attendiez-vous de moi en venant me trouver ?

Il a balayé ma question de la main.

– Plus la peine d'en parler. Oublie ça.

– Je vous ai dit ce que je pense de l'attitude du PCF mais je ne vous ai pas refusé mon appui.

– Je ne comprends pas : je croyais que tu ne voulais pas nous aider ?

– Je n'aime pas trop les théories de ce M. Hitler.

– Parce que c'est en leur nomg que le directeur a fait arrêter le Dr Bronstein ?

– Monsieur l'infirmier chef, prenez garde à vos propos !

Il a affiché un petit sourire en coin.

– Pour l'instangt, Louis, tout ce qu'on souhaiterait c'est que tu fermes les yeux sur ce que nous allongs faire, les camarades et moi. Parce qu'ong voudrait créer notre premier noyau de résistangts ici, dans cet hôpital. Au début ce serait modeste, forcémengt : juste une machine à imprimer des tracts.

– Où comptez-vous l'installer ?

– Sous les combles de la divisiong des hommes. Personne n'y va jamais : ni les malades ni les infirmiers ni le directeur. Sauf toi. Parce que toi tu mets ton nez partout. Qu'en penses-tu ?

– Très mauvaise idée. D'autres gardiens finiront par s'étonner que vous, Black et White vous rendiez régulièrement sous ces combles où personne, justement, n'allait jusqu'ici. Choisissez un lieu plus fréquenté. Les cellules d'isolement, par exemple : vous en bloquez une pour entreposer machine, encre et papier, une deuxième si nécessaire pour d'autres matériels, et personne ne s'étonnera de vous voir descendre au sous-sol.

– Tu ne diras rieng, Louis ?

– Je vous ai déjà répondu.

– Si tu ne nous trahis pas, après la guerre je t'aiderai à sortir d'ici.

– Pour me livrer à l'adjudant Matarex ?

– Le parti a des réseaux partout. Ce sera facile de te cacher.

– Nous n'en sommes pas là, monsieur l'infirmier chef. Commencez pas gagner votre guerre ; nous aviserons ensuite.

68

Louis (suite) : Été, automne 41

L'été puis l'automne 41 sont passés sans que Louise découvre la moindre cache d'un quelconque coffre dans l'appartement du directeur qu'elle nettoyait pourtant chaque jour. Il semblait donc probable que le directeur l'avait dissimulé dans la pièce de service derrière sa bibliothèque.

Problème : entrer dans cette pièce en l'absence du directeur m'était certes facile puisque j'en connaissais le mécanisme, mais si je découvrais le coffre-fort, comment parvenir à l'ouvrir ?

J'ai essayé d'arracher des informations à Sabine.

Ah oui, c'est vrai, je ne vous ai pas dit que je continuais à la rencontrer dans mon bureau du rez-de-chaussée pour des étreintes aussi furtives que torrides.

J'explique :

J'étais amoureux de Louise mais je ne la touchais pas. Si je l'avais seulement embrassée, je n'aurais pas supporté qu'un autre pose ensuite la main sur elle. Or je savais que le directeur, Cloporte et d'autres gardiens abusaient d'elle. Je n'y pouvais rien – pour l'instant.

Je me contrefichais de Sabine mais « il faut bien que la chair exulte ». Elle aussi se donnait au directeur et même à Cloporte, mais c'est moi qu'elle aimait – je n'y pouvais rien non plus.

Elle m'a surpris en train de visiter la pièce de service du directeur, un jour où j'avais profité d'un rendez-vous de celui-ci à la préfecture.

La pièce contenait un évier, un petit réchaud, un placard avec de la vaisselle et surtout des réserves de vrai café, de vrai sucre, et des gâteaux secs à base de vraie farine de blé. À côté d'une grande glace en pied, une petite porte donnait sur un minuscule cabinet de toilette avec W-C et lave-mains.

J'étais accroupi pour chercher un éventuel coffre sous l'évier quand j'ai entendu derrière moi la voix de Sabine :

– Louis ! Si le directeur te trouve ici, il sera furieux ! Que fais-tu là-dessous ? On dirait un gamin en train de faucher un pot de confiture !

Brave Sabine : elle venait de me souffler un prétexte. J'ai pris un air stupéfait.

– Comment parviens-tu à lire dans mes pensées ? Oui, c'est vrai, je voulais savoir si notre cher directeur ne cache pas dans son réduit, pendant que tous les internés crèvent de faim, quelques bocaux de confiture d'abricots, de pêches, de figues, bien sucrée, bien liquoreuse.

Elle a éclaté de rire :

– Voyez-vous cela ! Monsieur est non seulement un redoutable criminel mais il est en plus un voleur de confitures ! Tu n'as pas honte ?

– Pas du tout. Et je suis furieux de n'avoir rien trouvé. Quel autre trésor est donc caché dans ce local pour que le directeur en interdise l'entrée ?

– Son stock de café et de sucre. Aujourd'hui ça vaut de l'or.

– Nan-nan-nan, madame Dumont. Votre nez s'alloooooonnnge comme celui de Pinocchio. Le directeur cache autre chose.

– Je t'assure que non, Louis.

– Dis-le-moi ou je ne te ferai plus jamais l'amour.

– C'est un chantage abject !

– Exact. Criminel, voleur de confitures et maître chanteur, j'ai tout pour te séduire. Tu te rends compte de l'enfer que deviendra ta vie si je ne te touche plus ?

– Continue à me torturer comme ça et j'avouerai tout ce que tu voudras mais ce sera faux : je te jure qu'il n'y a rien d'autre dans ce local. Ou alors le directeur l'a bien caché.

Pendant ce temps la vie continuait, habituelle. Je veux dire habituelle pour la vie dans un hôpital psychiatrique pendant la guerre.

Cloporte, Black et White avaient installé leur imprimerie clandestine au sous-sol de la division des hommes. Ils se prenaient pour des héros parce qu'ils couvraient de phrases assassines à l'encontre des troupes allemandes les petits morceaux de papier – un produit presque introuvable – que leur avait fournis le parti. À la simple idée de ces tracts, Hitler, dans son nid d'aigle, devait trembler.

En échange de ces hauts faits d'armes, Cloporte, Black et White s'autorisaient à multiplier leurs trafics. Le papier qui leur était confié par le parti ne se transformait pas seulement en tracts : une petite proportion devenait, par la vertu de la presse à imprimer, de faux tickets de rationnement. Quant à leurs combines sur le dos des internés, elles persistaient malgré la raréfaction des denrées : le coulage du vin ou les apports d'herbes sèches dans les rations de tabac étaient devenus pour eux des activités quotidiennes et banales.

Pendant ce temps, je recourais au système D pour lutter contre la pénurie de biens de première nécessité. Je faisais fabriquer du savon avec de la soude et de la graisse de bœuf, ou nettoyer les draps et les vêtements des patients avec des cendres – mais pas n'importe lesquelles, surtout pas des cendres de peuplier qui auraient taché, si possible des cendres d'orme, les meilleures.

Le système D avait bien sûr ses limites pour l'alimentation. J'ai parlé des comportements extrêmes auxquels les malades s'étaient livrés pour survivre durant l'hiver 40. Du printemps à l'automne 41, leurs conditions matérielles se sont adoucies. Le froid avait bien sûr disparu et les quelques productions de notre domaine que le directeur ne revendait pas à l'extérieur de l'hôpital en vertu de nos accords avaient permis d'améliorer l'ordinaire des malades dont le taux de mortalité avait chuté. Mais cette amélioration des conditions de vie n'a duré que jusqu'à l'hiver suivant, fin 41 début 42, quand le froid et la disette sont réapparus, insupportables et mortels.

69

Louis (suite) : La mort de Justin

J'aidais bien sûr Louise à survivre. Elle montait chaque jour jusqu'à mon appartement où je lui donnais à manger en puisant dans mes réserves personnelles.

J'essayais aussi d'aider Justin. Depuis quelques mois il se fatiguait vite et travaillait moins souvent dans la cour d'honneur.

J'allais le retrouver parfois dans son quartier. Je l'emmenais dans un coin où je l'obligeais à avaler aussitôt devant moi, pour m'assurer qu'il n'en ferait pas don à un autre patient, le morceau de charcuterie ou les gâteaux secs que je lui avais préparés. J'étais désespéré de le voir si essoufflé, affaibli, décharné. Son visage se creusait, ses yeux s'enfonçaient au fond de ses orbites qui paraissaient d'autant plus noires que le reste de son visage blanchissait chaque jour davantage.

Un matin de janvier 1942, je lui ai préparé un petit festin à l'occasion de son soixante-dixième anniversaire.

Peu avant midi, je l'ai cherché d'abord dans la cour d'honneur, puis au rez-de-chaussée de la division des hommes, ensuite dans la salle de jour du premier étage, et j'ai fini par demander à Jésus où se trouvait Justin.

– En vérité, jeune Louis, Justin est heureux car il aura bientôt rejoint le Royaume des Cieux.

– Pardon ?

– Avant la fin du jour il aura goûté la mort et sera assis avec les anges au côté de mon Père.

Je me suis précipité dans le dortoir.

Justin était allongé dans son lit.

Lui qui s'était tant dévoué pour les autres, il était seul.

Lui qui depuis des années avait porté chaque jour des fleurs dans le dortoir pour rendre la vie plus douce aux autres internés, il était seul.

Lui qui avait partagé avec ses compagnons d'infortune les victuailles que je lui avais remises en cachette tout l'hiver précédent, il était seul.

Il était seul en train de mourir. Personne ne l'aidait. Les malades qui passaient dans le dortoir ne le regardaient même pas. Aucun infirmier ne s'occupait de lui.

Je me suis demandé un instant s'il n'était pas déjà mort : la bouche entrouverte, les yeux fermés, la peau sur les os, le teint livide, les bras allongés le long du corps, il avait l'aspect d'un cadavre. En m'approchant de lui, j'ai entendu son râle. Je lui ai pris les mains – elles étaient déjà froides. Je lui ai caressé le visage en l'appelant doucement par son prénom. Il a ouvert les yeux avec peine et quand il m'a reconnu, il a essayé de me sourire – un tout petit sourire poignant, douloureux.

– Monsieur Louis…

Sa voix était faible mais toujours aussi chaleureuse.

– … Je suis si content de vous… voir… Monsieur… Louis… comment allez-vous…

– Je vais très bien, Justin. Je vous ai préparé un très bon repas, rien que pour vous.

– Pourquoi monsieur… Louis…

– Voyons, Justin, quel jour sommes-nous ? Le 18 janvier 1942 ! Bon anniversaire, Justin !

– Oh monsieur Louis c'est si gentil… merci monsieur Louis…

Il lui a fallu s'arrêter un instant de parler. J'ai cru que ce seraient ses derniers mots, mais il a fourni un effort immense pour en ajouter d'autres qui lui tenaient à cœur.

– … Bon anniversaire… vous aussi… Monsieur Louis… c'était il y a six jours… le 12 janvier… je n'ai pas pu…

Encore un arrêt avant de reprendre dans un incroyable sursaut de volonté :

– … vous le… souhaiter… allongé ici… j'ai pensé à vous… Vous avez vingt-deux ans… Quittez cet hôpital monsieur Louis si vous voulez me faire un beau cadeau pour mon anniversaire promettez-moi de vous évader le plus rapidement possible partez dès cette année promettez-le-moi je vous en prie.

Il avait réuni tout le reste de son énergie pour me dire cette phrase d'une seule traite, vite, le plus vite possible pour être sûr d'avoir le temps de l'achever avant de mourir.

Il respirait encore mais je savais qu'il vivait ses derniers instants. Il me fixait de ses yeux grands ouverts, des yeux qui contenaient toute l'espérance du monde. J'ai soutenu son regard sans pleurer, sans trembler, sans crier, sans bouger – si j'avais esquissé le moindre mouvement, je ne me serais plus arrêté avant d'avoir démoli jusqu'à la dernière brique de cet hôpital, vidé de leur sang le directeur, Pétain, Hitler, tous les nazis et tous les vichystes et tous les collabos et tous les Cloporte et tous les Alfred Matarex qui n'avaient de cesse d'empoisonner notre si pauvre et si brève existence.

Je me suis maîtrisé.

Je suis parvenu à caresser à nouveau le visage de Justin en lui disant doucement :

– C'est promis, Justin. Je m'évaderai cette année. Et vous savez quoi ? Je m'évaderai avec ma future femme. Elle s'appelle Louise. Je l'ai rencontrée ici, à l'hôpital. Elle est incroyablement belle. Incroyablement douce. Je l'aime. Et elle m'aime. Je vais l'épouser mais elle ne le sait pas : vous êtes le premier à qui je l'annonce. Bon anniversaire, Justin.

Il a arboré un immense sourire. Le plus beau sourire, le plus lumineux qu'il m'ait jamais été donné de voir.

Et il est mort.

70

Louis (suite) : Les trois phases des décès pour cause de faim

J'ai attendu plusieurs heures avant de me rendre chez le directeur – calme-toi, ô ma colère.

Il travaillait comme d'habitude à sa thèse, l'air satisfait de Lui et de son Œuvre.

– Cher Dantezzi ! Quoi de neuf ?

– Le taux de mortalité, monsieur le directeur. Il a encore augmenté.

– Je sais, j'ai là tous les chiffres. Franchement, Dantezzi, tout cela m'émeut.

Il m'a regardé avec une gravité soudaine avant de continuer :

– Face à de telles données, je me dis que même si j'avais depuis longtemps conscience de l'importance des études que je réalise, jamais, ah non JAMAIS, je n'aurais imaginé que l'Histoire viendrait à moi et donnerait à mon œuvre déjà immense, grâce à ce champ d'expériences inespéré qu'est la multiplication de tous ces cadavres, une envergure qui lui permettra de s'inscrire dans la mémoire des hommes jusqu'à la nuit des temps.

Je venais d'organiser les obsèques de Justin : une tombe personnelle pour que son corps ne soit pas jeté dans la fosse commune, une croix en pierre, une dalle avec son nom, sa date de naissance et celle de sa mort gravés dans le marbre – à quoi bon être secrétaire général de cet hôpital si je ne m'en servais pas pour obtenir quelques faveurs pour mes proches ? – et je n'étais pas d'humeur à passer le cirage sur les chaussures du directeur.

– Tant mieux pour vous si cet amas de cadavres vous satisfait, monsieur le directeur. Mais les dortoirs puent de plus en plus avec tous ces patients qui sont si nombreux à crever dans leur merde que les infirmiers ne parviennent plus à se débarrasser rapidement des corps et de leurs déjections. Et je cache tellement de décès à la préfecture pour préserver nos subventions, qu'au premier contrôle l'inspecteur se posera des questions en comparant le nombre théorique de nos patients avec leur population réelle. Nous en avons encore perdu 20 % en deux mois.

– Je vous sens tendu, Dantezzi ! Relaxez-vous ! Dix pour cent par mois, ce n'est pas plus qu'à l'hiver dernier ! Encore un ou deux mois et ce taux diminuera avec l'arrivée du printemps. En attendant, j'aurai encore affiné mes études. Même s'il est vrai qu'au stade d'observation où je suis déjà parvenu, je pourrais produire une thèse d'une richesse prodigieuse sur la seule description clinique de la mort pour cause de faim. J'ai analysé trois phases dans ce type de décès.

Il ne m'a évidemment pas demandé s'il m'intéressait de les connaître. Et j'ai préféré ne pas l'interrompre : dans l'état où je me trouvais, j'aurais pu manquer de diplomatie, soulever son bureau à bout de bras et le lui écraser sur le crâne. Ce qui m'aurait certes défoulé dans l'instant mais n'aurait pas contribué de manière positive à l'exécution de mon plan d'évasion.

– La première est la phase gastro-intestinale. On constate des diarrhées, fébriles ou non, dues à l'excès d'aliments – vous entendez bien, Dantezzi : L'EXCÈS D'ALIMENTS – riches, RICHES, en cellulose. J'ai nommé les rutabagas et les topinambours. Vous leur en donnez trop, Dantezzi ! Avec votre obsession de gaver vos patients, vous leur faites ingurgiter des denrées, les rutabagas et les topinambours, qui sont des excitants de la motricité intestinale. Résultat : ils n'arrêtent pas de chier. Ce n'est pas de la dysenterie, attention, ne confondez pas : ils produisent des selles liquides et fréquentes mais avec des matières abondantes et dépourvues de glaires ou de tout aspect de crachat dysentérique. D'ailleurs l'étude bactériologique des selles est la plupart du temps négative : aucune possibilité, donc, d'infection dysentérique. Et l'abdomen de certains patients, malgré leur amaigrissement général, se bombe comme une outre de manière très impressionnante – ce qui rappelle l'ascite mais pas la dysenterie. Mais il ne s'agit pas d'ascite non plus, comme on peut le vérifier à l'autopsie : en réalité quand on leur ouvre l'estomac, on constate que celui-ci s'est dilaté sous la pression de liquides et d'aliments non digérés qu'il n'a pu évacuer en aval du tractus digestif.

Le directeur a fait bouffer sa cravate, il a lissé les pointes de ses moustaches et sa barbichette, recalé ses lunettes sur son nez, et poursuivi son cours magistral. Je me gardais de toute interruption pour que son monologue se termine au plus vite et que je puisse m'enfuir de cette pièce.

– La deuxième phase est celle des œdèmes et des manifestations pellagreuses. La pellagre, c'est une carence en vitamines PP qui se traduit par des lésions cutanées et des troubles digestifs et nerveux. Quant aux œdèmes, ils sont spectaculaires. Des malades qui étaient amaigris, pâles, ont soudain le visage qui enfle, les joues qui s'arrondissent, les yeux qui se plissent jusqu'à leur donner un air asiatique, ce qui entraîne pour beaucoup de graves difficultés de vision : certains se blessent en se cognant dans des meubles ou des portes, ou se tuent en dévalant un escalier. Puis l'œdème atteint les pieds, les chevilles, les jambes : les membres inférieurs grossissent et deviennent semblables à des poteaux. L'œdème continue à gagner du terrain, se généralise au corps entier : l'anasarque est atteinte ! L'anasarque, l'œdème répandu à tout le corps !

Extraordinaire mutation ! Ce corps n'est certes pas devenu obèse puisque seul le volume corporel a augmenté et non le poids en raison de la fonte musculaire déjà importante à ce stade. Mais quoique affamé, ce corps s'est dilaté jusqu'à l'APPARENCE de l'obésité ! N'est-ce pas prodigieux ? Je n'ai pas hésité à autopsier des malades morts à ce stade : j'ai constaté chez eux des piquetés hémorragiques, siégeant surtout au cæcum et au côlon, allant jusqu'à de véritables hémorragies intestinales. Oui, Dantezzi, j'ai mis mes mains dans la merde et dans le sang pour apporter ma contribution à l'étiologie des œdèmes de dénutrition, et transformer ensuite cette merde brune et ce sang rouge en cette encre violette qui court sur mes pages blanches pour former ces mots, ces phrases, ces chapitres qu'un imprimeur reproduira un jour en caractères noirs dans l'ouvrage immense que je léguerai à la postérité !

Je continuais à me taire. Le directeur en paraissait très satisfait : il prenait mon silence pour de l'admiration béate.

– Je lis dans vos pensées, Dantezzi : après ces deux premières phases durant lesquelles tant de malades ont déjà succombé, vous vous demandez quelle peut bien être la troisième – n'est-ce pas ? Je vais satisfaire votre curiosité impatiente. Cette troisième et dernière phase est celle de l'ultime fonte musculaire et des troubles nerveux les plus graves. Les malades ressemblent à des squelettes vivants : ils ont atteint l'état de cachexie. Beaucoup sont emportés par une infection – vous avez constaté comme moi la réapparition prodigieuse dans notre hôpital de la tuberculose qui atteint près de dix pour cent de nos patients et qui les achève moins d'un mois après le début apparent de l'évolution morbide. Quant aux autres, ils meurent évidemment tous mais ce qui est intéressant, ce sont les phénomènes de comas ou de stupeurs brutales qui précèdent leur mort. Le malade reste soudain figé, les yeux ouverts, le regard sans vie, la cornée terne comme après le décès.

La mâchoire inférieure tombe. La respiration est imperceptible. L'aspect général du malade est celui d'un mort-vivant – on le croirait d'ailleurs mort si l'on ne sentait son pouls battre encore, d'ailleurs faiblement et lentement. La tension artérielle s'effondre. Le mercure refuse de monter dans le thermomètre rectal. Le refroidissement du malade est tel qu'il est impossible de le réchauffer : même en le couvrant de bouillotes, on ne peut ranimer sa circulation périphérique. Du coup sa peau est terne, pâle : le patient est encore vivant mais il a déjà une peau de cadavre – le cadavre qu'il sera devenu quelques heures ou quelques jours plus tard. Et toutes ces observations, Dantezzi, je les ai effectuées sur des dizaines et des dizaines de macchabées, j'ai ici toutes leurs fiches, leurs noms, leur âges, la description clinique précise de leurs derniers jours. Ah oui vraiment, Dantezzi, quelle chance j'ai de vivre dans cet hôpital en cette période de guerre si dure, certes, pour les plus démunis, mais si fertile, si féconde, si riche en sujets d'observation pour un chercheur qui comme moi a décidé de consacrer sa vie à la Science ! Cela tient du miracle !

Le directeur était de plus en plus cinglé, Cloporte et ses adjoints se prenaient pour des héros de la Résistance, Sabine Dumont devenait folle de jalousie à cause de mes longues conversations quotidiennes avec Louise : l'hôpital psychiatrique n'était plus qu'un immense mouroir encadré par des malades mentaux psychologiquement aussi atteints que leurs clients.

J'ignorais que quelques jours plus tard, le délire allait s'accentuer encore avec l'arrivée à l'hôpital de toute une équipe de clowns.

71

Louis (suite) : Le retour de Tony

Je travaillais dans mon bureau du rez-de-chaussée quand j'ai aperçu de l'autre côté de la cour d'honneur, au travers de ma fenêtre, la barrière du porche d'entrée se lever pour laisser passer un ancien camion de l'armée dont les inscriptions militaires avaient été effacées.

Le camion est venu stationner devant le pavillon de la direction. Une dizaine d'hommes en sont descendus, vêtus d'un uniforme que je n'avais jamais vu – chemise kaki, pantalon bleu, cravate et béret noirs. J'ai cru à une hallucination en reconnaissant trois d'entre eux.

Je me suis précipité dans la cour. Le plus petit des trois m'a regardé et s'est exclamé en levant les bras au ciel :

– Mon chéri, tu es encore plus beau que lorsque je t'ai laissé ! Viens que je t'embrasse !

Tony, Hippopo et Rhino.

Ils s'étaient évadés de l'hôpital quatre ans plus tôt, le soir de Noël 1937. Ils y revenaient aujourd'hui en riant, heureux et sûrs d'eux.

Je n'ai pas caché ma surprise.

– Je ne comprends pas, Tony : que fais-tu ici ?

– En voilà une drôle de manière de m'accueillir ! C'est pourtant évident, mon chéri : tu me manquais. Je n'y tenais plus, Hippopo et Rhino m'ont dit qu'à cause de toi je dépérissais – tu ne trouves pas que j'ai maigri ?

– Pas du tout.

Il a souri.

– Tu as raison, c'est abominable, j'ai encore grossi. La France entière meurt de faim et je grossis. Quelle injustice ! Mais comment refuser les invitations de tous mes amis dans ces merveilleuses adresses qui n'ont jamais été aussi agréables – bombance et fête tous les soirs, ah que la guerre est amusante, j'adore.

– C'est quoi cet accoutrement ?

– « Cet accoutrement » ! Qu'il est drôle ! Pour ne pas le connaître, tu n'as pas dû sortir de cet hôpital depuis quelque temps.

– Depuis cinq ans.

– CINQ ANS ?! Tu n'as pas profité de ton nouveau statut – car je suis au courant de ta nomination comme secrétaire général à la place de Crochu et je t'en félicite – pour aller bambocher à Toulouse ?

– Non, Tony.

– Mais tu rates le meilleur de ta vie ! Nous vivons une époque unique, extraordinaire, fabuleuse ! Ne passe pas à côté des plaisirs qu'elle nous offre ! Notre « accoutrement », comme tu l'appelles, est l'uniforme du SOL. Sais-tu ce qu'est le SOL ?

– Le service d'ordre légionnaire. Je connais mais j'ignorais comment ses membres se déguisent.

– Tu aimes ?

– C'est charmant. Avec cette chemise kaki sur tes rondeurs abdominales, ta petite cravate et ton joli béret, on croirait que tu prépares le prochain carnaval.

– Tu n'as pas changé, toi. Toujours aussi caustique. J'adore quand tu dis d'affreuses méchancetés : tes yeux brillent encore plus. Que c'est bon de te revoir, mon beau Louis.

Hippopo et Rhino s'entretenaient avec les autres légionnaires en fumant une cigarette. À l'évidence, ils attendaient les ordres de Tony.

– Vous repartez bientôt ?

– Tu n'y songes pas ! Ce fut un déchirement pour moi de t'abandonner il y a plus de quatre ans pendant cette messe de minuit que tu avais merveilleusement organisée, je ne vais pas te laisser à nouveau alors que je viens à peine de te retrouver ! Ne crains rien, mon chéri : cette fois, je reste.

– TU RESTES ?

– Bien sûr ! Avec Hippopo, Rhino et nos nouveaux amis – regarde comme ils sont tous mignons, surtout le blondinet là-bas, et l'autre à côté avec ses yeux verts.

– Tu restes combien de temps ?

– Mais TOUT le temps ! Nous nous installons ici à demeure ! Avec toi !

Des infirmiers commençaient à se rapprocher. Dont Cloporte qui a longuement regardé les uniformes avant de s'adresser à Tony.

– Môssieur Tony nous est revenu ! C'est gentil, ça. Je suis drôlemengt contengt, vraimengt.

– Monsieur le gardien chef !

Je suis intervenu :

– « Monsieur l'infirmier chef ». Depuis 38, les titres ont changé.

Tony a éclaté de rire.

– « Infirmier chef » ! Quand je te dis, mon chéri, que nous vivons une époque extraordinaire ! Dois-je comprendre que Black et White ont été promus infirmiers ?

– Bien sûr.

– Admirable ! Avec de tels aides-soignants, les malades peuvent mourir en paix. Mes félicitations, monsieur l'infirmier chef.

– Merci, Tony. Alors comme ça, tu es venu nous rendre visite ? En tenue de légionnaire ? Toi ?

– Darnand est un chef dynamique qui s'y connaît en hommes – ne ris pas. Il a fini par trouver sa légion des combattants un peu trop pondérée, alors il a lancé une élite plus activiste, notre service d'ordre légionnaire que Vichy a reconnu officiellement il y a deux mois. Darnand savait qu'un tel mouvement ne se monte pas avec des enfants de chœur. Il nous a donc recrutés, mon équipe et moi.

Cloporte le « résistant » regardait avec dégoût et colère Tony se pavaner dans son uniforme du SOL.

– Tony, ordonne à tes amis de décamper. Sauf Hippopo et Rhino : eux et toi, je vous garde.

Tony a éclaté de rire à nouveau.

– Mais bien sûr, grand fou, que tu nous gardes ! J'ignorais que tu tenais tant à moi ! À moins que ce ne soit à Hippopo ou Rhino ? Lequel d'entre nous préfères-tu ?

– Ne me cherche pas. Et ne me tutoie pas. Allez, directiong tong quartier avangt que mes hommes te prennent en maing !

Tony ne cessait de s'esclaffer.

– Mon Dieu que l'on s'amuse ! J'avais oublié cette ambiance de gaudriole et de gaieté qui règnent en permanence dans cet asile – pardon, c'est vrai que l'on dit hôpital, aujourd'hui.

Il a repris soudain son sérieux et jeté un regard dur sur Cloporte.

– Je ne vais pas m'installer dans MON quartier mais dans MES quartiers, monsieur Cloporte. J'ai sur moi un ordre de Vichy d'avoir à établir le siège régional du SOL en un lieu proche de Toulouse mais suffisamment isolé et clôturé pour s'y trouver à l'abri d'actions subversives extérieures. Au fait, Jules Cloporte, quel crédit dois-je accorder à cette rumeur qui circulait à l'époque à votre propos, selon laquelle vous entreteniez des relations avec le Parti communiste ? J'espère que vous avez rompu tout lien avec ce mouvement prohibé ? Nous en reparlerons. Pour l'heure, je vais m'entretenir avec le directeur de cet établissement et son jeune et remarquable secrétaire général, de nos conditions d'hébergement. Vous pouvez disposer, Cloporte. Nous vous rappellerons pour porter nos bagages.

72

Louis (suite) : Des collabos et des résistants dans le même bâtiment

Le directeur a été « très honoré » de recevoir un « émissaire de Vichy ». Il s'est déclaré « désolé » du « lamentable quiproquo » à la suite duquel Tony avait été enfermé dans son asile pendant plusieurs années.

– Vous savez, cher monsieur, que je ne suis en aucune manière responsable des décisions prises en amont par des autorités judiciaires ou préfectorales qui m'adressent de leur propre chef des personnes que je ne rencontre jamais avant leur admission : il m'est impossible de statuer sur le bien-fondé de ces internements décrétés par une puissance publique dont j'ai l'obligation légale d'exécuter les ordres sans la moindre possibilité de discussion. Quant au choix de garder ou non ensuite les patients chez nous, vous savez aussi que je me suis toujours vu contraint de m'en remettre, moi dont la fonction directoriale était purement administrative et non pas médicale, du moins jusqu'à ces derniers temps, je me suis toujours vu contraint de m'en remettre à la décision des juges ou à celle des médecins – les médecins ! parlons-en ! surtout quand ils sont juifs comme Bronstein ! car vous avez été suivi par un Juif, ne l'oublions pas ! heureusement que le maréchal, dans son immense sagesse, a su prendre les mesures courageuses et nécessaires pour éradiquer cette race nuisible qui voulait régenter notre pays ! – donc je me suis toujours vu contraint, disais-je, d'exécuter la sentence des juges ou celle des médecins pour libérer ou garder ceux des patients dont l'enfermement était pourtant à l'évidence un déni de justice, sans avoir, moi, simple directeur administratif, le droit d'émettre le moindre avis. Heureusement, cher monsieur, que vous avez pris l'excellente initiative de quitter de vous-même cet établissement voici déjà plus de quatre ans, lors de ce mémorable Noël 1937. Je vous félicite pour cet acte de bravoure. Que puis-je pour vous aujourd'hui ? Que désirez-vous ? Soyez certain que j'ai à cœur de mettre toute mon énergie à la disposition du gouvernement et que je tiens beaucoup, c'est pour moi une question de principe, à ce que les envoyés de Vichy soient reçus ici avec tous les honneurs qu'ils méritent.

– Je n'en attendais pas moins de vous, cher directeur.

– Vous êtes trop aimable.

Il fut entendu que Tony et ses légionnaires occuperaient les combles de la division des hommes dès que j'aurais fait remettre en état les lavabos et les toilettes qui s'y trouvaient, et qu'après un grand ménage général j'y aurais fait apporter des lits, des placards, des sièges et tout le linge nécessaire. Cela ne prendrait que quelques jours durant lesquels nos futurs hôtes patienteraient à l'extérieur de l'hôpital, en des lieux que Tony n'a pas jugé nécessaire de nous indiquer.

Une semaine plus tard ils étaient de retour avec armes et bagages – au sens littéral : quelques valises et des mitraillettes, des revolvers, des caisses de munitions. Ils ont monté le tout sous les combles, au-dessus du quartier des agités et des criminels dangereux où Tony, Hippopo et Rhino avaient passé plusieurs années.

Là, ils allaient pouvoir vivre à l'abri et mettre tranquillement au point leurs plans pour terroriser et racketter la population locale, pendant qu'au sous-sol du même bâtiment, Cloporte, Black et White continueraient à imprimer et stocker des tracts pour le Parti communiste et des planches de faux tickets de rationnement pour leurs besoins propres.

Il était décidément nécessaire que je m'échappe de cette poudrière. J'avais d'ailleurs promis à Justin de m'évader au plus vite et j'étais décidé à quitter l'hôpital avec Louise avant la fin 1942, que nous ayons d'ici là trouvé ou non l'argent du directeur – je n'osais plus employer le mot « trésor » tant ce terme me semblait trop bien correspondre aux mythes que des rêveurs cherchent en vain jusqu'à leur mort.

L'une des grandes leçons de ma si longue vie, c'est que l'on ne doit jamais désespérer – JAMAIS. Il faut toujours croire en ses rêves et se battre sans relâche pour les réaliser.

Car figurez-vous que j'avais raison : LE TRÉSOR DU DIRECTEUR EXISTAIT RÉELLEMENT ET COMME JE L'AVAIS TOUJOURS PENSÉ, IL ÉTAIT CACHÉ DANS LE PAVILLON DE LA DIRECTION.

73

Louis (suite) : La perquisition

Les mois ont continué à défiler, ceux du printemps, ceux de l'été, ceux de l'automne 42.

Louise m'écoutait avec moins d'attention quand je lui parlais de notre avenir ailleurs, loin de l'hôpital. Elle n'y croyait plus guère. Elle tenait toujours autant à moi, cela je n'en doutais pas, elle aimait passer du temps à mes côtés, mais lorsque j'évoquais mes projets d'évasion elle prenait un pauvre sourire contraint et ne répondait pas.

Je savais ce qu'elle endurait. Elle ne se plaignait pas mais je le devinais. Elle mangeait certes à sa faim : elle déjeunait chaque jour dans mon appartement et je lui fournissais le soir d'autres nourritures avant de rejoindre son quartier. Ce régime alimentaire privilégié préservait les rondeurs de sa silhouette, la fraîcheur de ses joues, l'éclat de ses yeux, et la rendait d'autant plus désirable. Et je préférais ne pas songer à la manière dont le directeur, Cloporte, d'autres gardiens, peut-être certains invités extérieurs après un bon repas arrosé chez le directeur, se servaient de son corps si appétissant. Jamais à l'époque elle n'a évoqué ces violences avec moi. Elle savait que je ne pouvais pas la soustraire à ces brutalités, sauf en nous enfuyant de l'hôpital – elle patientait donc en silence, attendant seulement de voir si je mettrais mon plan d'évasion à exécution avant la fin de l'année, que l'on ait ou non trouvé l'argent du directeur.

Le 11 novembre 1942 au matin, trois camions de gendarmerie ont pénétré dans la cour d'honneur. Une nuée de gendarmes en est descendue, comme autant d'oiseaux de proie s'abattant sur notre hôpital.

À leur tête, l'adjudant Alfred Matarex.

Pardon : l'adjudant-CHEF Alfred Matarex, puisqu'il portait à chaque manche et sur son képi un nouveau galon qui brillait sous le soleil.

Je le regardais à travers ma fenêtre donner des ordres à ses troupes. Il s'est dirigé vers l'entrée du pavillon de la direction. Quelques instants plus tard, il pénétrait dans mon bureau.

– Salut, Louis.

– Mes félicitations pour votre promotion, adjudant-chef Matarex.

– Si tu crois qu'avec tes belles paroles tu vas m'amadouer, tu me connais mal. Depuis cinq ans je veux te régler ton compte et c'est peut-être pour aujourd'hui.

– Bigre ! Vous avez amené ces dizaines de gendarmes uniquement pour m'enlever ?

– C'est presque ça. Nous avons de bonnes raisons de penser que cet hôpital abrite une imprimerie clandestine de la Résistance. Si c'est le cas, en tant que secrétaire général tu es cuit.

– Une imprimerie clandestine ? Alfred, vous disjonctez. Vous savez combien de personnes vivent ici en permanence ? Comment pourrait-on cacher une imprimerie ?

Tout en parlant, j'avais appuyé sur le bouton d'urgence caché sous le plateau de ma table de travail. Quelques secondes plus tard des infirmiers, déjà ameutés par la présence des gendarmes dans la cour, sont arrivés, suivis de Cloporte. Lequel a compris à mon regard qu'un événement grave était en train de se produire. Il a ordonné aux autres infirmiers de sortir et arboré le sourire enjoué du maquignon qui s'apprête à rouler le bourgeois de passage.

– Mais qu'est-ce que je vois, monsieur Matarex ? Vous êtes adjudangt-chef, maintenangt ? Alors là, félicitationgs !

– Merci, merci, monsieur Cloporte.

– Ah vraimengt, je suis contengt ! Vous le méritez, avec le mal que vous vous donnez.

Je suis intervenu.

– L'adjudant-chef Matarex prétend que cet hôpital abriterait une imprimerie. Il veut visiter tous les bâtiments jusqu'à ce qu'il l'ait trouvée.

– Ainsi que les armes, a ajouté Alfred. Une imprimerie et des armes pour la Résistance.

– C'est grotesque, n'est-ce pas, monsieur l'infirmier chef ? ai-je repris en regardant Cloporte.

Le visage de Cloporte s'est fermé. Il semblait très, très ennuyé.

– Désolé, Louis, mais peut-être que c'est pas si grotesque. Peut-être que l'adjudangt-chef a raisong. Sur un poingt au moings, j'en suis même sûr.

– Lequel ?

– Les armes. Ne fais pas semblangt de ne pas savoir, mon petit Louis. Toutes ces armes, ces mitraillettes, ces revolvers, ces munitiongs, tu crois que je ne les ai pas vus, heing ? Désolé, mon petit Louis, mais moi je crache le morceau. L'adjudangt-chef fait son devoir et je tiengs à l'aider.

Il pointait vers moi un doigt menaçant en appuyant lourdement sur « Mon petit Louis ». De quoi parlait-il ? Des armes de Tony ? La blague était énorme ! Le plus drôle, c'est que cet imbécile d'Alfred ouvrait grande la bouche pour la gober plus vite.

– Soyez plus précis, monsieur Cloporte, a demandé Alfred.

– C'est très simple, monsieur Matarex. Il y a dans la divisiong des hommes toute une bande de voyous avec à leur tête un truangd, un certain Tony.

– Je sais de qui vous parlez : c'est une relation à nous.

– Figurez-vous que ce Tony et son équipe fongt croire qu'ils ongt été recrutés par le SOL.

– Mais c'est tout à fait vrai ! Je témoigne ! Ils nous aident d'ailleurs beaucoup dans certaines de nos recherches – vous dire que je me satisfais de telles fréquentations, ah ça non, mais les services de police et de gendarmerie ont toujours fonctionné avec des indicateurs, ce n'est pas glorieux mais c'est nécessaire.

– Tony vous roule dans la farine, monsieur Matarex. Il fréquente des résistangts.

– Vous êtes sûr ?

– J'ai de bonnes raisongs d'en être certaing. Il les voit chaque jour, j'en mettrais ma maing à couper. Et son repaire au dernier étage de la divisiong des hommes, c'est un véritable arsenal. Des mitraillettes, des revolvers, peut-être des grenades.

– Vous ne pensez pas que ces armes ne servent qu'à braquer des banques ou commettre quelques menus larcins ? a demandé l'adjudant-chef d'un ton apaisant.

– Ce serait pas grave, ça, déjà ?

– Monsieur Cloporte, il ne m'appartient pas de juger le comportement de membres du SOL dont le patron œuvre à Vichy aux côtés du maréchal.

– Même s'ils jouent un double jeu et travaillent pour la Résistance ? Pour les communistes ? Pour Moscou ?

– Ah ça, c'est autre chose. Nous devons vérifier. Croyez-vous qu'ils disposent aussi d'une imprimerie clandestine ?

Cloporte a fait semblant de réfléchir avant de répondre d'un ton assuré :

– Nong. Pour moi, l'imprimerie est ici, dans le pavillong de la directiong.

Je me suis bien gardé de réagir. Cloporte s'est penché vers moi par-dessus le bureau, d'un air mauvais :

– Dis-nous un peu, mon petit Louis, tu n'aurais pas une idée à ce sujet ? Toi qui travailles ici, qui manges ici, qui habites ici, tu n'aurais pas vu une machine à imprimer, par hasard ? Et des tracts ? Avoue, Louis, elle est cachée où ?

– Je vous jure, monsieur l'infirmier chef, que vos accusations sont dénuées de tout fondement.

– Vraimengt ? Dangs ce cas, ça ne te gêne pas qu'on fouille ?

– Vous n'y pensez pas, monsieur l'infirmier chef ! M. le directeur ne le permettra jamais !

Alfred Matarex et Jules Cloporte ont ricané tous les deux d'un même rire gras et sonore – sauf que le premier ne se rendait pas compte que le second se payait sa tête.

– Mon pauvre Louis ! Comme si l'adjudangt-chef Matarex avait besoing de la permissiong du directeur pour fouiller le pavillong de la directiong ! Il va te montrer ce qu'il en fait, de la permissiong du directeur ! Pas vrai, monsieur l'adjudangt chef ?

– Et comment ! Je prends la moitié des hommes avec moi pour perquisitionner ce bâtiment de fond en comble. Puis-je vous demander, monsieur Cloporte, de conduire l'autre moitié jusqu'au repaire de Tony et de sa bande ?

– Sans problème. Avec plaisir.

– Bien entendu, si nous ne trouvons rien il nous faudra visiter ensuite le reste de l'hôpital. Pourrez-vous nous guider, monsieur Cloporte ?

– Évidemmengt ! Je suis à votre entière dispositiong, monsieur l'adjudangt chef.

– Merci, monsieur Cloporte. Et toi, Louis, ne t'avise pas d'essayer de m'échapper : je t'ai à l'œil. Tu restes avec moi pendant toute la perquisition.

– Comptez sur moi, Alfred. Je ne vous quitterai pas d'une semelle.

Il n'avait rien à craindre : je n'aurais surtout pas manqué cette occasion unique de trouver le coffre-fort du directeur. Vingt gendarmes perquisitionnant en même temps ! Si eux ne découvraient pas ce trésor, même par hasard puisqu'ils n'en connaissaient pas l'existence, c'est qu'il était caché ailleurs, à l'extérieur de l'hôpital.

74

Louis (suite) : La découverte du trésor

Nous avons commencé la fouille du pavillon par mon appartement au second étage. Les gendarmes ont vu mes réserves de vivres dans ma cuisine.

– Ah ah ! s'est écrié Alfred. Marché noir !

– Le marché noir, c'est lorsqu'on vend ou qu'on achète par des moyens illicites. Ces produits viennent de notre domaine. Aucun n'a été acquis à l'extérieur.

– Nous en reparlerons.

Nous sommes descendus au premier étage. D'abord les nombreuses pièces inoccupées. Puis l'appartement du directeur qui s'est joint à nous en jurant de sa fidélité au maréchal et de son appui le plus actif aux forces de l'ordre qu'il guidait lui-même de pièce en pièce dans son logement en ouvrant tous les placards et tous les meubles pour prouver sa bonne foi.

Louise avait raison : aucune cachette n'était dissimulée ici.

Nous sommes passés de l'autre côté du couloir. D'abord dans l'antichambre, l'ancien cabinet de travail de Crochu dont je me servais de temps à autre. Puis dans l'immense bureau du directeur que les gendarmes ont découvert avec stupéfaction. Toutes ces merveilles – ces ors, ces moulures, ces meubles de style, ces vases précieux, ces riches tentures – les intimidaient. Alfred Matarex, moins sensible que ses hommes à cette profusion de beautés, leur a ordonné d'un ton sec de tout fouiller.

Ce qui a pris peu de temps puisque malgré la taille impressionnante de la pièce, il était facile d'effectuer le recensement de son contenu.

Je ne savais comment faire comprendre aux gendarmes, sans subir ensuite les foudres du directeur, que la bibliothèque dissimulait une pièce de service. Déjà le directeur les entraînait avec force amabilités vers l'autre bout de son bureau, vers l'antichambre, vers la sortie, quand une petite voix a résonné derrière moi :

– Hi hi ! Les gendarmes, ils n'ont pas trouvé la cachette.

Lucette ! Je ne l'avais pas vue, dissimulée par le dossier d'un fauteuil plus large qu'elle, accroupie sur le parquet dont elle arrachait des taches à la paille de fer.

Les gendarmes se sont arrêtés. L'un d'eux a demandé :

– Quelle cachette ?

– Ben là, voyons, derrière la bibliothèque ! Hi hi !

– De quoi parle-t-elle, monsieur le directeur ?

– De rien ! C'est une patiente de l'hôpital. Si vous écoutez les malades, ils vous rendront aussi cinglés qu'eux.

Lucette s'est redressée, outragée :

– Alors ça, c'est pas gentil ! Dites que je suis une menteuse, tant que vous y êtes ! Ça, monsieur le directeur, c'est pas bien, je ne vous aurais pas cru comme ça. Bien sûr qu'il y a une cachette derrière la bibliothèque ! Même que vous y allez pour préparer votre café ou pour faire pipi. Ou pour vous amuser avec moi, comme ça si quelqu'un rentre dans votre bureau il ne nous verra pas.

Tous les gendarmes ont pouffé de rire, sauf Alfred qui a jeté un regard mauvais sur le directeur.

– Montrez-nous ce dont parle cette jeune femme.

Le directeur a rougi, il a fait des moulinets avec ses petits bras, avalé sa salive et s'est jeté à l'eau :

– Je ne voulais pas abuser de votre temps. Il s'agit d'une minuscule pièce de service – même pas : un réduit, un placard !

Jambes écartées, bras croisés, Alfred écrasait le directeur du haut de son double mètre.

– Ouvrez cela sur-le-champ, monsieur le directeur.

– Bien, bien… Mais je vous avertis que vous serez déçu ! Et ne comptez pas sur ma collaboration pour le reste de votre visite ! Je vous laisserai aux bons soins de mes collaborateurs ! Car si vous avez du temps à perdre, moi pas ! Quoique je prendrai celui de me plaindre de vos agissements auprès de la préfecture ! C'est insensé : une petite écervelée, internée dans cet hôpital pour crétinisme avancé, profère les pires inepties et vous prêtez plus de poids à ses propos qu'à ceux du directeur de l'établissement ! Ceci ne restera pas sans suite, monsieur l'adjudant-chef !

– Monsieur le directeur, je suis obligé de vous demander pour la troisième fois – ce dont mes hommes ici présents pourront témoigner – de nous montrer la pièce cachée derrière ce mur de livres.

Le directeur n'avait plus le choix. Il s'est exécuté. Il a fait basculer le panneau central de la bibliothèque.

– Allez-y, monsieur l'adjudant-chef, visitez, ouvrez les placards, fouillez ! Comme vous l'a expliqué cette jeune employée qui vous a visiblement impressionné, vous trouverez dans ce local, au bout à gauche derrière la porte, des toilettes que je vous conseille d'utiliser à titre préventif parce que si vous prêtez autant d'attention à tous les propos de nos patients, et nous en avons plus d'un millier, vous n'êtes pas près de quitter cet hôpital, ah ça non, je peux même vous faire préparer dès à présent un couchage dans la division des hommes – vous préférez quel quartier : celui des agités et des criminels dangereux ou celui des débiles et des séniles ?

Alfred Matarex laissait le directeur épancher sa rage et ne lui répondait pas. Il ouvrait méticuleusement chaque porte de placard et fouillait chaque recoin. Il n'espérait sans doute pas trouver là une quelconque ronéo, encore moins une presse à imprimer, mais il agissait ainsi avec calme, lenteur et précision, pour narguer le directeur et parce que l'opposition maladroite de celui-ci à cette visite avait attisé sa curiosité.

Le local était trop petit pour permettre à tous les gendarmes d'y pénétrer. Seuls Alfred et trois ou quatre de ses hommes inspectaient, serrés les uns contre les autres, les quelques rangements de ce modeste réduit. Au bout de plusieurs longues minutes de recherches vaines, Alfred s'est résolu à bougonner :

– On s'en va.

J'étais encore plus déçu que lui. Adieu trésor ! Il ne me restait plus qu'à expliquer à Louise que nous allions partir sans argent.

Et le miracle s'est produit.

La pièce de service était si étroite que l'un des gendarmes s'est collé contre le mur entre la porte des toilettes et le miroir en pied à cinquante centimètres à gauche de cette porte, pour laisser passer l'adjudant-chef. En voulant sortir à son tour, le gendarme a accroché le rebord du miroir avec son baudrier.

Le miroir ne s'est pas cassé. Il a pivoté.

Le gendarme a poussé un cri de surprise. Alfred s'est retourné et s'est exclamé d'une voix gourmande :

– Tiens tiens tiens…

Le miroir était maintenant perpendiculaire au mur et me cachait ce qu'ils avaient découvert. Mais je voyais la tête livide du directeur.

– Ouvrez-nous cette chose, monsieur le directeur, a ordonné Alfred en montrant du doigt un objet dans la cavité que le miroir venait de dévoiler.

Le directeur a tenté une dernière manœuvre pathétique.

– Messieurs, tout ceci est extrêmement confidentiel. Je ne sais pas si j'ai le droit…

– Mais si, sans problème !

– Dans ce cas, monsieur l'adjudant-chef, je vous prie d'ordonner à vos hommes de sortir de cette pièce. J'y resterai seul avec vous et je vous ouvrirai.

Alfred a regardé longuement le directeur et lui a parlé comme à un abruti.

– C'est quoi, votre idée ? Vous voulez m'acheter ? Ouvrez ce coffre.

« *Ouvrez ce coffre…* »

Le directeur était anéanti. Même ses longues moustaches semblaient affaissées, comme ses épaules, comme son dos.

Il a sorti de sa poche trois longues clés plates, il est passé derrière le miroir et il a ouvert la porte du coffre. J'ai vu la bordure de la porte quand elle a pivoté à son tour, aussi haute que le miroir. Le coffre était donc de très grande taille, presque une chambre forte !

Je ne pouvais m'approcher davantage pour en regarder l'intérieur : le directeur, Alfred et trois autres gendarmes occupaient toute la surface disponible dans la pièce de service. Mais je voyais leur tête : le directeur abattu, Alfred et les trois gendarmes stupéfaits devant le contenu du coffre.

Le directeur a tenté de s'expliquer.

– Je vous avais prévenu, messieurs : tout ceci est confidentiel. Vous avez devant vous l'épargne de précaution qu'un hôpital comme le nôtre, qui a la charge de plus d'un millier de patients et de dizaines de salariés, doit alimenter et préserver en ces périodes troublées pour surmonter toute défaillance éventuelle du système bancaire. C'est une lourde responsabilité dont je me passerais volontiers, mais qui est consubstantielle à ma mission de direction.

– Et tous ces bijoux ? a demandé Alfred.

– Nous n'en sommes que les dépositaires : ils appartiennent aux internées à qui nous les rendons à leur départ.

« *Notre épargne de précaution...* » « *... tous ces bijoux* » ! Cet énorme coffre contenait un trésor plus important que je ne l'avais espéré. Pourtant le bonheur indicible que je ressentais devant cette découverte se mêlait d'une inquiétude aussi puissante : si le directeur avait été moins âpre au gain et s'était contenté d'une cassette, j'aurais pu la dérober aisément, mais ce gigantesque coffre de près de deux mètres de haut dont lui seul détenait les trois clés, comment pourrais-je le forcer ?

Alfred est sorti de la pièce. J'ai compris à son regard que les explications du directeur ne l'avaient pas convaincu. Il ne pouvait rien dans l'instant et se contenterait de les mentionner dans son rapport. Comme il n'avait effectué aucun comptage, le directeur serait libre de présenter ensuite les faits à sa manière et de minorer les sommes entreposées en cas d'enquête de la préfecture.

La perquisition a duré encore une paire d'heures. L'équipe de gendarmes qui s'était rendue sous les combles pour visiter le repaire de la bande à Tony a dû faire marche arrière : les truands du service d'ordre légionnaire, forts de leur uniforme et de leurs protections vichyssoises, les avaient menacés de leurs mitraillettes. Après avoir quitté le pavillon de la direction, Alfred est allé tenter de parlementer avec Tony – en vain : Tony lui a interdit l'accès de son domaine, arguant de la confidentialité des actions du SOL et de la qualité de ses contacts à Vichy pour refuser que « *des gendarmes, c'est-à-dire des mercenaires qui ont servi le gouvernement judéo-communiste du Front populaire six ans plus tôt sans barguigner – n'est-ce pas, Alfred Matarex ? – et dont la fidélité aux racines chrétiennes, nationales et historiques de notre patrie reste donc à démontrer, mettent les pieds au quartier général régional du SOL, cette élite en charge du redressement et de l'avenir de la France* ».

Alfred et ses hommes se sont donc rabattus sur le reste de l'hôpital. Comme promis, Cloporte les a guidés d'un service à l'autre. Il ne leur a rien épargné : ni les dortoirs remplis d'agonisants, ni les salles de jour puantes, ni les sanitaires dont les toilettes bouchées débordaient.

Au bout d'un quart d'heure, la moitié des gendarmes avaient vomi. Au bout d'une demi-heure, la plupart avaient rejoint les camions dans la cour d'honneur. Au bout d'une heure, Alfred tentait encore de résister à la tête du carré de ses derniers fidèles, mais il a dû soudain abandonner le terrain, verdâtre, sans prononcer un mot de peur que son estomac entier, contenu et contenant, ressorte d'un bloc par sa bouche.

Je ne m'attendais pas à ce qui allait se passer quelques instants plus tard avec « M. l'infirmier chef » Jules Cloporte.

75

Louis (suite) : La proposition de Cloporte

Peu après le départ des gendarmes, Cloporte est venu me retrouver dans mon bureau. Il a frappé, il a poussé doucement ma porte, il m'a demandé « Je ne te dérange pas ? », je l'ai assuré qu'il ne me gênait nullement, je lui ai proposé une chaise, il m'a remercié, il s'est assis et m'a regardé avec un sourire cordial que je ne lui avais jamais vu.

– Louis, je suis venu te remercier. Aujourd'hui, tu aurais pu te venger facilemengt de la cellule d'isolemengt, des dix jours dans la baignoire, de la fois où je t'ai tendu un piège dans la cour avec Matarex et de tout le reste que je t'ai fait subir : il te suffisait de parler à Matarex de l'imprimerie au sous-sol et Black, White et moi, on aurait dormi cette nuit en prisong.

– Jules, si vous êtes venu pour me bluffer, vous avez réussi. VOUS, Jules Cloporte, vous me remerciez ?

– Ce n'est pas tout. Je veux t'aider à t'évader.

Long silence. Cloporte se taisait pour me laisser digérer l'information tandis que j'essayais de lire dans ses yeux s'il me tendait un nouveau piège.

– Vous voulez vraiment m'aider à partir d'ici ? Pourquoi ?

– Je vais te confier un secret – je sais à présengt que je peux le faire. Black, White, moi et d'autres infirmiers, nous allongs quitter cet hôpital. Les Américaings sont arrivés en Algérie et au Maroc il y a trois jours. Ils ne vongt pas tarder à débarquer en France par le sud. Donc les Allemangds vongt envahir bientôt la zone libre. Le temps de se préparer, dans moings d'une semaine ils passerongt la ligne de démarcationg. Il faut les empêcher d'avancer. La Résistance a besoing de garçongs comme toi. Alfred Matarex ne te trouvera jamais chez nous – s'il approche, celui-là, on le tuera. Après la guerre tu seras un héros et Matarex te saluera, toi comme nous tous, quand nous défilerongs à Toulouse le 14 juillet.

Sa proposition était tentante : l'accepter, c'était certes dire adieu au trésor du directeur mais aussi la certitude de pouvoir enfin m'évader sans risquer d'être repris par les gendarmes.

– Votre idée me séduit, Jules Cloporte. Me sera-t-il possible d'emmener quelqu'un avec moi ? Une jeune internée : Louise Poletti.

Il a éclaté de rire.

– Louise ? Tu es amoureux d'elle ? Louis, c'est pas sérieux ! Elle couche avec tout le monde.

– Possible. Elle y prend du plaisir ?

– C'est pas le problème, Louis.

– Pour moi c'est important. La première fois que vous avez couché avec elle, c'est elle qui vous avait fait des avances ou vous l'aviez forcée ?

– Louis, Louis… C'était chez le directeur, il y avait des filles, c'est vrai que les autres étaient plus coopératives mais enfing, bong, elle a pas dit nong !

– Vous savez pourquoi ? Parce qu'elle a été tellement battue par ses frères et les hommes à qui elle se refusait, qu'elle préfère aujourd'hui laisser un salaud se soulager dans son ventre plutôt que d'être tabassée et violée.

– Ça, Louis, je l'aurais pas fait.

– Elle l'ignorait.

Nouveau silence, cette fois très lourd. Cloporte a levé la main en signe d'apaisement.

– Soit, Louis. C'est ta vie. Je ne te donne pas raisong mais si tu y tiengs, amène-la. L'importangt, c'est que tu sortes d'ici et que tu viennes avec nous.

– Je vais en parler à Louise. Je vous donnerai ma réponse demain.

– D'accord. Pas plus tard, parce que dans deux ou trois jours on sera partis. Je te l'ai dit : dans moings d'une semaine les Allemangds envahirongt la zone libre.

« *Dans moings d'une semaine* » prédisait Cloporte. Ah ça oui ! À peine vingt-quatre heures plus tard, le 12 novembre 1942 après-midi, l'armée du IIIe Reich occupait la région toulousaine.

Durant ces vingt-quatre heures, des événements au moins aussi importants pour Louise et pour moi que l'invasion allemande sont survenus à l'hôpital.

76

Louis (suite) : La réaction de Louise

J'ai disposé de peu de temps, le 11 novembre en fin d'après-midi, pour présenter la proposition de Cloporte à Louise avant l'heure limite de son retour dans son quartier. Sa réponse a été immédiate.

– Ce n'est pas une bonne idée, Louis. Cloporte est un méchant homme. Lui et sa bande te feront du mal. Quand il te raconte que la Résistance a besoin de gens comme toi, ça veut dire quoi ? Qu'on te sacrifiera en premier pour les missions les plus dangereuses parce que tu n'as pas la carte du parti ? Je n'ai pas confiance, Louis. C'est un piège. Pense à ce que Cloporte t'a fait subir. Pour lui, tu as assassiné ta famille, tu as violé ta sœur avant de la tuer, donc il n'aura pas de scrupule à t'utiliser pour une mission-suicide. Il veut se servir de toi comme bombe humaine. Tu ne comptes pas plus à ses yeux qu'un bâton de dynamite.

– Peut-être. Mais s'il nous aide à nous cacher, si je me méfie de lui, si je fais attention ? C'est notre seule chance de survie, Louise. Ici, mon poste de secrétaire général dépend du bon vouloir du directeur. Je peux à tout moment redevenir un interné comme les autres. Je t'ai promis que nous quitterons cet hôpital avant la fin de l'année, il nous reste à peine six ou sept semaines, d'ici là je n'arriverai pas à ouvrir le coffre : je n'ai ni le savoir-faire ni les outils ni l'équipe pour le forcer. La proposition de Cloporte n'est pas sans risque mais nous permet de partir dès maintenant.

Elle hochait la tête d'un air buté. Pour la première fois depuis que nous nous connaissions, elle m'écoutait à peine.

– Pars avec eux, Louis. Moi je reste ici.

– Pourquoi ? POURQUOI ? Cloporte t'a fait plus de mal que je ne l'imagine ?

– Ce n'est pas ça, Louis.

– Louise, le temps presse. Je dois donner une réponse à Cloporte. Explique-moi. Que s'est-il passé entre vous ? Je sais qu'il t'a fait l'amour. Que s'est-il passé d'autre ?

– Je te répète que ce n'est pas ça. JE NE PEUX PAS partir avec vous.

Elle a fait un immense effort pour lever vers moi ses yeux si clairs. Ils étaient remplis de larmes.

– Je suis enceinte, Louis. J'ignore qui est le père et ce n'est pas le problème. Vous allez vivre cachés jour et nuit, marcher dans les bois pour échapper aux patrouilles allemandes, changer souvent d'abri, dormir à la belle étoile ou dans des fermes isolées. Dans deux ou trois mois je ne pourrai plus vous suivre. Si tu dois m'abandonner, autant que je reste ici. Et si tu dois les quitter pour rester avec moi, autant partir seuls tous les deux dès maintenant.

J'ai mal encaissé le choc. Je savais ce que Louise supportait avec le directeur, Cloporte et tant d'autres, mais cela était toujours resté abstrait pour moi : en cette période de guerre où la moitié des internés inscrits à l'hôpital deux ans plus tôt étaient entre-temps morts de faim et pourrissaient à présent dans la fosse commune au fond du domaine, je m'étais toujours donné bonne conscience en procurant chaque jour à Louise de quoi se nourrir et survivre. Le reste était à mes yeux secondaire et faisait partie des inconvénients de l'époque. Mais l'annonce de cette grossesse me donnait soudain une vision concrète de ses relations avec tous ces mâles qui jouissaient dans son ventre. J'aurais dû la plaindre, j'étais furieux. Elle n'avait jamais été mienne mais je me sentais trompé.

Nous sommes restés plus de cinq minutes côte à côte sans prononcer un mot, avant que je me lève et lui dise d'un ton sec :

– Nous avons eu ce soir notre lot de nouvelles importantes. Nous devons les digérer. Nous en reparlerons demain. Tu montes prendre quelque chose avant de rejoindre ton quartier ?

– Non, Louis. Je te remercie mais je n'ai pas faim.

– Comme tu voudras.

Ses lèvres et sa voix tremblaient. Elle restait figée sur place et attendait, avant de s'en aller, que je l'embrasse sur les joues ainsi que nous le faisions chaque soir avant de nous quitter.

J'ai juste dit « Bonsoir Louise », j'ai tourné le dos et je suis parti en la laissant avec son mouflet dans le ventre et des torrents de larmes dans les yeux.

77

Louis (suite) : À la recherche de Louise

Je n'ai pas dormi de la nuit. Au matin j'avais honte de m'être conduit de manière aussi lamentable envers Louise la veille au soir.

J'ai attendu avec impatience son arrivée au pavillon de la direction où elle prenait chaque jour son service à huit heures trente précises.

À neuf heures, ne la voyant toujours pas, j'ai compris qu'il lui était arrivé quelque chose et je m'en suis voulu : sans doute avait-elle souffert de la brutalité avec laquelle je l'avais laissée, peut-être était-elle malade, et même, est-ce que par hasard…

Quand j'ai songé qu'elle avait pu se suicider, je me suis précipité vers la division des femmes, j'ai escaladé quatre à quatre les volées de marches du grand escalier menant à son étage, j'ai couru jusqu'à son dortoir, j'ai cherché son lit. Vide. Personne dans le dortoir à part deux grabataires séniles et bavassantes qui n'auraient pu me fournir le moindre renseignement. J'ai galopé jusqu'aux lavabos où plusieurs patientes ont poussé des petits cris en me voyant. J'ai appelé « Louise ! Louise ! », une vieille femme toute nue avec de longs seins plats et pendouillants m'a dit « oui beau garçon, c'est moi, que me veux-tu ? ». Je l'ai presque bousculée pour rejoindre la salle de jour où j'ai cherché Louise parmi les malades qui déambulaient sans but. Elle n'était pas là non plus. Je me suis hâté jusqu'au réfectoire : le petit déjeuner était terminé depuis longtemps mais quelques débiles restaient encore assises, à moitié endormies. J'ai filé jusqu'à l'infirmerie. Sabine Dumont s'y trouvait. Elle a posé sur moi un regard neutre.

– Bonjour, monsieur le secrétaire général.

– Où est Louise ?

– Je recommence : BONJOUR, monsieur le secrétaire général.

– Bonjour, Sabine. Où est Louise ?

– Pourquoi ? Tu as une envie pressante ? Avec tous vos tête-à-tête, elle devrait parvenir à te calmer ! Mais non : dès neuf heures du matin, il te la faut à nouveau. Quelle ardeur, quelle passion !

– Sabine, où est Louise ?

– Essaie d'être poli, s'il te plaît. Cesse de me répéter : « Où est Louise, où est Louise ? » Tu m'ennuies, avec ta Louise ! Est-ce que tu lui demandes où je me trouve, quand vous êtes ensemble ?

– Je te l'ai déjà dit cent fois : je n'ai JAMAIS couché avec Louise. Tu veux que nous parlions de toi ? Soit. À part moi, combien d'amants as-tu en ce moment ?

Elle a voulu me gifler mais j'ai arrêté son geste. J'ai gardé son bras dans ma main, je me suis rapproché d'elle, corps contre corps, presque bouche contre bouche.

– Tu me donnes du plaisir et je t'en donne. Mais de grâce, Sabine, ne mets pas du sentiment là où il n'y a que du cul. Avec Louise, c'est le contraire : je ne l'ai jamais touchée alors que le directeur, Cloporte et d'autres la baisent autant qu'ils te baisent, mais j'ai pour elle beaucoup de tendresse – je ne te l'ai jamais caché. Elle me rappelle ma sœur, elle ressemble à ce que serait Angeline aujourd'hui si elle n'était pas morte. Et je ne veux pas qu'il lui arrive malheur à elle aussi. Elle n'a pas pris son service ce matin, je l'ai cherchée partout dans son quartier, je ne l'ai pas trouvée. Où est-elle ? Si tu ne me dis pas ce qui se passe et s'il lui arrive une catastrophe, tu le paieras.

– Arrête, Louis, tu me fais mal, ne me serre pas aussi fort. Je suis désolée, Louis.

– « *Désolée* » ? Qu'est-il arrivé ?

– Louis, je t'en supplie, tu vas me casser le bras ! Je vais t'expliquer mais lâche-moi !

J'ai desserré ma main sans libérer complètement son bras.

– Je t'écoute, Sabine.

– Va voir le directeur. Il t'expliquera. Non, ne serre pas ! Il t'expliquera tout. Il est devenu complètement fou. Il veut faire une nouvelle expérience.

– SUR LOUISE ?

– En fait ce n'est même pas une expérience. Il se prend pour un chirurgien, il veut lui ligaturer les trompes pour qu'elle ne tombe pas enceinte.

Je lui ai lâché le bras.

– C'est toi qui as choisi Louise pour cette opération ?

– Je te jure que non. Tu dois me croire, Louis. D'habitude c'est moi qui lui trouve ses « sujets d'expériences » mais cette fois il a fait sa sélection lui-même. Il voit Louise tous les jours, elle est en bonne santé grâce à la nourriture que tu lui procures, il a estimé moins risqué d'opérer une jeune femme solide plutôt que l'une des souffreteuses de cet hôpital.

– Où est-elle, Sabine ?

– Franchement, je ne le sais pas. J'ai refusé d'assister au carnage. Je suppose qu'elle se trouve dans l'une des pièces du sous-sol.

– Il a déjà commencé ?

– Je l'ignore, Louis.

– Je vais essayer de les trouver. S'il est arrivé malheur à Louise, je te ferai regretter de ne pas m'avoir prévenu.

78

Louis (suite) : Une ligature de trompes de Fallope

J'ai dévalé l'escalier du bâtiment des femmes jusqu'au sous-sol. J'ai cherché la salle où j'avais assisté aux expériences d'insulinothérapie. J'ai eu du mal à la trouver : le sous-sol était immense. La salle était vide. J'ai couru en tout sens à perdre le souffle, avec peu à peu le sentiment horrible de galoper pour rien. Le sous-sol de la division des femmes, celui de la division des hommes, celui du pavillon de la direction et la crypte de la chapelle se rejoignaient les uns les autres et formaient un soubassement unique dans lequel couraient des centaines de mètres de couloirs divisés à intervalles plus ou moins réguliers en plusieurs branches qui se terminaient en cul-de-sac ou se subdivisaient à leur tour en un labyrinthe dans lequel se cachaient une infinité de pièces, certaines délaissées depuis plusieurs décennies, d'autres aménagées pour des usages divers – la salle des baignoires, les cellules d'isolement, les salles d'expérience… Je ne connaissais pas le plan de l'ensemble, au bout de plusieurs minutes je ne savais même plus sous quel bâtiment je me trouvais, j'ai compris que j'avais peu de chances de parvenir ainsi à temps jusqu'à Louise et j'ai décidé de rejoindre le rez-de-chaussée pour chercher une autre solution. J'ai pris le premier escalier, j'ai grimpé jusqu'à une porte en haut des marches, fermée de l'intérieur par une grosse clé en fer enfoncée dans la serrure. J'ai tourné la clé, j'ai poussé la porte…

… et je suis sorti de l'hôpital !

Je me trouvais sur la route qui passait devant le porche d'entrée. À quelques centaines de mètres se dressait le mamelon, avec à son sommet les deux cyprès collés l'un à l'autre, que j'avais vu si souvent de la cour d'honneur ou de mon bureau durant les cinq dernières années. À droite, tout au bout de la route, des fourmis sombres avançaient dans un nuage de poussière. Il me semblait les entendre – une sorte de grondement lointain. Je n'ai pas pris le temps de deviner ce qu'était cet étrange cortège, j'ai claqué la porte par laquelle je venais de sortir et je me suis précipité vers le porche pour rejoindre la cour d'honneur.

Je suis passé en courant devant l'employé de garde dans la guérite, qui m'a regardé d'un air ahuri – comment pouvais-je revenir dans cet hôpital que je n'étais pas censé avoir quitté ? Je me suis précipité vers le pavillon de la direction en ignorant les allées latérales de l'immense pelouse centrale que j'ai franchie en droite ligne, je me suis engouffré dans le hall, j'ai bondi en haut des marches jusqu'au premier étage, j'ai traversé comme une flèche le vestibule et l'antichambre du directeur, poussé sa porte…

… M. le directeur était assis à sa table de travail, le nez dans ses livres.

Il a relevé la tête, m'a considéré d'un air amusé et s'est exclamé :

– Eh bien, Dantezzi, vous m'avez l'air plein d'énergie. Que puis-je pour vous ?

J'ai compris que Sabine Dumont s'était payé ma tête. Dans sa rage de me voir lui préférer Louise, elle avait inventé cette opération chirurgicale ! J'étais tellement soulagé que je ne lui en voulais même pas. Je ne savais certes toujours pas où se trouvait Louise mais au moins, elle n'était pas sous le bistouri du directeur.

– Je viens de visiter le sous-sol de l'hôpital, monsieur le directeur. Je n'en connaissais qu'une infime partie. Il est immense et cela m'a pris plus de temps que je ne l'avais estimé. Je venais donc vous informer de mon retour et m'assurer qu'en mon absence vous n'aviez pas eu besoin de moi.

– Vous êtes très aimable, Dantezzi. Ne craignez rien : j'étais plongé dans la lecture de ces ouvrages pour parachever la préparation de l'intervention à laquelle je vais me livrer tout à l'heure.

– Quelle intervention, monsieur le directeur ?

– Une ligature de trompes de Fallope.

J'ai essayé de rester calme.

– Sur l'une de nos patientes, monsieur le directeur ?

Il a éclaté de rire.

– C'est évident ! Pas sur un patient ! Savez-vous que les trompes de Fallope mesurent sept à huit centimètres de long ? Quand on compare cette taille à celle des spermatozoïdes, on se dit que le premier qui arrive à l'ovule n'est pas un sprinter comme on le croit trop souvent mais un sacré coureur de fond ! Le gros avantage d'une telle longueur, c'est qu'il est très facile de stériliser une femme : il suffit de lui ligaturer les trompes.

– Vous savez comment procéder, monsieur le directeur ?

– Rien de plus simple. On isole chaque trompe en la dégageant de tout ce qu'il y a autour, on fait deux ligatures, on coupe entre les deux et hop ! le tour est joué. Imaginez un tuyau d'arrosage auquel vous feriez deux nœuds et que vous couperiez entre ces nœuds : quel que soit le côté par lequel vous essaieriez de faire passer l'eau, elle ne pourrait plus circuler. C'est pareil pour une trompe de Fallope ligaturée : l'ovule qui descend de l'ovaire et les spermatozoïdes qui remontent de l'utérus, arrivent tous dans un cul-de-sac. Impossible pour eux de se rencontrer, ni dans la trompe ni ailleurs dans le corps de la femme. Plus de grossesse possible !

– Très efficace, en effet. Et par quel procédé parvient-on aux deux trompes ? En suivant les voies naturelles ? En incisant l'abdomen ?

– On peut aborder les trompes par voie vaginale mais l'ouverture abdominale me paraît préférable pour une première expérience.

– « *Votre première expérience* », monsieur le directeur ? J'ignorais qu'en plus des études de médecine exceptionnelles que vous avez menées depuis plusieurs décennies, vous aviez suivi des cours de chirurgie.

Il m'a regardé d'un air stupéfait, presque blessé par mon propos.

– Mais enfin… Dantezzi…

Il peinait à trouver les mots pour m'expliquer ce qui n'était pour lui qu'un simple truisme dont il ne comprenait pas – cela se lisait dans son regard meurtri – que je n'en sois pas aveuglé : de même que l'eau est inodore, incolore et sans saveur, ou que l'air nous sert à respirer, ou que la nuit suit le jour et le jour suit la nuit, de même M. le directeur était un génie auquel rien de ce qui touche à la médecine n'était étranger. Cela n'avait pas à se démontrer : c'était ainsi, voilà tout.

– Vous me posez cette question, Dantezzi, comme si je n'avais jamais opéré alors que j'ai déjà procédé à plusieurs dizaines d'interventions !

– VOUS, monsieur le directeur ?

– Tous ces malades que j'ai disséqués depuis plus d'un an pour étudier les affections dont ils sont morts, ce n'est pas rien, ça !

– Ils étaient déjà décédés avant que vous leur ouvriez le ventre, monsieur le directeur – enfin je l'espère. Ils ne risquaient plus rien. Aujourd'hui, vous voulez intervenir sur une patiente VIVANTE.

– Forcément, Dantezzi : à quoi cela servirait-il que je stérilise une morte ?

79

Louis (suite) : Mort d'un directeur d'hôpital psychiatrique

Le directeur a ajouté, sur un ton condescendant et amusé :

– J'ignorais vos mœurs nécrophiles, mon garçon, mais au risque de vous décevoir, je vous assure que vous auriez du mal à engrosser un cadavre.

– Quelle est l'heureuse élue à qui vous réservez le privilège de cette grande première, monsieur le directeur ?

– Cette petite qui est chez nous depuis quelques mois et qui fait le ménage dans notre pavillon. Vous la connaissez : je vous ai vu discuter avec elle.

– Louise Poletti ?

– Peut-être – les noms des patients, moi, vous savez ! Louise, dites-vous ? C'est possible, en effet. En tout cas une belle plante – de vous à moi, je l'arrose souvent, ah ah !, et justement je n'ai pas envie qu'elle tombe enceinte ! Avant l'arrivée du maréchal, ce n'aurait pas été grave : nous connaissons tous des faiseuses d'anges. Mais depuis que le maréchal a décrété la peine de mort en février dernier pour les avorteuses, la profession tend à disparaître. Vous avez vu qu'en juillet il en a fait raccourcir une. Une femme condamnée à mort et guillotinée pour avoir fait un avortement ! Vous savez combien je respecte et j'admire le maréchal, Dantezzi, ma fidélité à ce héros est au-dessus de tout soupçon, mais je reconnais que sur le plan sexuel, « Liberté Égalité Fraternité » c'était moins emmerdant que « Travail Famille Patrie ». C'est quoi ce raffut, dehors ?

J'entendais moi aussi depuis un moment un grondement sourd à l'extérieur du pavillon, sans doute dans la cour d'honneur. Le bureau du directeur donnant sur le jardin et les champs, il n'était pas possible d'en connaître la cause. J'ai pensé au cortège que j'avais aperçu au loin sur la route, quand j'étais sorti de l'hôpital, et qui avançait dans un immense nuage de poussière.

– J'ignore quel est ce bruit, monsieur le directeur. Je voudrais vous donner une information à propos de Louise Poletti : votre intervention est inutile car Louise est déjà enceinte.

Il m'a regardé d'un air amusé.

– Vous en savez, des choses, Dantezzi ! Cette tourterelle est enceinte ? Et comment l'avez-vous appris ? Elle s'est confiée à vous ?

– Oui, monsieur le directeur.

– Hum hum… Elle a eu ses règles la semaine dernière !

J'avoue avoir douté un instant de Louise : m'aurait-elle menti pour ne pas suivre Cloporte et son équipe dans la Résistance ?

– Vous en êtes certain, monsieur le directeur ?

– C'est elle qui me l'a dit. Je lui ai d'ailleurs répondu qu'elle a des pertes de plus en plus fréquentes et que c'est très frustrant pour moi. Remarquez que je lui disais ça par galanterie parce que avec le cheptel que garde Sabine Dumont, il y a de quoi s'occuper, hein, pas vrai Dantezzi ?

– Êtes-vous sûr, monsieur le directeur, qu'elle n'invente pas ces pertes récurrentes comme d'autres une migraine, pour qu'on la laisse tranquille ?

Il a paru outré.

– Monsieur Dantezzi, soyez poli ! Vous devenez désagréable ! Comme si une patiente désirait échapper à l'honneur que je lui consens en la sautant ! Décidément, Sabine Dumont a raison, vous êtes amoureux de cette jeune femme. Ça c'est trop drôle ! Reprenez vos esprits et allez plutôt vous renseigner sur les causes de ce vacarme dans la cour – encore une descente de gendarmerie ?

– J'y vais, monsieur le directeur. Mais je vous prie de choisir une autre patiente pour votre opération.

– Cessez d'être bête. Elle est au sous-sol depuis déjà un long moment, prête pour l'intervention, et vous me retardez.

– Au sous-sol ? À quel endroit ? Je ne l'ai vue nulle part !

– C'est donc elle que vous cherchiez tout à l'heure ? Mon pauvre ami, le sous-sol est un labyrinthe immense dont je suis le Minotaure et donc le seul à connaître le plan. Ma proie m'attend, prête pour le sacrifice, et je vais la rejoindre.

Il s'est levé, décidé.

– Encore une fois, Dantezzi, je vous ordonne d'aller voir ce qui se passe dans la cour. Je n'ai jamais entendu un tel barouf ! C'est inadmissible ! Si ce sont les gendarmes, je me plaindrai à la préfecture !

Le bruit enflait, envahissait l'immeuble, les fenêtres tremblaient, le sol lui-même vibrait.

– Allons-y ensemble, monsieur le directeur. À l'évidence, un événement exceptionnel, peut-être grave, vient de se produire.

– Me prenez-vous pour un naïf? Que n'inventeriez-vous pas pour me détourner de cette opération sur votre dulcinée !

Il était passé devant sa table de travail. Je me suis dressé face à lui.

– Vous ne toucherez pas à Louise, monsieur le directeur.

– Cela suffit. À présent vous m'agacez. Tenez-vous à ce que j'appelle les gardiens pour qu'ils vous passent la camisole ? Vous êtes un bon secrétaire général mais si vous devenez pour moi un caillou sur la route de ma gloire, je n'hésiterai pas à vous jeter sur le bas-côté. Je vais opérer votre chère Louise, que cela vous plaise ou non. Écartez-vous de mon chemin.

– Non, monsieur le directeur.

– *Non ?!* Vous avez dit *non* ?! Mon pauvre ami, vous venez de signer votre arrêt de mort. Vous allez rejoindre de ce pas votre quartier dont je vous ai extrait en vous octroyant une chance imméritée, à vous pauvre cinglé, de vous réhabiliter aux yeux de la société. Regardez une dernière fois votre costume, votre chemise, votre cravate, vos belles chaussures de cuir : vous êtes mieux vêtu que la plupart des bourgeois de Toulouse, mais à cause de votre stupidité vous aurez perdu tout cela dans quelques minutes. Vous porterez à nouveau l'uniforme de toile grise des patients, vous mangerez leur brouet, vous crèverez de faim et dans peu de temps les restes de votre cadavre que j'aurai d'abord disséqué, ah ça je vous le promets, seront jetés dans la fosse commune. Moi, mon pauvre ami…

Il s'est retourné, il a saisi la statuette sur sa table, il l'a tendue à bout de bras et m'a regardé à nouveau.

– … quand quelqu'un me gêne, je m'en défais sans hésitation.

– Moi aussi, monsieur le directeur.

À la seconde où il lâchait la statuette, je l'ai saisie, levée et rabattue d'un coup violent sur son crâne.

Le directeur m'a regardé d'un air scandalisé avant de s'écrouler de tout son long sur le parquet ancien, au bord de l'immense tapis précieux qui recouvrait la plus grande partie du sol.

Je me suis accroupi près de lui, j'ai saisi son poignet : je ne sentais pas son pouls. J'ai mis les doigts sur ses veines jugulaires : plus aucun battement. Apparemment il était mort. Pour plus de sécurité, j'ai entouré sa gorge de mes deux mains et j'ai serré de toutes mes forces pendant un long moment. Puis j'ai repris son pouls, j'ai penché mon oreille sur son torse : il était mort, mort, mort. Joie, pleurs de joie, le directeur était mort ! Il n'opérerait pas Louise, il ne me renverrait pas dans mon quartier, il n'aurait plus besoin des clés de son coffre, eh non, puisqu'il était mort, MORT, MOOOORT !

80

Louis (suite) : Le placard au trésor et au cadavre

J'ai fouillé dans les poches du directeur et je les ai trouvées : les trois longues clés plates qui allaient déverrouiller pour moi les portes du paradis. J'ai fait basculer le montant central de la bibliothèque, j'ai fait pivoter le miroir…

… Le coffre me paraissait encore plus grand que je l'avais estimé quand le directeur l'avait ouvert pour Alfred et ses gendarmes.

Après quelques essais, j'ai pu positionner chacune des trois clés dans sa serrure. Je les ai tournées lentement, comme si j'appréhendais ce qui m'attendait – imaginons que le directeur ait vidé le coffre après la visite d'Alfred !

J'ai tiré vers moi la lourde porte blindée.

Et j'ai vu.

Ou plutôt j'ai senti.

J'ai senti une douleur immense, comme l'éclair aigu d'un infarctus qui m'aurait déchiré la poitrine avant de se propager jusque dans mon crâne à le faire exploser, et jusque dans mes jambes traversées soudain de crampes atroces, et jusque dans mes mains dont les veines venaient de se remplir de plomb en fusion.

J'ai senti tout cela. Cette horrible, cette insoutenable, cette merveilleuse impression de défaillir face à une joie trop violente, un bonheur trop fort et inespéré.

Face à moi, à portée de ma main, réservé désormais à moi seul, se trouvait le Trésor de la Banque de France. À côté des immenses richesses que contenait ce coffre, le trésor que l'abbé Faria avait légué à Edmond Dantes n'était sans doute que de la menue monnaie. Il y avait là des centaines de liasses, peut-être des milliers, de plusieurs dizaines de billets chacune. Et des dizaines de montres en or ou en argent. Et des centaines de bagues, de colliers, de bracelets, le moindre de ces bijoux doté de diamants et de pierres précieuses – à l'évidence, tous n'avaient pas été volés aux malades : une grande partie, sans doute les plus beaux, avaient été troqués contre des produits alimentaires du domaine.

Je me suis efforcé de retrouver peu à peu mon calme. Il me fallait à présent agir vite mais ne pas commettre une erreur fatale en me précipitant.

D'abord, dissimuler le cadavre du directeur. La pièce de service où je me trouvais serait une cachette parfaite.

J'ai refermé le coffre, mis les clés dans ma poche, j'ai fait pivoter le miroir contre la façade du coffre et je suis revenu dans le bureau. Par chance, le directeur avait perdu peu de sang : le coup avait dû provoquer une hémorragie interne dans son crâne et seul un mince filet rougeâtre avait coulé de ses narines sur le parquet. J'ai pris un mouchoir dans sa poche de pantalon, j'ai frotté le parquet, j'ai remis le mouchoir dans sa poche, j'ai soulevé ses jambes et j'ai tiré son cadavre jusqu'au fond de la pièce de service, entre l'évier et la porte des toilettes.

Je suis ressorti de la pièce, j'ai fermé le battant de la bibliothèque, j'ai ramassé la statuette que j'ai posée sur la table de travail et j'ai jeté un dernier regard autour de moi : tout était parfaitement en ordre.

Il me fallait redescendre à présent au sous-sol où Louise était enfermée dans l'une des nombreuses pièces. Après l'avoir retrouvée, je l'amènerais au vestiaire général des patients pour qu'elle se choisisse des vêtements de ville.

J'y prendrais aussi des valises, les plus grosses et les plus solides. Il ne resterait plus qu'à revenir dans ce bureau, remplir les valises des billets et des bijoux, attendre le milieu de la nuit, rejoindre le parc, passer le mur et nous enfuir, enfin riches et libres à tout jamais.

C'est à ce moment que j'ai repris conscience de l'énorme cacophonie à l'extérieur du pavillon, encore plus forte que tout à l'heure. Un vacarme assourdissant fait d'un mélange de vrombissements de moteurs et de vociférations d'une meute déchaînée d'hommes en délire. Une manifestation des internés ? Mais quelles étaient ces machines dont le grondement se mêlait à leurs cris ?

Soudain le tapage s'est propagé dans le pavillon : des hurlements dont je ne comprenais pas un mot, le martèlement d'une troupe sur les marches de l'escalier d'honneur, des coups frappés à la porte du bureau – des coups violents, décidés, volontaires, menaçants, accompagnés d'appels hystériques.

Je suis allé ouvrir.

81

Louis (suite) : Herr Direktor

Devant moi se tenait un bouledogue dressé sur ses pattes arrière, vêtu bizarrement d'un uniforme et d'un casque de militaire allemand. Il était suivi de toute une meute d'autres chiens – des gueules de lévriers, de dobermans, de chiens-loups – eux aussi dressés sur leurs pattes arrière, eux aussi déguisés en soldats du Reich, avec contre leur poitrail, tenu à leur cou par une lanière de cuir, un pistolet-mitrailleur sur lequel reposaient leurs pattes avant.

Le bouledogue m'a regardé et s'est mis à aboyer.

– *Grr... waw waw grr ? Wawgrrdirektor ?*

– Excusez-moi, cher monsieur, je ne saisis aucun de vos propos.

Il a levé les yeux au ciel, il a soufflé par son museau d'un air excédé puis il m'a demandé :

– Vous être *Herr Direktor* ?

– Oui.

Je ne savais pas traduire secrétaire général en allemand, je me trouvais dans le bureau du directeur, j'allais quitter cet hôpital quelques heures plus tard : autant de raisons pour ne pas chercher à expliquer l'absence du responsable de l'établissement. Donc oui, *Herr Direktor*, c'était moi.

Le bouledogue a hurlé encore plus fort mais dans une autre direction :

– *Herr Oberst ! Waw Waw grr Herr Direktor !*

Un officier nous a rejoints, mince, plus âgé, distingué. Il a porté la main droite à sa casquette, m'a salué et s'est présenté dans un français parfait, dénué du moindre accent allemand.

– Colonel Von Katz. Monsieur le directeur, je suis à la fois enchanté de faire votre connaissance et désolé de devoir réquisitionner votre hôpital afin d'y installer mon régiment. Je vous prie par avance de nous pardonner pour les désagréments qui vont en résulter pour vous, votre personnel et vos patients. Soyez assuré que mes hommes et moi-même aurons à cœur de vous rendre notre cohabitation la moins contraignante possible, même si je dois vous demander de quitter sur-le-champ votre très grand bureau où je vais installer mon poste de commandement.

– Vous voulez que je quitte SUR-LE-CHAMP ce bureau ?

Ce n'était pas possible, ça ! Et le trésor, je ferais comment pour venir le récupérer avant que le cadavre du directeur empeste jusque dans tout le pavillon de la direction et que les Allemands, à force de chercher l'origine de cette puanteur, découvrent le local de service, le corps du VRAI directeur et peut-être même le coffre-fort ?

Le colonel me fixait de ses yeux clairs.

– Vous devez partir d'ici sur-le-champ, en effet. Je le répète : j'en suis désolé, monsieur le directeur.

QUATRIÈME PARTIE

L'hôpital psychiatrique à l'heure nazie

82

Louis (suite) : Mon premier entretien avec Herr Oberst Von Katz

L'attitude du colonel Von Katz, courtoise mais ferme, était celle d'un homme habitué depuis longtemps à être obéi. Bébé, le moindre de ses piaillements devait mettre sa nurse en transe. Enfant, son précepteur s'excusait sans doute d'avoir à lui présenter – même humblement – la plus légère remontrance. J'étais plus grand que lui mais j'ai levé le menton pour le regarder d'encore plus haut.

– Depuis quand, colonel, les lois de la guerre autorisent-elles une armée ennemie à occuper un hôpital, sauf bien sûr pour y installer son propre service de santé ?

– Vous avez raison, ceci est prohibé. Vous oubliez toutefois un détail, monsieur le directeur : la France et l'Allemagne ne sont plus en guerre depuis le 22 juin 1940 – ce fameux jour où votre cher maréchal Pétain, dont je vois que vous avez affiché le portrait en grand format au milieu de votre bibliothèque, a signé l'armistice avec l'Allemagne dans le wagon même, à Rethondes, où avait été conclu celui du 11 novembre 1918. Ce ne sont donc plus les lois de la guerre qui régissent les relations entre nos deux pays, mais celles de l'hospitalité.

– Bien sûr. Quitte à forcer un peu notre hospitalité si elle n'est pas spontanée.

– Pas du tout ! Je ne vous ai pas dit que je réquisitionne votre hôpital mais que je suis au regret de *devoir* le réquisitionner. Savez-vous d'où vient cette consigne ? De votre ministre de la Santé ! Tenez, voyez l'ordre signé de sa main.

Il m'a montré un papier à en-tête du ministère à Vichy et m'a expliqué en s'esclaffant :

– Encore un amiral ! À croire que tous les amiraux français se sont donné rendez-vous à Vichy, ce grand port maritime ! Il est vrai que depuis le bombardement de la flotte française à Mers el-Kébir par vos précieux alliés anglais, vos amiraux ont du temps libre. Vous observerez que votre ministre m'attribue la totalité des bâtiments de votre hôpital sans se préoccuper du sort des malades qui s'y trouvent. Si nous faisions le point à ce sujet, monsieur le directeur, afin de déterminer au mieux les modalités de notre cohabitation ?

– J'allais vous le proposer, colonel. Asseyons-nous pour en parler.

– Volontiers. Permettez que je demande d'abord à mon ordonnance d'aviser mes officiers que je confère avec vous. Klebs !

Le bouledogue est réapparu et s'est dressé au garde-à-vous dans un parfait numéro de cirque.

– *Waw, Herr Oberst !*

– Monsieur le directeur, je vous présente mon ordonnance, le *Stabsfeldwebel* Ralf Klebs. Il me suit depuis de nombreuses années. Si vous avez besoin de quoi que ce soit en mon absence, adressez-vous à lui : il vous sera plus utile que tous mes officiers réunis.

Le colonel a donné un ordre au bouledogue qui a répondu « *Arf Herr Oberst !* » et qui a détalé en courant.

Je me suis installé à *ma* table de travail, dans *mon* fauteuil, le dos tourné à *ma* bibliothèque derrière laquelle le cadavre du vrai directeur commençait à se putréfier.

Le colonel s'est assis face à moi, sur l'un des sièges visiteurs.

– Combien de patients abrite votre hôpital, monsieur le directeur ?

– Avant de vous répondre, colonel, je tiens à vous informer que j'étais jusqu'à ces jours derniers le secrétaire général de cet hôpital. Le directeur est parti et m'a laissé sa place.

– Il est donc parti définitivement ?

– Je le pense, colonel.

– Où cela ?

– Vous me gênez. Oh et puis pourquoi vous le cacher puisqu'il ne reviendra pas : je soupçonne qu'il ait rejoint la Résistance.

– Tiens tiens !

J'ai éclaté de rire.

– Ne me questionnez pas davantage, colonel, je ne sais rien de plus ! En tout cas, vous pouvez vous attribuer le vaste appartement de l'autre côté du couloir, qui était le sien et qu'il ne réintégrera pas. Mon propre logement est un modeste deux-pièces au second étage ; j'apprécierais que vous m'en laissiez la disposition car je vois mal en quel autre endroit de notre hôpital je pourrais m'installer.

Il n'a pas répondu. J'ai poursuivi :

– Vous m'avez demandé combien de patients se trouvent dans cet hôpital. Leur nombre s'est considérablement réduit depuis le début de la guerre. Plus de la moitié sont morts de faim ou des maladies de la malnutrition. Il nous en reste huit cent cinquante contre environ deux mille en 1940, juste après l'exode.

– Comment est-ce possible ? J'ai cru comprendre en venant ici que votre domaine est riche de plusieurs dizaines d'hectares de jardins, de champs de céréales, de prairies sur lesquelles paissent des troupeaux de bovins. Et que vous disposez aussi d'une ferme modèle avec des milliers de lapins et de volailles.

– Ceci, colonel, c'était avant la guerre. Avec le rationnement en ville, des gens sont venus se servir.

– Marché noir ? Trafics ?

– Je l'ignore. Que mon prédécesseur, un homme à la fois intègre et idéaliste, ait un peu écorné son intégrité au profit de ses idéaux en fournissant en cachette la Résistance, c'est possible. Mais jamais il n'aurait agi au détriment de nos patients. La vérité est que des voleurs, sans doute en bandes organisées, sont venus de nuit piller nos récoltes et nos élevages. Et nous ne disposions pas de vos armes pour nous défendre, colonel. Je n'ai d'ailleurs aucune idée de l'effectif de votre régiment : combien d'hommes comptez-vous installer dans cet hôpital ?

– Trois mille deux cents.

– TROIS MILLE DEUX CENTS ??!!

– Mon régiment, monsieur le directeur – car c'est bien ainsi que l'on doit vous nommer à présent, n'est-ce pas ?…

– Exact.

– … Mon régiment, monsieur le directeur, est ce que l'on appelle chez nous un régiment de grenadiers – autrement dit d'infanterie motorisée. Outre mon PC, il comprend trois bataillons motorisés composés chacun de cinq compagnies dont une de ravitaillement. Soit au total douze compagnies plus trois compagnies de ravitaillement auxquelles s'ajoutent une compagnie de DCA, une du génie et une de canons d'infanterie – en tout, pour être précis, trois mille cent quatre-vingt-dix-sept hommes. Nous disposons de neuf canons antichars modèle 40 tractés, six canons d'infanterie de 150 mm automoteurs, douze canons antiaériens de 20 mm automoteurs, douze mortiers de 120 mm, trente-six mortiers de 80 mm, cent vingt motocyclettes, quatre cent quatre-vingt-douze véhicules non blindés et quarante blindés semi-chenillés, qu'il nous faudra également parquer chez vous.

– Une question, colonel : avez-vous apporté votre chausse-pied ou devons-nous le fournir pour faire rentrer tout ceci dans un espace bien trop restreint pour une telle troupe et tant de matériel ?

– Le matériel ne pose aucun problème. Nos canons stationneront aisément dans votre cour d'honneur. Nous pourrons leur ajouter la moitié de notre parc de motocyclettes et une bonne partie de nos véhicules, blindés ou non. Le reste sera disposé dans l'un des champs du domaine.

– Et vos hommes, où les mettrez-vous ?

Il a affiché un sourire courtois.

– Commençons par vos patients, monsieur le directeur. Pouvez-vous les regrouper dans une partie de vos bâtiments ?

– Pour la moitié, colonel, nos patients sont des patientes.

– Excellent ! Ils seront ravis d'être ensemble !

– Les dortoirs sont tous de grande taille et ne préservent aucune intimité. Une telle expérience avec des malades mentaux n'est pas dénuée de risques.

– Pardonnez ma plaisanterie douteuse. Que préconisez-vous ?

– Le groupe des patients et celui des patientes sont répartis en sous-groupes par type d'affections ou par niveau de dangerosité. L'une des vertus de la situation actuelle est qu'ils sont tous si anémiés que même les plus agités sont trop affaiblis pour présenter un haut niveau de risque pour leurs congénères. On peut donc tous les regrouper dans l'un de nos deux bâtiments, les hommes à un étage, les femmes à un autre. Vous logerez aisément plus d'un millier de vos hommes dans le second bâtiment. Je suppose que vous possédez le matériel de campagne suffisant pour abriter dans nos champs le reste de votre troupe.

Le colonel a levé les bras au ciel en arborant son sourire le plus mondain.

– Monsieur le directeur, si votre prédécesseur revenait et revendiquait sa place, je vous proposerais sur-le-champ de rejoindre notre armée comme intendant ou quelque poste similaire où vous excelleriez !

– Vous me flattez, colonel. Je crois pouvoir en déduire que ce plan vous agrée. Je vous prierai donc de me laisser disposer des quelques heures nécessaires pour assurer la réorganisation de nos services, le transfert des patients et des patientes, et le changement des couchages réservés à vos hommes.

– Bien entendu.

– Je débarrasserai pendant ce temps ce bureau d'un ensemble de documents et d'affaires qui me sont nécessaires. Je vous garantis de le libérer à la tombée de la nuit. En attendant, vous pourrez aménager l'appartement de mon prédécesseur, de l'autre côté du couloir.

– J'apprécie votre coopération, monsieur le directeur. Je vais enjoindre à mon ordonnance de se tenir à votre disposition pour vous fournir les hommes nécessaires au déménagement de vos patients : le réaménagement des quartiers, le renouvellement des couchages, tout cela demande des bras.

– Merci pour votre aide, colonel, mais nos infirmiers et nos infirmières ont l'habitude de tels travaux.

– J'y tiens. Klebs vous suivra partout.

– Soit, colonel. Je me mets tout de suite à l'œuvre. Il n'y a pas une minute à perdre.

Ah non, il n'y en avait pas une seule ! Car en plus de toutes les tâches que j'avais promises au colonel, il me fallait aussi :

1° – évacuer le cadavre du directeur (à quoi bon, me demanderez-vous, puisque j'allais m'enfuir ? – disons que je préférais, « à tout hasard », ne laisser derrière moi aucune trace de ce crime dont je serais le premier suspect) ;

2° – vider le coffre-fort ;

3° – retrouver Louise ;

4° – changer ses vêtements contre des habits de ville ;

5° – modifier mes plans d'évasion pour pouvoir passer avec Louise et nos valises pleines de billets de banque et de bijoux au travers des groupes de soldats allemands qui allaient camper dans le domaine.

Je n'avais pas menti au colonel : il n'y avait pas une minute à perdre.

83

Louis (suite) : Course contre la montre

J'ai commencé par me lancer à la recherche de Cloporte, en espérant m'entretenir avec lui avant que Klebs soit sur mes talons. Je l'ai trouvé au rez-de-chaussée de la division des hommes, assis devant un téléphone qu'il venait de reposer et qu'il n'arrivait pas à relâcher, comme s'il voulait rappeler son interlocuteur.

Il a semblé soulagé de me voir.

– Tu as discuté avec les Allemangds, Louis ?

– C'est pour cela que je vous cherchais. Ils s'installent ici.

– Je sais. Je viens d'en parler avec des camarades.

– Leur chef est un colonel. Le colonel Von Katz. Il veut que nous regroupions tous nos malades, hommes et femmes, dans un même bâtiment. Il mettra une partie de sa troupe dans le reste des locaux, une autre partie dans les champs et son poste de commandement au pavillon de la direction. J'ai obtenu de conserver mon logement et mon bureau du rez-de-chaussée.

– Excellengt, ça. Et le directeur, il garde aussi son bureau et son appartemengt ?

– Non. Réquisitionnés.

– Ah bong ? Il ira où ?

– Au cimetière.

– Pardong ?

– Il est mort.

– Le directeur ? Ah les chiengs ! Je l'aimais pas beaucoup mais quand même, de savoir qu'ils l'ongt assassiné, ça me fait drôle.

– C'est moi qui lui ai fait la peau. Pas les Allemands.

– Tu blagues ?

– Pas le temps de plaisanter. Son corps est dans la pièce de service derrière la bibliothèque. Il faut l'en sortir.

– Oh putaing ! Pourquoi t'as fait ça, Louis ?

– Il savait que vous êtes communiste, il se doutait de vos relations avec la Résistance et voulait vous livrer aux Allemands pour leur prouver sa bonne volonté. J'ai voulu l'en dissuader, le ton est monté, je l'ai tué.

Cloporte s'est levé, m'a pris dans ses bras avec affection.

– C'est bieng, ça, Louis ! Tu m'as aidé hier quand Matarex et ses gendarmes ongt perquisitionné l'hôpital ; aujourd'hui tu me sauves de la prisong et peut-être du poteau d'exécutiong. Entre toi et moi, dorénavangt, c'est à la vie à la mort. Tu pourras me demander n'importe quoi. Pour commencer, on va te débarrasser du cadavre de ce pourri de directeur.

– Et ensuite ? Vous rejoignez le maquis ?

– Les plangs ongt changé. J'en parlais au téléphone juste avangt que tu arrives. Nous restongs ici : le parti a jugé que c'est une chance formidable pour la Résistance que nous nous trouviongs au milieu d'un régimengt allemangd. On sera aux premières loges pour fournir des informationgs sur le matériel et les mouvemengts de troupes.

– Et votre imprimerie au sous-sol ?

– Comme on devait partir dans les prochaings jours, on l'a déménagée hier. Il n'y a plus rieng de compromettangt.

Cloporte a ordonné à Black et White de vider un coffre à linge, de le porter dans le bureau du directeur et de nous y attendre. Puis il m'a demandé dans quelle partie de l'hôpital je souhaitais regrouper les patients.

– Ici. La division des hommes. Vous et moi connaissons mieux ce bâtiment que celui des femmes et nous aurons plus de facilité à le gérer. On mettra les hommes au premier, les femmes au second.

– Tu laisses Tony et ses légionnaires sous les combles ?

– Impossible de les déloger. Et vous les contrôlerez plus aisément que s'ils émigrent.

– Soit. Je donne les consignes aux infirmiers pour déménager tous les malades qui songt au secongd étage et pour préparer leur accueil au premier.

– Pendant ce temps je fonce chez les femmes. Je vous retrouverai dans le bureau du directeur.

J'ai traversé la cour d'honneur en zigzaguant entre les dizaines de véhicules et les centaines de militaires qui l'avaient envahie – pauvre pelouse arrachée par les chenilles des blindés, pauvres fleurs écrasées par les bottes de la soldatesque, pauvres arbres dont toutes les branches basses avaient été cassées par les flancs et les toits des camions de haute taille parqués côte à côte en rangs serrés : j'espérais que Justin, de là-haut dans le ciel, n'assistait pas au massacre de ce parc et de ces jardins auxquels il avait prodigué tant de soins pendant de nombreuses années.

Je me suis engouffré dans le bâtiment des femmes. Je n'ai pas eu besoin de chercher Sabine : elle était dans l'entrée, entourée d'autres infirmières qui contemplaient avec terreur, au travers des fenêtres, l'armée allemande.

J'ai expliqué la situation en quelques mots simples et sur un ton neutre. J'ai essayé de donner au déménagement des patientes l'aspect d'un changement ludique, amusant et bienvenu dans leur vie quotidienne si morne.

Les infirmières se sont tournées vers Sabine, en quête de son approbation que celle-ci leur a donnée aussitôt.

– Dépêchons, mesdemoiselles, M. le secrétaire général nous a demandé de nous presser !

Elles se sont égaillées en courant vers les étages supérieurs, nous laissant, Sabine et moi, seuls face à face.

– J'ai deux choses à te dire, Sabine. La première : je suis le nouveau directeur de cet hôpital. Mon prédécesseur est parti juste avant l'arrivée des soldats allemands pour rejoindre la Résistance.

– LUI ?! Ce n'est pas crédible.

– Il cachait très bien son jeu. Il se faisait passer pour un vichyste, en fait il travaillait dans l'ombre pour sauver notre pays.

– Mais… Quand ? Comment ?

– Je l'ignore. Il m'a nommé directeur par intérim juste avant de partir. Il m'a dit : « Vous aurez d'autant moins de mal à porter ce titre, monsieur Dantezzi, que vous en assumiez la fonction depuis longtemps ; c'est vous qui assuriez la gestion de cet hôpital pendant que je faisais semblant de rédiger ma thèse et que je mettais en réalité au point des plans d'insurrection contre Vichy et les troupes allemandes. »

– Et ses autopsies ? Ses expériences ? Tu voudrais me faire croire que c'était du cinéma pour tromper son entourage ?

– Quel acteur, n'est-ce pas ?

– Il ne serait pas parti sans me prévenir.

Je voyais monter dans ses yeux une colère de femme bafouée.

– Tu sembles oublier, a-t-elle ajouté, les liens très forts qui nous unissent, lui et moi. Bien sûr il couche avec d'autres femmes, mais c'est à moi qu'il demande de sélectionner les femelles qu'il honorera de son droit de cuissage, comme si je lui choisissais un ou deux plats parmi ceux d'un restaurant. Il assouvit un simple besoin sexuel avec ces poules, comme il assouvirait sa faim en mangeant une volaille. Jamais il n'a éprouvé le moindre sentiment pour l'une d'elles – ce n'est pas comme toi avec cette Louise Poletti !

– Tu viens d'aborder le deuxième point dont je voulais te parler. Louise est toujours au sous-sol. Les Allemands sont dehors, je ne dispose que de quelques instants pour superviser le transfert des patients avant que les soldats prennent possession des bâtiments. Tu connais mieux le sous-sol que moi. Aide-moi à la retrouver.

Je lui ai saisi le bras et je l'ai entraînée de force.

Nous avons cherché un long moment. J'ai découvert des pièces dont j'ignorais l'existence. Sabine a poussé une porte cachée derrière un vieux rideau poussiéreux devant lequel j'étais passé plusieurs fois sans soupçonner que ce pan d'étoffe masquait une ouverture. La porte donnait sur une salle aveugle éclairée par une lumière électrique qui se réfléchissait sur la faïence des murs et du sol. Louise était allongée sur une table, le corps dissimulé jusqu'au cou sous un grand drap blanc. Ses yeux étaient fermés. Un instant, j'ai eu très peur mais ses paupières se sont relevées, elle a tourné la tête vers nous et quand elle m'a vu, elle a souri.

Je lui ai caressé la joue.

– Ils t'ont fait quoi, Louise ?

– Rien de méchant. J'ai la tête qui tourne un peu. On a dû me donner quelque chose à boire sans que je m'en rende compte, peut-être au petit déjeuner. Je me suis réveillée ici. Je ne pouvais pas m'échapper : on m'a attachée.

J'ai relevé le drap. Elle était nue – mon Dieu qu'elle était belle ! – et ses jambes, ses bras, son ventre étaient maintenus par de larges attaches en caoutchouc. Je les ai défaites. Je l'ai aidée à se mettre debout, à enfiler une chemise de patiente pliée sur une table roulante, à sortir de la pièce et à remonter au rez-de-chaussée du bâtiment.

J'aimais la tenir ainsi dans mes bras, la sentir se livrer à moi en toute confiance, sa tête sur mon épaule.

Sabine nous observait sans un mot, le regard fixe. Je lui ai ordonné de se rendre dans les étages pour accélérer le déménagement. Elle a hoché la tête et commencé à escalader les marches d'un pas automatique, lent et lourd – celui d'une femme abattue, qui vient de réaliser que l'homme qu'elle aime n'éprouve pour elle qu'indifférence, qu'il est amoureux d'une autre femme et que cet amour total est totalement réciproque.

J'ai conduit Louise jusqu'au vestiaire général des patients. Je lui ai demandé de se choisir quelques vêtements.

– Ils ne sont pas à moi, Louis !

– Ne cherche pas à comprendre. Dépêche-toi.

J'avais perdu beaucoup de temps avec Cloporte, puis avec Sabine, puis à chercher Louise, puis à venir jusqu'au vestiaire général. Il me restait à retourner au bureau du directeur pour aider Cloporte et son équipe à loger le cadavre dans le coffre à linge, attendre leur départ, ouvrir le coffre-fort, remplir les valises que j'allais prendre au vestiaire. Il me fallait aussi superviser la bonne exécution du déménagement des patients et des patientes pour que les soldats s'installent au plus vite et qu'ainsi, à la nuit tombée, l'ordre et le calme étant redescendus sur l'hôpital, Louise et moi puissions nous faufiler avec nos valises jusqu'à l'un des murs du domaine et nous enfuir.

– Je t'en supplie, Louise, prends n'importe quoi, nous sommes très en retard.

84

Louis (suite) : La découverte de Klebs

Pendant que Louise essayait des vêtements, j'ai fouillé dans le stock des valises entassées dans un coin du vestiaire. J'en ai trouvé deux similaires, très grandes et solides, chacune fermée par des serrures imposantes et ceinturée de courroies en cuir larges et épaisses.

J'ai mis dans l'une des valises quelques habits de rechange pour Louise, nous avons quitté le vestiaire général et nous nous sommes rendus, au travers des groupes de soldats qui commençaient à pénétrer peu à peu dans les bâtiments, jusqu'au bureau du directeur.

Cloporte, Black et White m'y attendaient près d'un énorme coffre à linge. Ils ont regardé avec surprise les vêtements que portait Louise. Cloporte a jeté un coup d'œil sur mes valises mais s'est abstenu de tout commentaire.

J'ai fait pivoter le battant central de la bibliothèque. Louise a poussé un petit cri en voyant le corps du directeur allongé sur le sol au fond de la pièce de service. Black et White ont tiré le coffre vers le cadavre qu'ils ont essayé en vain de soulever. Le directeur disait vrai : à force de se goinfrer dans les meilleurs restaurants toulousains, il avait réellement dépassé le quintal. Je suis allé leur prêter main-forte avec Cloporte. Le passage entre la porte des toilettes et l'évier était très étroit, nous ne pouvions nous disposer comme nous l'aurions souhaité, l'un à la tête, un autre aux jambes et deux sur les côtés, nous nous gênions et nous avions beau souffler comme des bœufs, nous n'arrivions pas à décoller cette carcasse du sol.

– Que faites-vous là-dedans ?

J'ai reconnu la voix de Sabine dans mon dos. Je me suis précipité sur elle, je l'ai repoussée dans le bureau et j'ai refermé vivement le battant de la bibliothèque. Cloporte, Black et White étaient à présent seuls dans la pièce de service avec le cadavre du directeur, tandis que Sabine, Louise et moi nous trouvions de l'autre côté du panneau.

– Que se passe-t-il ici ? m'a redemandé Sabine.

– Et toi, pourquoi n'es-tu pas avec tes infirmières et tes patientes ?

– Elles seront bientôt prêtes. Je venais vérifier que le directeur est vraiment parti.

– Sabine, je t'en prie !

– Je ne crois pas à ton histoire. Tu me mens.

Elle a vu les vêtements de Louise, elle est restée un instant stupéfaite et soudain, avec une violence inouïe, elle a éclaté de rage.

– Pourquoi cette petite grue s'est-elle déguisée ainsi ? Et ces valises ? Vous partez en amoureux ? Mais c'est merveilleux ! Tous mes vœux de bonheur ! Quel dommage tout de même, Louis, que tu quittes cet hôpital à l'instant où tu viens d'être promu à sa tête ! « Monsieur le directeur » ! Tu laisses un tel poste ? Quel gâchis ! Peux-tu maintenant m'expliquer ce que Cloporte et les deux autres fichent derrière cette cloison ?

– Sabine, retourne dans ta division. C'est un ordre.

– Vous m'impressionnez beaucoup, monsieur le directeur. Je tremble d'angoisse en songeant aux sanctions que vous m'infligerez si je vous désobéis.

– Waw waw grr !

Nous nous sommes retournés, Louise, Sabine et moi, vers la porte d'entrée du bureau. Le *Stabsfeldwebel* Ralf Klebs se tenait dans l'encadrement. Il était essoufflé, rouge, furieux ; deux filets de bave dégoulinaient de son museau.

– *Herr Direktor*, vous être où ?

– Moi être ici.

– *Nein, waw, grr*, vous être où avant ici ?

– Et vous ? *Herr* Oberst vous a ordonné de m'aider et vous ne l'avez pas fait. Honte à vous ! *Herr* Oberst ne sera pas content du tout !

J'avais pris un air courroucé, le doigt pointé sur lui. Il a fondu aussitôt. J'ai compris à ses mimiques qu'il était désolé, qu'il me priait de l'excuser. J'ai fait un signe de la main, magnanime : pour cette fois je lui pardonnais. Il a levé sur moi des yeux de chien battu mais fidèle et pour m'exprimer sa reconnaissance, il a tourné la tête de part et d'autre afin de trouver un service à me rendre, là, tout de suite. Soudain son visage s'est illuminé. Il s'est jeté sur le tapis, il a baissé son museau pour observer quelque chose, puis il s'est redressé, gueule ouverte, langue pendante, et avec un plaisir total, ineffable, absolu, il m'a rapporté au bout de sa grosse patte une paire de lunettes.

Les lunettes du directeur.

Elles avaient dû tomber quand j'avais frappé le directeur avec la statuette. Et lorsque, après avoir caché son corps derrière la bibliothèque, j'avais remis en ordre le bureau, je n'avais pas vu sur le tapis ces deux verres transparents reliés par une très fine monture.

Sabine était livide. Klebs rayonnait de bonheur. Je me suis demandé s'il attendait que je lui caresse le crâne et que je lui donne un morceau de sucre.

J'ai remercié le bouledogue et je lui ai fait signe de sortir de la pièce, en lui montrant Sabine et Louise pour lui faire comprendre que je voulais rester seul avec elles.

– *Jawohl, Herr Direktor !*

Il a claqué les talons – très étonnant pour un bouledogue – et il a détalé.

J'ai fermé la porte du bureau derrière lui et je suis revenu vers Sabine. Ses lèvres tremblaient.

– Louis… qu'est-il arrivé au directeur ?

– Je te l'ai expliqué : il est parti.

– Sans ses lunettes ?

– Il a dû prendre une autre paire.

– Il en possède une seule autre. Il l'a cassée hier. Que s'est-il passé, Louis ? Où est-il ?

Soudain elle a regardé Louise et ses yeux se sont dilatés comme sous l'effet d'une découverte brutale et horrible.

– Ce n'est quand même pas à cause d'elle que… Ne me dis pas, Louis, que… c'est parce qu'il voulait l'opérer ?

Et bien sûr, comme dans une scène de Grand-Guignol, le battant de la bibliothèque a pivoté juste à ce moment sur Cloporte, Black et White qui traînaient le coffre à linge dans lequel ils étaient enfin parvenus à plier le cadavre du directeur.

85

Louis (suite) : Laissez-passer

Sabine a tendu une main tremblante vers le coffre.

– C'est quoi, ça ? Je veux savoir ce qu'il y a là-dedans !

– Ceci, Sabine, s'appelle une malle sanglante. Elle contient le cadavre du directeur.

– NOOON !!!

– Maîtrise-toi ou cette malle contiendra un deuxième corps. Suis mes conseils : retourne auprès de tes patientes, oublie ce qui se passe ici et ne t'avise pas d'en parler avec qui que ce soit – les gendarmes, les Allemands, peu importe. Parce que en temps de guerre, une vie compte peu. Surtout la tienne.

– Ainsi tu étais vraiment un criminel ? Les gendarmes avaient donc raison ?

– Tu en doutais, Sabine ?

– Moi je l'avais toujours dit, heing, que Louis c'est un assassing ! a renchéri Cloporte d'un air ravi. À votre place, madame Dumongt, je lui obéirais au doigt et à l'œil. Bong, en attendangt, monsieur le directeur, qu'est-ce qu'on fait de cette malle ?

– Qu'en pensez-vous ?

– Le mieux serait de l'amener chez nous, dans notre bâtimengt. Après c'est facile : on sort le corps, on le déshabille, on le met dans un drap et direct dans la fosse commune. Mais il faut d'abord descendre tout ça au rez-de-chaussée, traverser la cour d'honneur au milieu des soldats, avec un tel poids on ne va pas y arriver.

– Je vais vous trouver de l'aide.

Je suis allé chercher Klebs dans le couloir. Je lui ai montré la malle, je lui ai fait comprendre qu'elle était très lourde et qu'il devait réquisitionner des hommes solides, musclés, vaillants, bref les plus costauds du régiment, pour la porter jusqu'à l'endroit où Cloporte leur dirait de la poser.

– *Warf, Herr Direktor !*

Il est sorti, j'ai ordonné à Sabine de fiche le camp, de commencer immédiatement le transfert des patientes et je lui ai recommandé une nouvelle fois de ne parler à personne de la mort du directeur si elle tenait à sa propre vie. Elle a hoché la tête en silence et elle est partie. Klebs est revenu avec six athlètes presque aussi grands que moi, qui ont soulevé le coffre à linge sur leurs épaules. On aurait dit des croque-morts portant un cercueil. Ils ont suivi Cloporte qui marchait à trois pas devant eux tel un maître de cérémonie, tandis que Black et White les suivaient pour fermer le convoi funèbre.

Il ne me restait plus à présent qu'à ouvrir le coffre-fort et vider son contenu dans les deux grandes valises. Puis à attendre la nuit. Et nous enfuir.

J'allais demander à Klebs de me laisser seul avec Louise quand…

… le colonel Von Katz est entré dans le bureau, l'air ravi :

– Monsieur le directeur, vous êtes d'une efficacité remarquable ! Les patients du deuxième étage de la division des hommes ont tous rejoint ceux du premier, leurs couchages ont été changés pour accueillir les patientes, celles-ci sont déjà regroupées au rez-de-chaussée du bâtiment des femmes et leurs dortoirs sont en cours de nettoyage. Nos soldats vont pouvoir bientôt s'installer. Magnifique ! Oh pardon, je n'avais pas vu madame… Madame votre femme, peut-être ?

Louise a souri. Je l'ai prise par le bras.

– En quelque sorte, colonel.

Le colonel a ôté sa casquette, claqué les talons.

– Colonel Heinrich Von Katz. Madame, je suis honoré de faire la connaissance d'une femme aussi charmante et de surcroît l'épouse « en quelque sorte » du directeur de cet hôpital.

Il s'est cassé en deux pour saluer Louise.

– Madame, quels que soient vos désirs, je vous prie de me les faire connaître : ils seront pour moi des ordres.

– Merci colonel, a répondu Louise. Vous parlez remarquablement le français, je vous en félicite.

– Chère Madame, qui vous a fait croire que je suis Allemand ?

Devant notre surprise, le colonel a éclaté de rire.

– Je plaisantais. Du moins en partie. Mais dites-moi : pourquoi ces valises ? J'espère, madame, que vous ne voulez pas quitter cet hôpital parce que mon régiment vient de l'envahir ? Je serais au comble de la désolation.

Je suis intervenu.

– Comme je vous l'ai expliqué, colonel, j'ai quelques affaires personnelles à prendre dans ce bureau. Ces valises me permettront de les emporter.

– Je comprends. Ceci étant, quand votre femme ou vous-même souhaiterez sortir de l'hôpital pour vous rendre à Toulouse ou ailleurs, je me ferai un plaisir de vous délivrer les laissez-passer nécessaires.

– Les laissez-passer ?

– Nos troupes occupent les principaux carrefours et ont installé des barrages mobiles sur de nombreux axes. Que ce soit à pied, à vélo, en voiture, vous serez contrôlés sans cesse. Un laissez-passer à en-tête de mon poste de commandement, dûment tamponné et signé, sera pour vous le sésame indispensable pour vous éviter les tracasseries administratives qui gâcheraient votre excursion.

Une chape de plomb s'est abattue sur moi : nous n'avions pas d'autre choix que de reporter notre départ.

Et le trésor, pendant ce temps, fallait-il le laisser dans le coffre-fort ou le transférer dans nos valises et porter celles-ci dans mon appartement ? J'ai décidé de ne pas y toucher : nul à part moi, Alfred et ses gendarmes qui n'étaient pas près de fouler à nouveau de leurs bottes le pavillon de la direction occupé par la Wehrmacht, ne connaissait ce coffre dont j'étais le seul à posséder les clés. Les Allemands ignoraient jusqu'à l'existence de la pièce de service derrière la bibliothèque, le panneau étant resté fermé chaque fois que Klebs était entré dans le bureau. Évidemment, accéder à nouveau en ce lieu ne serait pas facile si Von Katz y installait son PC. Mais son régiment ne resterait pas éternellement ici : une troupe d'infanterie motorisée est appelée à se déplacer fréquemment et dès les prochains jours, les bataillons de Von Katz seraient peut-être dirigés, selon l'évolution de la guerre, vers un autre théâtre d'opérations.

J'ai demandé à Louise en la regardant fixement :

– Nous avons pris ce dont nous avions besoin, n'est-ce pas ?

– Si tu le penses…

– Imaginons qu'il me faille revenir dans ce bureau, colonel : me l'accorderez-vous si je promets de fermer les yeux sur tous vos plans ?

– Nous verrons, monsieur le directeur. En attendant, me ferez-vous l'honneur, vous et votre femme, de dîner ce soir à ma table ?

– Je vous remercie, colonel. Ma femme est hélas un peu fatiguée en ce moment.

– Vous m'en voyez désolé. Dans ce cas, accepteriez-vous que nous dînions entre hommes ? Un repas simple et rapide qui nous permettra de mieux faire connaissance et ne vous séparera que peu de temps de votre femme – si du moins vous nous le permettez, chère madame.

Louise m'a regardé. Elle a lu la réponse dans mes yeux.

– Permission accordée, colonel.

– Merci, chère madame, vous êtes adorable. Dix-neuf heures, monsieur le directeur ?

– Entendu, colonel.

– Parfait. À tout à l'heure.

86

Louis (suite) : Dans ma chambre avec Louise

Je suis monté, suivi de Louise, jusqu'au deuxième étage avec mes deux valises, l'une vide et l'autre chargée seulement des quelques vêtements de rechange pris pour elle au vestiaire. Nous sommes entrés dans mon appartement. J'ai posé les valises. Et j'ai regardé Louise. Elle souriait. Moi non.

– Je suis désolé, Louise. Nous ne partirons pas cette nuit. Il va falloir que tu dormes ici.

Elle venait tous les jours chez moi mais je ne lui avais jamais montré ma chambre pour éviter tout quiproquo. Elle a pouffé de rire devant les danseuses de frenchcancan sur les affiches à la tête du lit, de chaque côté du crucifix.

– C'est mon prédécesseur qui les a mises là.

– Oui oui, on dit ça… et depuis tout ce temps tu t'es bien gardé de les enlever…

Elle riait de bon cœur. J'aimais la voir aussi heureuse, aussi confiante, seule avec moi dans ma chambre.

Je lui ai montré le lit.

– Il est étroit mais le matelas et le sommier sont épais. Je vais mettre le matelas au salon, tu auras la chambre pour toi.

Elle a cessé de rire et posé sa main sur mon cou.

– Jamais de ma vie je n'ai rencontré un homme aussi gentil que toi, Louis. Laisse le matelas ici, à côté du lit. Je préfère te savoir près de moi. Je me sentirai plus en sécurité. Tu veux bien ?

Elle m'a embrassé sur la joue. Un baiser furtif, léger. Elle m'a regardé et m'a embrassé à nouveau. Un baiser plus long, plus appuyé, au coin des lèvres. Elle a posé sa tête contre mon épaule et s'est laissée aller contre moi. Je sentais son ventre et ses seins au travers de nos vêtements. Je sentais aussi mon corps réagir et je savais qu'elle s'en rendait compte.

J'ai embrassé ses cheveux, son front, elle a levé la tête vers moi, les lèvres ouvertes. Mon cœur battait la chamade. J'étais amoureux fou de cette femme si douce, si belle, seule avec moi dans ma chambre et qui se collait à moi, se livrait à moi, s'abandonnait à moi.

Je l'ai repoussée. Doucement, avec délicatesse, mais je l'ai repoussée. Elle a ouvert les yeux et m'a regardé sans comprendre. Je lui ai expliqué.

– Je t'aime, Louise. JE T'AIME. Je veux que la première fois où nous ferons l'amour, ce soit ailleurs que dans cette chambre sordide, avec ses reproductions de cocottes sur les murs comme dans un hôtel de passe. Ce sera à l'extérieur de cet hôpital. Nous serons enfin libres, Louise.

Elle ne se détachait pas de moi. Elle souriait. Elle a déposé un baiser furtif sur mes lèvres puis elle m'a regardé un long moment avant de me demander :

– Comment peux-tu m'aimer, Louis ? Je suis enceinte et je ne sais même pas qui est le père. Pourquoi es-tu amoureux de moi ?

– PARCE QUE.

– Ah, bien sûr, je m'incline devant un argument aussi fort.

Elle a ri et s'est reculée d'un pas.

– *Herr* Oberst Von Katz vous attend pour dîner, monsieur le directeur. Vous avez à peine le temps de vous rafraîchir avant de le rejoindre.

– Je n'ai aucune envie de passer la soirée avec lui. Je n'ai aucune envie de te quitter.

– Je te promets d'être ici à ton retour !

87

Louis (suite) : Dîner chez le colonel Von Katz

Le colonel se tenait debout au milieu du grand salon de l'ancien appartement du directeur.

– Monsieur le directeur, je vous prie de me pardonner ce désordre. Ma famille est l'une des plus anciennes familles d'Allemagne, elle remonte à 1321, eh bien six siècles plus tard je vis comme son fondateur, avec pour tous meubles ces malles de vêtements, de vaisselle et d'alcools que je trimbale de place en place au gré des pérégrinations de ma vie militaire. Prendrez-vous une coupe de champagne ? J'ai un excellent dom pérignon 1937.

Nous nous sommes assis dans les fauteuils profonds du directeur. Un esclave nous a servis, impassible, rigide – un robot en tenue de l'armée allemande.

– À nos femmes ! s'est exclamé le colonel en levant son verre.

– Vous n'ajoutez pas, comme le veut la tradition : « … et à ceux qui les montent » ?

– Ah ah ! Je voulais ménager le civil que vous êtes mais je ne m'en priverai plus, c'est promis.

– Je vous en remercie par avance, colonel. De mon côté, je ne vais pas vous ménager non plus. Je vais vous poser une question très indiscrète. Très personnelle. Et je vous interdis de ne pas y répondre.

– Diantre ! Vous ne manquez pas d'aplomb, monsieur le directeur !

– Voici ma question : comment pouvez-vous parler aussi parfaitement le français, sans hésitation ni le moindre accent ?

Je m'attendais à le voir se rengorger, me raconter avec jubilation des études à Paris, ou le souvenir d'un précepteur français, ou son don pour les langues étrangères, ou quelque autre raison qu'il m'aurait présentée d'un air faussement modeste. Mais il s'est tu un moment et ce n'est qu'après avoir bu lentement une longue gorgée de champagne qu'il s'est décidé à me répondre.

– Mon régiment stationnait le mois dernier au nord d'Orléans. Je me suis octroyé deux jours de permission à Paris. Savez-vous à quoi je les ai consacrés ?

– Si un autre que vous me posait cette question, colonel, je songerais à Pigalle, la tour Eiffel, les petites femmes. J'imagine que votre emploi du temps a été moins banal.

– Je me suis rendu sur la tombe de mes grands-parents maternels au cimetière de Passy, place du Trocadéro. Ma mère est une Bréville – vous savez, tous ces vicomtes généraux ou ministres sous Louis XV et Louis XVI. Son frère, celui qui a hérité du titre et du château, est venu de Normandie pour me voir. Il a vomi sur les Juifs et les communistes, et m'a dit beaucoup de bien de Hitler. Moi je lui en ai dit beaucoup de mal. Il croyait que je plaisantais. Quand il a compris combien j'étais sincère, il est reparti dans ses terres, très fâché. Il n'a même pas voulu dîner avec moi. Nous nous trouvions pourtant chez son cadet, un autre frère de ma mère, qui habite boulevard Saint-Germain. Celui-là, je me suis toujours très bien entendu avec lui. Nous avons passé la soirée à démolir Hitler et sa clique. À deux heures du matin nous étions debout sur le balcon, soûls comme ce n'est pas permis, à chanter *La Marseillaise*.

– VOUS ?!

– Dites donc, cher directeur, j'ai bien le droit, non ? Je suis à moitié Français, tout de même ! C'est d'ailleurs ce que j'ai expliqué aux policiers qui passaient dans la rue et qui voulaient nous faire taire. Quand je leur ai dit d'aller se faire voir, ils m'ont hurlé : « Ah oui, tu crois ça ? Tu crois aussi que tu as le droit de te déguiser en officier allemand ? » Ils se sont engouffrés dans l'immeuble, ils ont grimpé jusqu'à notre étage, frappé à notre porte, mon oncle leur a ouvert, ils ont voulu nous embarquer, mon oncle leur a conseillé de me demander d'abord mes papiers, je leur ai montré ma carte d'officier et là, quel dommage que vous ne les ayez pas vus, ils se sont mis au garde-à-vous : « Désolé, colonel, nous sommes navrés, colonel, un Allemand qui chante *La Marseillaise*, vous comprenez, veuillez nous pardonner… – Je vous en prie, messieurs. Et puisque nous sommes en France où tout finit par des chansons, nous allons chanter *La Marseillaise* ensemble. – Ah non, colonel, vous n'y pensez pas ! ». J'ai insisté, ils ont été obligés de s'exécuter, nous avons chanté tous les quatre, mon oncle, les deux policiers et moi, *La Marseillaise* dans l'escalier, un voisin est sorti en criant : « C'est bientôt fini ce vacarme, oui ? », il m'a vu, il a dit : « Oh pardon ! », il a fermé sa porte, il l'a rouverte en se demandant s'il n'avait pas la berlue – un officier allemand chantant *La Marseillaise* avec deux policiers français ! – il a dit à nouveau : « Oh pardon », il a refermé sa porte et il a dû se précipiter sous son lit ou s'enfuir de l'immeuble par l'escalier de service. Voilà mes folies parisiennes, monsieur le directeur. Je suis allé sur la tombe de mes grands-parents le lendemain. J'espère qu'ils n'ont pas été choqués par mon uniforme. Est-ce ma faute si leur fille a épousé un aristocrate allemand du Bade-Wurtemberg ?

Le robot-esclave en uniforme vert est revenu, a claqué les talons devant le colonel et s'est cassé en deux.

– *Verzeihung, Herr Oberst…*

Le colonel a fait un signe de la tête et s'est tourné vers moi :

– Le dîner est servi, monsieur le directeur. Gardons notre coupe : le dom pérignon nous aidera à ingurgiter la cuisine infecte que mon cuisinier nous a préparée.

Nous sommes passés à table.

Deux bouteilles de dom pérignon et trois kilos de pommes de terre bouillies plus tard, le colonel m'a informé que Tony s'était déjà empressé de venir le saluer, l'assurer de sa loyauté totale et de son dévouement absolu.

– Ce nabot a dû lever dix fois le bras en criant : « *Heil Hitler !* ». J'ai horreur de ces légionnaires. Moi qui déteste Hitler, ce petit sous-officier prétentieux qui conduit l'Allemagne à la ruine, je ne comprends pas ces Français qui collaborent avec les troupes d'occupation.

Après encore deux autres bouteilles, le colonel m'a parlé des internés de notre hôpital.

– Ce sont des loques humaines. Des infirmiers, des infirmières et même ce fameux Tony m'ont expliqué combien vous vous êtes battu pour améliorer l'ordinaire de vos patients. Mais en cette période de guerre, votre gouvernement se désintéresse autant que le nôtre de la population des asiles psychiatriques.

Il s'est ravisé.

– Encore que chez nous, ce n'ait pas toujours été le cas. Il y a peu de temps encore, Hitler était très soucieux de l'avenir des malades mentaux allemands. Avez-vous entendu parler du programme T4, monsieur le directeur ?

88

Louis (suite) : Le comte Clemens Auguste Von Galen

– Le programme T4, m'a expliqué le colonel, tient son nom de la Tiertgarten Strasse 4, une adresse dans la banlieue de Berlin où a été installée en 1939 la RAG, la *Reichsarbeits-Gemeinschaft Heil und Plefegeanstalten* – la Communauté du Reich pour les établissements hospitaliers. Une commission composée de vingt-cinq psychiatres dont sept professeurs de psychiatrie, qui rédigeait des questionnaires envoyés aux directeurs d'asile pour leur demander de trier à des fins d'expériences leurs malades les plus gravement atteints. En fait d'expériences, ils étaient euthanasiés.

– Pardon ?

– Plus de cent mille Allemands sont morts en moins de deux ans à cause du programme T4.

– Mais… pourquoi ?

– Parce que Hitler en avait décidé ainsi. Il voulait éliminer « ces vies sans valeur de vie », comme il le dit à propos des Tziganes, des Juifs, des communistes et de toutes les populations qui lui déplaisent. Il a créé six établissements spécialisés dans le massacre des malades mentaux, dispersés dans plusieurs régions d'Allemagne. Au début, les directeurs de ces établissements soumettaient les patients qui leur étaient amenés à une diète sévère. La diète conduisait les malades à la cachexie.

À ce stade, une injection toxique banale de morphine ou d'hyoscine suffisait pour les achever.

– Comment avez-vous eu connaissance de ces agissements, colonel ?

– Par un ami de ma famille, le comte Clemens Auguste Von Galen.

– Il était concerné par ces actions ?

– Très concerné, oui. Avant que je vous parle de lui, laissez-moi vous raconter la fin de l'expérience T4. Les injections létales ne satisfaisaient pas les gens de Berlin : tout cela était trop long, trop artisanal. Le Führer voulait passer au stade industriel. Des chimistes se sont attelés à la tâche et, en 1940, une première expérience a eu lieu à la maison d'arrêt de Brandebourg-sur-Havel, près de Berlin. Vingt-deux détenus ont été gazés en vingt-deux secondes. Remarquable, n'est-ce pas ? Vive l'industrie allemande !

– Gazés ?!

– À l'oxyde de carbone. À la suite de ce brillant succès, plusieurs établissements ont été équipés de systèmes de gazage. Les patients étaient invités à entrer dans une sorte de pièce qui ressemblait à un cabinet médical, à s'y dévêtir et à rejoindre une salle voisine au plafond garni de pommeaux de douche. Par les pommeaux, les médecins envoyaient de l'oxyde de carbone. L'agonie était horrible. Ensuite les corps passaient au crématoire et les cendres étaient réparties dans des urnes envoyées à chaque famille avec une lettre de condoléances : « Très chers monsieur et madame Muller. À notre grand regret, il nous faut vous annoncer que votre fils Hans Muller est mort brusquement d'un œdème du cerveau le 3 septembre 1940. Du fait des dangers d'épidémie, les autorités de police ont ordonné que le corps soit incinéré sur-le-champ. » Bien sûr, le nombre des victimes a tellement augmenté – plus de cent mille, je le répète – que beaucoup de familles ont protesté : comment était-il possible que cet enfant, ce frère, cette sœur, ce parent qu'elles avaient vus quelques jours plus tôt bien portants, soient morts aussi soudainement ? Et pourquoi tant de précipitation pour les incinérer au lieu de les enterrer ?

– Votre ami le comte Von Galen a perdu un proche à cause du programme T4 ?

– Clemens Auguste Von Galen méritera que son nom soit célébré après la guerre comme celui d'un héros. Aucun membre de sa famille n'a été victime du programme T4, pourtant Galen a risqué sa vie pour mettre fin à ce programme.

– Comment cela ?

– Le comte Clemens Auguste Von Galen est l'évêque catholique de Münster, en Westphalie. Au début du mois d'août de l'an dernier, il a prononcé un prêche dans sa cathédrale Saint-Lambert archibondée, pour dénoncer le massacre des innocents par le régime nazi : « *Ce grand nombre de décès inattendus ne sont pas le fait d'une mort naturelle mais d'un meurtre accompli d'après cette idéologie qui affirme avoir le droit d'anéantir toute vie soi-disant indigne de l'existence. Terrible idéologie que celle qui justifie l'extermination des innocents ! Malheur aux hommes, malheur au peuple allemand si on transgresse impunément le Commandement de Dieu : "Tu ne dois pas tuer" !* »

– Belles paroles. Pour quel résultat ?

– Des hauts dignitaires du Reich ont demandé la pendaison du prélat. Mais d'autres dirigeants du clergé protestant et catholique ont pris sa défense et se sont prononcés avec vigueur contre l'euthanasie des malades mentaux. Je ne parle malheureusement que du clergé allemand : le Vatican, lui, est resté silencieux. Je ne comprends pas l'attitude du nouveau pape. Ce Pie XII est indigne du message du Christ. Il risque de causer un tort immense à l'Église catholique et de faire oublier son formidable prédécesseur, Pie XI, hélas mort au début de la guerre. Pie XI, le signataire des accords du Latran qui ont créé un État du Vatican indépendant de l'Italie, et qui a pourtant condamné le fascisme Italien. Pie XI qui n'a pas craint non plus, voici cinq ans à peine, alors que tous les gouvernements européens baissaient leur culotte devant Hitler, de dénoncer sans équivoque le national-socialisme, ce qui explique peut-être pourquoi M. Hitler déteste aussi cordialement l'Église catholique.

– L'évêque de Münster n'a donc pas été exécuté ?

– Mieux que cela : trois semaines plus tard, Hitler a ordonné l'arrêt du programme d'extermination des malades mentaux. La guerre est certes cruelle, sanglante, injuste, mais l'euthanasie de toute une population est pour moi inconcevable. Remarquez bien que M. Hitler n'a pas l'exclusivité de tels délires : certains Français, et non des moindres, tiennent le même discours.

– Colonel, si vous n'étiez pas à moitié Français, je prendrais ce propos pour une insulte. Des noms, je vous prie !

89

Louis (suite) : « L'Homme, cet inconnu »

Le colonel s'est levé pour prendre un livre sur une desserte. Il est revenu s'asseoir et m'a montré le titre de l'ouvrage et le nom de l'auteur imprimés sur la couverture : *L'Homme, cet inconnu*, par Alexis Carrel.

– J'ai trouvé ce bouquin dans votre bibliothèque, monsieur le directeur. Il est à vous ?

– Jamais vu, colonel. Il appartenait sans doute à mon prédécesseur.

– Le résistant ? Ce serait drôle. Connaissez-vous les théories de ce Carrel ?

– Pas encore, colonel.

– Vraiment ? Vous savez au moins qu'il a reçu le prix Nobel de médecine avant la guerre de 14-18 ? Ce grand savant français a pondu voici quelques années un ouvrage qui a connu un énorme succès d'édition en France et en Allemagne et que M. Hitler lui-même aurait pu signer.

Le colonel a ouvert le livre.

– Tenez, au hasard : « *Les maladies de l'esprit deviennent menaçantes. Elles détériorent de plus en plus les races blanches.* » Et ceci : « *Un effort naïf est fait par les nations civilisées pour la conservation d'êtres inutiles et nuisibles. Les anormaux empêchent le développement des normaux.* » Et cela encore : « *Pourquoi la société ne disposerait-elle pas des criminels et des aliénés d'UNE FAÇON PLUS ÉCONOMIQUE ? Le conditionnement des criminels les moins dangereux par le fouet suffirait probablement. Quant aux autres, un ÉTABLISSEMENT EUTHANASIQUE POURVU DE GAZ APPROPRIÉS permettrait d'en disposer de façon économique. Le même traitement ne serait-il pas applicable aux fous ?* » Eh oui, cher directeur, c'est un Français qui a écrit cela. Un professeur de médecine. Prix Nobel. Et ce tissu d'âneries délirantes, sectaires, criminelles, eugénistes, est paru en France, voyons la date d'impression, en 1935, et son succès de librairie a été phénoménal. J'espère au moins, cher directeur, que ces idées ne sont pas les vôtres ?

– Et vous, *Herr* Oberst, qui êtes officier de l'armée du Reich, oseriez-vous soutenir qu'elles vous sont étrangères ?

– Totalement. Je me suis engagé avant l'arrivée des nazis, par tradition familiale et par goût, je l'avoue, de la vie militaire. La moitié allemande de mon sang bout devant les grossièretés de ce M. Hitler et des voyous qui l'entourent, et la moitié française se glace au spectacle de ce vieux maréchal collaborationniste que les Français adulent comme le Messie.

L'esclave-robot est entré dans la salle à manger, d'un pas toujours aussi rigide et mécanique. Il a déclaré haut et fort, comme s'il annonçait la nouvelle la plus importante depuis le début du conflit :

– *Der kaffee ist serviert, Herr Oberst !*

– Je pense, m'a dit le colonel, que je n'ai pas besoin de traduire le message capital que ce crétin vient de nous hurler aux oreilles. Voulez-vous que nous retournions au salon ?

Nous nous sommes levés. Le colonel a saisi le seau à champagne d'une main, sa coupe de l'autre, j'ai pris la mienne et nous avons plongé dans deux fauteuils en cuir, larges et profonds.

– Avalons nos cafés et la fin de cette bouteille, cher directeur, et je vous libérerai. Votre femme vous attend.

– Puis-je vous demander, colonel, si une femme vous attend vous aussi chez vous, en Allemagne ?

Il m'a répondu sur un ton faussement léger.

– Mes parents sont âgés. Ma femme est auprès d'eux avec nos enfants dans notre domaine familial près de Tübingen. J'ai deux garçons et une fille. L'aîné partira bientôt à la guerre. Le cadet veut être médecin. Ma fille a un don pour le dessin – elle réalise des sanguines merveilleuses, je vous en montrerai, j'en ai ici dans mes malles. Entre mes parents, mes enfants et l'entretien du domaine, ma femme a de quoi s'occuper. Nous nous écrivons beaucoup. Je lui envoie des poèmes de Baudelaire pour lui dire de quels atours je veux la voir vêtue quand je la retrouverai dans notre chambre. « *La très chère était nue, et connaissant mon cœur / Elle n'avait gardé que ses bijoux sonores / Dont le riche attirail lui donnait l'air vainqueur / Qu'ont dans leurs jours heureux les esclaves des Mores.* » Ou cette autre strophe d'un autre poème, « À une mendiante rousse » : « *Que des nœuds mal attachés / Dévoilent pour nos péchés / Tes deux beaux seins, radieux / Comme des yeux.* » Quel drôle de pays que la France, qui peut enfanter à la fois d'un Alexis Carrel et d'un Charles Baudelaire !

Il a bu son café lentement, du vrai café que je l'ai laissé déguster en silence. Son esprit était à plus de mille kilomètres, dans une chambre d'un haut château dressé depuis le Moyen Âge au milieu du vaste domaine des Von Katz.

– Avec votre permission, colonel, je vais me retirer.

Il a regardé un instant autour de lui, surpris, comme s'il ne savait plus où il se trouvait. Puis il a réalisé, il a repris son ton le plus mondain :

– Bien sûr, monsieur le directeur. Merci de m'avoir accordé votre présence durant ce dîner.

Je l'ai remercié de son accueil, il m'a raccompagné jusqu'à l'entrée de l'appartement, j'ai rejoint le mien au deuxième étage, j'ai poussé la porte de ma chambre.

Louise dormait d'un sommeil profond, son premier sommeil depuis plus d'un an dans un vrai lit et non sur une paillasse d'hôpital, dans une chambre à elle et non parmi des centaines de patientes entassées dans un dortoir. Elle souriait en dormant, détendue, paisible, heureuse jusque dans ses rêves.

Je suis revenu dans le salon. Je me suis enfoncé dans l'un des fauteuils, incapable de trouver le sommeil. Même les yeux fermés, je voyais repasser en boucle devant moi le film de cette journée où je venais d'assassiner le directeur, d'être « nommé » directeur à sa place par l'armée allemande, d'organiser le déménagement et le regroupement de tous les patients et patientes dans le bâtiment des hommes pour permettre l'installation dans celui des femmes du régiment de la Wehrmacht, et de dîner avec Heinrich Von Katz dont les *Ausweis* me seraient nécessaires pour m'enfuir avec Louise, nos valises pleines de l'argent et des bijoux que nous aurions d'abord pris dans l'armoire forte du directeur dont les trois clés plates se trouvaient au fond de la poche droite de ma veste.

J'ai tenté de m'obliger à dormir. Les jours suivants seraient éprouvants et j'aurais besoin de toute mon énergie pour faire face aux événements que n'allait pas manquer de provoquer la cohabitation d'un régiment d'infanterie motorisée de l'armée allemande, d'un groupe d'infirmiers membres de la Résistance, d'une bande d'anciens truands transformés en légionnaires de Vichy, et de plus de huit cents patients, au sein de cet hôpital psychiatrique dont je passais dorénavant pour le nouveau directeur.

Je suis enfin parvenu à m'assoupir. Heureusement, car dès le lendemain matin j'ai dû affronter deux nouvelles épreuves.

90

Louis (suite) : Un revenant

La première épreuve n'a pas été la plus pénible, même si elle aurait pu entraîner pour moi de graves conséquences.

Dès le 13 novembre au matin, le colonel a organisé dans l'ancien bureau du directeur une réunion pour affiner les modalités de l'installation de ses troupes dans notre hôpital, et de leur cohabitation avec nos patients et le personnel soignant. Il était assisté d'un commandant et d'un capitaine qui ne connaissaient que deux mots de Français : « Bonjour, enchanté ». De mon côté, j'étais accompagné de Jules Cloporte et de Sabine Dumont qui auraient à assurer, en tant qu'infirmier chef de la division des hommes et infirmière chef de celle des femmes, la mise en œuvre des décisions que nous allions arrêter.

Le bureau du directeur était méconnaissable. En dehors de la bibliothèque toujours à la même place – ouf, personne n'avait encore trouvé la pièce de service et son coffre-fort ! – tout avait été chamboulé. Le bureau était devenu la salle principale du PC du régiment et aménagé en conséquence. L'immense table de travail Louis XV avait été déplacée au milieu de la pièce. Elle était encerclée de chaises et de fauteuils et encombrée de piles de dossiers. D'autres tables avaient été confectionnées avec des tréteaux et des planches. Une ronéo fonctionnait sans arrêt dans l'un des angles. Des cartes d'état-major de la région, piquetées de punaises de diverses couleurs, pendaient le long des murs. Deux opérateurs téléphonistes hurlaient dans d'énormes appareils de campagne.

Au milieu de ce chambardement, le colonel gardait un calme hautain, indifférent à l'agitation qui l'entourait. Il était assis d'un côté de la table, encadré du commandant et du capitaine ; je me tenais face à lui, Sabine Dumont à ma droite, Jules Cloporte à ma gauche.

Nous avions presque épuisé l'ordre du jour – où sont les cuisines ? Qui prépare le repas ? Comment assurer la fourniture des denrées ? Qui effectue le nettoyage des parties communes ? Qui lave et repasse le linge ? Quels sont les horaires de promenade des malades ? Existe-t-il une infirmerie ? Où sont les réserves de nourriture, de produits d'entretien, de linge, de médicaments ? Qui, quand, comment peut y accéder, avec quelles autorisations et sous quels contrôles ?... et ainsi de suite sur quelques dizaines d'autres sujets – quand le bouledogue est apparu, s'est dirigé en courant et en tirant la langue vers le colonel, a claqué les talons et lui a expliqué :

– *Waw, Herr Oberst, kaï, kaï grrr kaï groju schuuf...*

... Le tout accompagné d'autres aboiements, reniflements et jappements.

Le colonel s'est tourné vers moi :

– Mon ordonnance m'informe qu'un certain M. Groju demande à vous rencontrer, monsieur le directeur.

– Le nom ne me dit rien, colonel. Qu'on le fasse attendre.

– Mon ordonnance lui a déjà demandé de patienter mais ce M. Groju prétend être l'économe de l'hôpital. Si tel est le cas, sa présence parmi nous serait la bienvenue.

CROCHU ! IGNACE CROCHU ÉTAIT DE RETOUR !

Cloporte et moi nous sommes regardés un bref instant, ce qui n'a pas échappé au colonel. Crochu était incontrôlable ; sa présence dans notre hôpital serait pour moi une catastrophe et mettrait aussi en péril Cloporte et son équipe de résistants.

Je me suis esclaffé.

– Je vois de qui il s'agit, colonel : un patient qui s'était évadé. Il est revenu ? Décidément le bougre est impayable ! Monsieur Cloporte, veuillez vous occuper de lui et le ramener à son quartier.

– Bien sûr, monsieur le directeur. Avec votre permissiong, colonel, je vais donner des ordres pour qu'ong l'enferme. Parce que c'est un agité, ce Crochu, il faut faire attentiong.

Trop tard. Des cris retentissaient à l'entrée de la pièce, plus aigus que ceux des téléphonistes. Deux soldats barraient le passage à Crochu qui avait réussi à monter jusqu'au premier étage et nous hélait à travers les épaules des militaires :

– Monsieur Dantezzi ! Monsieur Cloporte ! Bonjour ! C'est moi, Ignace Crochu ! Je suis revenu ! Où est M. le directeur ?

Le colonel a donné un ordre en allemand. Les deux soldats se sont écartés pour laisser passer Crochu qui s'est approché de notre table. Il était sale, épuisé, ses vêtements étaient usés et chiffonnés, il portait une barbe grisâtre et hirsute de plusieurs semaines.

– Bonjour monsieur Cloporte. Bonjour monsieur Dantezzi. Il faut que je voie M. le directeur. Où est-il ?

Le colonel écoutait Crochu avec un intérêt qui m'incommodait – surtout quand il a répondu à Crochu :

– M. le directeur n'est plus ici. Il a rejoint la Résistance. Vous le connaissiez bien, monsieur Groju ?

– Crochu. Ignace Crochu.

– Vous étiez le collaborateur du directeur, monsieur Crochu ?

– Son bras droit, oui.

– Vous aviez donc son entière confiance ?

– Sa confiance totale.

– Il vous a parlé de ses contacts dans la Résistance ?

– M. le directeur est un fidèle serviteur du maréchal, pour rien au monde il ne se commettrait avec les communistes de la Résistance ou les traîtres de Londres, ah ça non ! Qui vous a fait croire qu'il est dans la Résistance ?

– C'est ce que nous a dit son successeur.

Le colonel me montrait de la main. Crochu m'a regardé sans comprendre.

– Son successeur… ?!

Le colonel tendait toujours la main vers moi.

– Oui, le nouveau directeur.

– Vous, monsieur Dantezzi ? Le « nouveau directeur » ? C'est une histoire de fous !

Je suis intervenu.

– Vous prétendez, monsieur Crochu, que vous étiez économe dans cet établissement ?

– Vous le savez bien, monsieur Dantezzi.

– Quand êtes-vous parti d'ici ?

– Il y a trois ans, lorsque j'ai été mobilisé, vous vous en souvenez !

– Qu'avez-vous fait pendant tout ce temps ?

– J'étais prisonnier en Allemagne. Je me suis évadé et je suis venu directement ici.

– Vous vous êtes évadé d'un camp allemand ?

– C'est ce que je viens de vous dire.

– Monsieur Crochu, les uniformes que portent les officiers à cette table sont de quelle armée ? Française, anglaise, américaine ?

– Allemande, bien sûr !

– Vous prétendez donc vous être évadé d'un camp gardé par des militaires allemands, pour nous rejoindre dans cet hôpital réquisitionné par l'armée allemande. Soutenez-vous aussi être sain d'esprit ?

– Monsieur Dantezzi, je suis à bout de forces, je ne sais plus ce que je dis ni ce que je fais, j'ai marché pendant des jours et des nuits avec comme seule idée de revenir ici, de reprendre ma place auprès de M. le directeur parce que je sais que lui me protégera, bien sûr j'ai vu les soldats en arrivant à l'entrée de l'hôpital mais je me suis dit que M. le directeur leur expliquera qu'il faut me garder. Madame Dumont, s'il vous plaît, aidez-moi…

Sabine n'avait pas prononcé un mot depuis le début de la réunion. Elle était aussi terrorisée que la veille, lorsqu'elle avait découvert le meurtre du directeur et que je l'avais menacée de subir le même sort si elle parlait.

Le colonel a demandé à Sabine :

– Chère madame, qu'avez-vous à me dire à propos de ce M. Crochu ?

Sabine a réfléchi avant de répondre en pesant chaque mot.

– Colonel, je ne me rappelle pas avoir jamais vu ici un économe aussi barbu et dépenaillé.

– Je ne peux me satisfaire de votre réponse, madame. Oui ou non, M. Crochu a-t-il travaillé avec le précédent directeur ? Sans mettre en doute la parole de son successeur et de M. Cloporte, il m'est permis de craindre qu'ils cherchent à protéger l'ancien dirigeant de cet établissement et ses réseaux de résistants dont certains sont peut-être présents à l'intérieur même de ces murs. Pesez bien votre réponse, madame, pour que je n'aie jamais à vous la reprocher…

Cloporte, à ma gauche, s'est levé. Sabine était toujours assise à ma droite ; il l'a regardée droit dans les yeux.

– Quels renseignements pourrait-ong donner au colonel, heing, madame Dumongt ? Sinong que personne à cette table n'a envie de rejoindre l'ancieng directeur là où il se trouve aujourd'hui – n'est-ce pas, madame Dumongt ? Allez, dites au colonel qu'on a assez perdu de temps avec Crochu. Oui, c'est vrai, Crochu s'est évadé d'un endroit pleing de soldats allemangds : notre hôpital, tout simplemengt, dont il s'est échappé hier soir. Et le pauvre a le cerveau tellemengt fêlé qu'il reviengt de lui-même chez nous dès aujourd'hui. Allez, Crochu, fais pas le couillong, suis-moi.

Le colonel a levé le bras, autoritaire.

– Une minute, monsieur Cloporte, Mme Dumont ne m'a toujours pas répondu.

Sabine a regardé Cloporte, puis moi, puis le colonel.

– Laissez M. Cloporte s'occuper de cette personne, colonel : ce sera préférable pour tout le monde.

– … Soit, madame.

Cloporte a saisi Crochu par le col de sa veste et la ceinture de son pantalon, l'a soulevé de terre et l'a porté, tel un pantin agité et braillard, hors de la pièce.

C'est à ce moment que le bouledogue est revenu, s'est à nouveau approché du colonel et a recommencé à aboyer.

Le colonel s'est levé, suivi aussitôt du commandant et du capitaine. Il leur a jeté quelques mots en allemand et s'est tourné vers moi.

– Désolé, monsieur le directeur, de devoir vous mettre à contribution pour une tâche très désagréable. Veuillez me suivre, s'il vous plaît.

91

Louis (suite) : Les otages

Nous sommes sortis dans la cour d'honneur. Alfred Matarex nous y attendait. Plusieurs fourgons de gendarmerie avaient réussi à se faufiler entre les véhicules et les canons allemands et stationnaient, alignés, gardés par des gendarmes armés de mitraillettes.

Alfred a salué le colonel, main au képi, dans un impeccable garde-à-vous. Le colonel lui a rendu son salut d'un geste vague.

– Vous comprendre le français, *Herr* Oberst ? a demandé Alfred.

– Un bedi beu zi vous barlez lendement, a répondu le colonel.

– Moi très honoré connaître vous, *Herr* Oberst, a repris Alfred. Moi beaucoup aimer Allemands. Moi vouloir aider vous – vous comprendre ? Moi aimer ordre, pas aimer communistes ni Juifs ni terroristes. Pétain et Hitler très amis, moi votre ami aussi, *Herr* Oberst, moi prêt à tout pour vous, moi aimer Hitler, grand chef, grand homme, grandes idées, *Heil Hitler* !

– À présent, a commenté le colonel en délaissant tout accent allemand, essayons de résumer vos propos. Si je vous ai bien compris, monsieur l'adjudant-chef de gendarmerie, vous êtes un fervent partisan de la politique de collaboration mise en place par le gouvernement de Vichy, en vertu de laquelle l'armée allemande, donc ses représentants tels que moi, peut demander à la gendarmerie française, donc à ses représentants tels que vous, d'exécuter les basses besognes dont elle n'a pas envie de se charger elle-même. C'est à ce titre que mon quartier général vous a enjoint de choisir des otages que vous vous êtes empressé de sélectionner. Je suppose qu'ils sont dans ces fourgons ?

Alfred, abasourdi, ne savait que répondre. J'ai demandé au colonel :

– Vous dites, *Herr* Oberst, que la gendarmerie française vous amène des otages français ?

– C'est exactement cela, monsieur le directeur, m'a répondu le colonel avec dégoût.

Alfred a paru encore plus stupéfait. Il s'est adressé au colonel en hochant la tête vers moi :

– Comment ça, « monsieur le directeur » ?

– Je suis le nouveau responsable de cet hôpital, lui ai-je expliqué. Quand vous êtes venu avant-hier avec vos hommes pour débusquer des résistants, vous n'avez pas été fichu de démasquer leur chef : le directeur lui-même. Bravo ! Il a profité de votre incompétence pour s'échapper et passer dans la clandestinité.

– Ah ça alors… ça alors…

Alfred soulevait son képi, se passait la main sur le visage, dans les cheveux, il saisissait son baudrier, le relâchait, reposait son képi sur son crâne. Il jetait des regards en coin vers le colonel, dans la crainte évidente de représailles immédiates. Il m'a demandé d'une voix mal assurée :

– Alors comme ça, le nouveau directeur…

– … c'est moi.

Alfred a lancé un regard interrogateur vers le colonel. Mais celui-ci, menton levé, restait impassible. Alfred était dépassé par les événements. Il a balbutié :

– Mes félicitations, monsieur le directeur, je vous ai toujours trouvé brillant et promis à un grand avenir, et quelles qu'aient pu être nos petites divergences dans le passé, monsieur le directeur – trois fois rien, *Herr* Oberst, des broutilles – j'ai toujours eu pour vous beaucoup d'estime, ce ne sont pas certaines paroles que j'ai dites sans les penser qui doivent entacher nos relations, ah ça non surtout pas. Alors comme ça, vous vous entendez bien avec l'armée allemande ? J'espère que vous témoignerez à *Herr* Oberst combien j'aime l'ordre, je déteste les Juifs et les communistes, et je traque les résistants. Hitler est le nouveau Messie que l'Europe attendait, *Heil Hitler !*

– Donc, monsieur l'adjudant-chef, vous nous amenez des otages ?

– Affirmatif, monsieur le directeur. Si vous voulez bien me suivre, monsieur le directeur, et vous aussi bien sûr, *Herr* Oberst, je vais vous les montrer. Du premier choix. Sélectionnés un à un avec beaucoup de soin. Si vous devez en fusiller, *Herr* Oberst, tapez dans le tas au hasard, ils le méritent tous.

Alfred a ordonné à ses hommes d'ouvrir les fourgons. Les otages en sont descendus, les poignets ligotés par de la corde épaisse, encadrés par les gendarmes qui pointaient sur eux le canon de leurs mitraillettes.

Il y en avait vingt. Vingt otages. Vingt hommes résignés, épuisés. L'un d'eux me rappelait une silhouette familière. J'ai cru d'abord à une ressemblance. Son regard s'est accroché au mien, et j'ai compris que ce n'était pas un sosie.

LE DR BRONSTEIN.

Je me suis tourné vers le colonel Von Katz.

– Vous vouliez me mettre à contribution, colonel ? Qu'attendez-vous de moi ?

– Mon quartier général a demandé à la gendarmerie de me livrer ces otages. Pouvez-vous leur trouver un endroit décent mais d'où ils ne pourront s'échapper ?

– Je suis directeur d'un hôpital, pas d'une prison, colonel.

– Préférez-vous que je charge mes hommes de les jeter dans l'un de ces culs-de-basse-fosse dont doivent regorger les souterrains de ces vieux bâtiments, sans eau ni lumière ni le moindre confort ?

J'ai songé aux cellules d'isolement, à la salle des baignoires, aux pièces où le directeur se livrait à ses expériences.

– D'accord, colonel. Mais dites d'abord à ces gendarmes de partir. Leur vue m'incommode.

– Moi aussi.

Il s'est adressé de loin à Alfred.

– Vous pouvez disposer, monsieur l'adjudant-chef. Et dispensez-vous à l'avenir de m'amener d'autres otages : cet hôpital est déjà surpeuplé.

– À vos ordres, *Herr* Oberst. Au revoir, monsieur le directeur. *Heil Hitler !*

Je n'ai pas répondu. Le colonel non plus. Les gendarmes sont remontés dans les fourgons et sont partis. Les otages se tenaient toujours en file devant nous, immobiles, encadrés maintenant par des soldats allemands.

– Je connais très bien l'un de ces hommes, colonel. Le troisième en partant de la gauche. Il a travaillé ici pendant des années. Il était le médecin chef de la division des hommes. Après le début du conflit, il a été nommé médecin chef de l'hôpital.

– Vous plaisantez ?

– Le moment s'y prête, colonel ?

– Pourquoi est-il parti ? C'est un résistant ?

– Il a été dénaturalisé. Avant d'être français, il était allemand. Et il est juif. Les gendarmes l'ont mis dans un camp, aujourd'hui ils nous le ramènent comme otage.

– Que Dieu ait pitié de nous tous.

– Impossible, colonel. Même pour Dieu, c'est trop de travail.

– Quelle est votre idée ?

– Nous n'avons pas un seul médecin dans tout l'hôpital. Nous ne recevons que des visites irrégulières de jeunes internes ou de toubibs attachés à d'autres établissements. Le Dr Bronstein pourrait soigner nos patients et vos hommes.

– Je ne peux pas le libérer, voyons ! Les gendarmes ont transmis à leurs supérieurs la liste nominative des otages, liste qui sera ensuite adressée à mon QG. Si le docteur s'enfuit, on me demandera comment j'ai pu laisser un otage juif libre de ses mouvements. Que je sois sanctionné m'importe peu ; je pense à ma famille, à ce qu'elle subirait dans un régime comme le nôtre. Ne me demandez pas de prendre ce risque, monsieur le directeur.

– Proposez un marché au docteur : il s'engage à ne pas s'évader, il sera libre de ses gestes et choisira lui-même l'endroit où seront détenus les dix-neuf autres otages. S'il s'évade, ils seront tous fusillés à cause de lui.

– Quelle époque étonnante ! Le directeur d'un hôpital français suggère à un officier allemand d'opérer un chantage horrible sur un otage juif pour l'empêcher de s'évader !

– Ne retournez pas la situation, colonel. Vous êtes en France, dans un pays que le vôtre a envahi, et j'en suis réduit à trouver des solutions lamentables pour vous convaincre de laisser le Dr Bronstein soigner des centaines de patients, dont ceux de vos soldats qui seront peut-être chargés demain de le fusiller. Si vous emprisonnez le docteur et laissez cet hôpital et vos hommes sans soins, trouvez-vous un autre convive pour partager votre dom pérignon et vous écouter réciter du Baudelaire la prochaine fois que vous voudrez chasser votre spleen.

Il m'a regardé avec stupéfaction.

– Monsieur le directeur, la dernière personne qui m'a parlé sur ce ton était mon père. J'avais dix ans et je venais de lui manquer de respect – je ne pensais pas un mot de ce que je lui avais dit, une bêtise de gamin qui veut s'affirmer et lance des propos en l'air, dénués de sens. Acceptez mes excuses si je vous ai froissé. Et s'il vous plaît, présentez-moi à votre ami juif.

– Venez, colonel.

92

Louis (suite) : « Je suis très heureux de vous revoir »

J'ai défait les liens du Dr Bronstein. Personne ne parlait. Le docteur se taisait par prudence, les autres otages se demandaient si je les libérerais eux aussi, les soldats allemands restaient impassibles pendant que le colonel, immobile, mains derrière le dos, le menton levé, arborait un masque impénétrable.

– Merci, m'a simplement dit le docteur en se frottant les poignets quand j'ai eu terminé d'ôter la corde.

– Docteur, je suis le nouveau directeur de l'établissement. Mon prédécesseur, que je secondais lorsque vous avez été amené en captivité par les gendarmes, vient de rejoindre la Résistance. J'ai donc pris sa succession.

– Je vous en félicite, a répondu le docteur sans autre commentaire.

– Tous les patients, hommes ou femmes, sont regroupés dans l'ancien bâtiment des hommes. Les troupes allemandes ont réquisitionné le reste de l'hôpital. Leur colonel vient d'accepter que vous repreniez votre poste de médecin chef. Permettez que je vous présente : Dr Bronstein, colonel Von Katz.

– Merci de m'autoriser à exercer, colonel, a dit le Dr Bronstein.

– Docteur, a répondu le colonel, vous serez entièrement libre de vos mouvements à l'intérieur de l'hôpital mais si vous vous évadez, tous les autres otages seront fusillés sur-le-champ. Choisissez l'emplacement où ils seront cantonnés. Un lieu facile à garder. Je vous laisse : j'ai à faire et vous aussi.

Le colonel a tourné les talons pour rejoindre le pavillon de la direction. Le Dr Bronstein m'a interrogé du regard – il avait tant de questions à me poser ! Mais les autres otages tendaient leurs oreilles vers nous et nous étions entourés par les soldats, leurs sous-officiers, un jeune lieutenant, et j'ignorais si certains comprenaient le français. Je n'ai donc accordé que quelques mots au docteur, sur le ton le plus neutre.

– Vous retrouverez votre cabinet tel que vous l'avez laissé. Je n'ai permis à personne de se l'approprier.

– Merci, monsieur le directeur.

– Les patients sont au premier étage, les patientes au second. Les combles sont occupés par des légionnaires – vous en connaissez : Tony, Hippopo, Rhino.

– Ils sont revenus ?

– Cloporte aussi. Il est à nouveau infirmier chef chez les hommes, Mme Dumont est restée infirmière chef chez les femmes. Vous trouverez de la place pour les otages au rez-de-chaussée. Occupez-vous d'eux. Je vais prévenir Cloporte et Dumont de votre retour et leur demander de se tenir à votre disposition. À tout à l'heure, docteur.

– Monsieur le directeur ?

– Oui, docteur ?

– … Malgré les circonstances, je suis très heureux de vous revoir.

– Moi aussi, docteur.

93

Louis (suite) : Scène de torture

J'ai trouvé Cloporte au sous-sol du bâtiment des patients, soucieux et affairé.

– Désolé, Louis, je suis très occupé. Rieng d'urgengt, j'espère ?

– Le Dr Bronstein est de retour.

– Tant mieux pour lui. Bong, faut que j'y aille.

– Jules, le docteur vient d'être amené comme otage par les gendarmes. Avec dix-neuf autres.

– Bieng. On en reparlera.

– Vous êtes sourd ? Les gendarmes viennent de conduire ici vingt otages dont Bronstein ! Dites à vos copains de la Résistance de rester calmes tant qu'on ne l'aura pas libéré : pas d'assassinat stupide d'un officier allemand dans la rue, pas d'attentat contre un bâtiment ou du matériel de la Wehrmacht, sinon ils seront tous fusillés, lui comme les autres.

– Tu sais commengt préparer une omelette sangs casser des œufs, Louis ? Moi nong.

– Vous me disiez hier : « Entre nous dorénavant, c'est à la vie à la mort. Tu pourras me demander n'importe quoi, je serai toujours d'accord. » Je venais de vous sauver du poteau d'exécution en ne vous dénonçant pas aux gendarmes qui ont amené aujourd'hui Bronstein. Je veux le sauver lui aussi. Son sort dépend de vous.

– Mais putaing de putaing, tu me prends pour qui ? Pour le grangd patrong de la Résistance ? Tu crois que c'est moi qui dirige tous les résistangts de France ?

– Vous êtes l'un des chefs de la région. Bronstein sera fusillé si vous tentez quoi que ce soit contre la Wehrmacht. Promettez-moi de rester tranquille tant qu'on ne l'aura pas fait évader avec les autres otages.

– Oui, bong, d'accord, je verrai. Je dois y aller, j'ai du travail.

J'étais décidé à le suivre tant qu'il ne me promettrait pas de manière formelle de ne rien commettre de dangereux pour le Dr Bronstein.

Nous sommes arrivés dans la salle des baignoires.

Black et White jouaient à la belote sur un bout de planche. À côté d'eux, l'un des truands de la bande à Tony était pendu par les pieds, nu, la tête au-dessus de l'une des cuves, les mains liées derrière le dos. Ses chevilles étaient attachées avec une corde. La corde passait par une poulie accrochée au plafond et redescendait vers un piton fiché dans le mur à hauteur d'homme, auquel on l'avait nouée.

– Figure-toi, m'a expliqué Cloporte, que ce petit salaud de légionnaire faisait du chantage auprès des fermiers de la régiong pour se procurer des renseignemengts sur nos réseaux. Eh bé c'est lui qui va nous en donner, des renseignemengts ! Allez, le couillong, dis-nous ce que toi et tes copaings de la Légiong vous préparez contre la Résistance. Les embuscades, les arrestationgs, tout ça, raconte-nous.

– Je ne sais rien, je le jure !

– Si tu ne sais rieng, tu ne sers à rieng. Autangt t'éliminer. Noyez-le.

Black et White ont quitté à regret leur partie de cartes. White a décroché la corde du piton, la corde a glissé dans la poulie, la tête et les épaules du légionnaire se sont enfoncées dans la cuve où Black l'a maintenu en maîtrisant les soubresauts de son torse.

Cloporte a attendu un long moment avant d'ordonner à White de tirer sur la corde. Black a relâché le légionnaire dont le crâne est ressorti de la baignoire. L'homme toussait, bavait, crachait, criait, aspirait à grandes lampées l'air que ses poumons lui réclamaient en urgence.

– Alors, lui a demandé Cloporte, tu es sûr que tu ne sais toujours rieng ?

– Qu'est-ce que... vous voulez... savoir..., a réussi à articuler le légionnaire entre deux crachats.

– Mais... TOUT ! Tout ce que Tony, toi et les autres vous préparez ! Voyongs : la prochaine embuscade, c'est où et quangd ?

– C'est vous, les résistants... qui faites... des embuscades, c'est pas nous... Faut pas nous accuser de ce que vous faites, vous...

– Soit. Je pose ma questiong autremengt : qui vous apprêtez-vous à arrêter, où et quangd ?

– Personne...

– Bong, puisque l'eau te brouille la mémoire, je vais essayer autre chose.

Cloporte a sorti son scarificateur de sa poche, il l'a déverrouillé, les lames sont apparues, il a approché l'engin des yeux du légionnaire toujours pendu par les pieds.

– Tu vois ces petites lames ? Elles ne sont pas faites pour tuer, elles font juste très, très mal. Tiengs, un exemple.

Cloporte a glissé son appareil le long de l'épaule du légionnaire qui a grimacé mais n'a laissé échapper aucune plainte. Puis il l'a repassé plusieurs fois en travers des scarifications qu'il venait de tracer, dessinant des carrés de peau sanguinolente. Le légionnaire serrait les dents.

– Ça, bien sûr, a expliqué Cloporte, c'etait un amusemengt, rieng de bieng méchangt, juste pour l'explicationg. Maintenangt on va passer aux choses sérieuses. Je vais te labourer le dos avec mon appareil, et puis le ventre, et puis le bas-ventre, et si à ce momengt-là tu es encore assez couillong pour n'avoir toujours rieng dit, devine à quoi je m'attaquerai, là, entre tes jambes. Ça, crois-moi, ça ne sera pas supportable mais comme je suis bieng brave, je le réserve pour la fing – autremengt dit tu auras tout le temps de parler avangt. Bong, allez, on commence.

Je suis intervenu.

– Cet endroit ravive pour moi des souvenirs désagréables, monsieur le gardien chef. Je vous laisse à vos jeux pervers : vous êtes encore plus cinglé que les pires malades de notre établissement.

– Dis donc, Louis, tu te rappelles ce que tu as fait hier à l'ancieng directeur ?

– Je ne l'ai pas torturé !

– Ta sœur nong plus, tu ne l'as pas torturée ? Ni tes parengts ? C'est vrai, quoi, tu es le nouveau directeur, tu as un titre prestigieux, mais il ne faudrait pas oublier pourquoi tu te trouves dans cet hôpital ! Alors si tu veux bieng, dispense-moi de tes leçongs de morale et laisse-moi découper tranquillemengt ce salopard jusqu'à ce qu'il nous donne des informationgs intéressantes qui nous permettrongt de débarrasser la France de tes copaings allemangds avec qui tu parais si biens t'entendre.

J'ai préféré me taire et partir. Après tout, le légionnaire que Cloporte s'apprêtait à peler comme un cochon n'était qu'un immonde salopard, un ancien truand reconverti en mercenaire d'un gouvernement de militaires séniles et de politiciens pourris qui collaboraient pour des raisons diverses mais toutes méprisables avec le régime nazi. Il méritait chacune des longues minutes qu'il allait passer entre les mains de Cloporte – ce qui n'enlevait rien aux tares de ce dernier.

J'ai remonté quatre à quatre les marches de l'escalier qui conduisait au rez-de-chaussée : j'étais pressé de rejoindre le Dr Bronstein et sa chaleureuse humanité qui m'avait tant manqué en son absence.

94

Louis (suite) : À la recherche de Crochu

Le Dr Bronstein m'a expliqué qu'après son arrestation à l'hôpital par Alfred et son équipe, il avait été interné dans l'un des camps de concentration de la région toulousaine où la gendarmerie parquait les Juifs étrangers avant de les remettre aux « autorités d'occupation ». Il s'en était évadé, les gendarmes l'avaient retrouvé et jeté dans une cellule de la prison de Toulouse d'où ils venaient de l'extraire pour le livrer comme otage aux Allemands.

Je lui ai demandé des nouvelles de sa famille. Il m'a répondu d'une voix douce, posée, maîtrisée, qu'au début de l'été sa femme avait pu rendre visite à leurs deux fils à Paris, mais que tous trois avaient été emmenés par les policiers un matin de juillet. Le Vél d'Hiv. Drancy. Depuis, plus rien.

– Et vous, monsieur le directeur, quoi de neuf dans vos plans d'évasion ?

Je lui ai parlé de Louise et de nos projets communs. Ensuite je l'ai amené au vestiaire général des patients.

– Votre costume est usé jusqu'à la corde, docteur, et vous n'avez pas de rechange. Servez-vous : les propriétaires de ces vêtements ne les récupéreront jamais, vous le savez. Je suis sûr qu'en cherchant bien, nous trouverons même l'un de ces nœuds papillon que vous affectionnez.

Il a souri, toujours du même sourire las.

– Si tels sont vos ordres, monsieur le directeur, je vous obéis.

– Parfait. Quand vous aurez terminé vos essayages, faites-moi l'amitié de venir me retrouver dans mon bureau.

Ce n'est pas le Dr Bronstein mais Cloporte qui est venu me voir quelques instants plus tard.

– J'ai un problème, Louis.

– Votre prisonnier refuse toujours de parler ?

Il s'est esclaffé, l'air important.

– Pour ça, t'eng fais pas, au bout de quelques minutes de scarificateur je n'arrivais plus à l'arrêter. Un mouling à paroles. Tu ne sais pas où est Crochu, par hasard ? Avec Black et White, on l'avait enchaîné à song lit mais il a disparu.

– Vous avez laissé Crochu s'échapper ?!

– Il n'a pas pu le faire tout seul, Louis. C'est impossible. Quelqu'ung l'a forcémengt aidé. Je me demande si tong colonel allemangd ne serait pas dans le coup : il était drôlemengt intéressé par ce que Crochu pouvait lui raconter.

– Si Von Katz a fait libérer Crochu, c'est une catastrophe. Je lance mes recherches tout de suite.

Un bref passage au premier étage du pavillon d'honneur m'a suffi pour comprendre que le colonel, en grande discussion avec ses officiers, avait d'autres préoccupations que de s'entretenir avec Crochu.

Je suis allé enquêter dans le bâtiment des patients. J'ai vu Jésus ; je lui ai demandé s'il savait dans quelles circonstances Crochu avait pu se défaire des chaînes qui l'attachaient à son lit, et de quelle aide extérieure il avait bénéficié.

– Jeune Louis, tu es maintenant le maître de cette maison mais ce n'est pas toi qui l'as bâtie. Et cette maison n'a pas été bâtie sur le roc. Les torrents sont venus, les vents ont soufflé et se sont déchaînés contre elle, et elle s'est fissurée. En vérité je te le dis, jeune Louis : un jour elle s'écroulera, oui, cette maison s'écroulera, et grand sera le courroux de mon Père car les hommes n'auront pas su se préserver.

– Pardonne-moi, doux Jésus, mais quels torrents sont venus ? Quels vents ont soufflé ?

– Les torrents de la haine, les vents de la discorde. Je proclame la Bonne Nouvelle du Royaume mais la plupart des hommes ne m'écoutent pas, ils n'écoutent que Satan et blasphèment et ne pensent qu'à s'enrichir et à s'entre-tuer. Malheur à eux ! En vérité, jeune Louis, ceux qui m'écoutent viendront du levant et du couchant prendre place au festin dans le Royaume des Cieux, tandis que les autres seront jetés dans les ténèbres extérieures : là seront les pleurs et les grincements de dents.

– D'accord, Jésus. O.K. Je te sens très en colère et je n'aime pas te voir ainsi, car je sais combien tu es juste et bon, et seuls les agissements d'hommes de peu de foi ont pu exciter ainsi ton courroux. Nomme-moi, doux Jésus, ceux qui t'ont irrité ainsi.

– Malheur à Sodome ! Malheur à Gomorrhe ! Mon Père les a punis et punira encore leur descendance !

– Tu parles de Tony ? C'est sa bande qui a enlevé Crochu ?

Jésus a levé les yeux vers le plafond.

– Il ne suffit pas de monter jusqu'au dernier étage de ta maison, jeune Louis, pour atteindre le Ciel. Mon père est bien plus haut.

– Tu veux dire, Jésus, que les hommes de Tony ont emmené Crochu dans leur repaire sous les combles ?

– Maudits soient-ils, ceux qui rendent gloire aux légions des envahisseurs et à leur fausse croix – franchement, tu me vois me faire crucifier sur une croix gammée ? Ce n'est pas déjà assez compliqué comme ça sur une vraie croix, hein ? – maudits soient-ils, car ils se trompent de royaume en choisissant celui de ce petit Satan névrosé à moustache, cet Adolfitler qu'ils prennent pour le nouveau Messie, au lieu du Royaume de mon Père.

– Merci de m'avoir accordé ta parole, Seigneur.

95

Louis (suite) : Le coton entre les orteils

Je me suis rendu au troisième étage.

Tony s'y trouvait avec Hippopo, Rhino et d'autres légionnaires. Et Crochu.

– Mon beau Louis ! Quelle merveilleuse surprise ! Ainsi tu nous rends visite ? Quel bonheur et quel honneur, monsieur le directeur !

Tony trottait vers moi en transférant tour à tour son énorme poids d'une jambe sur l'autre, tel un éléphant qui court dans la savane sans paraître handicapé par sa masse. Il m'a pris par les épaules, m'a embrassé et m'a montré Crochu qui était assis sur une chaise, pieds ligotés, mains liées derrière le dos.

– Regarde notre invité. N'est-il pas hideux ?

– Plus encore qu'avant son départ en 39.

– Une horreur. Tu te doutes que nous ne l'avons pas convié ici pour sa plastique – berk ! Tu y crois, toi, à son histoire d'évasion ?

– Et toi ?

– Vraisemblable mais suspecte. Et si Crochu était un espion de la Résistance non communiste ? Il récupère son bureau, observe ce qui se passe chez les Allemands, chez Cloporte, chez moi, et rend compte chaque soir à ses supérieurs… Que penses-tu de mon idée ?

– Ignace Crochu est incapable de s'engager pour la moindre cause. Il a acclamé Daladier en 38, je suis sûr qu'il est pétainiste aujourd'hui – l'archétype du Français qui veut la paix à n'importe quel prix. Ni résistant, ni légionnaire.

– Possible. Je m'apprêtais à le lui demander gentiment quand tu es arrivé.

Il s'est retourné vers Crochu.

– Monsieur Crochu, nous avons besoin de votre avis. M. le directeur soutient que vous êtes trop nul pour appartenir à la Résistance. Je pense, moi, que vous êtes cependant assez stupide pour être manipulé par un quelconque réseau et avoir voulu reprendre votre poste d'économe à seule fin de nous espionner. Lequel de nous deux a raison, monsieur Crochu ?

Malgré l'inconfort de sa situation, Crochu a réagi avec vivacité.

– « Monsieur le directeur » me déclare nul, et vous, le légionnaire, vous me trouvez « stupide » ! C'est énorme ! Alors que vous n'êtes l'un et l'autre que des malades, des psychopathes, des fous internés de force dans cet hôpital !

Là, Crochu venait de commettre une grosse bourde. S'il avait, à l'époque où il exerçait ses talents d'économe, visité de temps à autre les bâtiments des patients au lieu de passer son temps à recompter ses colonnes de chiffres et cirer les pompes du directeur, il aurait su qu'il y avait des mots que l'on ne devait JAMAIS employer avec Tony. Crochu aurait qualifié Tony de truand dangereux ou de redoutable criminel, Tony en aurait été plutôt flatté. Mais le traiter de malade et d'ancien client de cet hôpital psychiatrique, ça, c'était chercher les ennuis. Surtout dans la situation où se trouvait Crochu, prisonnier sur cette chaise, encadré par les deux énormes masses de Hippopo et de Rhino. Décidément, Ignace Crochu était resté tel que je l'avais connu : un parfait abruti.

La suite, bien sûr, a été à l'échelle de sa bêtise. Sur un signe de Tony, Hippopo et Rhino ont soulevé Crochu de sa chaise et lui ont plongé la tête dans un lavabo dont ils avaient enfoncé la bonde pour le remplir d'eau.

Vous vous rappelez la séance avec Léon, peu après mon arrivée à la division des agités et des criminels dangereux ? Quand Hippopo et Rhino noyaient Léon pour lui faire avouer à quel endroit il avait caché l'argent volé à Tony ? J'ai eu droit à la réédition de cette scène avec Ignace Crochu dans le rôle de Léon. Sauf que Léon avait vraiment dérobé l'argent de Tony et avait fini par l'avouer, tandis que Crochu ne connaissait personne dans la Résistance et s'époumonait en vain, entre deux plongeons dans le lavabo, pour essayer de le faire comprendre à Tony.

– Puisque l'eau ne te fait pas parler, a conclu Tony, passons à d'autres moyens.

Tony a demandé à ses lieutenants de bâillonner Crochu, de l'allonger sur le sol et de lui enlever chaussures et chaussettes. Il a pris des morceaux de coton, un bidon d'essence et versé l'essence sur le coton qu'il a placé entre les orteils de Crochu. Puis il a gratté une allumette et enflammé le coton – dire que la France entière manquait d'essence et que Tony s'en servait pour torturer ses victimes.

Le bâillon étouffait à peine les hurlements de Crochu dont le corps se tordait de douleur malgré les quintaux de Hippopo et Rhino assis sur lui pour le maîtriser.

Quand les morceaux de coton ont cessé de brûler, Tony les a remplacés par d'autres. Avant de les enflammer, il a demandé à Crochu s'il voulait parler de ses relations avec la Résistance. Crochu, l'imbécile, au lieu d'inventer n'importe quoi, persistait à nier en agitant la tête de droite et de gauche.

Tony a mis le feu à la deuxième série de morceaux de coton. Puis une troisième. L'odeur de chair brûlée était insoutenable. Après la quatrième série, Tony a dû renoncer : Crochu n'avait plus d'orteils. Seuls pendouillaient, au bout de ses moignons de pieds, les restes calcinés de cartilages en fusion et d'osselets désagrégés.

– Ramenez-le à son dortoir, a ordonné Tony à ses lieutenants avec dégoût. Il pue.

Je suis allé retrouver le cadre sécurisant de mon bureau, mes dossiers ordonnés, mon fauteuil confortable, ma table de travail parfaitement rangée – en m'efforçant de détourner mon regard de ma fenêtre derrière laquelle étaient alignés, eux aussi dans un ordre parfait, les blindés et les canons allemands.

Jésus, dans son délire, avait raison : cette maison allait bientôt s'écrouler.

96

Louis (suite) : « Maréchal, nous voilà ! »

Je n'ai pas eu un instant de répit durant les quatre jours qui ont suivi. Le colonel Von Katz me soumettait toujours un nouveau problème d'intendance. Le Dr Bronstein me mettait à contribution pour lui trouver du matériel de soins et des médicaments – tout s'était éparpillé ou volatilisé depuis son départ en captivité. Cloporte me demandait sans cesse conseil sur les moyens d'œuvrer pour la Résistance au sein de l'hôpital sans mettre en péril sa sécurité ni celle de son équipe. Tony exigeait les services les plus attentionnés pour lui et ses légionnaires. Sabine Dumont m'expliquait avec crainte et déférence que ses patientes, comme d'ailleurs les patients de Cloporte, recommençaient à mourir à la chaîne en dépit des efforts incessants du Dr Bronstein qui disposait de moyens trop limités pour sauver ces centaines de malades affaiblis par la faim et par les premiers froids de la mi-novembre. La préfecture me harcelait au téléphone pour joindre le directeur – j'expliquais qu'il était « momentanément absent » (« Absent ? Quand l'armée allemande occupe l'hôpital ? – Voulez-vous venir prendre la mesure de la situation ? – Non non, ce n'est pas la peine… »).

Ces travaux nombreux et chronophages m'interdisaient de réfléchir au seul sujet qui aurait dû m'occuper : comment quitter au plus vite cet hôpital en ayant d'abord récupéré les bijoux et valeurs contenus dans l'armoire forte du directeur.

Le Dr Bronstein m'a donné des nouvelles de Crochu le matin du quatrième jour après que l'équipe de Tony l'avait ramené dans la division des hommes.

Le docteur avait perdu son calme habituel.

– Ils veulent achever Crochu !

– Qui cela ?

– Les malades ! Ses plaies se sont gangrenées, l'odeur est horrible et je ne peux rien pour lui, je n'ai aucun produit pour atténuer ses souffrances ou l'opérer. J'ai certes songé à en demander aux Allemands – après tout, je passe des heures chaque jour à les soigner – mais je ne suis pas certain que vous teniez à ce que M. Crochu soit rappelé à l'attention du colonel Von Katz.

J'ai remercié le docteur et je me suis rendu dans la division des hommes.

Une meute furieuse entourait Crochu. Il était allongé sur une paillasse, blafard, méconnaissable. La puanteur qui se dégageait de ses pieds gangrenés était insoutenable, sans commune mesure avec l'odeur putride qui régnait sans cesse dans les dortoirs. Crochu gémissait, à demi inconscient. Les malades autour de lui le regardaient avec colère en se bouchant le nez. Quand ils m'ont vu arriver, ils s'en sont pris à moi.

– Ah, monsieur le directeur, vous venez enfin vous rendre compte par vous-même, ce n'est pas trop tôt, il faut l'enlever d'ici, le jeter dans les champs sur un tas de fumier, et encore les asticots risquent de s'enfuir tellement il pue, ce n'est pas permis de puer comme ça, faites quelque chose, monsieur le directeur, sinon nous on l'achève, on vous aura prévenu, mettez-le ailleurs, là où vous voulez, on en a assez de l'entendre geindre jour et nuit et surtout de supporter son odeur, ah ça ce n'est pas possible, une odeur pareille ça devrait être interdit.

– Je n'ai aucune autre place où le mettre. Il sent mauvais ? Et vous, que croyez-vous sentir ? La rose, la lavande ?

La voix de Jésus a retenti derrière moi – la voix d'un homme en colère, celle du vrai Jésus chassant les marchands du Temple ou passant un savon à ses disciples.

– En vérité je vous le dis, le directeur a raison, vous êtes comme le pécheur qui oublie ses fautes et reproche les leurs à ses frères : vous portez sans cesse sur vous les remugles fétides de votre luxure et vous vous en prenez à un malheureux qui n'est pour rien dans la pestilence qu'il dégage. Vous voulez l'achever, avez-vous dit ? Que celui dont le corps n'a jamais émis d'effluves nauséabonds lui jette la première pierre !

Jésus tenait dans sa main un lourd vase en pierre qu'il tendait vers le groupe des patients agglutinés autour de Crochu.

L'un des patients, un grand costaud que j'avais remarqué dans la division des agités et des criminels dangereux, a saisi le vase.

– Moi, Jésus, je n'ai jamais pué comme ça.

En un seul mouvement trop rapide pour que je puisse intervenir, l'homme a levé le vase et l'a abattu avec force sur le crâne de Crochu. J'ai entendu un bruit d'os fracassés qui a résonné aux oreilles des autres patients comme le signal de la curée : ils se sont jetés sur Crochu, ou plutôt sur son cadavre car il devait être déjà mort après le coup qu'il venait de recevoir, et l'ont frappé à leur tour avec leurs poings ou n'importe quel objet – assiette, sabot, galoche – qui leur tombait sous la main, jusqu'à ce que deux d'entre eux montent sur le lit et assènent à la dépouille mortelle de Crochu une série de coups de talon sur la tête et sur le torse pendant que le reste de la meute criait, hurlait, riait, dansait autour du lit comme une bande de Peaux-Rouges ivres et enfiévrés interprétant la danse du scalp après avoir pelé le crâne de leur victime.

Tous ces cinglés ne me paraissaient même pas pires que les tortionnaires de la Légion, ou que les gendarmes qui profitaient de leur képi et de leur baudrier pour arrêter et livrer comme otages des Drs Bronstein, ou que les résistants qui jouaient à la guéguerre en se contrefichant des représailles des hordes nazies à l'encontre de la population, ou que ce grand, noble, admirable maréchal qui prétendait avoir fait don de sa personne à la France alors qu'il avait en réalité livré son pays et son peuple à la barbarie des envahisseurs germains pour le seul plaisir de terminer sa vie comme chef d'un gouvernement d'opérette dans une petite station thermale, Vichy, spécialisée dans le traitement des maladies du foie, des voies biliaires, de l'estomac et de l'intestin.

Les malades continuaient à rire et à danser autour de la paillasse ensanglantée de Crochu.

– Arrêtez ! ai-je ordonné. Je vais vous faire jouer à un jeu qui va vous plaire.

– Oh oui oh oui oh oui !

– Je vais vous apprendre une chanson. Ensuite vous vous mettrez aux fenêtres et vous la chanterez tous ensemble. Le vainqueur sera celui qui chantera le plus fort.

– Oh oui oh oui c'est drôle ça c'est une bonne idée !

Je les ai conduits dans la salle de jour où je les ai disposés en cercle autour de moi. La plupart des autres patients qui se trouvaient déjà dans la salle et n'avaient pas participé à l'assassinat de Crochu nous ont rejoints, formant ainsi un groupe de plusieurs centaines de choristes.

– Je vous donne d'abord l'air : la la la – on monte – la la la – on descend – la la la – on remonte – la la la la la laaaa – on redescend en traînant à la fin. Allez, on essaie.

Bien sûr, entre ceux qui allaient trop vite, ceux qui allaient trop lentement, ceux qui prenaient un ton trop haut, ceux qui prenaient un ton trop bas, ceux qui ricanaient bêtement, ceux qui ne comprenaient rien, le résultat a été assez lamentable mais avais-je envie qu'il en fût autrement ?

– Bravo. Je vous félicite. Vous êtes tous très doués. Maintenant que vous connaissez l'air, je vais vous donner les paroles. Allons-y par étapes. D'abord, les deux premiers la-la-la, « *Maréchal* » – on monte – « *nous voilà !* » – on descend. À présent les suivants : « *Devant toi* » – on remonte – « *le sauveur de la France* » – là on est redescendu, et vous avez noté qu'on est même descendu bien bas, en nous traînant : « *de la Fran-ce-e-e* ». Allez, en chœur.

J'étais décidé à prendre le temps nécessaire pour qu'ils apprennent au moins la première strophe. Finalement, en un quart d'heure à peine ils avaient assimilé les paroles de ce chant absurde écrit par André Montagnard, connu avant la guerre pour les chansons qu'il avait rédigées avec le soutien financier du fabricant de pastis Paul Ricard, qui était devenu l'hymne semi-officiel de Vichy, gueulé sur un ton joyeux et indécent par André Dassary pour les Français abrutis par la défaite.

– Maintenant on passe au jeu. Vous vous mettez aux fenêtres et vous chantez en chœur, très fort, le plus fort possible. Celui qui chantera le plus fort sera le vainqueur.

– Il gagnera quoi ?

– Le droit d'être reconnu comme celui qui aura chanté le plus fort.

– Ah c'est bien, ça ! C'est chouette ! Formidable !

Ils se sont agglutinés contre les barreaux des fenêtres grandes ouvertes, j'ai compté à voix haute « Un, deux, trois » et ils ont braillé à s'arracher les poumons :

– « *Maréchal, nous voilà ! Devant toi le sauveur de la France, nous jurons, nous, tes gars, de servir et de suivre tes pas. Maréchal, nous voilà ! Tu nous as redonné l'espérance. La patrie renaîtra ! Maréchal, maréchal, nous voilà !* »

Il fallait voir les têtes des Allemands ahuris ou rigolards dans la cour d'honneur ! Et celles de Cloporte, Black, White et des autres infirmiers déboulant dans la salle pour mettre fin au tapage mais à qui des malades objectaient que « c'est monsieur le directeur qui a organisé le jeu » ! Et celles de Tony, Hippopo, Rhino et d'autres légionnaires descendant de leur tanière sous les combles pour faire cesser « ce scandale inadmissible » : « Qui a enseigné ce bel air patriotique à tous ces tarés ? C'est vous, Cloporte ? Vous dites que c'est Louis ? Ce n'est pas possible ! Louis, dis-moi que ce n'est pas vrai ! »

Quelqu'un m'a saisi par le bras. Je me suis retourné, j'ai vu le Dr Bronstein et son regard si doux, le regard d'un homme qui, malgré les épreuves que la vie lui avait imposées, restait toujours disponible pour les autres, pour les écouter et les aider – le regard de mon père.

Il m'a tiré vers la sortie, sa main toujours serrée sur mon bras, en me murmurant :

– Ne restez pas ici. Suivez-moi.

97

Louis (suite) : Le psychiatre et le policier

Nous avons rejoint le cabinet du Dr Bronstein.

– Quittez cet hôpital ou reposez-vous, monsieur Dantezzi. Vous ne pouvez pas vous permettre de craquer comme vous venez de le faire.

– Vous n'avez pas vu ce qu'ils ont infligé à Crochu ! Dieu sait que je ne l'appréciais pas, mais on n'a pas le droit d'achever quelqu'un ainsi. Sommes-nous retournés au Moyen Âge ? Quel est ce pays dont les citoyens se dénoncent les uns les autres, où les gendarmes emprisonnent des médecins avant de les livrer aux troupes ennemies, où un maréchal cautionne la politique criminelle et raciste d'un envahisseur ? Sommes-nous tous devenus fous ? Le directeur m'a dit un jour que la psychiatrie est l'une des seules branches de la médecine où n'existe aucun critère autosuffisant pour apprécier si un individu est réellement malade. Et l'assassinat de Crochu, tout à l'heure, ce n'était pas une preuve autosuffisante de maladie collective ?

– Vous venez de le dire : de maladie COLLECTIVE. Mais au niveau individuel, nous ne disposons en psychiatrie d'aucun symptôme pathognomonique – ces signes tellement caractéristiques de certaines maladies qu'ils permettent de les diagnostiquer avec certitude.

– Tout de même, docteur, il existe bien des signes cliniques de la démence ? J'ai vu ici des centaines de malades totalement cinglés !

– Vraiment ? Il faudra que je me renseigne car je n'en ai jamais rencontré un seul. Êtes-vous sûr de ne pas avoir pris pour « fous » des patients qui présentent des troubles mentaux dus à des causes organiques ? Ces causes sont très diverses : tumorales, infectieuses, endocriniennes, toxiques, traumatiques – éradiquons ces causes et l'on fera disparaître les simples effets que sont les troubles mentaux. Pourquoi l'une des principales branches de ma profession est-elle la psychiatrie gériatrique ? Parce que les médecins ne savent pas encore vaincre cette terrible maladie qu'est la vieillesse. Comment définir avec certitude à quel moment précis une personne dont la vie de famille et la vie professionnelle ont toujours été « normales », mais qui subit les dégénérescences habituelles du grand âge, devient « folle » ? À quel niveau particulier de syndromes neurologiques tels que paroles confuses, tremblements, pupilles immobiles, ou de symptômes psychiques tels que pertes de mémoire et du sens moral, insensibilité, délires mégalomaniaques ou mélancoliques, se situe ce que l'on appelle « la folie » ? La vérité, monsieur Dantezzi, c'est que les hôpitaux psychiatriques n'abritent pas des fous mais des faibles.

– Des faibles d'esprit ?

– En partie seulement. Je pense surtout à la faiblesse du pot de terre contre le pot de fer. Vous avez sans doute observé que la plupart de nos internés sont abandonnés par leur famille – quand ce n'est pas elle qui a demandé leur enfermement. Oh bien sûr, certains reçoivent parfois des visites : la famille vient, observe le malade, se demande quand il se décidera enfin à mourir et à céder son héritage – car c'est la seule raison de ces visites : un malade qui n'a aucun bien à léguer ne reçoit jamais personne. Au bout d'une heure la famille regarde sa montre pour la quarantième fois et décrète sur un ton désolé qu'il lui faut hélas déjà partir à cause des horaires des transports, ou de ceux de la nourrice, ou sous n'importe quel prétexte qui lui permet de s'enfuir de ce lieu sinistre et malodorant où son aïeul, ah qu'il est horripilant, se complaît, ce monstre d'égoïsme, à rester en vie. Je vous l'ai dit : nos hôpitaux psychiatriques abritent avant tout des personnes faibles. Combien de puissants dirigent le monde, dont nous savons qu'ils sont autrement plus dangereux que la plupart de nos patients ! L'exemple de Hitler est loin d'être unique. La psychiatrie, voyez-vous, relève plus de la politique ou de la religion que de la science. Lorsqu'un psychiatre décrète qu'un individu est psychologiquement malade, il se réfère toujours aux normes d'une société réputée, elle, être « normale » et « en bonne santé ». Mais si cette société est elle-même en mauvaise santé, comme c'est en ce moment le cas de nos pauvres pays d'Europe – la France pétainiste, l'Allemagne nazie, l'Espagne franquiste, l'Italie fasciste – que valent ses normes ? Et quel individu a le plus de chances de rester en bonne santé mentale : celui qui ingère ces normes morbides ou celui qui les rejette ? C'est pourtant le second qui sera mis au ban de la société, enfermé, peut-être broyé. N'oubliez jamais cela : on est toujours fou par rapport à une société donnée. Au Moyen Âge, un impie était considéré comme fou – d'où les bûchers de l'Inquisition. Dans tous les régimes autoritaires, les opposants ont toujours été considérés comme des déviants atteints de graves maladies mentales, qu'il faut soit éliminer, soit interner dans des camps ou des asiles pour les isoler du reste de la population. Les gardiens de ces camps ou de ces asiles sont ensuite libres d'employer tout moyen à leur convenance pour maintenir l'ordre et le calme. Combien de mes confrères, monsieur Dantezzi, m'ont regardé de travers quand je leur demandais s'il existe une différence entre le policier qui bastonne un manifestant dans la rue, et le psychiatre qui ordonne un électrochoc à un patient excité ! J'ai toujours essayé, durant toute ma carrière, d'humaniser ma profession, d'améliorer la communication entre les internés et leurs médecins…

– J'en témoigne, docteur.

– … Mais il reste tant à faire, et je suis si âgé… Il faut que d'autres reprennent le flambeau. Vous, Dantezzi, vous le pouvez.

– Moi ?! Je ne suis pas médecin !

– Vous avez des dons exceptionnels. Lorsque vous aurez quitté cet établissement, n'oubliez jamais les malheureux qui y sont enfermés. Ne leur en veuillez pas pour l'explosion de violence de tout à l'heure à l'encontre de Crochu : en de tels instants de folie, ils ne font que reproduire les coups et les lacérations au scarificateur qu'ils subissent à longueur d'année de leurs pseudo-infirmiers. En tant que secrétaire général, vous avez fait beaucoup pour améliorer le sort des patients, sans jamais hésiter, je le sais, à vous heurter au directeur qui risquait pourtant de vous renvoyer dans votre quartier. Je vous en suis infiniment reconnaissant. Promettez-moi de ne jamais cesser votre œuvre. Même quand vous ne serez plus ici.

– Je vous le promets, docteur.

C'est à ce moment que j'ai entendu les hurlements. Pas ceux d'un malade isolé mais des cris féroces accompagnés de martèlements saccadés, comme si des internés avaient dérobé des bottes aux soldats allemands et couraient dans le couloir d'un pas volontaire et appuyé, en claquant des talons sur les dalles et en vociférant des menaces incompréhensibles.

Le tapage se rapprochait. Il s'est arrêté un instant devant la porte du bureau avant que celle-ci éclate sous les coups d'un soldat casqué et armé d'une mitraillette.

Un jeune officier est apparu derrière le soldat. Il est entré dans le bureau, m'a ignoré, a regardé le Dr Bronstein sans le saluer et lui a craché plusieurs phrases en allemand. Le docteur l'a écouté avant de me dire d'une voix neutre :

– Je vous présente l'*Oberleutnant* Kufstein, monsieur le directeur. Je l'ai soigné hier pour un abcès sans gravité mais très douloureux.

– Apparemment il n'est pas satisfait de vos soins, docteur.

Le Dr Bronstein a souri, ce qui a semblé énerver au plus haut point l'*Oberleutnant* qui a crié :

– *Aufstehen !*

Le docteur lui a répondu en allemand sur un ton posé avant de m'expliquer :

– D'après l'*Oberleutnant* Kufstein, un train qui convoyait du matériel militaire a déraillé cette nuit près de Toulouse.

L'*Oberleutnant* s'impatientait.

– *Aufstehen ! Schnell !*

Le docteur, toujours assis, lui a répondu à nouveau en allemand. J'ai compris qu'il parlait de moi (« *Herr Direktor* »). L'*Oberleutnant* a soupiré d'un air excédé en répondant à son tour – j'ai deviné à l'expression de son visage qu'il ordonnait au docteur de se dépêcher.

– Les Allemands, a repris le Dr Bronstein, pensent qu'il s'agit d'un attentat commis par la Résistance.

– Oui ? Et alors ?

– Alors, monsieur le directeur, je vous prie de m'excuser de vous abandonner mais je dois suivre sur-le-champ l'*Oberleutnant* Kufstein.

– Pour quoi faire ?

– Mais… pour être fusillé !

98

Louis (suite) : À la recherche du colonel

Le docteur s'est levé. Je me suis placé entre lui et l'*Oberleutnant*.

– C'est quoi, cette mauvaise plaisanterie ?

– Je crains que ce n'en soit pas une, monsieur le directeur.

L'*Oberleutnant* m'a poussé brutalement sur le côté en hurlant au docteur : « *RAUS !* » Il n'aurait pas dû. J'ai claqué la porte derrière lui et je l'ai fermée à clé, le séparant ainsi des autres militaires dans le couloir. Dans le même instant je l'ai saisi à la gorge, je l'ai bloqué contre la porte et j'ai maîtrisé son bras droit pour l'empêcher de dégainer son Walther PP. Je mesurais dix centimètres de plus que lui et je savais me battre. Je me moquais des hurlements de ses soldats derrière la porte et des suppliques du Dr Bronstein qui tentait de me calmer pour m'éviter d'être fusillé moi aussi. J'avais un compte à régler avec l'*Oberleutnant* et je voulais le solder.

– JE SUIS LE DIRECTEUR DE CET HÔPITAL, PETIT CONNARD DE NAZI ! *ICH BIN HERR DIREKTOR !* ALORS TU ME DOIS LE RESPECT ! ET TU EN DOIS ENCORE PLUS AU DR BRONSTEIN ICI PRÉSENT ! *HERR DOKTOR BRONSTEIN !* UN HOMME QUI VAUT DES MILLIARDS DE FOIS PLUS QUE TOI ! COMPRIS ? COMPRIS ? TU VAS NOUS PARLER POLIMENT ?

J'ignore s'il avait des notions de français ou si les quelques mots d'allemand que j'avais baragouinés, et le ton sur lequel je les avais prononcés, avaient suffi pour qu'il devine le sens de mes propos, mais il a répondu sans hésiter :

– *Jawohl, Herr Direktor !*

– Allons voir le colonel, *HERR* OBERST VON KATZ !

– *Jawohl, Herr Direktor !*

J'ai desserré mon étreinte, je lui ai montré la porte et j'ai crié comme il l'avait fait avec le docteur :

– *RAUS !*

L'*Oberleutnant* était conditionné pour obéir servilement aux vociférations de ses chefs. En aboyant comme je l'avais vu faire par Ralf Klebs et par la majorité des officiers et sous-officiers allemands, j'avais réussi à l'impressionner – surtout lorsque j'avais prononcé le titre et le nom du chef de son régiment. Il a claqué les talons (je le jure !), ouvert la porte, donné des ordres à ses hommes qui ont arrêté de hurler et se sont calmés, et nous sommes sortis, les soldats en rangs par deux derrière l'*Oberleutnant*, le Dr Bronstein et moi à côté d'eux.

Les dix-neuf autres otages étaient déjà alignés dans l'allée devant notre bâtiment. Certains baissaient la tête, pensifs. D'autres la levaient fièrement. Aucun ne parlait. Un groupe de soldats armés de pistolets-mitrailleurs les surveillaient d'un air indifférent.

Je suis passé devant eux sans rien dire. J'avais la gorge sèche ; une chape de froid glacial m'enveloppait les épaules. L'*Oberleutnant* Kufstein avançait sans se préoccuper des otages, de leurs gardiens, de ses hommes, du Dr Bronstein ou de moi. Il savait que tout était EN ORDRE : les otages et leurs gardiens à leurs places, ses hommes derrière lui, le docteur et moi à côté d'eux. Il avançait droit devant, sûr de lui, nous l'avons suivi jusqu'à l'entrée du pavillon de la direction, il s'est arrêté, s'est retourné et s'est adressé à moi sur un ton courtois mais ferme en prononçant deux ou trois phrases dont j'aurais demandé la traduction au Dr Bronstein si je n'avais compris qu'il y était question de *Herr* Oberst. L'*Oberleutnant* me proposait d'aller voir son colonel avec lui. Nous sommes entrés dans le pavillon, lui, le docteur et moi. Nous sommes montés au premier étage. Le colonel n'y était pas mais Ralf Klebs nous a indiqué entre deux aboiements où le trouver. Nous sommes redescendus au rez-de-chaussée, nous sommes sortis à nouveau dans la cour d'honneur, l'*Oberleutnant* a donné un ordre à ses hommes qui ont fait demi-tour et nous ont suivis jusqu'au grand local, mitoyen avec la chapelle, qui servait de garage pour les véhicules de la direction.

Le colonel Von Katz était à l'intérieur, seul, détendu, les mains dans les poches, en admiration devant un splendide cabriolet. Il a arboré un grand sourire en nous voyant, il s'est rapproché du docteur Bronstein et de moi avec empressement et nous a déclaré, en ignorant l'*Oberleutnant* :

– Cher directeur ! Cher docteur ! Je suis ravi de vous voir !

99

Louis (suite) : La Bugatti 57

C'est moi qui lui ai répondu.

– Nous partagerions votre plaisir, colonel, si vos hommes n'avaient l'idée saugrenue de vouloir fusiller le docteur.

– Le fusiller ? Sous quel motif ?

– Otage.

Le colonel m'a regardé un instant sans comprendre avant de réaliser.

– J'avais oublié que le docteur a été ramené ici par la gendarmerie française comme otage ! Ainsi, on veut vous fusiller, docteur ?

– C'est ce que soutient l'*Oberleutnant* Kufstein.

– L'un de nos trains de transport de matériel militaire, nous a expliqué le colonel, a été saboté cette nuit par des terroristes. Toujours la même méthode : des employés de la SNCF munis de pompes à graisse injectent dans les roulements des wagons du carborundum, un abrasif très puissant à base de carbure de silicium qui use le métal jusqu'à ce que les essieux se bloquent. Et pour plus de sûreté, ils font aussi sauter les voies en se servant des mèches lentes Bickford de l'armée britannique et d'un simple pétard comme détonateur. C'est ainsi que dix de nos wagons porteurs de chars ont été détruits cette nuit et que deux lignes importantes de chemin de fer ont été coupées, ce qui nous oblige à transporter le matériel par route. Remarquez bien que c'est parfaitement idiot de la part des terroristes –

ces « résistants », comme ils se nomment – puisque nos chars parviendront de toute façon à destination mais que nous sommes obligés, en attendant, pour des raisons que vous comprenez aisément j'en suis sûr, de prendre des mesures de représailles – c'est comme à l'école, l'instituteur ne sachant pas qui est l'auteur d'un chahut doit punir un élève au hasard. L'état-major nous a donc ordonné de fusiller nos vingt otages. Navrant, n'est-ce pas ?

J'ai essayé de rester calme…

– C'est en effet navrant, colonel. Heureusement, vous êtes un homme de bon sens et vous appliquez les ordres avec discipline mais aussi avec discernement. Et vous ne pouvez bien sûr exécuter le seul médecin présent dans cet hôpital, qui soigne les officiers, sous-officiers et soldats de votre régiment.

Le colonel s'est forcé à rire.

– Non content d'être un grand gestionnaire, vous êtes également un excellent diplomate, monsieur le directeur. Parlons de sujets plus intéressants que ces parties de soldats de plomb. Vous m'expliquiez l'autre jour que cette voiture appartenait à votre prédécesseur ?

– Exact.

– Une Bugatti 57 ! Le précédent directeur était un homme de goût qui possédait de grands moyens !

– Peut-être disposait-il de quelques rentes provenant de biens de famille.

– Vous intéressez-vous aux voitures, monsieur le directeur ?

Le colonel semblait avoir oublié la présence de l'*Oberleutnant* qui se tenait toujours au garde-à-vous à l'entrée du garage, en plein milieu du passage, comme ses hommes placés en rangs par deux derrière lui.

– J'en serais davantage amateur, colonel, si mes ressources me le permettaient.

– Et vous, docteur ?

– Celle-ci est un cabriolet d'une rare élégance.

– N'est-ce pas ? Vous avez vu comme la courbe des ailes, à l'arrière, s'harmonise avec les lignes de la malle et le cercle du cache-roue ? Même couverte, comme dans ce garage, elle est sublime. Imaginez-la décapotée : elle doit être encore plus élancée. Elle figure sans conteste parmi les chefs-d'œuvre de Ettore et Jean Bugatti. Et quel moteur ! Avec double arbre à cames en tête ! Savez-vous comment les Bugatti en ont hérité ? L'histoire est très intéressante.

À cent mètres derrière l'*Oberleutnant* et sa troupe, j'apercevais les dix-neuf otages toujours encerclés par leurs gardiens qui continuaient, d'un air détaché, à pointer sur eux leurs pistolets-mitrailleurs. J'ai dit au colonel :

– J'avoue tout ignorer de cette histoire. Ettore et Jean Bugatti ne sont pas les inventeurs de ce moteur ?

– Du tout ! Ils l'ont copié ! La technique du double arbre à cames en tête était connue aux États-Unis avant les années 30. Les Miller et les Duesenberg en étaient déjà dotées. C'est d'ailleurs avec un tel moteur que les Miller se sont couvertes de gloire aux 500 Miles d'Indianapolis. L'un de leurs pilotes, Léon Duray, a débarqué en Europe en 1929 avec deux Miller 91 à traction avant. Il a battu le record du kilomètre lancé classe F à 222 km/h. En 1929 ! Vous vous rendez compte ?

Le docteur hochait la tête d'un air entendu. À l'extérieur du garage, une petite pluie fine et froide de novembre commençait à tomber sur l'*Oberleutnant* et ses soldats au garde-à-vous et sur les otages dont certains, démunis de tout imperméable ou manteau, relevaient leur col de veste, soufflaient sur leurs mains et piétinaient sur place pour tenter de se réchauffer.

– Jean Bugatti, continuait le colonel, a été très impressionné par la vitesse de pointe des Miller. Il a échangé les deux Miller 91 de Duray contre trois Bugatti 43. Ensuite il a désossé les moteurs des Miller, il s'est inspiré de la forme de leur culasse et il a adopté la distribution par double arbre à cames en tête, d'abord sur les Bugatti 51, puis sur les modèles suivants, dont cette 57. Rendez-vous compte que les meilleurs moteurs de la 35 B, le modèle dont est inspirée la 51, donnaient 150 chevaux pour 2 300 cm^3 alors que la puissance de la 51 dans la même cylindrée montait à 185 chevaux !

– Extraordinaire, colonel ! me suis-je exclamé tel un connaisseur averti. Cela se traduisait par quelle vitesse sur route ?

– Une vitesse sensationnelle, cher directeur ! Il y a trois ans de cela, en mai 1939, une Bugatti 57 en modèle berline quatre portes et quatre places – car les châssis des Bugatti 57 ont reçu des carrosseries dans des modèles aussi divers que des coupés deux places, des cabriolets deux ou quatre places, ou des berlines quatre places avec deux ou quatre portes – la 57, donc, dans le modèle pourtant le plus imposant, a couvert plus de 182 kilomètres en une heure, dont un tour à 195 km/h.

– Incroyable ! Dites-moi, colonel, est-il vraiment indispensable de laisser l'*Oberleutnant* et sa troupe sous la pluie ? Ne préférez-vous pas leur ordonner de rejoindre leurs quartiers ?

– Ils ont l'habitude, vous savez… Mais pourquoi pas.

Il a donné un ordre à l'*Oberleutnant* qui a claqué les talons et salué le colonel.

– *Zu Befehl, Herr Oberst ! Heil Hitler !*

L'*Oberleutnant* s'est retourné vers ses hommes, leur a crié quelques mots et s'est éloigné au pas cadencé avec la plupart d'entre eux, ne laissant sur place qu'un *Feldwebel* et quelques soldats pour garder les otages. Je me suis fait violence pour résister à l'envie de regarder le Dr Bronstein et de lui sourire.

– Bien, ai-je repris sur le ton le plus détaché, il est presque midi et avec votre permission, colonel, le docteur et moi allons déjeuner.

Le colonel a consulté sa montre.

– Midi, déjà ? Le temps passe si vite.

Il a levé les yeux sur le Dr Bronstein et s'est adressé à lui en allemand, ce qui ne m'a pas plu du tout : qu'avait-il à me cacher ? Le docteur a répondu lui aussi en allemand, ce qui m'a encore moins plu.

Le colonel s'est tourné vers moi.

– Pardon, monsieur le directeur, de m'être adressé à notre cher docteur dans sa langue maternelle – la mienne, vous le savez, est le français ; l'allemand n'est que ma langue paternelle. Je lui demandais s'il accepterait de déjeuner en ma compagnie avec vous, pour autant bien sûr que ceci vous agrée.

J'ai regardé le Dr Bronstein droit dans les yeux.

– Qu'avez-vous répondu au colonel, docteur ?

– Que j'étais sensible à son invitation et que vous l'accepteriez sans doute vous aussi, mais que nous aurions quelque difficulté à déjeuner paisiblement en songeant aux otages qui attendent dehors sous la pluie.

– Bien entendu, est intervenu le colonel, il est hors de question de laisser ainsi ces pauvres gens. Je vais ordonner de les ramener à leur cellule.

Le colonel s'est adressé à un *Interoffizier* en poste devant le garage, qui a salué, claqué les talons, hurlé le sempiternel « *Zu befehl, Herr Oberst ! Heil Hitler !* » et qui s'est précipité en courant vers le *Feldwebel* chargé de la garde des otages.

– Eh bien, messieurs, nous a dit le colonel, je vous propose de nous diriger vers mon appartement – ou celui de votre prédécesseur, si vous préférez, monsieur le directeur – pour un repas d'officiers en campagne : le menu sera spartiate mais nous ne lésinerons pas sur la qualité des flacons qui l'accompagneront.

Nous nous sommes dirigés vers le pavillon de la direction. Avant d'y entrer, j'ai eu le temps, du haut du large escalier d'accès, d'apercevoir par une ouverture entre les canons et les véhicules blindés rangés dans la cour d'honneur, un soldat asséner un violent coup de crosse sur le dos de l'un des otages pour l'inciter à marcher plus vite.

100

Louis (suite) : « Ne sois pas le vingtième fusillé »

Arrivé au premier étage, j'ai prié le colonel et le docteur de m'accorder un bref moment et je suis monté jusqu'à mon appartement pour informer Louise que je ne déjeunerais pas avec elle. Je lui ai expliqué la situation en quelques mots : l'attentat contre le convoi militaire, les otages, mon intervention auprès du colonel en faveur du docteur.

– Que vont devenir les otages ? Ils vont être fusillés ?

– Je le crains, Louise.

– Tous les vingt ?

– Non, pas le docteur.

– Le colonel te l'a promis ?

– …

Elle a insisté.

– Si le colonel a reçu l'ordre de fusiller TOUS les otages, il doit en fusiller vingt. Qui exécutera-t-il à la place du docteur ?

J'ai tenté l'humour noir pour répondre.

– Avec tous les malades qui meurent chaque jour, il suffira de prendre l'un de leurs cadavres pour avoir le nombre juste.

– Tu sais bien que cela ne se passe pas ainsi avec l'Ordre allemand. Le colonel détient vingt otages, tous identifiés. S'il ne fait pas fusiller le docteur, il lui faut invoquer une raison impérieuse auprès de ses supérieurs, et choisir une victime au moins aussi importante. Quel sera ce vingtième fusillé, Louis ?

– Je n'en ai pas la moindre idée.

Elle m'a saisi le bras avec force.

– Fais attention, Louis.

Nous n'étions pas mariés, nous n'avions jamais fait l'amour, je ne l'avais jamais embrassée, elle portait dans son ventre l'enfant d'un autre homme, mais elle me parlait avec la tendresse d'un vieux couple.

Elle a répété :

– Fais attention. Sois TRÈS prudent.

– Pourquoi ? Tu ne crois tout de même pas que le colonel va m'exécuter à la place du docteur ?

– Méfie-toi. Ne sois pas le vingtième fusillé. Et surtout, Louis, ne joue pas au héros. Ne propose pas de prendre la place du docteur.

– Tu divagues, Louise ! Je ne suis pas suicidaire ! Je t'aime, un trésor nous attend, nous avons devant nous un avenir rempli d'heureuses promesses, je ne vais pas dire au colonel : « De grâce, laissez la vie sauve au Dr Bronstein, prenez la mienne à sa place » ! J'ai une très grande estime, une immense reconnaissance, une gigantesque affection pour le docteur, mais de là à me sacrifier pour lui, tout de même !

– Tu es tellement passionné, Louis… Tu as une intelligence exceptionnelle mais quand tu te laisses emporter par tes pulsions tu ne te contrôles plus. Promets-moi de garder ton calme si le colonel annonce au docteur que c'est l'heure de le fusiller.

– Tu le vois nous inviter à déjeuner pour nous dire devant sa tasse de café : « Pardon de vous presser, mais je crois que nous allons être en retard pour le peloton d'exécution… »

– Le colonel a-t-il promis de manière la plus formelle de laisser la vie sauve au docteur ?

J'ai hésité avant de répondre.

– Non… Pas vraiment… En fait, je me demande pourquoi, à un moment, il a parlé au docteur en allemand.

– Ce n'est pas bon, ça.

– Et j'aimerais savoir ce que le docteur lui a répondu, toujours en allemand.

– Ça, c'est encore moins bon. Je pense que le colonel veut agir avec une élégance d'un autre siècle en recevant le docteur à sa table pour lui offrir de bons vins et de bonnes liqueurs avant de lui faire la peau. Si c'est le cas, Louis, je te supplie de te retenir. Je te le répète, je t'en conjure, ne sois pas le vingtième fusillé.

101

Louis (suite) : L'Invitation au voyage

Le colonel Von Katz et le Dr Bronstein étaient enfoncés dans deux profonds fauteuils en cuir, près d'une table basse en bois doré. Ils tenaient à la main une coupe de champagne.

– Pardon de ne pas vous avoir attendu, cher directeur, s'est excusé le colonel en quittant son siège pour me servir avec empressement ce même dom pérignon 1937 qu'il m'avait déjà offert le soir de son arrivée à l'hôpital.

– Il vous reste encore des flacons de ce chef-d'œuvre, colonel ? Vos réserves sont inépuisables ! J'ignore ce que l'on fête, mais je lève mon verre avec vous et avec le docteur, en nous souhaitant à tous trois de connaître à l'avenir de nombreux plaisirs aussi raffinés – n'est-ce pas ?

– Absolument ! s'est empressé de répondre le docteur qui a tendu sa coupe dans ma direction.

Le colonel, lui, n'avait rien dit.

Nous avons bu nos verres et sommes passés à table. Le colonel et le docteur en sont venus très vite à échanger leurs souvenirs du Bade-Wurtemberg où tous deux avaient vécu – le colonel à Tübingen et le docteur, avant d'émigrer en 1925, à Freiburg im Breisgau. Ils parlaient avec émotion des collines couvertes de vergers dont les fleurs éclataient au printemps, et de vignobles dont les grappes gonflaient et prenaient des couleurs d'or ou de rubis au soleil d'été. Le colonel a ouvert des bouteilles de vins du Rhin et du Neckar. Le docteur admirait la robe des breuvages au travers du cristal des verres, humait, dégustait, commentait : « Je n'en avais pas goûté depuis déjà plus de quinze ans, est-ce croyable ! » Le colonel le servait à nouveau, et tous deux levaient leur verre en parlant du Neckar qui se prélasse autour des îles peuplées de saules, entre des bourgs médiévaux dotés d'hôtels de ville à hauts pignons, de fontaines, de statues terribles de comtes souabes dignes et imposants, d'églises très riches et de châteaux très noirs dressés au sommet des cités sur l'un de ces éperons rocheux que le Neckar, si doux et si paisible, préfère contourner pour s'étendre dans le ventre d'une plaine chaude, accueillante et entourée de doux mamelons. Je ne disais pas un mot. Je les écoutais se raconter leurs soirées d'été aux terrasses des auberges, à boire le même vin que celui qui brillait au bout de nos mains, qui nous réchauffait le cœur et nous montait peu à peu à la tête. Ils se remémoraient leurs ripailles d'étudiants, mélangeaient dans leurs souvenirs tous les plats, les truites de la Forêt-Noire avec la choucroute, le boudin avec les tournedos, les pommes de terre avec les énormes gâteaux à la crème fouettée. Le colonel continuait à remplir lui-même nos verres, son esclave ayant pour seule tâche de remplacer les bouteilles l'une après l'autre. Et nous buvions. Au début du repas, songeant aux conseils de Louise (« Sois prudent, fais très attention… ») je mouillais seulement mes lèvres quand le docteur et le colonel avalaient leur verre entier. Peu à peu, je m'étais laissé aller à suivre leur exemple et je levais le coude aussi souvent qu'eux. Et le colonel resservait, resservait encore, et continuait à parler du Rhin, du Neckar, de Tübingen, des auberges si chaleureuses avec leurs charpentes et leurs décors en bois, de la Forêt-Noire, des ruisseaux à truites et des sous-bois à champignons, des lacs, des jeunes femmes avec leurs tresses blondes, leurs yeux clairs et leurs joues fraîches qui rosissent si vite. Le docteur approuvait et racontait comment, devant la cheminée de l'une de ces auberges, après un repas dans lequel il avait englouti l'intégralité de la pension hebdomadaire que ses parents lui versaient pour subvenir à ses besoins d'étudiant, il avait osé embrasser pour la première fois, très vite, presque du coin des lèvres, une jeune fille aussi timide que lui et qui allait devenir sa femme. « Bravo, docteur ! » s'exclamait le colonel en levant son verre. « Ah, monsieur le directeur, je vous souhaite de connaître un jour le Bade-Wurtemberg ! Vous savez combien j'aime Baudelaire. Chaque fois que je relis *L'Invitation au voyage*, je pense, en arrivant aux quatre derniers vers, aux soirs d'été sur le Neckar à Tübingen : « *Le monde s'endort / Dans une chaude lumière. / Là, tout n'est qu'ordre et beauté, / Luxe, calme et volupté.* »

Sur ce, le colonel a jeté un coup d'œil furtif à sa montre, il a posé son verre encore à moitié plein et s'est tu.

Le docteur a regardé le colonel, il a fini lentement son verre en dégustant avec soin la dernière gorgée qu'il a fait d'abord tourner entre sa langue et son palais pour mieux la savourer, avant de l'avaler avec délicatesse et de prendre ensuite le temps de la sentir pénétrer peu à peu tout son corps. Puis il a posé son verre avec précaution, comme s'il craignait de troubler le silence qui venait de s'installer soudain, et s'est recueilli un instant avant de relever les yeux vers le colonel.

– Merci de m'avoir permis de revivre les moments forts de ma jeunesse avant de m'en aller, *Herr* Oberst.

102

Louis (suite) : Les étendards gelés

Le colonel ne bougeait pas. Il était plus tendu que le docteur. Il a hoché la tête de droite à gauche d'un air courroucé, en jetant entre ses dents quelques mots en allemand qui m'ont paru, à leur intonation et leur sécheresse, être une bordée d'injures. Le docteur a souri, de ce petit sourire que je lui avais si souvent vu, le sourire d'un homme qui comprend son interlocuteur et voudrait lui exprimer sa sympathie.

Je regrettais tout à coup d'avoir tant bu. J'ai demandé :

– De quoi parlez-vous, tous les deux ?

Le docteur a laissé le colonel, qui semblait de plus en plus en colère, me répondre.

– « *Schöne Welt, wo bist du* ? » C'est du Schiller, *Herr Direktor*. « Où es-tu, monde radieux ? » Les Allemands sont de grands poètes à l'âme romantique, c'est bien connu ! J'ai HORREUR de cette poésie larmoyante pour ivrognes gavés de bière qui pleurent un monde mythique et détruisent celui où ils vivent. Je hais Hitler ! Je hais les nazis !

– OK, colonel, nous sommes au courant, c'est à votre corps défendant que vous êtes patron d'un régiment de la Wehrmacht Heer. Vraiment, je vous plains, si, si. Mais pour l'heure, puisque le docteur ne veut pas me répondre, dites-moi ce qui se passe. Vous n'allez pas recommencer à vouloir le fusiller ?

– Le grand poète de Tübingen, *Herr Direktor*, est Hölderlin, l'illustre Hölderlin qui a passé dans cette ville les trente-cinq dernières années de sa vie. Il avait été « *entrückt von der Göttern* », « emporté par les dieux » – il était devenu fou. C'est grâce à sa folie qu'il a si bien traduit l'âme allemande. Il chante dans ses poèmes les vergers chargés de fleurs et de fruits, les lacs, le soleil, la nature. Et tout à coup il sort des vers terrifiants, ceux de lui que je préfère :

« *Les murs se dressent*,

« *Muets et froids, et, dans le vent*,

« *Claquent des étendards gelés.* »

Le colonel s'est passé la main sur le front, il a regardé son verre, a hésité à le reprendre et ne l'a pas touché.

– Voilà où nous en sommes, *Herr Direktor*. Les hordes nazies chantent la belle Allemagne mais ne savent que dresser des murs muets et froids et des étendards gelés. Et moi je fais partie de ces hordes, je suis le chef de l'une d'elles. Moi, Heinrich Von Katz, le descendant par mon père de trente générations d'officiers qui ont donné leur sang pour l'Allemagne, et par ma mère de glorieux ancêtres qui ont servi eux aussi leur pays, la France, avec dignité, je ne suis qu'un boucher au service d'une clique de tarés menés par un chef criminel et mégalomaniaque.

– Je compatis à votre triste sort, colonel, mais vous n'avez pas répondu à ma question : vous ne voulez pas fusiller le docteur, n'est-ce pas ?

La réponse est venue de l'extérieur, avec l'explosion de dix, quinze ou vingt fusils que l'on décharge en même temps. Et quelques secondes plus tard, dans le silence insoutenable qui a suivi, un coup de revolver, puis un deuxième.

J'avais toujours ignoré jusqu'à cet instant que je pouvais vivre sans que mon cœur batte. Je ne respirais plus. Je ne bougeais plus.

Tout à coup j'ai jeté mon verre à terre en le brisant.

– Colonel, vous ne toucherez pas à un cheveu du docteur.

103

Louis (suite) : « Rappelez-vous la promesse que vous m'avez faite, Louis Dantezzi »

– Comment comptez-vous m'en empêcher, monsieur le directeur ?

– L'exécuter n'aurait aucun sens. Le docteur est le seul médecin de l'hôpital. Il soigne vos hommes et vos officiers.

– Vous avez déjà employé l'argument. La gendarmerie française – c'est elle, ne l'oubliez pas, qui a sélectionné les otages et nous les a amenés – n'a pas transféré le Dr Bronstein ici pour soigner vos malades et les miens mais pour être fusillé.

– Vous voulez vingt cadavres, colonel ? Attendez quelques jours et je vous les fournirai. Depuis 1940, chaque arrivée de l'hiver entraîne une hécatombe chez nos patients. En une semaine j'aurai plus de morts qu'il ne vous en faut.

Une deuxième salve a retenti à l'extérieur du bâtiment. Deux coups secs ont claqué à leur tour.

– D'après ce que nous avons entendu tout à l'heure, il vous manquait encore dix-huit corps. Maintenant il ne vous en faut plus que seize. Le temps que vous donniez vos ordres et qu'ils arrivent jusqu'au peloton d'exécution, il suffira peut-être de quatorze. Faites-moi confiance, colonel : arrêtez tout, économisez vos munitions et dans trois jours vous aurez votre compte de macchabées.

– Monsieur le directeur, vous devenez aussi fou que vos patients ! L'identité des vingt otages que nous a remis la gendarmerie française est connue de mon quartier général !

– Soit, colonel. Exécutez tous les autres. Mais pas le Dr Bronstein.

– Il me faut VINGT otages, monsieur le directeur.

– Procédons autrement. Je vous échange le docteur contre un chef de réseau de la Résistance.

– Tiens donc ! Votre prédécesseur ? Dont vous nous indiquerez une pseudo-cachette à cent kilomètres d'ici ?

– Quelqu'un qui se trouve en ce moment dans notre hôpital.

– Vous avez des preuves contre cet homme ?

– Il a essayé de me recruter dans son réseau.

Le Dr Bronstein a tenté de me faire taire.

– Monsieur le directeur, je vous en prie…

Je pensais que le colonel allait me demander, lui, de continuer. Mais il m'a dit d'un air las :

– Désolé, monsieur le directeur, mais je ne peux accepter votre marché. Dans l'hypothèse où votre histoire serait vraie, nous serions obligés d'interroger longuement votre pseudo-résistant, et peut-être de le transférer au quartier général avant d'envisager de l'exécuter. Il ne pourrait donc prendre la place du docteur en tant qu'otage.

Troisième salve. Deux claquements de revolver. J'ai cru entendre – non, ce n'était pas possible ! – des cris de joie et des applaudissements.

Je ne sais ce qui m'a pris. Étaient-ce les chocs émotionnels successifs de ces trois premières salves, amplifiés par l'attente des suivantes dont l'une déchirerait le corps du Dr Bronstein ? Étaient-ce ces vins du Rhin et du Neckar que j'avais absorbés en croyant – en m'efforçant de croire – que le colonel et le docteur ne pouvaient s'échanger leurs souvenirs de jeunesse avant de se rendre ensemble au poteau d'exécution pour que le premier y fasse fusiller le second ? En tout cas je me suis levé et je me suis posté devant le colonel, rigide, bras le long du corps comme si j'avais été ligoté par une corde invisible.

– Colonel, laissez la vie sauve au Dr Bronstein et prenez la mienne à sa place.

Le docteur a bondi de sa chaise. Il a levé vers moi un regard chargé d'une émotion immense, il a posé ses mains sur mes bras et murmuré avec effort, tant il avait soudain de la peine à s'exprimer :

– Mon ami… Mon cher et grand ami…

Le colonel s'est levé. Il s'est raclé la gorge avant de demander avec une brusquerie forcée :

– Voulez-vous du papier à lettres pour écrire à votre famille, docteur ?

– C'est inutile, colonel. Je souhaite juste m'entretenir quelques instants avec monsieur le directeur.

– Je vous laisse. Une sentinelle est postée derrière chaque porte de cette pièce. Soyez aimable de prévenir l'une d'elles quand vous serez prêt.

Le docteur s'est installé sur une chaise et m'a prié de m'asseoir face à lui.

– Quel cadeau incroyable ! Votre vie ! Et pourquoi, je vous prie ? Vous pensez qu'elle vaut moins que la mienne ? Rappelez-vous la promesse que vous m'avez faite ce matin, Louis Dantezzi : vous devez vous enfuir d'ici et continuer plus tard, où que vous soyez, quel que soit votre parcours personnel et professionnel, à user de tous vos moyens pour adoucir le sort des patients de cet hôpital – ceux qui s'y trouveront à ce moment-là, bien sûr.

– Vous avez une famille, docteur. Vous devez rester en vie pour elle.

– Vous avez Louise. Moi, je n'ai peut-être plus ni femme ni enfants. Mon épouse et mes fils ont quitté Drancy : un train les a emportés avec de nombreux autres

Juifs vers l'Europe centrale. On parle de camps de travail. On parle aussi d'exécutions à grande échelle. Ma femme n'est plus assez jeune pour un emploi d'esclave sexuelle ; je crains qu'elle ait déjà été assassinée. Quant à mes fils, la logique voudrait qu'on les épargne en raison de leurs compétences médicales mais voyez au travers de mon propre cas combien cette logique est étrangère aux théories nazies. De tous les malheureux envoyés dans ces camps, bien peu reviendront.

– Que puis-je pour vous, docteur ? Vous reste-t-il un souhait que je pourrais exaucer ?

Il a réfléchi avant d'esquisser un petit sourire amusé.

– N'importe quel souhait, monsieur Dantezzi ? Aussi exigeant soit-il ?

– Je vous ai offert ma vie ; que pourriez-vous me demander de plus important ?

– Dites-moi ce qui s'est passé dans la cabane le jour où votre sœur et vos parents sont morts.

104

Louis (suite) : La confession

– Est-ce bien le moment, docteur ?

– Dans quelques minutes, il sera trop tard !

– Quel intérêt pour vous ?

– D'abord, pendant que vous me raconterez votre histoire je penserai un peu moins à ce qui m'attend. Ensuite, simple curiosité de praticien, j'aimerais confronter la réalité des faits à la version que je m'en suis bâtie à partir du rapport de gendarmerie, des plaidoiries en votre faveur du capitaine Berthomieux, de votre ancien instituteur et de votre employeur, et de nos divers entretiens. Donnez-moi la clé de l'énigme, monsieur Dantezzi : que s'est-il vraiment passé dans la cabane ? Je vous promets de ne jamais répéter ce secret à quiconque et de toujours rester muet comme une tombe.

Je ne pouvais pas refuser de lui répondre. Alors je me suis confessé.

– Je crains de vous décevoir, docteur, car je ne suis pas innocent. Il faisait très chaud, en ce premier dimanche de septembre 1936. Ma mère, Angeline et moi, nous avions prévu de passer la journée au bord de la rivière. Grolard était de service et devait déjeuner à la gendarmerie. À la sortie de la messe, ma mère m'a dit de partir avec ma sœur ; elle nous rejoindrait après avoir acheté des grillades au marché. Angeline et moi, nous avons troqué les beaux vêtements que nous portions à l'église contre un maillot de bain, un short et une chemise, nous avons sauté sur nos vélos et quelques minutes plus tard nous étions à la cabane. Là, nous nous sommes baignés. Nous nous sommes bien amusés, nous avons beaucoup ri et, comme d'habitude, Angeline a fini par bouder parce que je lui avais aspergé la tête, ou parce qu'elle avait glissé sur une pierre et prétendait que c'était ma faute – elle avait douze ans, moi seize, ces petites chamailleries faisaient partie de nos vieux codes de frère et sœur. Bref, Angeline a déclaré qu'elle retournait à la cabane pour se changer, et m'a laissé seul à la rivière. J'ai attendu un moment pour m'assurer qu'elle ne revenait pas et j'ai enlevé mon slip. J'adorais me baigner nu. La rivière, à cet endroit, tombe de chute en chute en formant des gouffres successifs. Au fond de ces gouffres il y a toujours des truites. J'ai plongé et j'ai commencé à pêcher. À la main, bien sûr. J'en ai attrapé une, je suis remonté à la surface, j'ai arraché de la mousse pour garder la truite au frais et j'allais replonger quand j'ai entendu une détonation. J'ai été surpris : la chasse avait certes rouvert depuis quelques jours mais je n'avais aperçu aucun chasseur en arrivant. Je me suis même demandé si je n'avais pas pris pour un coup de fusil l'un de ces grondements que fait la rivière en chutant au fond d'un gouffre. J'ai plongé. J'ai sorti une autre truite. J'ai entendu, cette fois sans aucun doute possible, une deuxième détonation, et surtout des cris, et ces cris étaient tout proches, ils semblaient venir de la cabane, j'ai cru reconnaître la voix de ma mère, alors je me suis précipité, et tant pis si j'étais nu, je n'ai pas pris le temps d'aller chercher mon maillot là où je l'avais posé, j'ai couru le long de la berge, encore une autre détonation et une autre, je courais à perdre haleine, je suis arrivé à la cabane, la porte était grande ouverte, je suis entré et j'ai vu. D'abord j'ai vu Grolard. Je n'ai pas compris. Il n'avait pas à se trouver là. Il me regardait d'un air stupide – je veux dire beaucoup plus stupide encore que d'habitude. Il se taisait et moi aussi tant j'étais stupéfait de le voir. Pas seulement de le voir dans cette cabane alors qu'il aurait dû rester à la gendarmerie : midi approchait, sans doute Grolard s'était-il entendu avec un collègue pour se faire remplacer pendant le déjeuner, le temps de profiter lui aussi, comme nous, d'une pause au soleil à la campagne. Mais pourquoi son pantalon et son slip étaient-ils baissés sur ses chevilles ? Il me fixait d'un regard imbécile et mauvais. Dans sa veste, à hauteur de l'épaule, il y avait un trou. Et de ce trou sortait un liquide rouge. Grolard a levé le bras. Il l'a tendu vers moi. Au bout de son bras il tenait un revolver. Il a tiré. Il m'a raté. Il n'y avait pas deux mètres entre lui et moi mais il ne m'a même pas touché, soit parce que sa blessure l'avait affaibli, soit parce qu'il était encore plus soûl que d'habitude. J'ai sauté sur lui. Je lui ai pris son revolver, je lui ai assené mon poing dans la figure, il est tombé à la renverse sur le sol et j'ai regardé autour de moi. J'ai vu un corps que je n'ai pas reconnu tout de suite. Celui de maman. Et de l'autre côté de la pièce, allongé par terre, il y en avait un autre. Angeline. Nue. Avec deux taches de sang, l'une à la poitrine, l'autre entre les jambes. Cette fois je comprenais tout. Grolard nous avait rejoints pour déjeuner. Quand il était arrivé à la cabane, Angeline était seule, en train de se changer. Grolard, qui avait effectué sa tournée habituelle des cafés de Villesarrazin avant de venir, était totalement ivre. Devant le corps dénudé d'Angeline, il était devenu fou. Il l'avait violée. Ma mère était arrivée à ce moment avec son panier de provisions. Elle avait pris le revolver de service que Grolard avait posé avec son baudrier avant de violer Angeline, elle avait tiré sur lui et l'avait blessé. Il avait réussi à lui reprendre son arme qu'il avait déchargée sur elle à bout portant, puis il avait tiré sur Angeline, sans doute pour l'empêcher de parler. Je suis resté immobile un moment. J'espérais me réveiller mais le cauchemar se poursuivait en plan fixe avec ces deux corps à jamais immobiles, celui de maman et celui d'Angeline. Grolard aurait pu profiter de la situation pour s'échapper, j'aurais été incapable de le poursuivre. Il aurait pu me reprendre son arme et me tuer, je n'aurais pas réagi. Mais cet imbécile, ce porc a fait la seule chose qu'il n'aurait pas dû commettre : après s'être remis peu à peu de mon coup de poing, IL A RI. Il regardait Angeline, maman, moi, et il riait. Bien sûr il était soûl, mais ce rire allait au-delà de ce que, même dans ce bloc de pierre que j'étais devenu, je pouvais supporter. Et j'ai tiré sur Grolard toutes les balles qui restaient dans le revolver. Puis j'ai pris un couteau, je l'ai enfoncé dans Grolard, une fois, deux, trois, et encore, et encore, partout dans son corps, dix, vingt, trente, quarante-trois fois – c'est le nombre précis des coups recensés par les experts. Lorsque je me suis arrêté, j'étais épuisé. Suffisamment épuisé pour que la tête me tourne et que je perde connaissance. Quand j'ai rouvert les yeux, j'étais entouré de gendarmes. C'est comme cela que je me suis retrouvé en prison. Puis dans cet hôpital où j'aurais passé le reste de ma vie dans le quartier des agités et des criminels dangereux si je n'avais pas eu l'immense chance, docteur, que vous soyez le médecin chef du quartier des hommes et que vous mettiez tout en œuvre pour adoucir mes conditions de détention.

Je me suis tu.

Le Dr Bronstein m'a regardé un moment.

Un long moment.

Il s'est enfin décidé à parler.

– C'est donc ainsi que les choses se sont passées, monsieur Dantezzi ?

– Oui, Docteur.

– Je vais vous surprendre. Contrairement à ce que j'ai toujours soutenu, j'étais convaincu que vous aviez défloré votre sœur.

– Moi ?!

– Ne vous méprenez pas : je ne vous en attribuais pas l'initiative. Je pensais que votre beau-père, ivre mort, vous avait forcé sous la menace de son revolver à passer à l'acte. Son pantalon sur les chevilles pourrait s'expliquer par ce à quoi il s'était occupé en vous regardant. Eh bien soit, je m'étais trompé.

– Pourquoi imaginiez-nous cela, docteur ?

– D'abord à cause du baudrier que votre beau-père avait enlevé. Je ne le vois pas, saisi d'une pulsion irrépressible et suffisamment violente pour le conduire, lui le gendarme en uniforme, à commettre l'irréparable sur la fille de sa femme, prendre cependant le temps d'ôter d'abord son baudrier. Et pourquoi baisser son pantalon jusque sur les chevilles ? Ou il l'enlève totalement, ou il l'entrouvre seulement – ce qui est le plus cohérent en la circonstance. Mais pourquoi sur les chevilles ? Pourquoi cette demi-mesure ? Et puis il y a votre nudité. Vous dites qu'alerté par les détonations et par les cris de votre mère, vous vous êtes précipité vers la cabane sans prendre la peine de remettre votre maillot de bain. Or un tel geste de pudeur aurait dû être pour vous un geste réflexe. Le temps me manque pour vous citer quelques exemples d'anecdotes bien connues des psychiatres sur les comportements surprenants de personnes qui, dans des situations de danger extrême, ont pour première réaction, avant de sauver leur vie, de cacher leur nudité. Vous saviez que votre sœur et votre mère se trouvaient dans la cabane. Sauf à avoir adopté avec votre famille des habitudes naturistes, ce qui n'était pas le cas, vous n'auriez pas voulu paraître dénudé devant ces deux femmes. Et vous délaissez votre slip, délibérément, pour courir jusqu'à elles ?

– Docteur, je vous ai dit la vérité.

– Je vous crois, monsieur Dantezzi. Vous ne me mentiriez pas en ce moment, n'est-ce pas ?

Il a soupiré.

– Pendant que vous parliez, nous avons eu droit à trois autres salves. Cela fait six avec les précédentes. D'après les deux coups de grâce qui suivent chacune d'elles, il n'y en aura plus que quatre. Je dois partir, monsieur Dantezzi.

– Je vous accompagne, docteur.

– Ne faites pas cela. Vous allez souffrir plus que moi.

– Je tiens à rester à vos côtés – sauf si vous souhaitez être seul pour penser à votre famille ou pour prier.

– Songer à ma famille alors que j'ignore où elle se trouve, c'est trop dur. Quant à Dieu, je lui ai consacré suffisamment de temps depuis ma naissance pour qu'il ne me reproche pas de préférer votre compagnie à la sienne en ce dernier moment de mon existence. Allons-y. Et voyons d'où proviennent ces cris et ces applaudissements que l'on entend à chaque fusillade – vous en avez une idée ?

105

Louis (suite) : Plus que deux otages

Nous avons quitté la salle à manger. Un soldat en faction a appelé deux autres militaires qui ont accouru et nous ont encadrés. Nous avons descendu l'escalier, nous sommes sortis du pavillon de la direction côté parc, nous avons longé l'arrière du garage et de la chapelle, le mur pignon du bâtiment des patients, et nous sommes parvenus au mur d'enceinte qui courait tout le long de ce bâtiment, du côté opposé à celui de la cour d'honneur.

Deux hommes se tenaient debout dos au mur, les mains liées, les yeux bandés. Face à eux, vingt soldats commandés par un *Hauptmann*, les visaient avec leur fusil. Derrière le *Hauptmann*, d'autres soldats, des sous-officiers et deux officiers gardaient cinq otages. Deux des cinq otages semblaient prier. Un troisième pleurait doucement en silence. Les deux derniers levaient la tête vers un horizon inconnu ; ils semblaient déjà très loin de nous.

Le *Hauptmann* a hurlé. La détonation des fusils a éclaté et s'est répercutée contre le mur d'enceinte, vrillant ainsi deux fois les tympans. J'ai senti les vingt balles me pénétrer le corps. J'ai frissonné – pourtant la pluie fine et froide de la fin de matinée avait cédé la place à quelques rayons d'un petit soleil de novembre.

Les deux hommes devant le mur sont tombés. L'un brutalement, projeté contre les pierres saillantes de la muraille. L'autre doucement, sur lui-même, après un bref instant comme s'il avait voulu profiter encore une dernière seconde des caresses du vent d'autan et de l'odeur de la campagne environnante avant de s'écrouler sur cette terre où on allait l'enfermer à jamais.

Le *Hauptmann* s'est approché des suppliciés et leur a donné le coup de grâce. Un tonnerre d'applaudissements a retenti derrière nous, accompagné de vivats, de bravos, de félicitations. Je me suis retourné. J'ai vu au-dessus de moi des centaines de visages agglutinés derrière les barreaux des hautes fenêtres des patients. Au second étage, celui des femmes, seules quelques vieilles séniles regardaient les exécutions en se grattant ou en léchant un bout de papier, un morceau de bois, leurs mains, n'importe quoi pour tromper leur faim. Mais au premier, l'étage des hommes, seuls les grabataires et les agonisants n'étaient pas accrochés aux barreaux. Tous les autres voulaient jouir du spectacle. Il y avait des « olé ! », des « *bis !* », des « encore ! ».

Je me suis précipité vers le colonel, immobile près du *Hauptmann*.

– Quelle est cette indécence, colonel ? Pourquoi avoir organisé votre boucherie sous les yeux des internés ?

– Je suis d'accord avec vous, monsieur le directeur. Rappelez-vous que nous étions ensemble quand les exécutions ont commencé. Je ne pouvais imaginer que l'un de mes officiers serait assez imbécile pour installer ici son peloton au motif que cet endroit est le plus pratique pour évacuer les corps. Changer de place maintenant ne ferait que prolonger le supplice des derniers otages. Et si vous me permettez à mon tour une remarque, j'observerai que vos gardiens, ou vos infirmiers comme ils aiment à se faire appeler, pourraient après tout intervenir pour obliger vos patients à s'éloigner des fenêtres et se taire.

Le colonel n'avait pas tort. Où se trouvaient Cloporte, Black, White, les autres gardiens ? Préparaient-ils de nouveaux sabotages, de nouveaux attentats, pour que de nouveaux otages soient à leur tour fusillés en représailles ?

– Oh, le Dr Bronstein ! C'est le Dr Bronstein !
– Où ça ?
– Là, regarde !
– Mais c'est vrai ! Docteur, docteur ! Bonjour, docteur !

Tous les malades, à présent, hélaient le docteur. « Docteur, il faut que je vous voie pour mon furoncle. » « Docteur, j'ai mal à l'estomac. » « Docteur, vous pourrez me recevoir demain matin ? » « Docteur, il faut que je vous dise... » « Docteur, dites, docteur... » « Docteur !... »

Le colonel m'a regardé avec une gêne mêlée de colère.

– Faites-les taire, bon sang !

– *Nein, Herr Oberst.* Vous entendrez leurs cris jusqu'au bout. Épargnez le docteur et je vous jure de leur imposer le silence.

– Monsieur le directeur, ne compliquez pas les choses...

– Êtes-vous sûr que c'est moi qui les complique, colonel ?

Le colonel m'a tourné le dos. Je suis revenu vers le Dr Bronstein. Des soldats enlevaient les corps des deux condamnés qui venaient d'être fusillés. D'autres soldats ont amené deux nouveaux otages, celui qui pleurait et l'un de ceux qui priaient.

Le premier avait à peine trente ans ; il devait penser à ses proches – sa femme qui le croyait encore en prison, ou qui savait qu'on l'avait pris comme otage mais qui espérait le revoir un jour en vie et apprendrait ce soir ou demain qu'il avait été exécuté ; ses enfants qu'il ne verrait pas grandir, qu'il ne pourrait pas aider à s'installer dans la vie et qui lui en voudraient peut-être d'avoir joué au héros au lieu d'essayer de survivre à cette maudite guerre et d'être ensuite présent à leur côté, avec leur mère, pour former une vraie famille et non un groupe à la dérive que seul un autre homme, si sa femme se remariait un jour, pourrait reprendre en main, protéger et diriger.

Le deuxième otage, lui, priait toujours. Il n'avait pas vingt ans. S'il avait une fiancée, elle se consolerait.

Le *Hauptmann* a mis un bandeau sur les yeux des deux otages. Il est retourné à la droite du peloton d'exécution. Il a crié un ordre. Les soldats se sont mis au garde-à-vous. Deuxième ordre. En joue. Troisième ordre. Des flammes sont sorties du canon des fusils ; les deux suppliciés sont tombés. Quatrième ordre. Les soldats se sont mis au repos. Le *Hauptmann* est allé donner les deux coups de grâce. « Pan ! Pan ! », ont crié des malades au-dessus de nous. Nouveaux applaudissements. Nouvelle série de « bravo ! », de « hourrah ! », de « superbe ! », de « magnifique ! », de « ça, c'est du spectacle ! », de « *bis !* », de « encore ! », de « olé, toro ! ».

Les soldats du peloton ont rechargé leurs armes pendant que d'autres évacuaient les deux corps sanglants allongés au pied du mur d'enceinte.

– Chic, vous êtes encore là, docteur ! Tant mieux, je suis ravi !

Tony. Tony en tenue de légionnaire, avec sa veste trop étroite pour son gigantesque tour de taille, sa cravate minuscule sur son énorme ventre, et son stupide béret aussi large qu'une poêle à châtaignes mais de sous lequel il s'était appliqué à laisser déborder l'une de ses rarissimes mèches blondasses.

– Vraiment, docteur, quand j'ai appris qu'on allait vous fusiller, vous n'imaginez pas ce que cela m'a fait ! Parce que j'ai pour vous beaucoup d'estime, si si, n'est-ce pas Louis que je t'ai toujours dit le plus grand bien du Dr Bronstein ?

– C'est vrai, Tony. Tu estimes, j'estime, nous estimons le Dr Bronstein. Si nous ne faisons rien pour le sauver, dans trois minutes nous le pleurerons. Tu es le patron de la division régionale du SOL. Si tu le veux, tu peux lui éviter le peloton. Il te suffit de téléphoner à Vichy et de passer ton interlocuteur au colonel Von Katz.

Tony a ouvert de grands yeux stupéfaits comme si je venais de proférer une énormité. Il m'a pris par le bras, m'a entraîné à quelques pas du docteur et m'a murmuré entre les dents :

– Tu es devenu fou ? Tu veux que je téléphone à Vichy pour sauver UN JUIF ?! Tu trouves que je n'en fais pas déjà beaucoup en venant saluer le docteur avant son exécution ?

– Oui ou non, Tony, le Dr Bronstein est-il à tes yeux un homme de qualité, un homme de cœur, un médecin exemplaire qui a toujours fait preuve d'une humanité admirable envers ses patients ?

– Ma présence ici témoigne du respect que je lui porte.

– S'il n'était pas juif, mettrais-tu tout en œuvre pour le sauver ?

– C'est une évidence.

– Tony, tu m'as dit un jour que nous ferions de grandes choses ensemble. Commençons tout de suite. Sauvons le docteur.

– Tu es vraiment terrible, toi ! Tu ne changeras jamais ! Mon Dieu qu'il est têtu ! Eh bien non, mon chéri, je ne téléphonerai pas. Sois raisonnable : mes hommes passent leur temps à traquer les Juifs, et toi tu veux que j'en sauve un ! Où as-tu la tête ?

– Fous le camp, Tony. Ou j'arrache le revolver des mains du *Hauptmann* et je te fiche une balle entre tes deux petits yeux de fouine.

– Tu deviens désagréable. Je te laisse. Dis au revoir de ma part à ton ami juif.

Une énorme explosion a retenti. Celle des vingt fusils qui venaient de cracher la mort sur deux autres otages que l'on avait préparés pendant que je discutais avec Tony. Un ordre du *Hauptmann*. Les soldats se mettent au repos. Le *Hauptmann* donne les coups de grâce. Et de nouveau les applaudissements et les vociférations insoutenables du public des patients qui tenaient à manifester par leurs cris atroces, du haut du premier étage, leur satisfaction devant le spectacle que leur offraient gracieusement les animateurs allemands de l'hôpital avec la participation involontaire mais si précieuse des vingt otages sélectionnés par les gendarmes français – comme quoi l'entente entre les nations peut être constructive et permettre des réalisations communes de qualité. Vive l'Europe.

Il ne restait plus que deux otages.

L'un, là-bas, au milieu des soldats.

L'autre, le Dr Bronstein.

106

Louis (suite) : L'exécution

Le docteur était toujours encadré par les militaires qui l'avaient conduit depuis le pavillon de la direction. Le colonel s'est approché de lui, menton haut, bravache mais le visage blême. Il l'a regardé d'un air grave avant de prononcer quelques mots d'une voix mal assurée.

– Je vous remercie pour les soins que vous avez prodigués à mes hommes, docteur.

Le docteur n'a pas répondu. Il a juste incliné la tête un bref instant puis s'est tourné vers moi.

– Soyez très heureux avec votre femme et vos futurs enfants, monsieur le directeur.

Moi qui étais tellement plus grand que lui, je me suis accroché à lui comme un enfant à son père. Et je lui ai murmuré à l'oreille, pour ne pas être entendu par le colonel :

– J'ai un aveu à vous faire. Vous aviez tout deviné, à propos de ma sœur. Grolard tenait son revolver à la main et m'a obligé. Vous auriez fait un fameux enquêteur et vous êtes un fantastique psychiatre.

– Je le savais ! Je le savais !

Son visage s'illuminait. Le docteur allait mourir dans quelques instants et pourtant il rayonnait. Il a répété :

– Je le savais ! J'en avais toujours été certain !

– Bravo, docteur. Vous êtes un superbe détective.

– Je ne parle pas de la cabane ! Je parle DE VOUS. Je savais, j'ai toujours su, j'ai toujours été certain que vous êtes quelqu'un de très bien, Louis Dantezzi. Ce pieux mensonge au dernier moment, pour essayer de me donner une ultime satisfaction, cela ne m'étonne pas de vous. Vous êtes un homme de cœur. Vous avez toute mon estime et mon affection. Adieu, Louis.

Là, c'était trop. Si j'avais dit un mot j'aurais fondu en larmes, j'aurais hurlé de rage et de colère, j'aurais saisi la première arme à portée de main, j'aurais tiré sur le colonel, sur le *Hauptmann*, sur le peloton d'exécution, sur les malades agglutinés au-dessus de nous à leurs fenêtres, sur la terre entière.

Je l'ai vu s'éloigner vers le mur.

Je suis incapable de vous dire si tout s'est passé ensuite très vite ou très lentement.

Arrivé devant le mur, le Dr Élie Bronstein se retourne. Le colonel Heinrich Von Katz l'a suivi. Il tient un morceau de tissu à la main. Il parle à Élie Bronstein qui fait non de la tête. Heinrich Von Katz baisse la main qui tient le tissu, de l'autre il salue Élie Bronstein puis il s'éloigne. À deux mètres à gauche d'Élie Bronstein, le *Hauptmann* met un bandeau sur le visage du dernier otage. Élie Bronstein me cherche des yeux, me trouve, me fixe. Il est tel que je l'avais vu la première fois, voici déjà cinq ans, avec ses cheveux blancs en désordre, son visage émacié, sa peau d'un gris pâle accentué par une barbe poivre et sel de plusieurs jours, ses lunettes rondes reliées à ses oreilles par deux fines branches métalliques, son immanquable nœud papillon et surtout son regard merveilleux, chaleureux, illuminé par son intelligence et sa bonté. Seule, peut-être, sa stature a-t-elle changé. Il est plus grand, plus costaud qu'il y a cinq ans. Élie Dantezzi a cette carrure de bûcheron que j'admirais tant, enfant, lorsqu'il me soulevait de terre et me prenait dans ses bras. Mon père est décidément un homme merveilleux. Il me regarde au travers de ses lunettes avec cette tendresse, cette bienveillance qui m'ont toujours protégé et sécurisé. C'est un privilège, j'en ai conscience, d'avoir un père comme Benito Bronstein. Il est là, debout face à moi, contre le mur. Il me sourit. Je lui fais un geste de la main. Il me le retourne. Quelqu'un crie. Des hommes bougent et se mettent droit comme des arbres. Ils ont organisé une fête pour mon père. Benito Bronstein est un grand bûcheron, je ne sais si je vous l'ai déjà dit. Il a créé sa société. Il a acheté un beau camion avec son nom marqué dessus : ÉLIE DANTEZZI. Chaque dimanche il nous emmène, maman, Angeline et moi, nous promener dans son camion. C'est lui qui coupe les arbres, taille les branches, descend les arbres jusqu'à la route, les met sur le camion et les transporte jusque chez ses clients. Il a recruté des ouvriers pour l'aider. Sa société marche bien. Des fois, il met une blouse blanche et va jusqu'à l'hôpital pour rendre service à des malades qui ont besoin de lui. Il les soigne. Ensuite il retourne à la forêt. C'est un homme merveilleux, mon père. Quelqu'un crie de nouveau et vous savez ce que font les arbres, je veux dire les hommes qui se sont déguisés en arbres ? Ils étendent leurs branches vers mon papa pour lui rendre hommage, et mon papa les regarde d'un air doux avant de tourner à nouveau les yeux vers moi. Il est beau, mon papa. Il a de l'allure. M. Bronstein Dantezzi. C'est un joli nom. Son prénom aussi est joli : Élie Benito. Je ne sais plus s'il y a un trait d'union entre Élie et Benito. Si, il y en a un, forcément. Élie-Benito. Ah mais non, pas du tout, je dis n'importe quoi, ce n'est pas en deux mots ! Élibenito. Comme le nom de papa, d'ailleurs, lui aussi en un seul mot : Bronsteindantezzi. Élibenito Bronsteindantezzi. Les hommes tendent toujours leurs branches vers papa. L'homme qui a déjà crié deux fois crie encore une troisième. Et là, allez savoir pourquoi, j'ai un mauvais pressentiment. Je ne me rappelle plus si je vous ai raconté la fois où papa a failli être décapité dans son camion par une bille de bois. Je vous en ai parlé ? Je sens que cet accident risque de se renouveler. Il faut que papa fasse attention. Je vais le prévenir. Je vais lui hurler de s'enfuir, de partir très vite d'ici, le plus loin possible. Et je me rends compte que c'est trop tard. Parce que dans le craquement énorme d'un gigantesque sapin qui s'abat dans la forêt, je vois et j'entends surgir de toutes les branches tendues vers papa des billes qui foncent vers lui, comme la grande bille de bois dans le camion, et qui déchirent son costume avant de faire éclater sa peau, de pénétrer son corps, de lui briser les os et le cœur et de faire jaillir son sang. Qui est ce monsieur habillé en garde-forestier qui s'approche de papa ? Il veut l'aider ? C'est un brave homme. Je vais aller le remercier. Mais que fait-il ? Pourquoi vise-t-il papa avec son pistolet de garde ? Et pourquoi tire-t-il ?

Ce sont les applaudissements et les cris des malades qui m'ont ramené à la réalité. Et leurs protestations : « C'est déjà terminé ? il n'y a plus de spectacle ? c'est dommage ! c'est quand la prochaine séance ? » Et leurs chants lorsqu'ils ont décidé de poursuivre eux-mêmes les festivités : « *Maréchal, nous voilà ! Devant toi le sauveur de la France, nous jurons, nous, tes gars, de servir et de suivre tes pas. Maréchal, nous voilà ! Tu nous as redonné l'espérance.* » Cet air stupide que je leur avais enseigné le matin même, quelques heures plus tôt, après l'assassinat de Crochu ! Ils l'entonnaient à nouveau avec cette même satisfaction imbécile et braillarde que celle de tant d'autres crétins qui beuglaient eux aussi à tue-tête, partout en France : « *Tu nous as redonné l'espérance.* » Devant le corps du Dr Bronstein, je ne pouvais accepter une telle infamie.

– Tout à l'heure vous m'avez demandé de les faire taire, *Herr* Oberst. Seul, je ne le peux pas. Tirez-leur dessus, s'il vous plaît.

Il m'a regardé avec stupéfaction puis il a lancé des ordres à l'un de ses officiers qui a pris avec lui une partie de la troupe. Les militaires ont contourné le bâtiment des patients. J'ai entendu une galopade à l'intérieur de l'immeuble, des bruits de bottes, des cris, les malades se sont tus et ont quitté les fenêtres.

Je me suis accroupi à côté du docteur et j'ai pris son corps dans mes bras. Le colonel restait à côté de moi sans bouger. J'ai relevé la tête et je l'ai regardé.

– Que nous récitiez-vous tout à l'heure, *Herr* Oberst ? Ah oui, du Baudelaire, vous appréciez la poésie… « *Là, tout n'est qu'ordre et beauté / Luxe, calme et volupté.* »

Je serrais contre moi le cadavre ensanglanté du docteur, très fort, et je bougeais lentement d'avant en arrière comme pour le bercer. Le colonel était de plus en plus blême. Il restait immobile, consterné, impuissant. Il s'est soudain exprimé avec une colère dont je comprenais qu'elle n'était pas dirigée contre moi :

– « *Je suis la plaie et le couteau ! / Je suis le soufflet et la joue ! / Je suis les membres et la roue, / Et la victime et le bourreau.* » C'est aussi du Baudelaire, monsieur le directeur. Et tenez, cela encore : « *Et le temps m'engloutit minute par minute, / Comme la neige immense un corps pris de raideur. / Avalanche, veux-tu m'emporter dans ta chute ?* » Je sais qu'il ne sert à rien que je vous dise combien je suis désolé. Je vous prie cependant de croire que je le suis profondément. Le docteur m'a confié en une phrase qu'il n'avait plus de nouvelles de sa famille et qu'il espérait que vous vous occuperiez de sa dépouille. Quand vous en aurez décidé, demandez ce que vous voudrez à mes hommes ; ils auront ordre de vous obéir. À moins que vous ayez un souhait à formuler dès à présent ?

– Oui, *Herr* Oberst. Faites-le ressusciter.

Le colonel s'est détourné lentement et s'en est allé d'un pas lourd vers d'autres tâches. En partant, il a croisé Jésus qui venait jusqu'à moi.

– Tu es dans la peine, jeune Louis, et j'ai pitié de toi. Je suis moi-même très en colère car les légions teutonnes nous interdisaient de sortir de notre cantonnement de crainte que nous troublions leur sacrifice païen. Or quand je t'ai aperçu, jeune Louis, au travers des barreaux qui ferment nos cellules, quand j'ai compris ton affliction en te voyant échanger ta parole avec celle du docteur, j'ai voulu te rejoindre pour dire au seigneur de la horde allemande : « Je suis le fils du Père, laisse le docteur vaquer à ses tâches terrestres et prends-moi à sa place comme bouc émissaire. »

– Merci, Jésus. Je suis très touché que tu aies pensé à donner ta vie pour celle du Dr Bronstein.

– Mais qui parle de cela ? Tu ne crois pas que je vais me faire zigouiller pour sauver un Juif ? Après ce qu'ils m'ont fait il y a deux mille ans, merci ! Moi, quand je me sacrifie, c'est pour sauver TOUS les hommes. Pas juste un seul. Je sauve L'HUMANITÉ, moi !

Je n'étais pas plus d'humeur à écouter les divagations d'un prophète d'hôpital psychiatrique, que les états d'âme postromantiques d'un colonel de la Wehrmacht. Je voulais rester seul avec le Dr Bronstein. J'ai envoyé Jésus paître.

– OK, Jésus, va sauver l'humanité ailleurs.

– Tu ne comprends donc pas le problème, jeune Louis ? J'ai trente-trois ans. Mon temps sur Terre arrive à son terme. Je DOIS mourir. Et pas n'importe comment : il faut que je sois sacrifié. Par exemple en étant fusillé. Ça, ça aurait de l'allure. Imagine : dix balles dans la peau, un coup de grâce en guise du coup de lance que m'a donné ce légionnaire la fois précédente, mon corps allongé par terre, baignant dans son sang comme celui du docteur, on me roule dans un linceul, on me trouve une place au cimetière au fond du domaine, et dans trois jours je ressuscite, au revoir les amis, moi je retourne là-haut dans ma famille et vous, vous êtes sauvés jusqu'à la prochaine fois. Pas mal, non ? Mais pour ça, il faut qu'on me fusille. Il est passé où, le peloton d'exécution ? Tu pourrais leur dire de revenir ?

Je n'ai pas besoin de vous redécrire la scène. Moi accroupi par terre, le corps du docteur serré dans mes bras ; Jésus debout à côté de nous deux, trépignant sur place tel un gamin capricieux en rageant de ne pouvoir se faire fusiller. Que croyez-vous ? Que je me suis énervé ?

Pas du tout.

Car Jésus venait de me donner une idée extraordinaire pour venger la mort du Dr Bronstein.

107

Louise : « Je t'emmènerai au Paradis »

Mon pauvre Louis n'a pas fermé l'œil de toute la nuit qui a suivi l'exécution du Dr Bronstein. C'était il y a près de soixante-huit ans, eh bien, messieurs, je m'en souviens comme s'il s'agissait de la nuit dernière.

Louis vomissait, tremblait, délirait. Cette nuit a été la première que nous avons passée ensemble dans le même lit. Je le serrais contre moi pour essayer de le réchauffer mais il continuait à grelotter en claquant des dents. Je n'avais vu qu'une patiente, un jour, trembler autant, une malheureuse qui souffrait d'épilepsie. Il était pareil à cette femme, les yeux fous, la bave aux lèvres, incapable de parler sauf pour bredouiller des bouts de phrases décousues : « Ils mourront tous… Ils ont tué mon père… Jésus est notre sauveur… »

J'avais posé une bassine au pied du lit. Quand je sentais que Louis s'étouffait, je la lui mettais sous le menton, il vomissait, je me levais pour la vider et la nettoyer, je revenais et je le reprenais contre moi pour lui donner un peu de la chaleur de mon corps.

Vers deux heures du matin, il a arrêté de claquer des dents. Peu à peu il a moins tremblé. Il a commencé à pleurer, d'abord doucement puis de plus en plus fort, de gros sanglots qui lui secouaient les épaules mais ce n'étaient plus ces tremblements inquiétants qui avaient agité son corps depuis le début de la nuit, c'étaient des soubresauts par lesquels il évacuait une partie de la colère et du désespoir qu'il avait ressentis devant le cadavre du Dr Bronstein.

– J'ai menti au docteur, Louise. À l'instant de sa mort, je lui ai menti. Et cet homme si intelligent a eu du mal à croire à mon histoire.

Je vous rapporte les propos de Louis en les traduisant : il bafouillait, hoquetait, se répétait. Il m'a résumé sa fausse confession au docteur, celle qu'il vous a racontée tout à l'heure, avant de m'avouer la vérité.

– Je ne lui ai pas dit le principal mais il l'a deviné. Angeline n'est pas retournée seule à la cabane. Je n'étais pas resté dans l'eau pour pêcher des truites et je suis revenu avec elle. Nous nous sommes changés en nous tournant le dos, comme on le faisait toujours. C'est à ce moment que Grolard est arrivé, encore plus soûl que d'habitude. Il a rugi de plaisir en nous voyant tous les deux, juste à l'instant où Angeline et moi venions, dos à dos, d'enlever nos maillots de bain. Angeline a saisi sa serviette pour se cacher. Pas moi. J'ai eu tort.

– Pourquoi, Louis ?

– J'étais en érection. Seize ans. La chaleur. Est-ce que Grolard s'est mépris sur la situation ? Il regardait mon sexe qui ne voulait pas se détendre : « Je suis vraiment navré de vous avoir dérangés, les tourtereaux. Apparemment, Louis, tu n'avais pas terminé. Continue, ne te gêne pas pour moi. » Je l'ai traité de porc. Il s'est fâché.

– Et Angeline, pendant ce temps ?

– Elle était terrorisée. Elle ne pouvait même pas pleurer. Elle tremblait. Elle s'est collée contre moi pour que je la protège.

– Mon Dieu !

– Oui, tu vois la scène. Et moi, j'ai mis mon bras autour de ses épaules pour la rassurer.

– Que pouvais-tu faire d'autre ?

– Ce que j'ai fait trois secondes plus tard. Trois secondes TROP tard. Me précipiter sur Grolard pour lui casser la figure. Angeline et moi étions d'un côté de la cabane, Grolard de l'autre. Même soûl, il a eu le réflexe de sortir son revolver de service et de me le coller sur le ventre quand je me suis jeté sur lui. Il m'a dit de reculer. De rejoindre Angeline. J'ai refusé. Il a tiré une balle qui est passée à quelques centimètres de ma tête. Il m'a ordonné à nouveau de reculer. J'ai encore refusé. Il a tiré une deuxième balle qui a sifflé entre Angeline et moi. J'ai vu qu'il me regardait plus durement et j'ai compris que s'il tirait à nouveau, ce serait cette fois directement sur moi pour me tuer et rester seul avec Angeline. Alors j'ai reculé.

– … Ensuite, Louis ?

– Tu la devines, la suite. Grolard a dit à Angeline d'enlever sa serviette. Il m'a dit de me mettre contre elle. Il nous a dit de nous allonger par terre, enlacés l'un à l'autre. Il tenait toujours son revolver à la main. Ses yeux étaient vitreux, son visage rouge et boursouflé, il puait la vinasse et la sueur. Il a pris une chaise, il s'est assis et nous a regardés, allongés sur le sol. Il a ordonné à Angeline d'écarter les jambes et m'a dit de me mettre sur elle…

– … Tu l'as fait ?

– Oui. Et puisque tu veux TOUTE la vérité, Louise, je trouvais cela agréable. Je voyais qu'Angeline, à présent, avait aussi peur de moi que de Grolard. J'ai voulu la rassurer. Je lui ai caressé le visage doucement. Et ma main est descendue peu à peu le long de son corps. Machinalement. Naturellement. Angeline ne disait pas un mot. Ses yeux ne versaient pas une larme. Ils étaient juste fixés sur les miens, grands ouverts…

– … Ensuite, Louis ?

– Ensuite, ça s'est fait tout seul. Grolard n'a même pas eu besoin de nous le dire. Au moment où je la déflorais, Angeline a ouvert la bouche et un immense cri a retenti dans la pièce. « NOOOOONNN... » Sauf que ce hurlement de bête blessée ne sortait pas de la bouche d'Angeline. Avant même de regarder, j'ai su de qui il venait. Ma mère.

– ... Ensuite, Louis ?

– C'est un souvenir si violent que je vois encore la scène comme si elle datait de ce matin. Ma mère est debout dans l'encadrement de la porte, un panier de provisions à la main. Grolard est toujours assis sur sa chaise. Pendant que j'étais sur Angeline, il avait déboutonné sa braguette et s'était occupé tout seul en nous regardant. Et pour se mettre plus à l'aise, sans que je m'en rende compte il avait jeté son baudrier, sa veste et son revolver sur un vieil établi en bois brut qui nous servait à poser notre matériel quand on venait pêcher la truite ou le barbeau. Je me relève lentement. Angeline reste allongée sur le sol, son sang sur les cuisses. À ce moment précis j'ai davantage peur de ma mère – de ce qu'elle pense, de ce qu'elle va dire – que de Grolard. Lui, Grolard, il la regarde avec des yeux de bovin. Il a encore sa main agrippée entre ses jambes, il ne l'enlève même pas. Il est tellement ivre que la situation le dépasse. Il ne réagit pas lorsque ma mère va vers l'établi et saisit le revolver. Il la regarde, c'est tout. Avec toujours cet air abruti du bœuf à l'abattoir. Ma mère lève le revolver. Elle hésite un moment. Je ne saurai jamais sur qui elle voulait tirer. Sur Grolard ? Sur moi ? En tout cas pas sur Angeline, j'en suis sûr. Le coup part. Angeline qui était allongée sur le sol, Angeline qui de nous trois – elle, Grolard et moi – offrait la plus mauvaise cible, reçoit la balle en plein cœur. Ma mère contemple ce qu'elle vient de faire. Il y a un long silence, impressionnant après l'explosion qui vient de retentir. Et c'est Grolard qui rompt ce silence. Tu ne vas pas me croire, Louise : il rit. D'un rire gras, horrible, méprisant. Il se paye la tête de ma mère, il rit de sa maladresse, il rit de plus en plus fort. Ma mère relève le revolver. Cette fois, aucun doute :

c'est bien Grolard qu'elle veut atteindre. Elle tire. Grolard tombe de sa chaise, s'effondre sur le sol et ne bouge plus. Le nouveau silence qui suit cette deuxième explosion est encore plus profond que le précédent. Je suis debout, nu, immobile devant ma mère qui me regarde un long moment. Puis son bras droit, celui qui tient le revolver, se lève à nouveau. Le reste de son corps est entièrement figé. Seul bouge ce bras, comme une mécanique implacable qui va, je le sais, décharger sur moi la foudre et me délivrer de l'horreur dans laquelle j'ai plongé – Angeline violée, Angeline morte, ma mère qui nous a vus. Et je suis soulagé avant même de mourir, je suis soulagé de m'échapper, de m'enfuir, de m'évader de la cellule qu'est devenue pour moi cette cabane. Je regarde toujours ma mère, j'ai envie de lui demander pardon et de lui dire merci de mettre fin à mes souffrances. Troisième explosion. Ma mère est projetée violemment contre le mur sur lequel elle glisse en laissant une immense traînée de sang. Elle s'est suicidée. Son crâne est déchiqueté. La boîte crânienne a explosé. Des milliers de débris d'os, de cervelle et d'humeurs couvrent le plafond, les murs, les poutres de la cabane. Je me précipite sur maman comme si je pouvais, comme si j'espérais faire encore quelque chose pour elle. Je la prends dans mes bras, même si je ne la reconnais plus avec la moitié de son visage en moins. Je la repose doucement. Je cours vers Angeline. Un instant je suis fou de joie : elle n'est pas morte, ses yeux sont ouverts, elle me regarde… Et je comprends que c'est vraiment fini. Alors je me relève, je vais chercher le revolver qui est par terre à côté de maman. Je le prends, je me dirige vers Grolard. Est-il mort ? Je l'ignore. Il ne bouge pas mais ivre comme il est, ça ne signifie rien. Je ne vois même pas où la balle l'a atteint. Peu importe. Je tire à bout portant. Une, deux, trois fois, je ne sais plus combien, jusqu'à ce qu'il n'y ait plus de balle dans le chargeur. Ensuite je vais jusqu'à l'établi, je prends l'un des couteaux avec lesquels on vide les poissons et qu'on laisse là à longueur d'année pour tout autre usage éventuel, et cet usage éventuel je viens d'en trouver un, je me retourne vers Grolard et j'enfonce mon couteau dans son corps, partout, d'abord dans son thorax puis dans son cou, dans ses yeux, ses deux yeux qui nous ont vus Angeline et moi et que je crève en tournant lentement la lame jusqu'au fond des orbites, et je frappe dans sa bouche qui ne rira plus, dans son sexe qu'il ne se caressera plus en nous regardant, je le frappe longtemps, tant que je le peux encore, tant qu'il me reste une parcelle de force. Quarante-trois coups de couteau. C'est ce que compteront les gendarmes. Ensuite je m'effondre. Je suis épuisé. Je m'allonge, toujours nu, dans la mare de sang qui recouvre le sol, le sang mélangé de maman, de Grolard, d'Angeline. Je voudrais y mêler le mien. Je n'en ai plus la force.

– Doucement, Louis. Calme-toi. Respire tranquillement. Comme ça, c'est bien, oui.

– … Ensuite, je ne sais pas au bout de combien de temps, j'ai entendu du bruit. Je n'ai pas regardé. J'ai appris plus tard que c'était un pêcheur qui, passant le long de la rivière, avait vu la porte de notre borde ouverte et s'était approché. Il a paniqué. Il a jeté sa canne et son sac. Il a couru jusqu'au village. Quand les gendarmes sont arrivés, j'étais toujours allongé sur le sol, nu, couvert de sang séché. Au début ils n'étaient que deux. Après il y en a eu d'autres et des gens en civil, je ne sais pas qui. Ils m'ont d'abord parlé gentiment pour me demander si j'étais blessé, ce qui s'était passé, qui avait fait ça. Quand j'ai commencé à leur expliquer, ils ont changé de ton. Et puis ça a mal tourné. Plus je parlais, moins ça leur convenait.

– Tu leur racontais quoi ?

– La vérité, Louise. Tout ce que je viens de te dire. Toute la vérité. Rien que la vérité. Mais cette vérité-là, ils n'en voulaient pas.

– Pourquoi ?

– Que j'aie violé ma sœur, tiré sur Grolard, que je lui aie donné quarante-trois coups de couteau, d'accord. Que ma mère ait tué ma sœur par accident, qu'elle ait tiré elle aussi sur Grolard avant de se suicider, pas de problème. Mais que Grolard en tenue de gendarme, ivre mort, ait menacé Angeline et moi de son revolver de service, qu'il ait tiré deux fois avec son arme pour nous montrer sa détermination, qu'il nous ait obligés à nous accoupler, qu'il ait ouvert la braguette de son pantalon d'uniforme et se soit masturbé en nous regardant, alors ça non, c'était trop scandaleux, donc inacceptable, donc je mentais. Ni les gendarmes ni leurs supérieurs ni même les policiers venus de Paris n'ont accepté d'enregistrer ma déposition. Ils se sont relayés à tour de rôle pour que je leur explique vingt fois, trente fois, ce qui s'était passé. À chaque fois ils tapaient ce que je disais en espérant que j'allais enfin changer de version. Puis ils arrachaient la feuille de la machine à écrire en jurant et la déchiraient en petits morceaux qu'ils jetaient à la corbeille. J'ai eu droit aux menaces, aux coups, aux promesses. Personne n'a voulu retranscrire mes explications.

– Ils ne te croyaient pas ?

– Ils AVAIENT DÉCIDÉ de ne pas me croire. Pourtant les analyses ont confirmé toutes mes déclarations. Les experts ont trouvé des traces de poudre sur ma main, sur les doigts de ma mère et sur ceux de Grolard – preuve que lui aussi s'était servi d'une arme à feu. Le revolver de Grolard était le seul présent dans la borde. L'expertise a démontré que toutes les balles retrouvées provenaient de cette arme. Il n'y avait donc pas eu un deuxième revolver que j'aurais dissimulé et qui aurait pu expliquer pourquoi Grolard s'était servi du sien. Mais les gendarmes ne voulaient rien entendre. Ils ont décidé de me faire tout endosser. Pour eux, j'avais violé ma sœur, j'avais été surpris par Grolard, je n'avais pas accepté ses injures et j'avais voulu le frapper, il avait sorti son arme pour se défendre, j'avais réussi à retourner l'arme contre lui, le coup était parti ce qui expliquait les traces de poudre sur sa main, je l'avais tué et j'avais tué aussi ma mère et Angeline quand comment pourquoi peu importe. D'ailleurs j'avais avoué avoir tiré sur Grolard, et surtout lui avoir donné les quarante-trois coups de couteau, et cela leur a suffi pour conclure que j'étais une bête sauvage, un monstre pédophile, incestueux, parricide, matricide, fratricide et assoiffé de sang, et pour me livrer ainsi ficelé à la justice avec pour toute explication leur seule version consignée sur papier officiel.

– Et le juge, lui, il ne t'a pas cru non plus ?

– Il m'a posé beaucoup de questions. Il écoutait attentivement mes réponses. J'ignore s'il m'a cru mais j'ai senti qu'il n'était pas convaincu par les conclusions des gendarmes. Surtout si le capitaine Berthomieux, comme me l'a expliqué plus tard le Dr Bronstein, est venu le voir pour démolir ces conclusions. C'est pour cela qu'il m'a envoyé à l'asile. Pour éviter un procès où j'aurais été bien sûr condamné, mais après avoir déballé toute l'histoire. Les journalistes se seraient régalés. Dans les jours qui ont suivi ces trois meurtres, j'avais déjà eu droit à de nombreux articles dans la presse locale mais tous étaient dictés par la gendarmerie. Tandis qu'un procès aurait permis aux journalistes de revoir leur copie. Je n'en peux plus, Louise, de cette autorité administrative cynique et toute-puissante qui m'a envoyé à l'asile pour sauver l'image de la gendarmerie, et qui prend des docteurs Bronstein en otages et les fusille. Il faut que tout cela explose, Louise. Et c'est moi qui vais tout faire exploser. Après, je t'emmènerai au paradis.

– D'accord, Louis. Repose-toi. Calme-toi.

– Tu ne comprends pas. Je te parle de la colline.

Louis m'avait montré à plusieurs reprises cette élévation de terrain dont il vous a déjà parlé, à quelques centaines de mètres du porche d'entrée de l'hôpital, au sommet de laquelle trônaient deux grands cyprès très âgés qui avec le temps s'étaient collés l'un à l'autre jusqu'à ne plus faire qu'un seul arbre à double tronc.

– Le cyprès à droite, m'avait dit un jour Louis, est un mâle. C'est pour ça qu'il est le plus grand. Et l'autre est une femelle.

– Un mâle et une femelle ? Les arbres n'ont pas de sexe !

– Bien sûr que si. Et leurs parents leur donnent un prénom. Le grand s'appelle Louis. Et l'autre Louise. J'ai appelé cette colline la colline du Paradis. Le jour où nous partirons d'ici, nous l'escaladerons pour dire bonjour aux deux cyprès. Ce jour-là, nous serons enfin libres, toi et moi, et nous aurons le monde à nos pieds. Nous serons au paradis, Louise.

Pour le moment nous nous trouvions dans cette chambre, allongés dans ce lit l'un contre l'autre sans nous être jamais seulement embrassés, pelotonnés dans les bras l'un de l'autre comme deux enfants qui bâtissent ensemble le monde de leur rêve pour échapper à celui dans lequel ils vivent.

– D'accord, Louis, tu m'emmèneras sur la colline du Paradis. Nous jetterons un dernier regard sur cet hôpital avant d'aller ailleurs, peu importe où, de toute façon je t'y accompagnerai. Quand partons-nous ?

– Bientôt. Avant, il faut que je les tue tous.

– C'est qui, « tous » ?

– Cloporte, Tony, les Allemands, tous les représentants de « L'AUTORITÉ », tous ceux à cause de qui le Dr Bronstein a été fusillé. Et les malades, parce qu'ils ont applaudi et chanté quand le docteur est mort. Je vais tous les crever, Louise.

J'ai compris que j'avais cru à tort, lorsque Louis avait arrêté de trembler, qu'il était en train de s'apaiser.

– Essaye de dormir, Louis, ça te fera du bien. Il faut que tu te calmes.

– Je suis calme. TRÈS en colère mais TRÈS calme. Je vais vraiment tous les tuer, Louise. Ensuite nos partirons en emportant le trésor du directeur, je te l'ai promis, j'ai promis à Justin sur son lit de mort de m'évader avec toi avant le 31 décembre et je tiendrai parole. Mais d'abord je dois les tuer. Les résistants, les collabos, les Allemands, les malades, tous.

– D'accord, Louis. Ce sera bien fait pour eux. Pour l'instant essaye de dormir, je t'en prie.

– Tu ne me crois pas ? Tu verras, Louise. Nous sommes fin novembre ; dans un mois ils seront tous morts.

– C'est un surhomme, mon Louis ! Entre les Allemands, les malades et tous les autres, il y a au moins deux ou trois mille personnes à l'intérieur de l'hôpital mais mon Louis ça ne l'impressionne pas, c'est le plus fort de tous, le plus costaud et pif, paf, il va les trucider un à un.

– J'ai un secret, Louise : j'ai confiance en Jésus.

– Ah. Jésus. Tu ne veux vraiment pas dormir, Louis ?

– Jésus est le Sauveur.

– Bien sûr, Louis.

– NOTRE Sauveur. Jésus est NOTRE Sauveur.

108

Louis : Hommage de la Wehrmacht à un médecin juif

Le lendemain matin, je me suis d'abord occupé de la sépulture du Dr Bronstein. Je l'avais fait enterrer dans notre cimetière quelques heures après son exécution et je voulais que sa tombe soit au moins aussi belle que celle de Justin à côté de laquelle il reposait. J'ai commandé une dalle dans laquelle j'ai fait graver les mots « Docteur Élie Bronstein » en lettres dorées au-dessus de ses dates de naissance et de mort. J'ai entendu le marbrier sursauter à l'autre bout du téléphone quand je lui ai demandé de dresser à la tête de la tombe une plaque de granit dotée d'une étoile de David.

– Une étoile de David ? Vous êtes sûr que les Allemands accepteront ?

– Vous me livrerez dès les prochains jours.

– Entendu, monsieur le directeur.

Je me suis rendu chez le colonel Von Katz. La grande table de travail, au milieu de poste de commandement, était jonchée de cartes et de dossiers. Le colonel m'a reçu derrière une simple planche dressée sur deux tréteaux près de l'une des immenses fenêtres. Il levait le menton encore plus haut que d'habitude comme pour se préserver des reproches que j'allais, pensait-il, lui réitérer à propos de l'exécution du Dr Bronstein.

– *Herr* Oberst, j'ai consacré une large partie de la nuit à réfléchir aux différentes possibilités dont je dispose pour vous tuer.

– Vous ne m'appelez plus colonel ?

– Ce titre correspond à un grade de l'armée française, vous êtes officier de l'armée d'occupation nazie. Je disais donc que j'ai ressenti toute cette nuit le désir irrépressible de vous faire payer la mort du Dr Bronstein. Puis le jour s'est levé et j'en suis venu à des idées plus constructives, dont celle que je vais vous soumettre. La voici. Je veux rendre un hommage solennel au Dr Bronstein et j'ai besoin de votre participation et de celle de vos troupes.

– Vous m'inquiétez ! Vous souhaitez que mon régiment défile devant sa tombe ?

– Le Dr Bronstein est resté un humaniste jusqu'à son dernier souffle, même après avoir subi dans sa chair, comme sa femme et ses enfants, l'antisémitisme des nazis et de Vichy. Chez d'autres personnes ayant traversé les mêmes épreuves, un tel optimisme relèverait de la naïveté. Chez lui, c'était du courage. En tant que psychiatre il ne se faisait aucune illusion sur la nature humaine mais il était convaincu qu'avec patience et volonté, le Bien finit par l'emporter sur les forces du Mal.

– Venons-en au fait, monsieur le directeur. Que souhaitez-vous ?

– Nous fêterons Noël dans un mois. Je veux organiser une messe de minuit pour tous les occupants de cet hôpital : vos officiers, sous-officiers et soldats, nos infirmiers et infirmières, et nos malades les plus valides. Élie Bronstein priait le même Dieu que celui des chrétiens. Il ne croyait pas que Jésus était le fils de Dieu, mais il énonçait souvent des propos sur la fraternité entre les hommes qui semblaient extraits de l'Évangile. Certains de vos officiers, sous-officiers et soldats sont protestants, d'autres catholiques comme la plupart de nos infirmiers et de nos patients. Réunissons-nous en une grande messe œcuménique, le symbole n'en sera que plus fort.

– Une messe de minuit ? Comment organiser ici une telle manifestation pour des millicrs de participants ?

– La messe sera célébrée dans la chapelle : elle est beaucoup plus grande que bien des églises puisque cet hôpital était à l'origine un monastère, et contient un bon millier de fidèles. Si l'on y réunit vos officiers, nos infirmiers et nos infirmières, il nous reste encore plus de huit cents places à répartir entre vos sous-officiers et soldats d'une part, nos malades d'autre part. Des haut-parleurs retransmettront l'office à l'extérieur pour ceux qui n'auront pu entrer et qui s'abriteront du froid sous quelques-unes de ces vastes tentes que vous possédez en grand nombre et qu'il faudra dresser près de la chapelle, côté parc.

– C'est faisable.

– Je suis sûr que votre régiment possède un orchestre et des choristes qui sauront interpréter les plus beaux chants de Noël.

– C'est évident. Vous connaissez d'ailleurs le directeur de notre chorale : c'est mon ordonnance, le *Stabsfeldwebel* Ralf Klebs.

J'ai songé que si le chœur chantait à l'unisson avec le *Stabsfeldwebel*, cela donnerait un beau concert d'aboiements.

– Excellent, *Herr* Oberst. Je pense que les musiciens disposent eux aussi d'un chef de meute remarquable ?

– Je ne sais si vous l'apprécierez. Il s'agit du *Hauptmann* qui commandait hier le peloton d'exécution.

– S'il dirige son orchestre avec la même maestria, il sera parfait. Naturellement, cette cérémonie doit être suivie d'autres festivités plus profanes mais tout aussi nécessaires à une meilleure compréhension entre les occupants français et allemands de cet hôpital. Je veux parler d'un repas de Noël qui se déroulera non pas juste après la messe, ce serait trop compliqué à organiser, mais le lendemain midi, le 25.

– Où cela ?

– En plusieurs endroits. Nous ne pouvons préparer un pique-nique géant dans le parc un 25 décembre et l'hôpital ne dispose d'aucune salle suffisamment vaste pour abriter trois mille convives. Je dis trois mille car je suppose que tout votre régiment ne sera pas présent, pas plus qu'à la messe de minuit ?

– Entre les permissionnaires et les hommes de permanence dans les différents postes de la région, il en restera la moitié. Tablez sur mille sept cents.

– Avec nos infirmiers, nos infirmières et ceux de nos malades qui peuvent se mouvoir sans assistance, cela nous fait environ deux mille quatre cents participants au repas de Noël. On peut installer cinq cents couverts dans la chapelle. Les bancs s'y trouvent déjà, il faudra apporter des tables. Je dispose au sous-sol d'un stock de planches et de tréteaux qui ont dû servir avant la guerre pour des kermesses ou des fêtes annuelles. Il serait bon de les rapprocher de la chapelle pour le 24 au plus tard afin de ne pas perdre de temps le matin du 25. On pourrait les entreposer par exemple dans le garage à côté de la chapelle.

– Excellente idée. Indiquez à mon ordonnance où se trouve ce matériel, il désignera des hommes pour le porter jusqu'au garage.

109

Louis (suite) : Comment devenir un héros de la Résistance

Aussitôt mon entretien avec le colonel terminé, je suis allé voir Cloporte. Je lui ai parlé de la messe de minuit et du déjeuner du 25 décembre.

Cloporte m'a regardé d'un air écœuré.

– Finalemengt, tu m'as fait une pendule à propos de Bronstein, comme quoi c'était notre faute à nous les résistangts s'il avait été pris en otage, mais tu te remets très vite de son exécutiong. Tu veux faire la fête dans un mois avec les Allemangds ? Le deuil, chez toi, ça dure pas longtemps, heing ?

– Vous n'avez rien compris, Jules. Je ne me remettrai jamais de la mort du docteur, assassiné à cause de vos sabotages inutiles. Mais je vous en veux moins qu'aux Allemands : ce sont eux qui ont demandé à la gendarmerie de leur apporter des otages et ce sont eux qui l'ont exécuté. J'organise ces festivités pour venger la mort du Dr Bronstein et j'ai besoin de vous. Si vous m'aidez, vous deviendrez à tout jamais, vous Jules Cloporte, un héros de la Résistance.

Cloporte a avancé son poitrail vers moi, les yeux brillants, avec aux lèvres le sourire du maquignon qui sent la bonne affaire.

– Un héros de la Résistance, heing ? Raconte un peu, pour voir.

– La chapelle est le plus beau bâtiment de l'hôpital, avec ses voûtes, ses colonnes, ses vitraux. J'y installerai le colonel, ses officiers et une large partie de ses sous-officiers pour le déjeuner du 25 décembre. La salle des baignoires est juste sous la chapelle, n'est-ce pas ?

– C'est l'ancienne crypte.

– Les poteaux de cette salle soutiennent le sol et toute la superstructure de la chapelle – c'est bien cela ?

– Oh putaing, je te vois venir.

– Pour une fois, avec votre bande de résistants vous allez faire œuvre utile. À force de commettre des attentats, vous savez manier les explosifs. Vous minerez les colonnes de la salle des baignoires. Le 25 décembre à midi, quand le colonel Heinrich Von Katz et l'élite de son régiment s'installeront aux tables dressées dans la chapelle pour faire bombance, vous déclencherez les explosions, le sol s'effondrera, les Allemands feront une chute de plusieurs mètres et seront écrasés par les pierres des colonnes et du plafond de la chapelle qui s'écrouleront sur eux. Il y aura des centaines de morts. Un régiment de la Wehrmacht anéanti en quelques secondes.

– Oh putaing ! Oh putaing ! Tu te rengds compte ? Je sais pas ce que ça vaut comme médaille, ça, mais elle doit être belle ! Tu m'estomaqueras toujours, toi, Louis ! Ah mais j'y pense, monsieur le directeur, et si le colonel t'invite à sa table ?

– Il le fera. Deux solutions : ou je le préviens que je le rejoindrai en retard, ou j'arrive à l'heure mais je m'éclipse au bout de quelques minutes sous prétexte d'aller saluer les convives attablés dans les autres bâtiments.

– Épatangt ! Louis, tu es un génie ! J'ai tout le matériel nécessaire : les bâtongs de dynamite, les cordongs Bickford. On va saper les piliers de la salle des baignoires dès demaing. On a plus d'ung mois devangt nous, on peut rogner la pierre lentemengt, tranquillemengt, pour ne pas faire de bruit. Je n'en parlerai qu'à Black et White. À nous trois, le jour de Noël on aura tellemengt troué les piliers qu'une pichenette suffira pour les faire tomber.

– Il faudra aussi que Black et White portent des tonneaux de vin dans mon appartement.

– Pour faire la fête après le carnage ?

– Pour rendre ce carnage encore pire. Tous les Allemands ne se trouveront pas dans la chapelle. Les autres déjeuneront dans le réfectoire de l'ancienne division des femmes. Dès qu'ils entendront les explosions, ils sortiront de leur bâtiment pour porter secours aux victimes. C'est là que les tonneaux vont me servir.

– Les tonneaux de ving ?!

– Ils ne contiendront pas du vin mais de l'essence. Je vous connais bien, Jules Cloporte, vous n'aurez aucune difficulté à échanger, avec des chauffeurs ou des mécaniciens allemands, quelques hectolitres de carburant contre du tabac, de l'alcool, de l'argent ou des rendez-vous au dortoir des femmes. Il y a un nombre incalculable de tonneaux vides entreposés dans nos sous-sols. Demandez à Black et White de choisir les trente à quarante plus petits, des tonnelets de vingt litres. Ils les remplissent d'essence, versent dessus quelques bouteilles d'un vieux picrate pour couvrir l'odeur, puis ils les montent chez moi. Il me faut aussi deux barriques de deux cents litres. Je lancerai les tonnelets sur les véhicules dans la cour d'honneur dès que les soldats sortiront de leur immeuble pour aller prêter main-forte aux victimes de la chapelle. Et je jetterai les barriques par ma fenêtre devant l'entrée du pavillon de la direction : j'y mettrai le feu pour que les flammes empêchent les Allemands de pénétrer dans le bâtiment.

– Putaing de putaing, ça va faire un de ces baroufs, oh les couillongs, une vraie grillade de saucisses schleues ! Louis, tu es ung génie ! Tu mérites tong titre de directeur de cet établissemengt !

110

Louis (suite) : Un fusil-mitrailleur et des grenades pour Noël

Après Cloporte, Tony.

– Une messe de minuit ! Comme c'est drôle ! Tu me piques mes idées ? Qui aides-tu à s'évader, cette fois ? Puisque tu n'as pas besoin, toi, de cet artifice pour partir, c'est pour quelqu'un d'autre – qui cela, mon chéri ?

– Tony, ne m'appelle plus jamais « Mon chéri » : je t'en voudrai toujours de ne pas avoir eu le courage de passer le coup de fil qui aurait sauvé Bronstein.

– Tu n'as pas le droit de dire ça ! Manquer de courage, moi ! Tu crois qu'il ne m'en a pas fallu du courage, pour survivre avec ma taille et mon embonpoint au milieu des truands que j'ai fréquentés ? C'est parce que j'avais plus de cran que les autres que je suis aujourd'hui le patron régional du SOL. Louis, je me contrefiche de l'opinion des autres mais pas de la tienne. Je suis le Vidocq de toute la région, tu es le grand patron de l'hôpital, je suis un chef, tu es un chef, nous sommes différents des autres, toi et moi. Je t'en prie, ne sois pas fâché pour le Dr Bronstein, il m'était impossible d'agir autrement. Regardons l'avenir. Je t'ai déjà dit que nous ferons de grandes choses ensemble.

– Possible. Je vais te donner une occasion inespérée de devenir l'un des grands hommes de Vichy. Darnand te prendra peut-être comme adjoint. À moins que le maréchal te confie un poste encore plus important.

– Comme tu y vas, Louis ! Tu as toujours eu l'art de m'intriguer, toi. Veux-tu m'expliquer ?

– Je t'offre l'opportunité d'anéantir un réseau de la Résistance.

– Tu as un don inné pour la parole. T'écouter est un enchantement permanent.

Je lui ai expliqué que les festivités de Noël comprendraient, outre la messe de minuit, un repas le 25 à midi.

– Cloporte et son équipe mettront à profit ce moment unique où la majorité des officiers, sous-officiers et soldats allemands seront occupés à boire et à bâfrer en l'honneur du petit Jésus, pour frapper un grand coup. Ils vont attendre la fin des agapes, quand les convives seront tous éméchés ou totalement soûls, pour attaquer les Allemands. Inutile de te préciser qu'ils auront reçu des renforts de leur réseau, qui s'introduiront dans l'hôpital dès le début du repas.

– Comment sais-tu tout cela ?

– Je suis le directeur, Tony. Je discute avec tout le monde. Parfois, des gens parlent pour se faire valoir et obtenir des faveurs.

– Alors comme ça, tu me livres Cloporte ! Tu le détestes à ce point ?

– Le Dr Bronstein est mort à cause de lui. Tu n'as pas levé le petit doigt pour sauver le docteur mais tu n'es pour rien dans son arrestation. Les Allemands l'ont exécuté mais ils n'ont agi que par représailles et ce ne sont pas eux qui l'ont choisi comme otage. Cloporte, lui, savait que Bronstein serait fusillé si les résistants commettaient un attentat ou un acte de sabotage. Il s'en moquait. Il a délibérément envoyé Bronstein à l'abattoir. Tony, depuis hier, je ne suis plus qu'une boule de haine qui aspire à tuer Cloporte et sa bande de héros d'opérette cyniques et assassins, pour venger Bronstein. Aide-moi, Tony.

– Je n'ai jamais su te dire non. Qu'attends-tu de moi, mon Louis superbe et généreux ?

– Que tu t'installes dans mon appartement.
– Tout de suite, mon chéri !
– Le 25 décembre, Tony. Avec tes légionnaires. De mon appartement, au dernier étage du pavillon de la direction, je contrôle à gauche le bâtiment des malades, à droite celui des Allemands. Les résistants, à gauche, attaqueront quand les Allemands reviendront du déjeuner dans la chapelle et traverseront la cour d'honneur pour retourner dans leur bâtiment à droite. De mes fenêtres, nous prendrons les résistants en diagonale et même en plongée pour ceux qui seront au premier et au rez-de-chaussée. En quelques minutes nous les aurons anéantis – à condition d'être mieux armés qu'eux. Ils possèdent des fusils et des mitraillettes, comme vous. Nous devons disposer d'une puissance de feu supérieure. Il nous faut un fusil-mitrailleur pour les arroser depuis mon appartement.
– J'aime te voir dans ce rôle de grand capitaine. Tu es beau, Louis ! Mais où veux-tu que je me procure un fusil-mitrailleur ?
– Ici, chez les Allemands
– Tu veux que je leur en vole un ?!
– Tu n'as jamais dérobé d'arme, Tony ?
Il a éclaté de rire, avec les yeux enamourés d'une femme qui ne demande qu'à être vaincue par les arguments de son soupirant.
– Tu es terrible ! Tu me fais faire des folies ! Tu me demandes de porter chez toi, avant le 25 décembre, un fusil-mitrailleur avec son stock de chargeurs bourrés de cartouches, tout cela dans la plus extrême discrétion ?
– Et des grenades.
– Des grenades ?
– Les Allemands en ont des milliers. Nous en balancerons depuis mes fenêtres sur les résistants s'ils sortent de leur immeuble pour courir après les Allemands.
– Va pour les grenades !

J'étais assez content de ma matinée. En quelques heures, j'avais réussi à organiser des fêtes de Noël qui promettaient d'être explosives.

111

Louise : En attendant la nuit N

L'activité de Louis durant les quatre ou cinq semaines qui se sont écoulées entre l'exécution du Dr Bronstein et les fêtes de Noël 1942 a été très intense.

Il passait des heures avec le colonel et ses officiers. Il préparait l'ordonnancement de la cérémonie religieuse du 24 décembre avec l'aumônier de l'hôpital, celui qui avait déjà célébré la messe de minuit quatre ans plus tôt lorsque Tony s'était évadé. Il choisissait les chants avec le *Stabsfeldwebel*, assistait aux répétitions de l'orchestre conduit par le *Hauptmann* qui avait dirigé le peloton d'exécution. Il discutait longuement avec les malades, en particulier avec Jésus. Il recevait chaque soir dans son appartement (je devrais dire « notre » appartement puisque j'y passais plus de temps que lui) Cloporte, Black ou White qui nous portaient jour après jour, à tour de rôle, un nouveau petit tonneau caché dans un grand sac – au bout d'un mois, je devais réaliser des prouesses pour préparer nos repas dans cette cuisine encombrée d'une trentaine de tonnelets empilés les uns sur les autres.

Vers la mi-décembre, Cloporte, Black et White nous ont apporté les deux barriques de deux cents litres demandées par Louis qui est descendu au rez-de-chaussée pour les aider.

Arrivés au premier étage avec la première barrique, ils sont tombés tous les quatre sur le *Stabsfeldwebel* Ralf Klebs qui a éclaté de rire en voyant leur fardeau. Le

Stabsfeldwebel a aboyé ; deux soldats ont accouru pour leur prêter main-forte. Louis, Cloporte, Black, White et les soldats ont hissé la barrique jusqu'au deuxième étage. Ils sont redescendus au rez-de-chaussée, ils ont mis la seconde sur leurs épaules et ont escaladé à nouveau l'escalier jusqu'à notre appartement. Arrivés à destination, il n'y avait plus ni Allemands ni Français mais six costauds qui soufflaient comme des bœufs, satisfaits du travail accompli. L'un des soldats s'est adressé à Louis dans un grand sourire, il a dit quelque chose en allemand et en tournant sa main autour de son nez. L'autre soldat a éclaté de rire, posé son index sur les fûts et imité un pochard. Louis s'est mis à rire lui aussi, il est allé dans la cuisine – vous vous doutez qu'il avait fait poser les barriques dans le salon pour que les Allemands ne voient pas les tonnelets –, il est revenu avec quatre bouteilles de vin qu'il a données aux soldats. Ils étaient très contents (« Merzi bogou, *Herr Direktor !* ») et sont repartis en serrant leurs bouteilles aussi fort et avec autant de fierté qu'un trophée gagné au combat.

Tony, Hippopo et Rhino nous rendaient visite eux aussi – moins souvent et toujours de nuit. Leur uniforme du service d'ordre légionnaire leur servait de sésame auprès de la sentinelle allemande en faction devant l'entrée du pavillon de la direction. Ils arrivaient ensemble, lourdement chargés de caisses volumineuses et pesantes. Ils entreposaient leurs colis dans notre chambre. Louis veillait à ce que la porte de la cuisine soit toujours fermée à clé afin que Tony et ses équipiers ne voient pas les tonnelets d'essence et les barriques.

Selon son humeur, Tony faisait mine de m'ignorer ou me regardait d'un air mauvais, alors qu'il s'adressait toujours à Louis en le caressant des yeux. Quand il a découvert à sa première visite les danseuses de french cancan à la tête du lit, il s'est écrié, faussement admiratif :

– Quelles merveilles, Louis ! Quel bon goût ! Ces œuvres sont d'une finesse et d'une distinction rares. Tu y cherches de l'inspiration pour vos soirées à deux ?

– Très drôle, Tony. Montre-nous plutôt comment fonctionnent ces grenades.

– De quoi parles-tu ?

– Louise est au courant. Elle sait ce que contiennent ces caisses.

– Parfait ! Tout l'hôpital, le colonel Von Katz y compris, saura demain que nous avons fauché des armes aux Allemands pour les porter chez toi. L'amour vous aveugle, monsieur le directeur, vous avez perdu la raison.

– J'ai une confiance totale en Louise.

– C'est bien ce que je dis.

– Elle m'aidera à jeter les grenades et doit savoir s'en servir autant que moi.

– Mon pauvre Louis, tu n'es pas sauvable. Soit, faisons comme si ton cerveau était intact.

Il a ouvert une caisse dans laquelle se trouvaient des dizaines de petites boîtes circulaires métalliques d'où sortait, par l'une des deux faces planes, une tige en bois épaisse, longue de trente centimètres.

– Ce sont des grenades à manche. Une spécialité allemande fort ingénieuse parce que le manche permet de les envoyer plus loin que nos grenades françaises. Pour les mettre à feu, c'est très simple.

Il a montré le geste à effectuer pour amorcer l'engin. Tony avait raison, on ne pouvait trouver manœuvre plus facile et en moins d'une minute j'ai su me servir des grenades.

Un autre soir, quelques jours seulement avant Noël, Tony, Hippopo et Rhino ont apporté deux coffres dont l'un contenait une mitrailleuse démontée en plusieurs morceaux.

– J'ai fait la connaissance d'un armurier très compréhensif, nous a expliqué Tony, un garçon vraiment charmant, pas aussi beau que Louis mais tellement plus ouvert et abordable, nous nous entendons très bien lui et moi, bref il a accepté de me prêter, j'ai bien dit prêter, cette mitrailleuse pour les fêtes, le temps d'aller m'amuser avec des amis dans les environs et à condition que je la lui rende aussitôt après.

– Tony, j'avais demandé un fusil-mitrailleur, pas une mitrailleuse. Cette arme est trop encombrante.

– Mon merveilleux giton, qui n'a ni tes yeux ni ta carrure ni ton charme mais ne sait que faire, lui, pour m'être agréable – ne le prenez pas mal, madame, mais tout le monde sait ici que j'ai pour Louis des sentiments dénués de toute ambiguïté, c'est-à-dire que je suis follement amoureux de lui et ivre de désir, et puis zut, c'est dit – donc mon petit giton aux boucles blondes, si élégant dans sa vareuse en drap vert et ses bottes de cuir noir à tige courte, m'a expliqué pourquoi je m'amuserais beaucoup plus avec une mitrailleuse qu'avec un fusil-mitrailleur. Le seul modèle de F.M. dont disposent les soldats de ce régiment, en dehors de leurs fusils d'assaut qu'ils possèdent en grand nombre mais qui n'ont rien de rigolo, est un FG42, conçu pour les troupes aéroportées et dont ils ont hérité par hasard de quelques exemplaires. C'est une arme toute récente, pourtant ses utilisateurs n'en sont pas satisfaits : trop légère, d'où un recul excessif et des tirs peu contrôlables, avec des chargeurs de seulement dix ou vingt coups, une nullité. Alors que cette mitrailleuse est un bijou. C'est une Maschinengewehr 1942, donc aussi récente que le FG mais beaucoup plus réussie. Elle tire 1 200 coups par minute – vingt par seconde ! Mon petit armurier voulait me confier un exemplaire sur trépied mais il pèse plus de vingt kilos. J'ai pris celui sur bipied, plus léger, onze kilos six cents. Un colosse comme toi, Louis, le porte sans y prêter attention.

Tony a soupiré, l'air navré.

– Quand je songe au pauvre garçon qui m'a confié cette merveille, je souffre pour lui, si si vraiment. Parce que après la bataille, ses supérieurs découvriront le pot aux roses. Et même si cette arme est utilisée contre des résistants, on lui reprochera de me l'avoir prêtée. Il sera jugé, condamné, emprisonné puis muté sur le front de l'Est s'il n'est pas exécuté. Bof, je suis trop sensible. Après tout, il profitera comme un nabab de ses derniers jours de liberté avec la somme éhontée qu'il m'a soutirée pour les bandes de cartouches que je lui ai achetées. Elles sont dans cette caisse. Admire mon butin, Louis.

Tony a ouvert le deuxième coffre. Il contenait des dizaines de boîtes rondes en acier noir d'où sortait, par une fente, une languette métallique.

– Ce sont des chargeurs-tambours, a continué Tony.

Il a tiré sur l'une des languettes et a fait apparaître le début d'une bande de crochets qui enserraient de longues cartouches en cuivre.

– Chacun des chargeurs contient cinquante balles de 7,92 mm. Il y a ici soixante chargeurs, soit suffisamment pour vider l'hôpital et remplir le cimetière.

– Tu sais faire fonctionner la mitrailleuse ? a demandé Louis.

– Comme si mon bel armurier ne me l'avait pas expliqué ! Ce garçon n'a plus de secret pour moi.

Tony a sorti de leur caisse les différents éléments de la mitrailleuse – crosse, culasse, pied, courroie – qu'il a emboîtés.

– Ici, c'est la sûreté. On engage la bande par là. On peut se servir de cette arme en tir tendu ou par rafales. Tiens, essaye-la.

Louis a saisi la mitrailleuse, manié la culasse, accroché la courroie en travers de ses épaules.

– Elle est à ma main, a-t-il commenté sobrement.

– Parfait ! s'est exclamé Tony. Hippopo, Rhino et moi, nous amènerons nos propres armes ici après la messe de minuit. Mes légionnaires arriveront en camion bâché le 25 pendant le déjeuner. Cloporte et sa bande de communistes ne savent pas ce qui les attend. Vivement Noël, Louis.

– Oui, vivement Noël.

Le 24 décembre 1942 en fin d'après-midi, nous disposions dans notre appartement d'une quinzaine de tonnelets et de deux barriques contenant sept cents litres d'essence, d'une trentaine de grenades à manche, d'une mitrailleuse et de vingt chargeurs-tambours.

Oui, je sais. Le compte ne vous paraît pas juste et vous avez raison : malgré l'importance de cet arsenal, une grande partie de notre stock manquait à l'appel.

Il nous restait une quinzaine de tonnelets alors que Cloporte, Black et White nous en avaient porté plus de trente. Certes, Louis avait rempli une vingtaine de bouteilles qu'il avait ensuite bouchées avec un morceau de tissu qui débordait du goulot, et alignées sous la fenêtre de la cuisine. Mais cela ne suffisait pas à expliquer la disparition de la moitié des tonnelets.

De même pour les grenades : il en restait une trentaine alors que la caisse amenée par Tony, Hippopo et Rhino en contenait au moins deux fois plus.

Pire encore pour les chargeurs de la mitrailleuse : les deux tiers s'étaient volatilisés.

J'ai parlé de ces disparitions à Louis quelques heures avant la messe de minuit. Je me doutais que c'était lui qui avait emporté les tonneaux, les grenades et les chargeurs qui manquaient, lorsque je l'entendais de ma chambre, certaines nuits, sortir de l'appartement et ne revenir qu'au bout d'un long moment.

– Je t'expliquerai plus tard, Louise. Pour l'instant, repose-toi. La soirée va être longue. Tout à l'heure tu t'habilleras, nous irons à la messe, puis tu devras ne t'étonner de rien et me suivre quoi qu'il arrive. Dans quelques heures, ma Louise, nous serons libres – ou morts.

112

Louis : Douce nuit, tendre nuit... (I/VI)

Jouez hautbois, résonnez musettes, il est né le divin enfant !

Et tout le monde s'est fait beau pour fêter sa naissance.

Le colonel Heinrich Von Katz a revêtu son uniforme de cérémonie couvert de médailles et rehaussé de la distinction aristocratique de plusieurs siècles de gloire des VonKatz. Ses officiers sont rasés de près, les flammes des bougies qui illuminent la chapelle se reflètent dans leurs cheveux gominés. Les sous-officiers et les soldats se sont eux aussi apprêtés avec soin, leur visage est imberbe, leur chevelure disciplinée, leur chemise d'une propreté parfaite, leur uniforme repassé, le cuir de leurs bottes dénué de tout grain de poussière.

Tony et ses légionnaires sont splendides. Ridicules avec les proéminences abdominales de Tony, Hippopo et Rhino et leur poêle à frire sur le crâne en guise de béret, mais splendides. Tony, en particulier, est rayonnant. Ses joues sont si roses que je le soupçonne de les avoir recouvertes d'une légère couche de fond de teint – la pénurie alimentaire ravage la population des villes mais les élégant(e)s trouvent encore des artifices pour se mettre en beauté. D'ailleurs les infirmières, ce soir, rivalisent de coquetterie. La plupart ont disposé sur leur visage du rouge à lèvres et à joues Bourjois ou Coty et des cosmétiques Lancôme pour les yeux. Certaines ont appliqué sur leurs jambes du liquide coloré Filpas et dessiné sur leurs mollets, à l'aide d'un pinceau, une ligne qui imite la couture d'un bas. Elles ont laissé leur blouse d'infirmière ouverte sur leur dernier tailleur et sur le chemisier qu'elles ont acheté pour cette soirée, en rayonne, fibranne, acétate ou viscose. Seuls leurs accessoires sont encore à base de fibres naturelles, tels leurs ceintures ou leurs sacs fabriqués avec de la ficelle tressée et qui ne manquent pas de charme malgré leur rusticité. Elles portent aux pieds leurs nouvelles chaussures aux talons épais en bois qui font « clac clac » sur le dallage et qui résonnent dans la chapelle où leurs « clac clac » se répercutent et s'amplifient sur les hauts murs, et se mêlent aux « toc toc » des galoches des malades, aux toussotements inévitables dans une assemblée si nombreuse, et aux murmures des discussions que nouent entre eux les fidèles en attendant le début de l'office.

Les patients sont rasés et coiffés. Les patientes forment une mosaïque de taches disparates : elles ont voulu, comme les infirmières, se mettre en valeur et n'ont pas hésité à glisser dans leurs cheveux des papillotes dorées ou argentées trouvées dans des paquets de bonbons à base d'ersatz de sucre ou de cacao, à peinturlurer leurs joues avec des aliments écrasés – viande, légumes, peu importe –, ou à couvrir leurs épaules de serviettes et de torchons pour agrémenter leur tenue vestimentaire.

Cloporte, Black, White et la majorité des infirmiers ont l'air de ce qu'ils sont : des paysans endimanchés. Ils ont noyé leurs cheveux de brillantine et les ont plaqués en arrière, ils se sont rasés maladroitement, d'où ces touffes de poil résiduelles et ces égratignures qui ornent leur trogne, ils ont mis LEUR cravate, LEUR chemise à grosses rayures ou à carreaux, LEUR costume, celui qu'ils possèdent depuis des années, aux épaules trop larges, aux manches trop courtes et aux jambes trop longues, et ils se tiennent gauchement au milieu des sous-officiers et des soldats allemands. Car j'ai éloigné les infirmiers et les infirmières des patients et des patientes livrés ainsi à eux-mêmes et sans surveillance au fond de la chapelle, et je leur ai attribué des places entre les militaires, au centre de la nef, ce qui leur interdit toute réaction rapide qui s'avérerait nécessaire pour maîtriser en urgence un malade.

Les bancs des premiers rangs sont réservés aux officiers, aux légionnaires de Tony, à Cloporte et Sabine Dumont.

Sabine est là, en effet, j'ai pourtant essayé de la dissuader de venir.

– Et pourquoi donc, monsieur le directeur ? Je te gêne ? Tu veux rester seul avec ta traînée ? Vous ne passez pas suffisamment de temps tous les deux dans votre nid d'amour ? Tranquillise-toi, je saurai me tenir, je n'ai provoqué aucun esclandre jusqu'ici, je ne vais pas en commettre un le soir de Noël.

J'ai insisté. Après tout, Sabine n'était pour rien dans la mort de Bronstein et je n'avais contre elle aucun désir de vengeance. Pas plus qu'envers Lucette, la petite écervelée que j'avais héritée de Crochu, qu'il m'avait fallu renvoyer presque de force dans sa famille, à son grand étonnement, pour qu'elle échappe aux événements qui allaient survenir à l'hôpital durant cette messe de minuit. Je voulais éviter de même à Sabine d'avoir à les subir mais elle s'était entêtée.

– Que cela te gêne ou non, Louis, j'assisterai à toutes les festivités de Noël.

– Ainsi soit-il.

Sabine est donc ici ce soir. J'en suis navré pour elle mais j'ai ma conscience pour moi. Elle s'est postée au premier rang des fidèles, près du colonel. Sans doute croit-elle que je vais occuper avec Louise les deux places encore libres entre elle et l'allée centrale, jusqu'à ce qu'elle voie, stupéfaite, l'adjudant-chef de gendarmerie Alfred Matarex venir s'y installer dans son uniforme de gala avec une jeune femme qu'il lui présente :

– Gilberte Matarex. Ma fille.

Pour rien au monde je n'aurais voulu qu'Alfred manque cette soirée. Je lui avais téléphoné quelques jours plus tôt. Mon invitation l'avait enchanté : il s'était déclaré très honoré d'être convié à suivre la cérémonie de la Nativité aux côtés du directeur de l'hôpital psychiatrique et du colonel commandant le régiment de la Wehrmacht. Il s'était confondu en remerciements, et comme je l'avais prévu, il n'était pas venu seul.

– J'espère que vous ne m'en voudrez pas, monsieur le directeur, d'avoir amené ma fille Gilberte. Vous vous souvenez d'elle, bien sûr ? Vous étiez très amis…

– Bonsoir, Gilberte.

– Bonsoir…

Elle était intimidée et ne savait pas si elle devait me tutoyer, me vouvoyer, m'appeler Louis ou monsieur le directeur. Je ne l'avais pas vue depuis six ans. J'en avais gardé le souvenir d'une adolescente au visage fin et au corps long et maigre qui avait grandi trop vite. Je retrouvais une poissarde dotée de la même stature que son père, puissante et lourde, avec sur sa lèvre supérieure un duvet abondant, mal dissimulé sous la couche de crème rouge qu'elle avait répandue sur toute sa face. Elle portait un manteau trop étroit, sans doute prêté par sa mère qui était plus mince et moins grande, dont l'ourlet avait été allongé. Et sur son crâne trônait un affreux, un horrible, un ridicule bibi avec sur le côté un oiseau en train de picorer une fleur.

Alfred a tenté une manœuvre qu'il avait dû préparer longuement.

– Voyons, Gilberte, fais la bise à M. le directeur ! Vous étiez moins timides quand vous habitiez l'un près de l'autre.

Gilberte s'est avancée vers moi. Je lui ai saisi le poignet et j'ai esquissé un baisemain. Elle a ouvert des yeux ronds ; son père a été très impressionné.

– Tu as beaucoup changé, Gilberte, et j'en suis ravi.

J'étais sincère : elle avait l'air aussi stupide et bornée que son père et cela m'enlèverait tout scrupule ou regret de la voir mêlée à cette soirée.

À l'extérieur, côté parc, d'immenses tentes ont été dressées. Chacune abrite des dizaines de rangées de chaises sur lesquelles les soldats et les sous-officiers qui n'ont pu pénétrer dans la chapelle vont pouvoir suivre l'office grâce aux haut-parleurs installés sur les balcons du pavillon de la direction. D'autres haut-parleurs ont été posés côté cour d'honneur, à l'intention des patients invalides qui n'ont pu se rendre à la chapelle. Grâce à cette importante préparation, aucune des deux mille quatre cent cinquante personnes qui se trouvent en ce moment dans l'enceinte de l'hôpital – mille sept cents militaires, une centaine d'infirmiers et d'infirmières et les six cent cinquante patients qui survivent encore après l'hécatombe des trois premières années de guerre – ne sera privée de l'office religieux.

Tout est prêt pour la cérémonie. À l'intérieur de la chapelle bondée, les conversations s'espacent : la foule s'astreint à paraître recueillie avant l'annonce du mystère divin que va bientôt glorifier le prêtre célébrant. Mille bougies joignent leur lumière mouvante à l'éclat des lustres illuminés. À la droite du chœur, les chantres blonds en uniforme vert attendent les ordres du *Stabsfeldwebel* Ralf Klebs. Face à eux, sur la gauche du chœur, les musiciens de l'orchestre du régiment se sont assis devant leurs pupitres métalliques. Le *Hauptmann* qui va les diriger consulte ses partitions. Il lève sa main droite, celle qui a tiré le coup de grâce sur le crâne du Dr Bronstein un mois plus tôt, et esquisse dans l'air un délicieux mouvement pour répéter une dernière fois le geste ample qui permettra d'extraire des cuivres l'harmonie la plus apte à bouleverser le public. Le patron du peloton d'exécution s'imagine déjà en nouveau Furtwängler, interprétant Wagner devant le Führer.

Les dernières conversations cessent. Même les malades paraissent calmes et restent silencieux. Chacun attend que la pièce commence.

En guise des trois coups de brigadier qui annoncent au théâtre le lever de rideau, un jeune soldat sort de la sacristie, fait retentir un claquoir, écarte ses bras et les élève lentement, paumes vers le ciel, pour inviter l'assistance à se mettre debout. Le colonel se dresse le premier. Les mille fidèles l'imitent rang après rang dans un long grincement de chaises et de bancs.

Deux acteurs quittent la sacristie pour entrer en scène ; deux soldats aussi jeunes que celui qui a manié le claquoir, dont l'un porte un encensoir d'où sort une fumée odorante et capiteuse. Ils précèdent l'acteur principal, beaucoup plus âgé, le prêtre qui va célébrer la messe.

Le prêtre s'approche du micro. En tragédien expérimenté, il ménage un silence avant d'annoncer d'une voix profonde et joyeuse à la fois, les yeux fixés au-dessus de toutes les têtes du public toujours debout :

– Nous voici donc réunis pour célébrer, en un grand office œcuménique entre chrétiens de toutes obédiences, la naissance de Jésus venu sur terre afin de racheter nos péchés. Quelles que puissent être les divisions qui nous partagent aujourd'hui, nous pauvres humains, nous nous trouvons ensemble ici et maintenant, *hic et nunc*, pour remercier Dieu en cette sainte nuit de nous avoir envoyé son fils et pour chanter notre joie, notre joie à nous tous, qui que nous soyons, d'où que nous venions, de savoir que le Sauveur est parmi nous. Je célébrerai tout à l'heure l'eucharistie, ce mystère que nous a enseigné Jésus la veille de sa mort – « ceci est mon corps » – et qui est l'aboutissement de sa vie terrestre, celle pour laquelle il était né en ce jour que nous fêtons. Pour l'heure, écoutons d'abord les chants traditionnels que vont nous interpréter, en introduction à cette soirée de Noël, les choristes du régiment du colonel Von Katz.

Le prêtre hoche discrètement la tête vers le colonel qui le salue à son tour avant de s'asseoir, suivi de toute l'assistance. Le prêtre se dirige vers la gauche du chœur, du côté de l'orchestre, et s'installe dans un large fauteuil en bois à haut dossier. Il feint d'ignorer la foule des fidèles, conscient pourtant de sa majesté en cette chaire aussi imposante que la cathèdre de l'évêque de Toulouse. Puis il contemple les trente choristes placés face à lui, ainsi que leur chef, le *Stabsfeldwebel* Ralf Klebs, et daigne leur consentir un regard paternel empreint d'une bienveillante attention.

Je sens mon cœur battre plus fort. Car le reste de mon existence, que ce soit une vie libre et dorée avec Louise ou ma mort imminente après quelques séances de torture, dépend de ce qui va se produire dans le prochain quart d'heure.

113

Louis (suite) : Douce nuit, tendre nuit… (II/VI)

Le *Stabsfeldwebel* lève ses mains et reste un long moment immobile. Avez-vous déjà vu un groupe de chiens attendre que l'un des leurs donne le signal du départ d'une course ou d'un jeu ? C'est ce qui se passe en cet instant. Les trente choristes tendent leur truffe vers le *Stabsfeldwebel*, prêts à bondir. Puis Ralf Klebs écarte ses bras d'un geste vif et d'une seule voix, sa meute entonne avec ferveur *Douce nuit* : « *Stiiiiiiile Nacht ! Heiiiiiiiilige Nacht !* »

Magie de Noël. Quelle douceur, quelle tendresse en ces voix étonnamment hautes et fluettes qui émanent de ces trente uniformes de la Wehrmacht. Une telle soirée prouve que nous pouvons tous, qui que nous soyons, nazis, gendarmes, collaborateurs, malades mentaux, nous entendre et ne faire plus qu'un comme ces trente soldats de l'armée hitlérienne unis en une même âme pour interpréter ce chant de Noël universel.

C'est en cet instant de grâce que Jésus qui s'est placé en bout de banc sur l'un des bas-côtés, au premier rang des malades, se lève. Il profite de l'inattention générale de l'assistance, captivée par les voix angéliques des soldats, pour quitter sa place et se diriger vers la grande croix dressée à l'entrée de la sacristie.

Je me suis entretenu avec Jésus il y a trois jours.

– Jésus, veux-tu toujours mourir ?

– Je me tue à te le répéter, jeune Louis.

– Tu as raison. À trente-trois ans, il est temps que tu retournes dans ta famille. Mais avant tu as du boulot : il faut que tu sauves l'humanité.

– J'en ai conscience.

– Jésus, en tant que directeur de cet établissement, je suis responsable de toi. J'ai donc réfléchi à la meilleure façon pour toi de mourir. Et je l'ai trouvée.

– Laquelle ?

– Tu dois être crucifié.

– Ce serait le rêve, jeune Louis. Mais qui accepterait aujourd'hui de me clouer sur deux morceaux de bois ? On guillotine, on pend, on fusille, ah ça oui pas de problème, mais pour crucifier, on ne trouve plus personne. C'est trop artisanal, trop long, trop physique. Les bourreaux sont comme tout le monde, ils privilégient la rapidité et la facilité au détriment de la qualité.

– Pourtant, Jésus, je sais comment te faire mourir sur une croix.

Je lui ai expliqué mon plan. La croix de la chapelle était nue : un grand poteau et une traverse très sobres, sans aucune inscription ni sculpture, dont la pureté des lignes et la modestie créaient, dans cet édifice richement décoré, une impression très forte sur les fidèles. Là était la place de Jésus. Là il devait monter, s'installer et rester jusqu'à ce qu'on le batte, qu'on le frappe et qu'à la longue, à force de coups, on le tue.

– Tu m'as réservé une mort horrible, jeune Louis.

– Il est exact, doux Jésus, que j'ai fait tout ce qui est en mon pouvoir pour te garantir des souffrances atroces.

– Aussi pénibles qu'en Palestine ?

– Cela durera moins longtemps hélas, mais les coups que tu vas recevoir te feront aussi mal que les clous et la couronne d'épines.

– Magnifique. Je ne sais comment te remercier, jeune Louis.

– Chaque chose en son temps. Le jour où j'arriverai chez toi, si tu peux glisser un mot à ton père à mon sujet, je n'aurai rien contre. Pour l'heure, remplis ta mission afin que tes parents soient fiers de toi quand tu rentreras à la maison. Plus que trois jours.

Je l'avais dit à Louise : « J'ai confiance en Jésus. Il est NOTRE Sauveur. » Et j'avais raison, car Jésus vient d'arriver au pied de la croix sans que quiconque ne lui prête attention. Il la regarde, il pose ses mains sur le bois du poteau, il lève un pied. J'ai un instant de frayeur : pourvu que ses forces ne le trahissent pas et qu'il parvienne à grimper jusqu'à la barre transversale. Mais tout va bien, il est tellement maigre qu'il soulève aisément son corps et escalade la croix avec l'agilité d'un singe.

Le prêtre, toujours installé dans sa grande chaire et subjugué comme toute l'assistance par la divine mélodie des militaires allemands, n'a pas vu Jésus arriver par l'allée et monter sur la croix. C'est un début de murmures réprobateurs, qu'il fait mine d'abord de ne pas entendre mais qui persiste et qui enfle peu à peu, qui l'oblige à tourner la tête, avec irritation et regret, vers les auteurs de ces interventions inopportunes. Au premier moment il ne comprend pas. Puis, comme tous les visages sont dirigés vers un même point à mi-hauteur de la chapelle, il lève lui aussi les yeux et découvre avec horreur la cause du scandale : Jésus est sur la croix.

Tel un diable sortant d'une boîte, le prêtre saute de sa chaire et se précipite :

– Jésus, retournez à votre place. Tout de suite.

– Mais JE SUIS à ma place, répond Jésus du haut de la croix en assurant sa prise sur la traverse.

– Jésus, nous célébrons aujourd'hui Noël. Pas la Crucifixion.

Les infirmiers voudraient aider le prêtre mais ils sont bloqués entre les sous-officiers et les soldats au milieu des rangées étroites des bancs. Les malades commencent à ricaner. Les infirmières et les infirmiers, furieux de la tournure des événements et de ne pouvoir intervenir, lcur crient de se taire. Les malades rient encore plus fort, certains se mettent à chanter avec les choristes allemands qui continuent sous la conduite très professionnelle de Ralf Klebs, à hululer « *Stiiiiiiile Nacht ! Heiiiiiiiiilige Nacht !* », d'autres patients entonnent *Le Curé de Camaret* ou *Maréchal nous voilà*, cette fois les infirmiers et les infirmières hurlent pour leur ordonner de cesser ce tapage, Alfred Matarex se joint à eux en regrettant sans doute d'avoir laissé son sifflet à la gendarmerie, Tony semble se réjouir du spectacle mais pas ses légionnaires qui sont indignés et protestent comme les militaires allemands, et qui avec eux aboient, vocifèrent, tempêtent, ce qui a pour seul effet d'inciter les malades groupé en un bloc soudé dans le dernier tiers de la chapelle, à chanter encore plus fort, certains montent même sur leur banc et dansent ou sautent dessus, le chahut est à son comble, nul ne pourra mettre fin à ce tapage et le hauptmann qui commande l'orchestre dans le chœur et qui croit que la musique adoucit les mœurs, pense qu'il va mettre fin au sabbat en faisant jouer ses musiciens, alors il leur fait signe et sans aucun égard pour les choristes de Ralf Klebs qui continuent, imperturbables, à aboyer « *Stiiiiiiile Nacht ! Heiiiiiiiiilige Nacht !* », le Furtwängler de l'hôpital psychiatrique de Murmont fait éclater les cuivres de son orchestre militaire qui se mêlent aux hurlements de l'assistance en une cacophonie assourdissante, prodigieuse, historique, inoubliable.

Je me suis placé avec Louise au bout de la première rangée des bancs, juste devant la sortie. Toute l'assistance, occupée soit par Jésus toujours accroché en haut de sa croix de l'autre côté de la nef, soit par les malades agglutinés dans les derniers rangs, nous tourne le dos. Je prends Louise par la main, je mets un doigt devant mes lèvres pour lui faire signe de ne rien dire, j'entrebâille doucement le lourd portail en bois massif, nous nous glissons à l'cxtérieur de la chapelle sans que personne ne nous ait vus, je ferme à clé le portail, à double tour. J'enlève la clé de la serrure, je la jette au loin dans la nuit et nous rejoignons la cour d'honneur de l'hôpital.

114

Louis (suite) : Douce nuit, tendre nuit… (III/VI)

La scène est surréaliste. La cour est occupée par des dizaines de véhicules militaires mais déserte de tout uniforme, à part celui de la sentinelle en faction là-bas, devant l'entrée du pavillon de la direction. Pourtant, si l'on fermait les yeux on la croirait remplie de milliers de convives avinés en train de chanter et de s'interpeller à tue-tête dans la chaleur d'un après-banquet, aux sons d'une harmonie municipale louée pour l'occasion : les haut-parleurs retransmettent dans la cour le raffut qui continue dans la chapelle, et j'ai tenu à ce que leur puissance soit maximale.

En quelques pas, nous parvenons devant le garage dont l'un des murs est mitoyen avec la chapelle. Je possède sur moi la seule clé de son portail. J'ouvre, j'entre avec Louise dans le grand local qui sent l'huile et l'essence, je ferme le portail derrière nous, je saisis dans le noir une lampe de poche qui est, je le sais pour l'y avoir mise, accrochée à un clou près de l'entrée.

J'allume la lampe. Je déverrouille le coffre de la Bugatti 57 garée devant nous. Louise découvre avec surprise les huit tonnelets d'essence que j'y ai rangés.

Derrière la Bugatti, des dizaines d'immenses planches sont appuyées en porte-à-faux contre le mur. Des gros bras de la Wehrmacht les ont apportées ce matin depuis le sous-sol de l'hôpital. Elles sont prévues pour servir de tables aux cinq cents convives invités au déjeuner du 25 décembre dans la chapelle. C'est pourquoi un nombre considérable de tréteaux en bois, quatre par table, sont entassés près des planches.

Je sors un tonnelet du coffre de la Bugatti, je l'ouvre, je renverse une partie de son contenu sur les tréteaux, sur les planches, dans le coffre de la voiture et sur le sol. Puis je le pose avec trois autres tonnelets au milieu de la flaque d'essence que je viens de répandre par terre. Je prends ensuite dans ma veste deux cigarettes, une boîte d'allumettes et deux bouts de ficelle, j'allume les cigarettes sous les yeux étonnés de Louise qui ne m'avait jamais vu fumer, je sors toutes les allumettes de leur boîte, j'attache avec la ficelle la moitié d'entre elles à la première cigarette et l'autre moitié à la seconde, les têtes de phosphore des allumettes placées à mi-longueur des cigarettes, je place l'une des cigarettes sur une cale de bois posée dans la flaque d'essence, à côté des tonnelets, je dispose sur la cigarette des bouts de carton, je recommence l'opération avec la deuxième cigarette, cette fois dans le coffre de la Bugatti, puis je murmure une explication rapide pour Louise :

– Je vais déclencher un incendie à retardement. J'ai appris cette technique de sabotage de Cloporte. Les deux cigarettes vont continuer à se consumer. Dans cinq à dix minutes, leur braise atteindra les allumettes qui s'enflammeront à leur tour et brûleront les morceaux de carton placés au-dessus d'elles. Des flammèches vont s'élever du carton avant de retomber dans l'essence que j'ai étalée sur le sol et dans le coffre. L'essence prendra feu, puis les tonnelets – cent soixante litres de carburant sans compter celui que j'ai mis ces jours-ci dans le réservoir de la Bugatti –, puis les tréteaux, les planches, la voiture, le bâtiment. Il nous faut partir d'ici et nous éloigner en marchant lentement à cause du soldat devant le pavillon. Fais semblant d'être malade ; il imaginera que nous avons quitté la cérémonie parce que tu ne te sentais pas bien.

Nous sortons du garage en nous faufilant derrière le portail à peine entrouvert et nous allons nous placer au milieu de l'allée qui conduit jusqu'à l'entrée du pavillon de la direction. Nous avançons doucement, Louise accrochée d'une main à mon bras et tenant de l'autre un mouchoir devant sa bouche, moi ne cessant de la réconforter et de l'encourager à franchir les derniers mètres. La sentinelle nous salue et s'inquiète respectueusement de l'état de santé de Louise – je ne comprends rien à ses paroles mais son visage est suffisamment expressif pour les traduire. Je réponds par gestes que ce n'est pas grave, merci. Le militaire semble soulagé. Avant que Louise et moi ayons le temps de franchir le perron, il porte la main à son oreille sous son casque, montre un haut-parleur accroché à l'un des balcons et me fait comprendre qu'il est surpris par le tintamarre dans la chapelle. J'ai un petit sourire blasé – « c'est comme ça » – qui ne signifie strictement rien et je souhaite « *Gute Nacht* » au soldat d'un ton qui lui montre combien je le plains de rester de faction dans le froid en ce soir de Noël. Il me remercie, nous souhaite bonne nuit à son tour et je m'engouffre dans le hall avec Louise.

Le hall n'est éclairé que par la pâle lueur de la lune qui pénètre par les portes-fenêtres. La sentinelle postée à l'extérieur, et qui d'ailleurs nous tourne le dos, ne nous voit donc pas. Je dis à Louise de monter jusqu'à notre appartement, de vider les deux valises que j'avais prises au vestiaire général des malades et dans lesquelles nous avons entreposé diverses affaires, de répartir sous toutes les fenêtres de notre appartement les bouteilles d'essence qui se trouvent dans la cuisine, de sortir la mitrailleuse de sous le lit où nous l'avons cachée, et les chargeurs-tambours du placard où nous les avons dissimulés derrière des vêtements.

– Et toi, me demande-t-elle, que vas-tu faire pendant ce temps ?

– Je t'expliquerai après.

– Sois prudent, Louis.

Prudent ? Comme si j'allais prendre des risques ! Je ne vais manier que de la dynamite, cette petite chose à base de nitroglycérine, alors où est le problème ?

Pendant que Louise monte au deuxième étage, je descends au sous-sol, je cours et j'arrive dans la salle des baignoires, l'ancienne crypte de la chapelle. Six piliers de soutènement s'élèvent jusqu'au plafond en ogives, quatre mètres au-dessus du sol. Les piliers sont perforés de trous circulaires d'environ cinq centimètres de diamètre sur trente centimètres de long, que Cloporte, Black et White ont creusés au cours des dernières semaines – les braves gens ! Je soulève le couvercle de l'une des citernes et je saisis un à un les bâtons de dynamite qu'ils ont rangés dans la cuve asséchée. Je place un bâton dans chaque trou, j'enfonce dans chaque bâton un détonateur auquel j'accroche un cordon Bickford de plusieurs mètres – j'aurais préféré un câble électrique mais son installation pour démolir simultanément les six piliers aurait été plus complexe. Je relie les cordons en une très longue tresse et je sors de l'une de mes poches une nouvelle boîte d'allumettes – j'en ai emporté sur moi toute une provision en vue de cette soirée. Je songe à la foule assemblée juste au-dessus dans la chapelle, en particulier à Von Katz qui a fait fusiller le Dr Bronstein, à l'adjudant-chef Matarex qui a choisi le docteur comme otage, à Tony qui a refusé de téléphoner à Vichy pour le sauver, à Cloporte qui l'a condamné au poteau d'exécution en ordonnant à son réseau de résistants de commettre des sabotages – Cloporte qui a essayé voici déjà cinq ans de me faire assassiner par Tony et par Alfred, Cloporte qui m'a enfermé ici dans l'une de ces citernes et qui a osé me frapper alors que j'étais dans l'incapacité de me défendre, le corps enserré par des lanières de cuir, plongé dans une eau froide et putride, ma tête seule dépassant par un trou du couvercle rabattu sur la citerne, Cloporte qui ne se doute pas, pris dans le chahut de la chapelle qui parvient jusqu'à moi malgré l'épaisseur du plafond, que je vais déclencher dans quelques instants l'explosion programmée pour le déjeuner de demain dans la chapelle, déjeuner qui n'aura donc jamais lieu, et que Von Katz va périr non pas demain mais dès les prochaines minutes, avec ses officiers, sous-officiers et plusieurs centaines de ses soldats, ainsi qu'avec Tony et ses légionnaires, Alfred Matarex et Cloporte lui-même, Cloporte et Black et White qui m'ont obligeamment préparé le terrain en sapant ces piliers et en apportant jusqu'ici les cartouches de dynamite, les détonateurs et les cordons. Je prie pour que ma main ne tremble pas au moment de mettre le feu à tout le système que je viens de disposer, et que ce feu ne s'éteigne pas en se propageant dans tout ce système, qu'il fasse exploser les détonateurs, que les détonateurs fassent exploser les bâtons de dynamite, que la dynamite fasse se disjoindre et se briser les pierres des piliers, que les piliers ne soutiennent plus le sol de la vaste chapelle, que ce sol s'écroule et avec lui les mille fidèles qui s'y trouvent en ce moment, et que s'écroulent aussi les murs et le plafond de la chapelle pour qu'ils se fracassent à leur tour sur tous ces êtres immondes et malfaisants – patients, infirmiers, militaires, collabos, résistants – avant d'anéantir leurs derniers survivants. Seigneur de ce sous-sol je te supplie de m'écouter : « *De profondis clamavi ad te, Domine* », des profondeurs je crie vers toi, Seigneur ! Seigneur, entends-moi, Seigneur, exauce-moi !

Je gratte deux allumettes, je transmets leur flamme à la tresse des cordons qui se consume peu à peu.

Je ne dispose plus que de quelques minutes pour finir ce qu'il me reste à accomplir.

115

Louis (suite) : Douce nuit, tendre nuit… (IV/VI)

Je retourne en courant jusqu'à l'escalier qui me mène du sous-sol au deuxième étage, et je rejoins mon appartement.

Louise est assise sagement sur l'une des chaises de la salle à manger. Elle m'attendait. Elle me sourit. Sous la fenêtre, des bouteilles d'essence sont alignées. Je vois, par la porte ouverte sur la chambre, d'autres bouteilles sous l'autre fenêtre, et sur le lit la mitrailleuse et ses boîtiers d'alimentation.

– Aide-moi à sortir les barriques, s'il te plaît.

Louise se lève, nous allons à la cuisine, elle m'aide à rouler une première barrique jusqu'à la salle à manger, puis jusqu'au couloir, puis jusqu'à l'escalier. Arrivés en haut des marches, j'ouvre la bonde et je demande à Louise de maintenir la barrique immobile pour laisser les deux cents litres d'essence s'écouler par l'escalier jusqu'au rez-de-chaussée. Pendant ce temps je retourne dans la cuisine et je roule seul la deuxième barrique jusqu'à l'escalier. J'ouvre la bonde, je précipite la barrique en avant, elle dévale les marches quatre à quatre en vomissant à chaque saut une large gorgée de liquide puant et coloré qui se mêle à celui que la première déverse toujours, elle s'arrête au premier étage, le trou de la bonde est heureusement orienté vers le sol, le contenu s'évacue encore sur le carrelage et se répand, en glissant sous les portes, jusque dans l'appartement du colonel et dans le poste de commandement déserté ce soir à titre exceptionnel pour cause d'office religieux.

Je dis à Louise de lâcher la première barrique, nous revenons dans notre appartement, j'ouvre les trois fenêtres de la cuisine, de la salle à manger et de la chambre.

En bas, au-dessous de nous, la sentinelle est toujours en faction devant l'entrée du pavillon. Je demande à Louise de prendre un tonnelet, d'enlever le bouchon et de se tenir prête à le laisser tomber sur la sentinelle. J'en saisis un second, j'introduis par la bonde un chiffon dont j'enflamme le bout extérieur et je préviens Louise :

– À trois, on jette nos tonneaux. Et deux de plus dans la foulée. Et deux autres aussitôt après.

Je compte et nous lançons ensemble nos deux premiers tonnelets sur la sentinelle. Par chance, l'un des deux tombe sur son casque d'acier – l'un de ces casques « Stahlhelm 35 » qui font l'orgueil de l'armée allemande mais qui ne sauraient empêcher leur propriétaire de perdre connaissance après avoir reçu sur le crâne un bloc de vingt kilos projeté de sept ou huit mètres de haut. La sentinelle tombe d'abord à genoux, puis de tout son long dans l'essence qui s'échappe des fûts disjoints et se répand autour du soldat évanoui en une grande nappe de feu que j'alimente avec Louise en lançant d'autres tonnelets qui se fracassent sur le sol et s'enflamment à leur tour.

– Continue, Louise. Jette tous les tonneaux.

– Jusqu'au dernier ?

– Jusqu'au dernier.

Quinze tonneaux de vingt litres. Trois cents litres d'essence vont brûler sous nos fenêtres, interdisant à quiconque, pendant les quelques minutes dont je vais avoir besoin, de franchir ce mur de feu pour pénétrer dans le pavillon de la direction. Le corps du soldat se tord dans les flammes, sans doute les brûlures lui ont-elles fait reprendre conscience, il hurle mais qui pourrait l'entendre alors que les haut-parleurs continuent à déverser dans la cour les cris, les chants et la musique de la chapelle, et que tous les militaires sont à l'office ou sous les tentes côté parc ?

Pendant que Louise jette les derniers tonneaux, j'enflamme le morceau de chiffon enfoui dans le goulot de l'une des bouteilles que j'ai remplies d'essence et je lance la bouteille au loin, à travers la fumée épaisse et noire qui monte du rez-de-chaussée, vers les véhicules militaires alignés côte à côte dans la cour. Je lance une deuxième bouteille. Une troisième. J'en avais préparé vingt, je jette les vingt. Ensuite des grenades à manche, toujours au hasard. J'entends une énorme déflagration à ma gauche. Ce n'est pas une grenade, je me penche et je distingue à travers la fumée une lueur très vive qui sort du garage entre le pavillon et la chapelle : mon piège à feu a fonctionné, le garage est en flammes et la détonation que je viens d'entendre est due à l'explosion du moteur de la Bugatti et des tonneaux d'essence, explosion si violente que son souffle a ouvert les portes du local. Je saisis la mitrailleuse, j'engage un chargeur, j'en prends un second en réserve, je me précipite à l'extérieur de l'appartement, je traverse le couloir, j'entre dans une pièce que les Allemands ont aménagée en réserve de produits de bureau et qui donne sur le parc, je regarde par la fenêtre : aucun mouvement de ce côté pour l'instant, les soldats restent toujours au chaud sous les tentes, sans doute sont-ils surpris par la bande-son de l'office religieux que hurlent les haut-parleurs mais ils ne semblent pas s'en émouvoir, peut-être jouent-ils discrètement aux cartes et certains ont-ils même entamé une bouteille de schnaps, en tout cas la cacophonie déversée à pleine puissance est telle que les militaires n'ont pas entendu l'explosion du garage ni celle des grenades dans la cour d'honneur. J'ouvre les fenêtres, je désengage la sûreté de la mitrailleuse et je tire sur les quatre camions-citernes bourrés chacun de plusieurs dizaines de milliers de litres de carburant, soigneusement rangés dans le parc au premier rang de dizaines d'autres véhicules militaires, juste à côté des tentes des soldats. Je vide le chargeur en deux secondes cinquante centièmes – 1 200 coups par minute, 20 coups à la seconde, Tony avait raison, son charmant armurier lui a confié une merveille. Je jette le chargeur, je fixe le deuxième à la mitrailleuse et je le vide à son tour. L'ensemble de l'opération, changement de chargeur compris, a duré moins de dix secondes. Je referme vivement la fenêtre, je me demande si je n'ai pas les tympans crevés tant le bruit de la fusillade m'a assourdi, d'ailleurs j'entends soudain beaucoup moins les haut-parleurs mais je suis satisfait car devant moi, au travers de la fenêtre, s'offre à mes yeux le spectacle enchanteur des quatre camions-citernes en train de déverser leur carburant, de prendre feu, d'exploser, de communiquer leurs flammes aux véhicules voisins serrés comme un troupeau de moutons à l'abattoir, d'incendier aussi les tentes sous lesquelles des centaines de soldats agglutinés ne savent de quel côté s'échapper de l'incendie qui les entoure. Certains, les plus proches des issues, parviennent à s'extraire du brasier et regardent, ébahis, désarmés, les véhicules brûler en se demandant comment ce cataclysme s'est produit. Aucun n'imagine un instant qu'il a été déclenché depuis le bâtiment qui abrite leur poste de commandement.

Je retourne dans notre appartement. Côté cour d'honneur, les flammes sont tout aussi magnifiques. Elles sont si vives et ravagent un tel espace que je les distingue parfaitement au travers de la fumée noire qui monte de l'incendie des tonneaux que Louise a fini de jeter devant l'entrée.

Nous devons partir. Vite. Je mets la mitrailleuse en bandoulière autour de mon cou et de mon épaule, son canon est encore brûlant d'avoir tiré cent cartouches en quelques secondes, j'introduis un nouveau chargeur-tambour et c'est à ce moment qu'un tremblement de terre accompagné d'un énorme fracas, que j'entends malgré mes tympans endoloris par les tirs de mitrailleuse, fait vibrer les murs, le plancher, les meubles de tout le pavillon de la direction. Le fracas roule et se répète un long moment, la terre tremble de plus en plus, il faudrait fuir, quitter cet immeuble qui risque de s'écrouler, mais le feu encercle maintenant le pavillon. Louise est terrorisée. Elle me regarde, sa bouche est grande ouverte mais ses cris me parviennent étouffés. Décidément je suis vraiment devenu sourd. La preuve : je n'entends même plus les haut-parleurs réglés pourtant à pleine puissance. Et soudain je réalise, je me précipite à la fenêtre, je tords le cou sur ma gauche en essayant de percer la fumée noire qui s'élève dans la nuit pour tenter de distinguer ce qui se passe derrière ce nuage épais, je ne vois d'abord rien mais j'insiste car je suis sûr à présent que les haut-parleurs se sont tus, et peu à peu j'aperçois dans le nuage noir un autre nuage qui se mêle à lui, un nuage gris, peut-être blanc, encore plus énorme et plus dense, plus impressionnant : il a l'apparence d'un nuage de poussières et de plâtre mais je sais bien, moi, qu'il s'agit du nuage des âmes des mille fidèles sous qui le plancher de la chapelle vient de s'effondrer et sur lesquels le plafond et les murs se sont ensuite écroulés, en particulier le mur mitoyen avec le garage, cet immense mur sur lequel s'appuyaient les dizaines de grandes planches et de tréteaux qui brûlent à présent au milieu des décombres avec les restes non encore consumés des centaines de litres d'essence entreposés dans le garage et qui se répandent dans les gravats, atteignent les vêtements et les cheveux des corps ensevelis et leur transmettent leurs flammes en avant-goût de celles de l'enfer qui s'apprête à les recevoir. Une fois au moins dans ma vie, Jules Cloporte, je vous aurai exprimé ma reconnaissance : maintenant, en cet instant qui suit celui de votre mort, pour vous remercier, vous et vos deux fidèles équipiers, de la qualité du travail de forage que vous avez accompli ensemble sur les piliers de la salle des baignoires. Bravo à vous trois, monsieur le gardien chef, monsieur Black et monsieur White. Bravo à M. William Bickford pour son cordon. Bravo à M. Alfred Nobel pour sa dynamite. Et loué soit le Seigneur qui par Sa divine bonté m'a permis de détruire cette chapelle et les mille fidèles qui s'y étaient réunis. « *Sanctus, sanctus, sanctus Dominus Deus Sabaoth* » : saint, saint, saint est le Seigneur, Dieu des armées célestes, ainsi que me le répétait le curé de ma paroisse quand je servais ses messes comme enfant de chœur. J'étais loin de me douter alors que Dieu m'enrôlerait un jour dans Son armée, qu'il me désignerait pour accomplir sur terre Sa divine volonté et devenir le glaive de Sa vengeance. Dieu est furieux qu'Élie Bronstein, saint parmi les saints, ait été martyrisé, et je suis, moi Louis Dantes, le soldat de Dieu venu sur terre pour que s'abatte sur les impies le châtiment sans appel de Sa divine colère.

– En avant, soldat !

Louise me regarde sans comprendre. Elle me voit saisir les deux valises vides et quitter l'appartement ; elle me suit sans discuter.

Nous dévalons l'escalier jusqu'au premier étage, j'ouvre d'un coup de pied les deux battants de la porte du poste de commandement, je me précipite vers la bibliothèque, je pousse le panneau qui dissimule la pièce de service. La lumière des flammes qui éclairent l'intérieur du pavillon de la direction à travers les fenêtres ne parvient pas jusqu'à ce réduit. Nous sommes dans le noir total. Je craque deux allumettes que je tiens d'une main, de l'autre je prends dans une poche les clés de l'armoire forte que j'ouvre aussitôt. J'ai à peine le temps d'entrevoir le trésor qu'elle contient avant que la flamme des allumettes commence à me brûler les doigts. Je souffle dessus pour les éteindre, je ne les jette pas sur le sol car j'ignore jusqu'où s'est répandue l'essence de la barrique que j'ai fait rouler dans l'escalier jusqu'à cet étage, je les pose à tâtons dans le noir sur une étagère, j'en allume deux autres et je redécouvre, émerveillé comme un enfant devant une vitrine de Noël – au fait, j'y songe : C'EST Noël ! – les piles de billets de banque et les amoncellements de bijoux sur toute la largeur et toute la profondeur des cinq niveaux de l'armoire forte.

– Louise, commence à remplir les valises. Je te laisse deux boîtes d'allumettes. Je reviens.

Je pose la mitrailleuse et son chargeur, qui commencent à me scier le cou, sur l'ancienne table de travail du directeur, au milieu de l'immense pièce éclairée comme en plein jour par le gigantesque incendie qui s'est propagé dans le parc aux centaines de véhicules militaires dont les réservoirs sont remplis à chaque retour de mission pour pouvoir repartir en urgence.

Je descends au rez-de-chaussée, je pénètre dans mon bureau, je prends dans une armoire deux tonnelets que j'avais ponctionnés sur le stock apporté par Cloporte et ses adjoints, je retourne dans le hall, je répands l'essence contenue dans les tonnelets sur les tentures qui encadrent les portes-fenêtres, sur les sièges d'apparat, sur les boiseries murales. Et j'entends soudain, car les méfaits des tirs de mitrailleuse sur mon ouïe s'estompent, des cris derrière moi. Je me retourne.

Dieu m'a abandonné.

116

Louis (suite) : Douce nuit, tendre nuit… (V/VI)

Face à moi qui suis seul dans ce hall, sans arme alors que j'en ai dissimulé en plusieurs endroits du pavillon, se dressent quatre soldats allemands affolés et furieux, chacun muni d'un pistolet-mitrailleur. Ils sont entrés par la porte côté parc. Je m'en veux de ne pas en avoir condamné l'accès par un barrage de feu, comme celle côté cour d'honneur.

Les quatre soldats hurlent contre moi. Ils peuvent hurler tant qu'ils veulent, cela m'est égal : je ne comprends rien et de toute façon je n'ai aucune chance de m'échapper de ce guêpier. Je n'ai qu'une idée en tête : sauver Louise. C'est pourquoi je crie, afin qu'elle m'entende et qu'elle se cache :

– JE VOUS EN SUPPLIE, MESSIEURS LES SOLDATS, NE TIREZ PAS, JE VAIS VOUS EXPLIQUER. *ICH BIN HERR DIREKTOR, NICHT WAHR ? HERR OBERST IST MEIN FREUND.*

Jamais je ne me serais cru capable d'expliquer à brûle-pourpoint à quatre militaires de la Wehrmacht armés de pied en cap, dans leur langue, que « Je suis M. le directeur, n'est-ce pas ? M. le colonel est mon ami ! »

Dans un premier temps ils paraissaient troublés. Après tout, ils savent que je suis réellement le directeur de l'hôpital et que j'ai bien le droit de me trouver ici et de me balader dans ce pavillon, non mais.

Au bout de quelques secondes ils changent d'attitude. Mon accent laisserait-il à désirer quand je baragouine en allemand ? Imaginent-ils des choses – lesquelles, grands dieux ? – après m'avoir vu déverser de l'essence dans le hall pendant qu'à l'extérieur trois incendies, l'un côté parc, l'autre dans la cour d'honneur, le troisième dans les décombres de la chapelle, finissent d'anéantir les restes de leur régiment ? Ils recommencent tous les quatre à crier, je devrais dire à hurler, du coup je me tais car ils sont bien meilleurs que moi pour alerter Louise, ils me menacent, ils me font signe de me mettre le dos au mur qui est face à l'escalier d'honneur. Je comprends que mon voyage sur terre se termine ici. Je vais mourir fusillé comme le Dr Bronstein. Dommage. Si près du but. Si près de m'enfuir avec Louise. Je pense très fort à elle, à ma Louise que je n'ai jamais embrassée alors que je l'aime tant, ou plutôt PARCE QUE je l'aime tant, et qui aurait été ma femme, avec qui j'aurais fondé une famille, Louise qui se trouve à quelques mètres de moi mais à qui je ne peux dire une dernière fois tout mon amour, et dont j'espère qu'elle parviendra, ce qui ne devrait pas être impossible au milieu du chaos qui règne à présent autour de nous, à se dissimuler jusqu'à l'arrivée des secours qui finiront par être alertés depuis les premiers faubourgs de Toulouse à la vue des hautes flammes qui s'échappent de l'hôpital.

Les quatre soldats se tiennent au pied de l'escalier. Ils pointent leur pistolet-mitrailleur sur moi. Dernière seconde de mon existence. Ils vont tirer. Ils tirent. Le bruit de la fusillade me déchire à nouveau les tympans. C'est si douloureux qu'en un geste réflexe incohérent, je ferme les yeux. Silence. C'est bizarre, le bruit m'a fait mal mais pas les balles. D'ailleurs je suis toujours debout. Je rouvre les yeux. Les soldats sont allongés par terre, et de leur dos sortent des bouillons de sang.

Louise est en haut de l'escalier. Elle tient la mitrailleuse à la main.

J'escalade les marches quatre à quatre vers Louise. Ses mâchoires tremblent. C'est moi qui ai failli être fusillé, c'est elle qui est en état de choc. Je lui prends la mitrailleuse, cette fois je ne la repose pas sur la table du bureau mais je la remets en bandoulière autour de mon cou et de mon épaule, je remercie Louise, je l'embrasse sur le front, sur la tempe, sur la joue, je m'arrête car ce n'est pas le moment d'aller plus loin, nous retournons vers la pièce de service derrière la bibliothèque, je gratte encore quelques allumettes, le temps de finir de remplir les deux valises d'une fortune en billets et en bijoux dont il me serait impossible d'évaluer le montant tellement il doit être vertigineux, et nous quittons les lieux.

Nous descendons au rez-de-chaussée. Les quatre soldats sont toujours là, morts et bien morts. J'en félicite Louise qui parvient à me sourire. Je m'arrête devant la porte de mon bureau.

– Il y a deux sacs au fond de ce placard. Tu veux bien les prendre ? Ils contiennent des grenades.

Je n'ai pas le choix : je porte la mitrailleuse autour du cou, les valises à présent très lourdes au bout de mes bras, je suis obligé de demander à Louise de se charger des sacs de grenades. Elle en met un à chaque épaule et nous repartons.

Nous descendons au sous-sol, nous prenons la direction de l'ancien bâtiment des femmes. Nous franchissons une vingtaine de mètres. Parvenus à un tournant, je pose les valises et je déleste Louise de l'un des sacs de grenades. Je lui demande de m'attendre là. Je retourne sur mes pas. Arrivé au bas de l'escalier qui monte au rez-de-chaussée, j'arme et je lance une grenade jusqu'en haut des marches. J'aperçois l'incendie qui naît dans le hall du pavillon de la direction dès que la grenade explose et met le feu à l'essence que j'y ai répandue. J'envoie quatre autres grenades rejoindre la première afin de m'assurer que le foyer sera suffisant pour que les flammes atteignent le premier étage – arrivé là, l'incendie pourra prospérer sans difficulté grâce aux quatre cents litres d'essence déversés des deux barriques, jusqu'au toit du pavillon de la direction et s'étendre sur les côtés vers les autres bâtiments.

Je rejoins Louise, je reprends les valises, nous repartons.

J'entends au-dessus de nous des craquements sinistres. Le feu a sans doute déjà atteint cette partie de l'hôpital, en se propageant depuis les véhicules en flammes dans la cour d'honneur.

– Il nous faut accélérer, Louise.

Elle ne répond pas. Elle aussi a conscience du danger. J'essaye de courir mais la mitrailleuse et les valises me semblent peser des tonnes. Mon cœur galope à trois mille battements par minute.

Encore un tournant.

Nous tombons nez à nez sur une bande de soldats ivres morts accompagnés de jeunes femmes dévêtues et aussi soûles qu'eux. Ceux-là, apparemment, ne se sentaient pas concernés par la naissance de Jésus. Ils ont tellement bu qu'ils ne se rendent même pas compte que tout l'hôpital, autour d'eux, est à feu et à sang. Ils ont aménagé la salle que nous traversons en un lupanar où des paillasses récupérées dans les dortoirs et jetées à même le sol servent à la fois de canapés, de sièges de bar et de lits de plaisir.

Je souris, Louise sourit, nous avançons d'un faux air tranquille en souhaitant « *Gute Nacht* » à tout le monde, quand l'un des militaires, braguette défaite et ventre à l'air, saisit Louise par le poignet, rote et me braille quelque chose avant d'essayer d'embrasser Louise. Elle le gifle, il la frappe, je lui donne un coup de tête, il tombe évanoui à la renverse et je me retrouve avec un revolver sur la tempe. Pas très confortable, comme situation. Le militaire qui tient le revolver me parle d'une voix grasse et pâteuse. Je dis « *Ja, Ja* ». Il continue à m'expliquer.

Je continue à répondre « *Ja* » en espérant qu'il ne me demande pas si je le prends pour un crétin. Il s'éloigne peu à peu de moi, son revolver toujours dans ma direction. Je cesse de dire « *Ja* ». Il détourne les yeux vers Louise et ricane en la scrutant à travers ses vêtements. Tant mieux pour lui : il aura quitté la vie avec un très beau dernier souvenir. Parce que ça y est, il est mort. Il vient de recevoir une balle de 7,92 mm qui est sortie à la vitesse de 710 mètres par seconde du canon de ma mitrailleuse. Les autres militaires – ils sont au moins une dizaine – restent figés sur place.

– Prends une valise et sors d'ici, Louise.

Elle obéit sans discuter.

Je soulève l'autre valise de la main gauche et je maintiens la main droite sur la détente de la mitrailleuse toujours pendue à mon cou. Je pars en marche arrière vers la sortie, guidé par Louise.

Arrivé sur le pas de la porte, je demande à Louise de passer devant moi dans le couloir pour que je puisse tirer si les Allemands nous poursuivent. Pour la première fois elle refuse d'exécuter mes consignes. Je ne comprends pas pourquoi mais tant pis, nous sommes pressés, j'avance. Et je me retourne aussitôt parce que j'entends Louise s'éloigner dans l'autre sens. Elle a posé sa valise, elle revient sur ses pas, je l'appelle, elle ne m'écoute pas, elle arrive devant la porte de la salle où se trouvent les soldats et les jeunes femmes dont j'ignore si elles sont des prostituées ou des patientes de l'hôpital, et là, les bras m'en tombent, d'ailleurs je lâche ma valise pour saisir la mitrailleuse à deux mains, Louise, ma douce Louise, saisit deux grenades dans le sac à son épaule, les dégoupille, ouvre la porte, les jette dans la salle, referme la porte, revient vers moi et me dit d'une voix déterminée :

– Maintenant que je suis avec toi, Louis, personne au monde ne pourra jamais plus abuser de moi. Personne.

Les grenades explosent derrière la porte qui est heureusement en bois massif et bardée de grandes barres de fer, ce qui nous évite de recevoir des éclats.

– Fonce, Louise. Laisse-moi les valises. S'il y a des survivants, ils vont nous poursuivre.

Je recommence à courir, et cette fois je ne m'arrête pas, mon cœur voudra bien attendre avant d'éclater, nous avançons à toutes jambes dans cet immense dédale qui décidément n'en finit pas, des voix hurlent derrière nous, les soldats ne sont pas tous morts, des balles sifflent, je pose les valises, je tire à l'aveuglette dans les couloirs, mauvais calcul parce que je viens de perdre du temps et les ivrognes avancent toujours, heureusement ils doivent tituber mais ils ne sont pas handicapés par le poids d'un fardeau aussi lourd que celui que je transporte et qui, malgré ma musculature, commence à me déchirer les tendons, à m'asphyxier, à me brûler la cage thoracique.

Louise a pris de l'avance. Elle s'en rend compte. Elle revient vers moi. Elle me dit de continuer. Elle se met à l'abri d'un mur et balance encore deux grenades derrière elle. J'ignore si des soldats ont été touchés mais pendant un moment je n'entends plus leurs pas. J'en profite pour avancer. Nous parvenons au pied du petit escalier par lequel j'étais déjà sorti de l'hôpital le jour, souvenez-vous, où je cherchais Louise dans les sous-sols pour la sauver des griffes du directeur qui voulait l'opérer.

Sous l'escalier, j'ai dissimulé ma dernière réserve de tonnelets d'essence. Quatre petits tonneaux de vingt litres. Je les ouvre, je les renverse, je n'ai bien sûr pas le temps d'attendre qu'ils se vident, je dis à Louise de sortir, je sors à mon tour, j'enlève la mitrailleuse que je jette au pied des marches, je jette également toutes les grenades sans les armer, sauf une que je dégoupille et que je lance au bas de l'escalier en m'empressant de claquer derrière moi le portail en fer que je ferme à clé. J'entends la grenade exploser dans le sous-sol, les autres également, je sais que les tonneaux d'essence viennent de prendre feu, que les cartouches qui sont encore dans le chargeur de la mitrailleuse vont exploser à leur tour, et qu'aucun des soldats avinés qui se trouvent au fond du sous-sol en dessous de nous ne nous poursuivra plus.

Je regarde Louise, je reprends mon souffle, et Louise me dit d'un air stupéfait :

– Louis… nous sommes À L'EXTÉRIEUR de l'hôpital !

117

Louis (suite) : Douce nuit, tendre nuit… (VI/VI)

La suite de la soirée, messieurs, relève de la vie intime et je ne suis pas sûr d'être obligé de vous la raconter. D'ailleurs, Louise vous l'a déjà résumée au début de notre entretien. Elle vous a expliqué qu'après être sortis de l'hôpital nous avons beaucoup marché, aussi vite que je le pouvais avec nos deux valises que je portais à bout de bras. Je vous garantis qu'elles étaient d'un poids considérable et tant mieux parce que chaque gramme valait une fortune et chaque valise pesait beaucoup de kilos c'est-à-dire beaucoup de milliers de fortunes, et les deux valises valaient donc deux fois plusieurs fois mille fois une fortune.

Nous sommes enfin arrivés au Paradis, celui des deux cyprès dressés en haut de cette colline que j'avais vue pendant des années, à quelques centaines de mètres du porche de la cour d'honneur, depuis les fenêtres de mon bureau. Louise vous a raconté ce qui s'est passé là. Nous avons d'abord regardé l'hôpital qui nous paraissait tout à coup si lointain et dont tous les bâtiments, je dis bien TOUS, étaient en flammes. Des explosions apocalyptiques ont soudain projeté jusqu'aux étoiles des pans entiers de murs et de plafonds : les réserves de munition du régiment venaient de se désintégrer. Nous avons contemplé encore longtemps les flammes noires, Louise avait raison quand elle vous disait tout à l'heure que les flammes étaient plus noires que la nuit qui nous entourait, et ces flammes noires dévoraient l'hôpital et ses deux mille quatre cent cinquante occupants, ou du moins les derniers d'entre eux qui n'étaient pas encore arrivés en enfer à l'instant où nous venions de parvenir, nous, au Paradis.

Nous étions libres.

Louise et moi, nous étions LIBRES.

LIBRES et RICHES.

Et j'ai craqué.

Je ne l'aurais pas avoué à l'époque. Aujourd'hui, à mon âge, peu m'importe ce que vous en penserez. J'ai craqué. Depuis des semaines j'avais programmé cet instant. La messe de minuit, le prêche du prêtre, le « *Stiiiiiille Nacht ! Heiiiiilige Nacht !* » et cet instant. Les cuivres du *Hauptmann*, le menton levé de *Herr* Oberst Heinrich Von Katz, le visage poupin et poudré de Tony sous son grand béret du SOL, les cheveux gras et le mufle de Cloporte, et cet instant. Les tonneaux, les grenades, la mitrailleuse, et cet instant. Les incendies, l'explosion de la Bugatti, des camions-citernes, des centaines de véhicules militaires, des réserves de munitions, et cet instant. Le sacrifice de Jésus, la chapelle qui s'effondre, la mort des centaines de patients qui avaient ri devant l'exécution du Dr Bronstein, et cet instant. J'avais tout organisé, tout programmé, tout planifié, et c'est pourquoi j'avais réparti, en de nombreux endroits du pavillon de la direction et du chemin que j'avais repéré pour notre évasion, une large partie des munitions et des matériaux incendiaires apportés par Tony, Hippopo, Rhino, Cloporte, Black et White.

Maintenant c'était fini.

Louise et moi étions vivants, libres et riches.

VIVANTS, LIBRES ET RICHES.

Et j'ai craqué.

J'ai pleuré.

Aujourd'hui, cela ne me gêne plus d'avouer que j'ai pleuré. Il m'est arrivé de pleurer en d'autres circonstances depuis cette nuit du 24 décembre 1942, et je n'en ai pas honte. À mon âge, on a plutôt honte de certaines fois où l'on n'a pas pleuré.

J'ai pris Louise entre mes bras. Je l'ai embrassée. Pas tout de suite sur la bouche : sur le front, les cheveux, peu importe, et je ne sais plus si mes lèvres se sont posées sur les siennes ou ses lèvres sur les miennes, ensuite je l'ai caressée, et j'étais tellement impatient que je ne parvenais même pas à défaire ses boutons alors elle m'a aidée, elle s'est déshabillée. Et notre première fois s'est déroulée comme j'en avais rêvé depuis que je connaissais Louise, seuls tous les deux sous les cyprès du Paradis, dans la lumière que nous projetaient la lune, les étoiles et la combustion des deux mille quatre cent cinquante cadavres de nazis, de collabos, de résistants et d'autres cinglés qui brûlaient là-bas, dans l'hôpital en ruines.

Voilà, c'est comme cela que s'est passée notre première fois, à Louise et moi, en cette douce nuit, en cette tendre nuit du 24 décembre 1942.

Mais la nuit allait encore être longue.

118

Louis (suite) : 1942-2010

Nous sommes arrivés en retard à notre rendez-vous.

La voiture se trouvait à l'endroit prévu, au pied de l'autre versant du Paradis.

Quand M. Picarel nous a aperçus en train de dévaler de la colline à la seule lueur de la lune, il est sorti de son véhicule, s'est précipité vers nous et nous a embrassés.

– J'ai eu si peur pour vous quand j'ai vu l'hôpital en flammes ! Que s'est-il passé ?

– C'est une longue histoire, monsieur Picarel. Je vous la raconterai plus tard.

– Vous avez raison. Mettez vos valises dans le coffre et montez.

Je me suis installé avec Louise sur la banquette arrière. M. Picarel a pris le volant. À sa droite était assis M. Thouzalin qui s'est retourné et nous a regardés tous les deux, Louise et moi, avec émotion.

M. Picarel, M. Thouzalin. Mon ancien employeur, mon ancien instituteur. Cela faisait un moment que je ne vous avais plus parlé d'eux. Parce qu'ils ne venaient pas me voir à l'hôpital. À ma demande. Je tenais à ce qu'infirmiers, légionnaires et gendarmes les oublient, et que les Allemands ignorent nos relations, afin de mieux préparer mon évasion.

Ils m'avaient proposé depuis des années de me dissimuler chez eux lorsque je m'échapperais de l'hôpital. Je leur en étais reconnaissant mais j'avais toujours refusé : Alfred Matarex n'aurait pas manqué de les espionner, de me débusquer et de les faire traîner en justice pour complicité d'évasion. Ils avaient donc été surpris et ravis lorsque je les avais prévenus par téléphone, au lendemain de l'exécution du Dr Bronstein, que j'allais enfin quitter l'hôpital psychiatrique avec Louise et que j'acceptais leur aide. J'avais ajouté que je persistais à refuser qu'ils nous abritent chez eux, ou même dans leur famille ou chez des amis, et que je souhaitais qu'ils nous fassent traverser la frontière espagnole dès notre sortie. Je ne leur avais donné aucune explication complémentaire, ne pouvant leur avouer mon plan et leur dire que les survivants au massacre que je préparais – il y en aurait forcément sur les deux mille quatre cent cinquante Allemands, patients, infirmiers, infirmières et légionnaires qui seraient présents le soir de Noël – finiraient par deviner le nom du responsable de cette hécatombe. Surtout si ces survivants étaient des résistants de l'équipe de Cloporte ou des légionnaires de la bande à Tony, qui m'avaient tous aidé à organiser le carnage prévu pour le 25 à midi – et non le 24 à minuit.

Le capitaine de gendarmerie Berthomieux, devenu à présent le commandant Berthomieux, avait été muté à Pau après sa promotion. Il a fait partie de ces militaires qui ont sauvé l'honneur de la gendarmerie pendant la guerre, et de ces résistants – il y en a eu heureusement beaucoup – qui ne se sont pas conduits comme des imbéciles irresponsables en fomentant des attentats et des sabotages aux conséquences moins funestes pour l'occupant que pour les otages exécutés en représailles. Le commandant Berthomieux dirigeait un réseau local de résistants qui transmettaient par radio à Londres des informations très précieuses sur les forces ennemies.

Le commandant Berthomieux a été arrêté en 1944 et fusillé.

Le commandant avait mis en place un réseau de passeurs pour permettre à des familles juives qui voulaient échapper aux rafles, ou à des jeunes désireux de rejoindre Londres ou l'armée d'A.F.N., de traverser les Pyrénées et de se rendre en Espagne où des correspondants les prenaient en mains pour la suite de leur périple.

C'est ce réseau qui nous a aidés à passer la frontière dès la nuit de notre évasion. À la sortie sud de Toulouse, un fourgon de gendarmerie nous attendait. M. Picarel, qui avait conduit depuis Murmont tous feux éteints, a stoppé son véhicule. Il a sorti une liasse de billets de son portefeuille, s'est retourné et me les a tendus.

– Le passeur est déjà réglé – c'est un homme sûr, le commandant Berthomieux le connaît, on pouvait le payer d'avance. Mais de l'autre côté de la frontière vous allez avoir besoin d'argent. Prends ça, Louis.

– Hors de question, monsieur Picarel.

– Ne fais pas la bête, Louis, on n'a pas le temps. Disons que c'est une avance sur le salaire que je te verserai quand tu reviendras travailler chez moi – d'accord ?

– J'ai un service à vous demander, monsieur Picarel.

– Sans problème. Prends d'abord cet argent.

– Rangez-le et sortons de la voiture.

Nous sommes allés derrière le véhicule, j'ai ouvert le coffre, défait les courroies de l'une des valises et soulevé son couvercle. La lumière de la lune était suffisamment forte pour que M. Picarel distingue le contenu. Il est resté sans voix. Il a jeté un coup d'œil inquiet vers les deux gendarmes debout à côté du fourgon à vingt mètres devant la voiture. De là où ils se trouvaient, il leur était impossible de voir l'intérieur du coffre mais M. Picarel a tout de même rabattu le couvercle de la valise d'un geste vif et m'a regardé à nouveau, toujours en silence.

– Je vais vous demander de garder ce bagage, monsieur Picarcl.

– C'est de l'argent volé ?

– Marché noir et trafics en tout genre de mon prédécesseur.

– Nul ne sait quand tu reviendras, Louis. Si on me le dérobe entre-temps, je serai incapable de te dédommager.

– Cachez-le. Enterrez-le au fond de votre jardin.

– Si je meurs, tu ne le retrouveras pas et tu auras tout perdu.

– Je n'aurai perdu que la moitié. Il y en a autant dans l'autre valise.

Il m'a regardé d'un air incrédule, il s'est passé la main sur le front et m'a souri.

– Va-t'en vite, garnement. Tu as encore un long chemin.

J'ai poussé la première valise au fond du coffre, je l'ai recouverte d'un sac de jute et j'ai pris la seconde.

M. Picarel a refermé le coffre.

– Heureusement, m'a-t-il dit, qu'avec les *Ausweis* que tu as dérobés pour moi, je peux circuler librement dans la région, parce que j'ignore quelle explication je fournirais si on fouillait ce véhicule cette nuit !

Il m'a pris dans ses bras.

– Bonne chance, Louis. Sois très prudent.

Il a embrassé Louise qui venait de descendre à son tour du véhicule. Je me suis dirigé vers l'avant de la voiture, sur le côté droit, et je me suis penché sur M. Thouzalin.

Mon vieil instituteur souffrait depuis plusieurs années d'une dégénérescence osseuse et ne pouvait plus se mouvoir qu'en fauteuil roulant. Mais il avait toute sa tête et ses yeux étaient restés aussi vifs que lorsqu'il enseignait.

– La prochaine fois que nous nous rencontrerons, Louis, tu seras devant ma tombe.

Je savais qu'il avait raison : j'étais sûr de ne jamais le revoir. C'est à lui, au bagage littéraire qu'il m'avait transmis, que je devais de ne pas être resté cloîtré au quartier des agités et des criminels dangereux en me distinguant des autres internés aux yeux du Dr Bronstein et du directeur.

J'ai embrassé M. Thouzalin avec force. Il m'a souri. Louise l'a embrassé à son tour. J'ai rejoint avec elle les deux gendarmes qui nous ont fait monter à l'arrière du fourgon où un autre couple et un troisième gendarme patientaient.

Le troisième gendarme nous a tendu deux paires de menottes avec leurs clés.

– Nous allons rencontrer des barrages allemands. À chaque barrage, mettez vos menottes : si les Allemands veulent fouiller le véhicule, je leur expliquerai avec mes collègues que vous êtes des prisonniers que nous transférons. Gardez les clés dans vos poches pour vous libérer vous-mêmes en cas de besoin.

Un fourgon de gendarmerie m'avait conduit en 1937 à l'asile d'aliénés ; un autre fourgon m'a aidé cinq ans plus tard à m'évader.

Nous avons passé le reste de la guerre en Espagne, à Barcelone. À l'été 43, l'enfant de Louise est né. Il est mort dans la nuit qui a suivi le retour de Louise de la maternité.

Louise m'a trouvé au petit matin prostré près du berceau que nous avions placé dans la pièce à côté de notre chambre. Je suis resté silencieux. Je savais qu'elle savait.

Elle n'a pas pleuré. Elle n'a pas crié. Elle ne l'a pas pris dans ses bras. Elle a mis une main sur mon épaule.

– Il est mort en s'étouffant, n'est-ce pas ?

J'ai hoché la tête.

– Cela arrive souvent chez les nouveau-nés, a-t-elle repris. L'apnée du sommeil.

Elle tenait toujours sa main sur mon épaule. Elle l'a appuyée un peu plus fort.

– C'est mieux ainsi, Louis. J'ignore qui est son père et je ne sais si j'aurais aimé l'enfant d'une ordure qui m'a violée.

Deux ans plus tard, en 1945, notre fils est né. Nous l'avons prénommé Élie. J'allais hésiter entre les prénoms du Dr Bronstein et de M. Thouzalin quand je me suis rendu compte que je ne connaissais pas celui de mon instituteur que j'avais toujours appelé par son nom.

Élie Dantezzi. Vous savez ce qu'il est devenu. Ainsi que son propre fils, Louis. Ce jour de 1972 où Élie m'a appris à la maternité, devant sa femme et devant le berceau, deux heures après la naissance de leur enfant, qu'ils avaient décidé d'appeler ce garçon Louis, j'ai fondu – quand je vous disais que je n'ai plus honte, à mon âge, d'avouer qu'il m'est arrivé de pleurer ! J'ai noyé mon fils et ma belle-fille de mes larmes en les embrassant et j'ai mis un très long moment, le temps d'arrêter de trembler, avant d'oser prendre Louis dans mes bras.

– Père, soufflez-lui sur le front, s'il vous plaît, m'a demandé ma belle-fille. Je voudrais qu'il ne tienne pas de vous que votre seul prénom.

J'ignore si le fait d'avoir exaucé le souhait de ma bru ce jour-là a eu un effet, en tout cas Louis est entré vingt ans plus tard à l'ENA et vous savez où il en est aujourd'hui.

M. Thouzalin avait eu deux enfants. L'un était enseignant comme son père, l'autre travaillait chez un libraire. Au premier, j'ai offert une maison ; au second, les murs et le fonds d'un marchand de vin dans le centre de Toulouse, dont il a fait une librairie très prisée.

À la Libération, l'entreprise de M. Picarel était au bord de la faillite. M. Picarel avait vu s'éloigner de lui, à partir de 1940, les fournisseurs qui jusqu'en 1939 avaient été fort heureux de lui vendre les produits de leur élevage ou de leurs cultures, mais qui préféraient à présent les marges du marché noir. Il avait hypothéqué sa maison pour payer les traites de l'emprunt souscrit en 1935 lorsqu'il avait agrandi son usine. En 1945, l'usine et la maison étaient toujours là mais il n'en était plus que le propriétaire virtuel, le véritable étant le banquier à qui M. Picarel restait devoir une large partie de l'emprunt mais se trouvait dans l'impossibilité de le rembourser.

J'ai appris tout cela par l'un de mes propres banquiers, à Barcelone où je résidais dans un grand appartement sur les Ramblas. Je lui avais demandé de prendre des renseignements sur la situation d'une entreprise toulousaine, « LES CONSERVERIES PICAREL », à laquelle, avais-je expliqué à mon interlocuteur, on m'avait proposé de m'intéresser lors d'une réunion entre Français expatriés. Quelques jours plus tard, le banquier est venu me rendre compte à mon domicile du résultat de ses recherches. Il a conclu son rapport en lissant ses longues moustaches cirées avant de me déclarer d'un ton sentencieux :

– Je crains, *señor*, que l'on ait tenté de vous attirer dans un traquenard en vous parlant de cette entreprise qui est au plus mal.

– Vraiment ? Prenez note, je vous prie. Vous allez dépêcher un émissaire de votre maison auprès de M. Picarel pour l'informer qu'un consortium d'investisseurs est intéressé par son entreprise. Ce consortium est disposé, en échange de 49 % des actions, ce qui permettra à M. Picarel de garder la majorité de son capital et de conserver la direction effective de la société, à investir le montant nécessaire pour lui permettre d'acheter de nouvelles machines, de recruter du personnel, de renouer des liens de qualité avec les producteurs locaux de denrées alimentaires et d'investir dans une campagne de promotion nationale.

– Bien, *señor*. Quel serait le montant de l'investissement effectué par ce « consortium » ?

– Cet investissement comprendra deux volets. D'une part, vous reverserez à votre confrère toulousain, par virement de mon compte au travers d'une société-écran, l'entier montant des sommes que M. Picarel reste lui devoir. Je veux une mainlevée de l'ensemble des hypothèques prises par ce banquier sur l'usine, la maison ou tout autre bien de M. Picarel. D'autre part, vous apporterez en numéraire, toujours par virement de sur mon compte et au travers de la même société-écran, la somme suivante à la société « LES CONSERVERIES PICAREL ».

J'ai écrit un nombre avec beaucoup de zéros sur une feuille, et j'ai retourné la feuille vers le banquier qui a regardé la somme d'un air ahuri.

– Je suppose, *señor*, a-t-il commenté, que mes informateurs ont laissé échapper des renseignements de la plus haute importance sur cette entreprise et qu'après une lecture trop rapide de son état d'endettement et de celui de son propriétaire, ils n'ont pas su en déceler les fortes potentialités de développement que vous avez forcément relevées.

– Absolument.

Quelques semaines plus tard, j'ai reçu un appel téléphonique de M. Picarel qui savait où me joindre à Barcelone.

– Pourrais-je parler à M. le comte, je vous prie ?

– « M. le comte » ?!…

– M. le comte de Monte-Cristo, bien sûr.

Nous avons tous les deux éclaté de rire.

– Dis donc, garnement, a-t-il poursuivi, tu crois que je ne sais pas quel est ton livre préféré ? M. Thouzalin me le répétait souvent : « Louis est un garçon entier. Il aime ou il déteste sans nuance. Malheur à ses ennemis ; mais ceux qu'il aime, il donnera tout pour eux, comme Dantes. » À propos, Louis, j'ai quelque part une valise à toi avec des effets personnels, tu me diras ce que je dois en faire.

– Il n'y a pas d'urgence, monsieur Picarel.

De 1942 à 1945 il avait croulé sous les dettes mais il n'avait pas détourné un billet de la valise.

Nous ne sommes pas rentrés en France tout de suite après la fin de la guerre. Les femmes tondues, les exécutions sommaires, tout cela nous paraissait malsain.

Les choses se sont calmées assez vite mais il nous a paru plus prudent de ne pas revenir trop tôt vers Toulouse. Nous nous sommes donc partagés entre Paris et la Côte d'Azur. Avec notre fortune, nous pouvions tout acheter. J'ai investi dans l'immobilier, j'ai créé des sociétés de promotion et j'ai décuplé mon patrimoine en quelques années.

J'ai utilisé une partie de mes gains pour tenir la promesse que j'avais faite au Dr Bronstein avant sa mort. Il voulait que je continue à essayer d'améliorer le sort des malades de l'hôpital psychiatrique ; j'avais mal commencé en les tuant tous.

Quand l'hôpital a été reconstruit, plus de trente ans après la guerre, j'ai financé une large partie des travaux. Je mettais une seule condition à ma donation : que l'hôpital soit appelé « Centre hospitalier Élie Bronstein ». Ma demande a été agréée avec empressement et reconnaissance par les collectivités publiques. Notre fils Élie qui avait suivi ses études de médecine place de l'Odéon à Paris mais souhaitait exercer son métier de psychiatre en province, s'est vu confier des fonctions importantes dès l'ouverture de l'hôpital. Je lui ai acheté une très belle maison à Murmont, où il s'est installé avec sa jeune femme et leur fils. À force de recruter à Murmont du personnel pour l'hôpital, de soigner des habitants de

Murmont, d'être un notable de Murmont, il est devenu maire de Murmont et député. Vous savez tout cela, ainsi que la magnifique réussite de son fils Louis, Louis Dantezzi.

C'est d'ailleurs à cause de mon fils et de mon petit-fils que vous enquêtez sur nous aujourd'hui, n'est-ce pas ?

Parlons de votre enquête, messieurs les journalistes. Quand la publierez-vous ?

Ah oui, vous nous l'avez déjà dit : lundi prochain.

Dans quatre jours.

J'ai hâte de la lire.

ÉPILOGUE

Lundi 10 mai 2010

LA RÉPUBLIQUE DU MIDI

– 65e année – LUNDI 10 MAI 2010

LOUIS DANTEZZI
HÉROS DE MURMONT

M. le préfet Jean-Yves de Pardaillac a remis samedi 8 mai la croix de chevalier de la Légion d'honneur à Louis Dantezzi, le héros de Murmont qui a anéanti à lui seul un régiment allemand en 1942.

Murmont, 8 mai 2010. À l'occasion des cérémonies commémoratives du soixante-cinquième anniversaire de la Libération, M. Louis Dantezzi a reçu des mains de M. Jean-Yves de Pardaillac, préfet du Lot-et-Garonne, la croix de chevalier de la Légion d'honneur.

M. de Pardaillac avait tenu, malgré ses obligations si nombreuses en un tel jour, à se déplacer jusqu'à la salle des fêtes de Murmont afin de remettre lui-même en personne à Louis Dantezzi cette croix tant méritée.

Dans son discours de félicitations, M. le Préfet a rappelé que Louis Dantezzi est le père de M. le docteur Élie Dantezzi, ancien chef de service au Centre hospitalier Élie Bronstein et député-maire de Murmont, qui se tenait avec sa femme, ceint de son écharpe tricolore, auprès du récipiendaire, et qu'il est aussi le grand-père d'un autre Louis Dantezzi, le directeur de notre journal, venu lui aussi avec son épouse et leurs jeunes enfants assister à cette émouvante cérémonie.

M. le préfet a ensuite déclaré :

« Avec une modestie qui l'honore, Louis Dantezzi n'a jamais voulu parler des faits glorieux dont il a été le héros pendant la Seconde Guerre mondiale. Il est pourtant l'auteur de quelques-unes des plus nobles pages de la Résistance, qu'il a écrites avec le seul appui – mais ô combien précieux – de sa femme dont je salue la présence à ses côtés.

« Je veux, moi, et c'est pourquoi j'ai tenu à venir aujourd'hui à Murmont, rappeler ces hauts faits qui appartiennent à jamais à l'histoire de notre pays – à l'Histoire de la France. »

M. le préfet Jean-Yves de Pardaillac a expliqué alors longuement comment Louis Dantezzi, père de M. le député-maire Élie Dantezzi et grand-père du directeur de la *République du Midi*, a détruit au péril de sa vie, le soir de Noël 1942, un régiment de l'armée allemande – hommes et matériel – cantonné dans l'enceinte de l'ancien hôpital psychiatrique de Murmont dont il était le directeur.

(Lire ci-dessous l'éditorial de notre rédacteur en chef et la suite de notre reportage en pages 2 et 3.)

Louis et Louise : À la folie

– Un vrai torchon, cet article. Tu vois, Louise, je craignais qu'ils passent rapidement sur la façon dont je suis devenu directeur à Murmont, eh bien ils ont fait pire : pas un mot ! Ils ont peut-être cru que je me payais leur tête ou que je perdais la mienne. Dommage. J'aurais aimé qu'ils écrivent la vérité. Je voulais que les enfants de Louis et de Gisèle la connaissent un jour, cette vérité – ils sont encore trop jeunes pour la comprendre, nous trop vieux pour la leur expliquer quand ils seront grands. J'aurais voulu qu'ils sachent qui étaient leurs arrière-grands-parents, d'où ils venaient, ce qu'ils ont fait. Quelle leçon de vie ! Nous avons été internés dans un asile de fous, et notre fils est psychiatre, maire, député, peut-être sera-t-il sénateur – car nous savons bien, Louise, que s'il m'a fait décerner ce ruban rouge, c'est pour jouer les fils de héros et se faire élire aux prochaines sénatoriales. Avec ses relations, il aurait pu me faire décorer depuis longtemps, et c'est aussi pour cela que j'aurais aimé que les journalistes publient notre histoire, pour embêter un peu Élie, ç'aurait été ma petite vengeance. Bref, toi et moi nous passions pour des cinglés, on nous avait enfermés à l'asile, et notre fils est aujourd'hui député. Et notre petit-fils a suivi de hautes études, Sciences-Po, l'ENA, il a épousé l'héritière de la *République du Midi*, il succédera un jour à son père comme député ou sénateur et montera plus haut encore, il sera peut-être nommé ministre.

– Tu crois, Louis ?

– Tout peut arriver. Louis n'a que trente-huit ans et dirige l'un des plus puissants journaux de France. S'il veut devenir ministre, il le sera. Élie aussi.

– Notre fils et notre petit-fils ministres ! Tu as raison de dire que les journalistes ont dû se demander si tu n'affabulais pas – comment prendre au sérieux un vieillard de quatre-vingt-dix ans ? Ils avaient été envoyés en reportage pour écrire la belle histoire du grand-père de leur patron, ils n'allaient pas la gâcher par des ajouts douteux qui auraient d'ailleurs été coupés par leur rédacteur en chef. Vive Louis Dantezzi, le chevalier sans peur et sans reproche. Et tant pis pour toi si au soir de ta vie tu as envie de confesser tes fautes avant de mourir, personne ne t'écoutera. Tu es un héros, donc tu es parfait. Que cela te plaise ou non, le ruban rouge que j'ai cousu hier au revers de ta veste ne supportera jamais la moindre tache. Il te va d'ailleurs très bien. C'est fou comme ça habille, un simple petit fil rouge sur une boutonnière. Tu es splendide ! Cela fait près de soixante-dix ans que nous nous sommes rencontrés à l'hôpital et je te trouve toujours aussi magnifique. Louis, je vais te faire un aveu : je t'aime encore plus qu'à l'époque.

– Mais moi aussi, Louise. C'est normal : nous arrivons à la fin de notre vie et nous pouvons être fiers de notre bilan. Notre fils, M. le docteur Élie Dantezzi, M. le maire Élie Dantezzi, M. le député Élie Dantezzi, peut-être bientôt M. le sénateur Élie Dantezzi. Et notre petit-fils, Louis Dantezzi, diplômé de Sciences-Po, énarque, inspecteur des Finances, futur ministre, marié avec l'héritière de la *République du Midi*. Ce sont NOS DESCENDANTS, Louise. Les membres de la famille que nous avons fondée, toi et moi.

– Tu sais, Louis, j'ai toujours été folle de toi.

– Et moi, Louise, je t'ai toujours aimée à la folie.

Note de l'auteur

Ce roman est inspiré de faits réels : en France, durant la Seconde Guerre mondiale, des hôpitaux psychiatriques ont abrité simultanément des soldats allemands, des résistants, des collaborateurs et des malades mentaux plus ordinaires.

Le choix de ce contexte historique m'a permis de replacer dans une situation de tension paroxystique – mais qui n'a rien de virtuel puisqu'elle est déjà survenue – la description du fonctionnement ACTUEL des établissements psychiatriques, avec les dérives de certains membres d'un personnel médical et soignant omnipotent face à des patients psychologiquement affaiblis.

Que cela leur plaise ou non, les psychiatres sont considérés par les pouvoirs publics comme des agents du maintien de l'ordre. La « loi des aliénés » du 30 juin 1838 et celle du 27 juin 1990 codifient en France de manière très explicite ce statut qui a été confirmé sans ambages par le président Nicolas Sarkozy le 2 décembre 2008 au centre hospitalier Érasme à Antony : l'exercice psychiatrique consiste moins, d'après les autorités de tutelle, à soigner les patients internés qu'à empêcher ces patients de menacer la sécurité des personnes ou l'ordre public.

Le psychiatre se trouve ainsi investi d'un pouvoir qui dépasse de loin celui de n'importe quel autre médecin : il est le seul autorisé à priver ses malades de leur liberté individuelle et à leur imposer, par la contrainte physique s'il le veut, le traitement de son choix.

Six cents établissements spécialisés ou dotés d'un service de psychiatrie pour les admissions de courte durée dispensent des soins psychiatriques en milieu hospitalier en France. La plupart des mesures de contention physique décrites dans ce roman sont pratiquées chaque jour par un personnel aguerri aux techniques du corps à corps inévitable qui précède la mise en place de la contention.

En dépit des dénégations de certains représentants du monde psychiatrique, les chambres d'isolement, appelées souvent avec pudeur ou langue de bois « chambres de soins intensifs », existent dans tous les établissements spécialisés.

La contention chimique est devenue aujourd'hui la base de toute thérapie dans les services psychiatriques. La découverte des neuroleptiques après la Seconde Guerre mondiale a révolutionné les habitudes thérapeutiques grâce à la mise au point de traitements médicamenteux qui visent un triple effet curatif : antipsychotique, tranquillisant et antiagressif. Traduction : cela revient à condamner le malade à supporter une camisole chimique qui l'abrutit et l'empêche de réfléchir aux moyens de nuire à lui-même ou à autrui. La vie dans les hôpitaux s'en est trouvée radicalement transformée. Les longs cris déchirants qui hantaient en permanence les salles de jour et les dortoirs ont quasiment disparu. La durée moyenne des séjours est passée de 20-25 ans à 10-15 jours. Bien sûr, ces chiffres ne signifient rien puisqu'un patient qui « oublie » de suivre son traitement après sa sortie du centre de soin, sera très vite « réadmis » et passera en fait, au travers d'une succession permanente de courts séjours, des années de sa vie derrière les murs de l'hôpital.

Malgré la puissance des neuroleptiques, un grand nombre de patients doivent être traités par d'autres moyens. On estime par exemple que plus de 20 % des schizophrènes sont chimiorésistants. Les praticiens doivent alors recourir à d'autres méthodes, qui consistent pour certaines à intervenir directement sur le cerveau par un processus chirurgical ou électrique.

La lobotomie est une technique chirurgicale qui a été popularisée par le succès du film *Vol au-dessus d'un nid de coucou*, même si les cheveux du héros en partie rasés dans les derniers plans, et la cicatrice sur son crâne, sont des artifices de mise en scène qui correspondent plus à une trépanation qu'à la réalité opératoire de la lobotomie. Formalisée en 1935 par deux neurologues portugais et expérimentée pendant la guerre par des médecins nazis dans des camps de concentration, cette technique n'a connu son essor qu'après la Seconde Guerre mondiale. Le praticien soulevait une paupière du patient, glissait un pic à glace dans sa cavité orbitaire, donnait quelques petits coups de maillet sur le pic pour l'enfoncer dans le cerveau, puis, par un mouvement de rotation du pic à glace, il sectionnait les fibres nerveuses qui lient le cortex cérébral aux régions sous-corticales. Il passait ensuite à l'autre œil pour rééditer l'opération sur l'autre hémisphère cérébral. De 1945 à 1954, 100 000 patients ont été lobotomisés dans le monde, dont la moitié aux États-Unis, parfois avec une simple anesthésie locale.

Tout psychiatre jurera que la lobotomie n'est plus pratiquée de nos jours. Et c'est vrai : la chirurgie psychiatrique est devenue plus raffinée, même si le résultat pour le patient, transformé de loup dangereux en légume ectoplasmique, est le même. Des neurochirurgiens anglo-saxons et français ont développé une technique, la stéréotaxie, qui permet de créer avec précision des lésions dans le cerveau grâce à un quadrillage des hémisphères cérébraux par des lignes de référence anatomiques faciles à mettre en évidence radiologiquement et dont les rapports avec les différentes structures cérébrales sont constants. La méthode stéréotaxique a connu ses premières indications thérapeutiques en neurochirurgie fonctionnelle, dans les mouvements anormaux, les douleurs irréductibles et les épilepsies. Elle a permis des progrès considérables dans le traitement des tumeurs du cerveau. Mais on devine l'usage qui en est fait pour « calmer » les patients agités et dangereux qui ne répondent pas aux autres traitements.

Autre processus appliqué aux patients chimiorésistants, que j'ai décrit dans ce roman et qui est toujours utilisé : l'électrochoc. Que l'on parle aujourd'hui de sismothérapie ou d'électroconvulsiothérapie, le principe est le même : faire passer du courant électrique à travers la boîte crânienne pour induire une crise artificielle d'épilepsie. Seule différence avec les pratiques d'origine, l'administration du choc électrique est effectuée sous anesthésie générale et accompagnée d'une curarisation qui paralyse les patients afin d'éviter les accidents traumatiques (dents et membres cassés, fractures vertébrales) que provoquaient les crises convulsives réflexes des corps tordus par la décharge. Les cures sont de trois à cinq séances par semaine. Beaucoup de psychiatres dénoncent les effets à long terme de ces traitements, en particulier les pertes de mémoire enregistrées chez des patients qui mettent plusieurs mois à récupérer. Des électrochocs sont pourtant pratiqués tous les jours dans tous les plus grands établissements, soit sur des patients qui résistent aux médicaments, soit sur d'autres à qui on ne peut en administrer en raison d'un état particulier qui interdit de leur prescrire toute substance toxique – par exemple les femmes enceintes, que l'on soumettra plus volontiers à un électrochoc qu'à une chimiothérapie.

L'énoncé ci-dessus des principaux traitements utilisés en psychiatrie ne doit pas faire passer tous les psychiatres pour des Frankenstein ou des Knock de la folie, et le personnel soignant pour des complices de savants plus fous encore que leurs patients. Une telle vision, qui obéit à une solide tradition littéraire et cinématographique, est aussi éculée que fausse (on remarquera que le seul personnage de mon roman qui correspond à ce stéréotype est le directeur, non-médecin).

Les pathologies mentales sont parmi les plus complexes à soigner, ne serait-ce qu'à cause du déni de leur maladie par ceux qui en souffrent, de la difficulté pour l'entourage à authentifier cette maladie, et pour le praticien à l'identifier et à l'éradiquer sans pouvoir agir sur ses causes : comment un psychiatre pourrait-il soigner de manière pérenne un individu fragile et soumis dès sa sortie de l'hôpital à des addictions toxiques (drogue, alcool) ou à un environnement dangereux (zone d'habitat défavorisé, entourage familial conflictuel, habitudes culturelles de violence) ?

En dépit des réserves que l'on peut formuler sur des méthodes extrêmes de thérapie psychiatrique (réserves partagées par de nombreux psychiatres) force est de constater que l'ensemble du personnel des hôpitaux psychiatriques accomplit une tâche souvent moins gratifiante que d'autres disciplines médicales, moralement éprouvante, parfois dangereuse, et qui par certains aspects relève moins de la médecine que du sacerdoce – avec, bien sûr, les risques de dérapages inhérents à l'exercice du pouvoir que la loi confère aux psychiatres sur des patients mentalement affaiblis, ce qui explique la défiance d'une grande partie de l'opinion publique à l'égard d'un corps médical psychiatrique lui-même très divisé et déchiré par des questions existentielles :

Question 1

Rappel initial

La psychiatrie française a été bouleversée par la Seconde Guerre mondiale. Pour deux raisons :

a) les patients enfermés dans les hôpitaux psychiatriques ont été victimes de ce que l'on a appelé « l'extermination douce » – j'en parle abondamment dans ce livre : 40 000 (QUARANTE MILLE !) malades mentaux sont morts de faim dans les hôpitaux psychiatriques en France entre 1940 et 1944 [1], en raison de leur abandon par Vichy et des trafics en tout genre opérés sur leur dos – Camille Claudel est l'exemple le plus célèbre de ces interné(e)s mort(e)s de cachexie ;

b) dans certains hôpitaux psychiatriques du nord de la France, les malades ont été livrés à eux-mêmes après le départ du personnel vers le front ou, à cause de l'exode, vers le sud. Or, stupeur !, bon nombre de ces malades privés de toute surveillance, de tout encadrement, de tout traitement, se sont réinsérés dans la société et n'ont plus posé de problème !

D'où la question 1 :

Quelle confiance peut-on accorder à cette branche de la médecine capable de laisser mourir de faim les patients qu'elle garde sous sa coupe et qui, quand elle les délaisse, voit une partie de ces patients se réinsérer plus aisément

---

1. Un chiffre à mettre en rapport avec les quelque 550 000 morts français, dont plus de 300 000 civils, de la Seconde Guerre mondiale.

que lorsqu'ils sont abrutis par des expériences et des traitements douteux ?

Question 2

La question 1 a entraîné après la guerre le mouvement de l'antipsychiatrie. Ce mouvement n'était pas dirigé contre les psychiatres : une large partie d'entre eux en étaient les fondateurs. Son but était de dénoncer les travers de leur profession, en particulier l'hospitalisme, cet ensemble de troubles psychiques et somatiques dont souffrent les jeunes enfants après une hospitalisation prolongée durant laquelle ils ont été privés de l'affection maternelle, et qui atteint aussi l'adulte sevré pendant des années, à cause de son enfermement, de toute tendresse et de tout lien familial. Ce mouvement, porté par l'essor des neuroleptiques et, comme on l'a vu ci-dessus, par la baisse de la DMS (durée moyenne de séjour) qui en a résulté, a entraîné l'ouverture des centres de soins sur la ville et leur sectorisation (le grand principe actuel de la psychiatrie en France, au nom duquel on ne rassemble plus les patients dans un même pavillon ou un même immeuble par type de pathologie mais par secteur géographique, toutes pathologies confondues). Cette nouvelle approche a trouvé son aboutissement extrémiste mais logique en Italie, où tous les hôpitaux psychiatriques ont été fermés.

La question 2 est donc :

Où se trouve l'équilibre entre les mesures coercitives de la loi française du 30 juin 1838, à peine amendées par celle du 27 juin 1990, qui régit les asiles d'aliénés en France, et la fameuse loi italienne n° 180 du 13 mai 1978 qui les a fermés en Italie ?

Question 3

Celle-ci est posée par plusieurs personnages de ce livre : où se situe la limite entre la raison et la folie, entre celui qui est censé être fou et celui censé ne pas l'être ?

On sait que les internés sont souvent psychologiquement faibles. Cela ne veut pas dire qu'ils sont stupides – rappelons l'un des adages les plus répandus dans les hôpitaux psychiatriques : « Fous peut-être, mais pas cons ! »

Il est fait aussi mention dans ce roman, par la bouche du directeur de l'hôpital et celle du médecin chef, de la variabilité de la notion de folie en fonction des normes de chaque groupe social. Selon l'époque et le lieu, un même individu passera pour un héros que la nation doit glorifier, ou pour un exalté qu'il faut enfermer. La ghettoïsation derrière les hauts murs d'un asile de ceux que l'on appelle les « malades mentaux » est une réponse aussi inappropriée que la ghettoïsation d'autres minorités derrière les murs de longues cités anonymes perdues au fond d'une banlieue décrétée « à risque » et devenue effectivement telle après le rejet de ses habitants par la société majoritaire et dominante, pour des raisons ethniques, culturelles ou cultuelles.

REMERCIEMENTS

Merci, Noëlle, pour ton soutien capital et tes conseils si précieux tout au long de l'écriture de ce roman.

Merci pour Alexandre et Sophie.

Merci pour le bonheur chaqur jour renouvelé de vivre avec toi et grâce auquel j'arrive à rester sain d'esprit (enfin, j'espère...) dans ce monde en délire.

Raymond

Table

DEUXIÈME PARTIE

Le quartier des débiles et des séniles

TROISIÈME PARTIE

Le pavillon de la direction

QUATRIÈME PARTIE

L'hôpital psychiatrique à l'heure nazie

Composition et mise en pages : FACOMPO, LISIEUX

Achevé d'imprimer en octobre 2012
par Novoprint (Barcelone)

Dépôt légal : octobre 2012

Imprimé en Espagne